ALLGEMEINE UND SPEZIELLE CHIRURGIE DES KOPFES EINSCHLIESSLICH OPERATIONSLEHRE

UNTER BESONDERER BERÜCKSICHTIGUNG DES GESICHTS · DER KIEFER UND DER MUNDHÖHLE

EIN LEHRBUCH

VON

EDUARD BORCHERS
PROFESSOR UND OBERARZT DER CHIRURGISCHEN UNIVERSITÄTSKLINIK TÜBINGEN

MIT 326 DARUNTER ZAHLREICHEN FARBIGEN ABBILDUNGEN

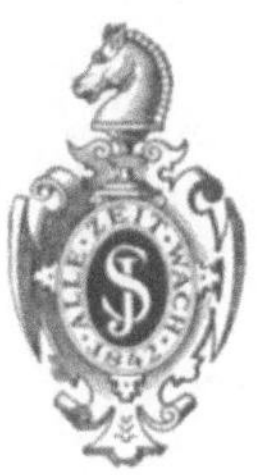

SPRINGER-VERLAG BERLIN HEIDELBERG GMBH
1926

ISBN 978-3-642-89558-6 ISBN 978-3-642-91414-0 (eBook)
DOI 10.1007/978-3-642-91414-0

URSPRÜNGLICH ERSCHIENEN BEI JULIUS SPRINGER IN BERLIN 1926
SOFTCOVER REPRINT OF THE HARDCOVER 1ST EDITION 1926

Vorwort.

Der in dem vorliegenden Buch zur Tat gewordene Versuch, die Chirurgie des Kopfes aus dem Rahmen der Gesamt-Chirurgie herauszugreifen und monographisch zu bearbeiten, mag, vom Standpunkt des Theoretikers aus gesehen, mit Recht mancherlei Bedenken hervorrufen. Seine Ausführung erschien mir trotzdem aber insofern zur Notwendigkeit geworden, als in der Praxis die Aufteilung der Chirurgie in Sondergebiete unaufhaltsam weitere Fortschritte macht, und ich das Bedürfnis nach einer kurz gefaßten gesonderten Darstellung auch der Kopf-Chirurgie zu erkennen glaubte.

Ursprünglich bestand der Plan, ein Buch ausschließlich für den Gebrauch von Zahnärzten zu schreiben; denn mit mir wird noch mancher andere Dozent der Chirurgie sich in einer gewissen Verlegenheit befunden haben, wenn er bei Semesterbeginn seinen zahnärztlichen Hörern ein Lehrbuch empfehlen sollte, aus welchem eine Orientierung über Mundhöhlen- und Kiefer-Chirurgie in für sie faßlicher Form hätte geschöpft werden können — zumal doch auch bestimmte Abschnitte aus der allgemeinen Chirurgie für das Verständnis chirurgischer Vorgänge unerläßlich sind und berücksichtigt werden mußten.

Da aber eine Umgrenzung des engeren Gebietes der Mundhöhlen- und Kiefer-Chirurgie mir nur unter zu weitgehendem Verzicht auf die für das Verständnis so wichtigen Zusammenhänge mit den Erkrankungen der Umgebung möglich, deshalb unzweckmäßig und für mich selbst wenig befriedigend erschien, so hielt ich es für richtig, dem geplanten Buch die wichtigsten chirurgischen Krankheiten des ganzen Kopfes unter Ausschluß des Gehirns und der anderen Spezialgebieten zugehörigen Teile des Kopfes zugrunde zu legen, Abschnitte über allgemeine Chirurgie einzufügen und außerdem eine Art „Operationslehre" anzugliedern; doch sollte diese Operationslehre nur eine Orientierung ermöglichen über Art und Verlauf der wichtigsten Kopfoperationen, weshalb sie auch so abgefaßt wurde, daß sie in leicht verständlicher Form und nur in groben Zügen mit den hauptsächlich hier in Betracht kommenden Eingriffen bekannt macht.

Auch sonst war es mein Bestreben, nur das grundsätzlich Wichtige zu betonen und alles komplizierende, das Verständnis erschwerende Beiwerk nach Möglichkeit fortzulassen. Autorennamen gehören meines Erachtens in ein Lehrbuch für Studierende nicht hinein und sind deshalb nur ausnahmsweise erwähnt.

Auf diese Weise entstand ein Buch, das vielleicht auch lernenden Medizinern manches zu bieten vermag; und zwar denke ich dabei sowohl an solche, die auf dem Gebiete der Hals-, Nasen- und Ohrenkrankheiten tätig sind — weil es doch vielfach deren Grenzgebiete sind, die hier behandelt werden — als auch ganz besonders an werdende Chirurgen. Aus eigener Erfahrung weiß ich, wie manche harte Nuß gerade die Mundhöhlen-, Kiefer- und Gesichts-Chirurgie dem jungen Assistenten zu knacken aufgibt, und wie besonders der Mangel von gerade auf diesem Gebiet so unentbehrlichen guten Abbildungen von mir immer wieder empfunden wurde. Auch nach meinen später beim Unterricht erworbenen Erfahrungen glaubte ich deshalb, auf möglichst zahlreiche und wirklich demonstrable Bilder ganz besonderen Wert legen zu sollen — was mir durch mehrere glückliche Umstände erleichtert wurde.

Einmal fand ich in einer von VICTOR v. BRUNS mit großer Liebe zusammengetragenen, der Tübinger chirurgischen Klinik gehörenden Aquarell-Sammlung kostbares, und in ähnlicher Weise wohl kaum zum zweiten Mal vorhandenes Material, welches einem Teil der in diesem Buch gebrachten Abbildungen zur Grundlage diente.

Deshalb fühle ich mich meinem hochverehrten Lehrer und Chef, Herrn Professor G. PERTHES, zu großem Dank verpflichtet für die gütigst erteilte Erlaubnis, sowohl diese Bildersammlung, als auch sonstiges Sammlungs- und Krankenmaterial seiner Klinik für die Darstellung verwerten zu dürfen.

Ferner stellte der Verlag JULIUS SPRINGER mir in seiner bekannt großzügigen Weise in Herrn KARL HAJEK einen Künstler zur Verfügung, der mit seiner ja längst rühmlich bekannten ganz ungewöhnlichen Begabung und Übung in engster Zusammenarbeit meine Absichten bis ins Kleinste auszuführen verstand und sich dadurch um die Ausstattung des Buches mit guten Abbildungen ein hohes Verdienst erwarb. Für seine mir äußerst wertvolle, und sich manchmal in selbständigen Anregungen auswirkende Hilfe sei ihm auch an dieser Stelle meine dankbare Anerkennung ausgesprochen.

Schließlich nehme ich gern die mir hier gebotene Gelegenheit wahr, um dem früheren Abteilungsvorsteher an der Tübinger Zahnklinik, Herrn Dr. O. A. WITZEL, bestens zu danken für die freundliche Überlassung von Modellen und Diapositiven seiner Privatsammlung.

So lasse ich dieses Buch seinen Weg antreten in der Hoffnung, daß es dem beabsichtigten Zweck zu dienen in der Lage sein wird und in den Kreisen, für die es geschaffen wurde, eine freundliche Aufnahme finden möge.

Tübingen, Oktober 1925.

EDUARD BORCHERS.

Inhaltsverzeichnis.

Erster Teil.

Allgemeine und spezielle Chirurgie der wichtigsten Erkrankungen des Kopfes.

Seite

Zweiter Teil.

Die wichtigsten typischen Operationen im Bereich des Kopfes einschließlich einer kurzen Darstellung der für Kopfoperationen in Betracht kommenden Anästhesierungsverfahren.

Erster Teil.

Allgemeine und spezielle Chirurgie der wichtigsten Erkrankungen des Kopfes.

I. Angeborene Mißbildungen und Wachstumsstörungen; Deformitäten der Kiefer.

A. Lippen-, Kiefer- und Gaumenspalten. Gesichtsspalten.

Die schon bei der Geburt vorhandenen Defekte und Spalten der Oberlippe, sowie der ihr anliegenden knöchernen Kieferteile, kommen recht häufig zur Beobachtung. Da sie geeignet sind, die Lebensbedingungen ihres Trägers in funktioneller und sozialer Hinsicht auf das schwerste zu beeinträchtigen, so bildet ihre Beseitigung einen wichtigen und dankbaren Gegenstand chirurgischer Bemühungen.

Die Entstehung dieser Gewebsdefekte hängt innig zusammen mit den Wachstumsvorgängen, die während des embryonalen Lebens zur Bildung des Gesichtes führen, und sie kann nur von dem verstanden werden, der sich über die Vorgänge während dieser Entwicklungsphase im klaren ist.

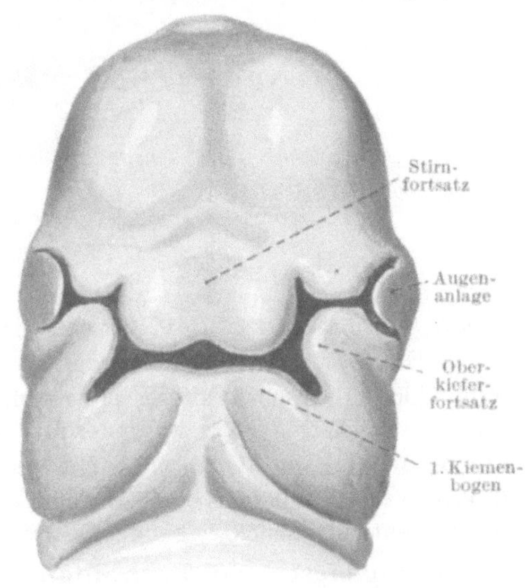

Abb. 1. Gesichtsbildung beim Embryo.

Physiologische Wachstumsvorgänge bei der Entwicklung des Gesichtes.

Der Gesichtsteil des Kopfes setzt sich zusammen 1. aus dem von der Kopfkappe herunterwachsenden Stirnfortsatz, 2. aus den auf beiden Seiten unterhalb der Augenanlage nach der Mittellinie zu sich vorschiebenden Oberkieferfortsätzen und schließlich 3. dem ersten Kiemenbogen. Die Weichteile der Oberlippe („Filtrum") mitsamt dem später die zwei mittleren oder auch alle vier oberen Schneidezähne tragenden Abschnitt des knöchernen Alveolarbogens gehen hervor aus dem am weitesten nach abwärts sich entwickelnden Teil des Stirnfortsatzes, der sich als „Zwischenkiefer-Fortsatz" hineinschiebt zwischen die nach vorn medial gerichteten Enden der beiden Oberkieferfortsätze, mit denen er zu einem geschlossenen Bogen zusammenwächst (vgl. Abb. 1 u. 2).

In ganz analoger Weise kommt das Gaumendach der Mundhöhle dadurch zustande, daß die weiter der Rachenhöhle zu gelegenen Teile dieser selben Fortsätze — nämlich die sich vom Stirnfortsatz herabsenkende Nasenscheidewand (Vomer) und die von dem beiderseitigen Oberkieferfortsatz in der Horizontalebene sich entwickelnden Gaumenplatten — sich mit ihren freien Kanten entgegenstreben, um sich in der Mittellinie des Gaumendaches zu vereinigen. Doch ist zu bemerken, daß der Vomer nur an der Bildung des harten Gaumens beteiligt ist, während der weiche mit ihm nichts zu tun hat.

Der erste Kiemenbogen, auch Mandibularbogen genannt, bildet den Unterkiefer mitsamt den bedeckenden Weichteilen einschließlich Unterlippe und Zunge. Auch zwischen ihm und dem unteren Rande des Oberkieferfortsatzes

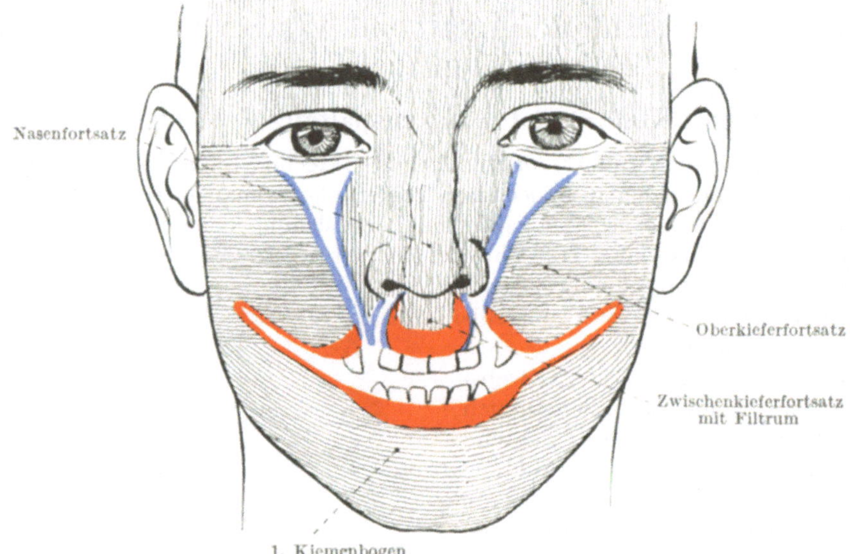

Abb. 2. Die auf das ausgebildete Gesicht übertragenen embryonalen Spaltbildungen und Fortsätze.

muß eine teilweise Verlötung eintreten, wenn die Mundöffnung bis auf ihre normale Breite reduziert werden soll.

Die Vereinigung der das Gesicht bildenden Fortsätze ist bis zum Ende der 6. Woche des Fötallebens bereits erfolgt, so daß zu diesem Zeitpunkt das Schicksal über eventuell zurückbleibende Spalten in der Regel schon entschieden hat.

Pathogenese und Pathologie der Spaltbildungen. Gelangt das Wachstum der das Gesicht bildenden embryonalen Fortsätze nicht zum vollen Abschluß, so bleiben zwischen deren Enden Spalten zurück, die auch während des postfötalen Lebens weiter bestehen. Über die Ursachen solcher vorzeitiger Hemmung des Wachstums — wir reden deshalb von „Hemmungsmißbildungen“ — wissen wir nichts Konkretes: „Abnorme Schwäche des Keimplasmas“, oder „Wachstumshemmung aus innerer Ursache“ sind die Verlegenheitserklärungen, deren man sich zu bedienen pflegt. Nicht selten spielt Vererbung der zur Spaltbildung führenden Eigenschaften eine Rolle. Die oft als Ursache genannte

Verhinderung der normalen Verwachsungsvorgänge durch Zwischenlagerung von Amnionsträngen scheint aber nur relativ selten vorzukommen.

Die Lippenspalte oder „Hasenscharte“ (Cheiloschisis) entsteht bei Ausbleiben der Vereinigung von Zwischenkiefer- und Oberkieferfortsatz im Bereiche ihrer äußeren Weichteile seitlich der Mittellinie. Wir bezeichnen sie als „unvollständige“, wenn sie nur im Bereiche des Lippenrotes liegen, oder wenig darüber hinausgreifen — während wir von „vollständigen“ Lippenspalten sprechen, wenn der Defekt bis in das Nasenloch hineinreicht, wodurch meist gleichzeitig eine entstellende seitliche Verlagerung (Ausrollung) des Nasenflügelansatzes und damit eine häßliche Verbreiterung der Nase erzeugt wird. Dabei pflegt die Nasenspitze abnorm abgeflacht zu sein, was in der Profillinie besonders unangenehm in die Erscheinung tritt (vgl. Abb. 3, 4, 5 u. 6).

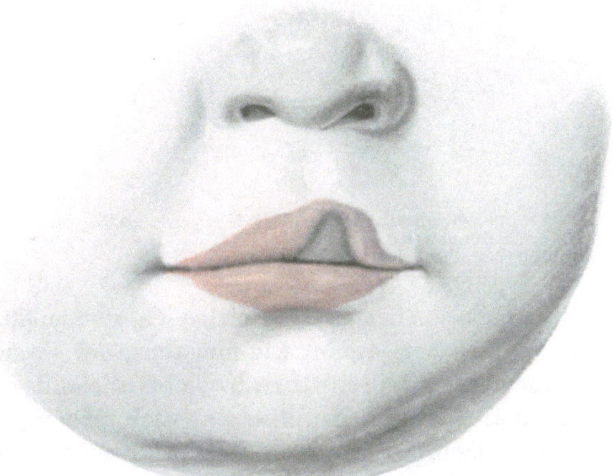

Abb. 3. Einseitige, unvollständige Lippenspalte (Sammlung der Tüb. Chir. Klinik.)

Pflegen die Lippenspalten also gewöhnlich seitlich der Mittellinie zu liegen, so kommen sehr selten auch mediane Spalten der Oberlippe zur Beobachtung, die eine mangelhafte Ausfüllung der Rinne zwischen den zwei seitlichen, vom Stirnfortsatz herabhängenden Nasenfortsätzen zur Ursache haben. Größere praktische Bedeutung kommt dieser Rarität nicht zu (vgl. Abb. 13).

Die Kieferspalte (Gnathoschisis) durchtrennt den Knochenbogen des Alveolarfortsatzes zwischen mittlerem und seitlichem Schneidezahn oder zwischen seitlichem Schneidezahn und Caninus. Sie ist eine Folge des Ausbleibens der Vereinigung von Zwischenkiefer- und Oberkieferfortsatz in deren knochenbildendem Abschnitt und ist meist mit Hasenscharte oder Gaumenspalte, oft auch mit beiden, vergesellschaftet. Recht häufig kommt es in diesen Fällen zu einer abnormen Prominenz des dem Zwischenkiefer angehörenden Randes der Spalte, oder, besonders bei doppelseitiger Kieferspalte, des ganzen Zwischenkiefers, wobei aber der oft rüsselartig aus dem Gesicht vorspringende Zwischenkiefer mit der knöchernen Nasenscheidewand in breiter und fester Verbindung bleibt. Es ist verständlich, daß die Entwicklung der dem Zwischenkiefer angehörenden Zahnanlagen durch diese Spalten zurücklassenden Wachstumshemmungen oft empfindlich gestört wird, und daß infolgedessen Zahl, Form und Stellung der vier oberen Schneidezähne recht häufig Abweichungen von der Norm aufweisen. Meist sind es die dem Spalt zunächstliegenden seitlichen Schneidezähne, die unter diesen Verhältnissen besonders zu leiden haben (vgl. Abb. 7 u. 8).

Die Gaumenspalte (Palatoschisis) bildet sich, wenn es zwischen den sich entgegenstrebenden freien Kanten des Vomer und der Gaumenplatten nicht bis zur Berührung und Verwachsung in der Mittellinie kommt. Bleibt diese Verwachsung nur auf einer Seite aus, so haben wir es mit einer einseitigen Gaumenspalte zu tun; sonst mit einer doppelseitigen, die aber naturgemäß als einziger medianer Spalt, in dessen Tiefe die freie Kante des Vomer zu sehen

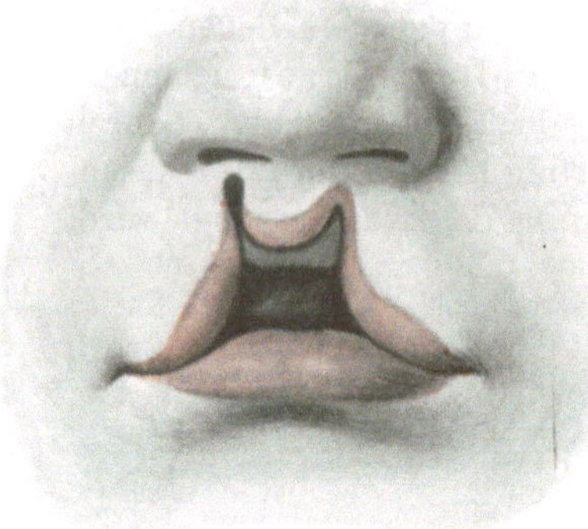

Abb. 4. Doppelseitige, unvollständige Lippenspalte. (Sammlung der Tüb. Chir. Klinik.)

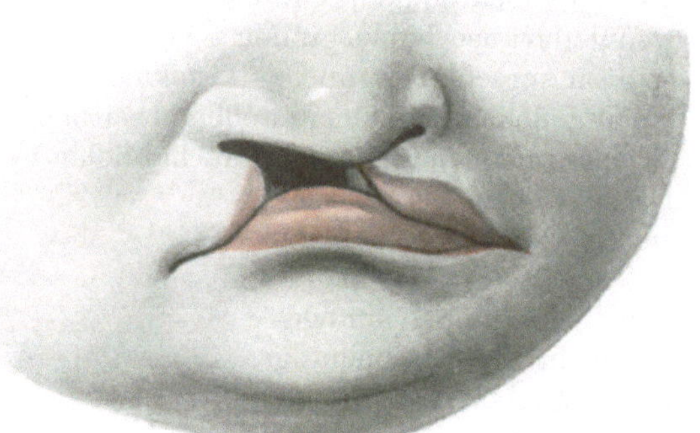

Abb. 5. Einseitige, vollständige Lippenspalte. (Sammlung der Tüb. Chir. Klinik.)

ist, imponiert. Aber die einseitige Gaumenspalte kann eine mediane Doppelspalte vortäuschen, wenn, wie meistens, der Vomer in seinem unteren Abschnitt nach der gesunden Seite zu abweicht, die mit ihm verwachsene Gaumenhälfte sehr schmal ist und dadurch die an sich einseitige Gaumenspalte eine Verbreiterung auch nach der anderen Seite erfährt. Sitz der Spalte ist entweder nur der

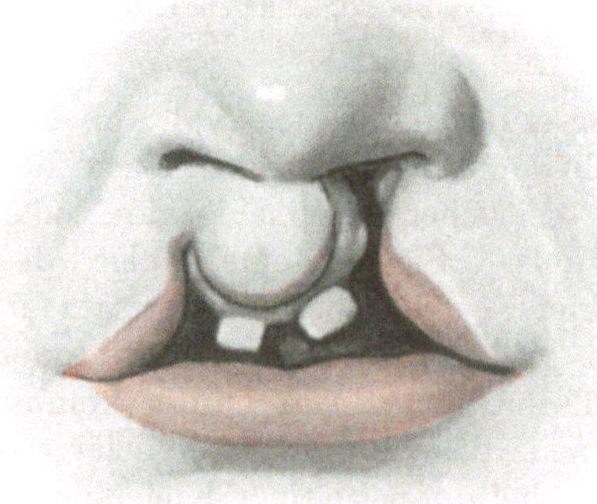

Abb. 6. Rechtsseitige, unvollständige neben linksseitiger, vollständiger Lippenspalte. (Sammlung der Tüb. Chir. Klinik.)

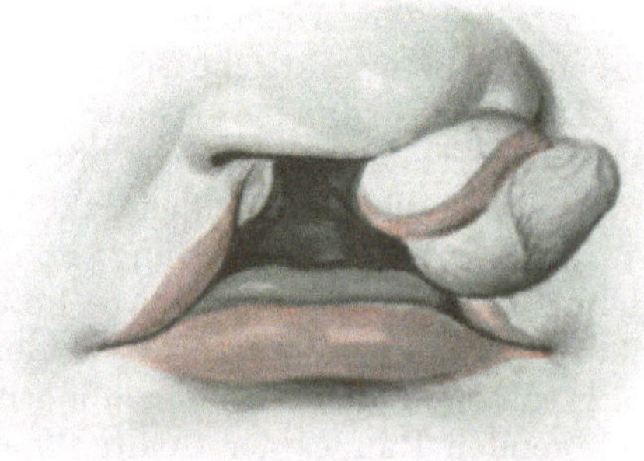

Abb. 7. Doppelseitige, vollständige Lippen-Kieferspalte mit prominentem Zwischenkiefer. (Sammlung der Tüb. Chir. Klinik.)

weiche Gaumen oder das ganze Gaumendach von der in der Mitte gespaltenen Uvula bis zum Alveolarfortsatz, selten auch nur der harte Gaumen allein.

Die bisher beschriebenen, am häufigsten beobachteten Formen der Spaltbildungen kommen einzeln vor oder in jeder nur denkbaren Kombination. Nicht selten geht der Spalt gleichzeitig durch Oberlippe, Kiefer und Gaumen — „Lippenkiefergaumenspalte" — einseitig, oder auf beiden Seiten. Den Zustand der doppelseitigen Lippen-Kiefer-Gaumenspalte bezeichnen wir als

„Wolfsrachen". Nur die Spalte des weichen Gaumens liegt stets in der Medianlinie und kann deshalb immer nur in der Einzahl vorhanden sein; denn der die gelegentliche Doppelseitigkeit der Spalte am harten Gaumen bedingende Vomer ist an der Gestaltung des weichen Gaumens nicht beteiligt (vgl. Abb. 9—12).

Die seltene schräge Gesichtsspalte (Meloschisis) erstreckt sich von der Oberlippe bzw. dem Alveolarfortsatz in der Richtung oder bis zur Gegend des inneren Augenwinkels durch die Weichteile des Gesichts und eventuell den darunter liegenden Oberkieferknochen. Die Ausdehnung dieses Defektes ist nach Länge und Breite großen Schwankungen unterworfen. Diese Spalte ist ein Überbleibsel nach ausgebliebener Vereinigung zwischen seitlichem Rand des Stirnfortsatzes (bzw. Zwischenkieferfortsatzes) und dem oberen Rand des Oberkieferfortsatzes (vgl. Abb. 15).

Die ebenso selten vorkommende quere Gesichtsspalte (Meloschisis) verläuft mitten durch die Wange vom Mundwinkel nach dem Ohr zu, ebenfalls in sehr wechselndem Umfange. Der Name „Großmaul" (Makrostoma) kennzeichnet das Aussehen dieser Mißbildung, deren Existenz von dem Ausbleiben der vollständigen Verwachsung zwischen unterem Rand des Oberkieferfortsatzes und oberer Kante des ersten Kiemenbogens abzuleiten ist (vgl. Abb. 14).

„Auricular-Anhänge" sind erbsen- bis haselnußgroße, mehr oder weniger breit aufsitzende, von normaler Haut überzogene Geschwülstchen, die in der Regel an der Wange vor dem Ohrläppchen ihren Sitz haben und ebenfalls kongenitalen Entwicklungsstörungen im Bereiche der einstigen Furche zwischen Oberkieferfortsatz und erstem Kiemenbogen entsprungen sind. Der fühlbare derbere Kern dieser Gebilde besteht aus Knorpel. Man findet sie gelegentlich bei Leuten, die auch noch mit anderen Mißbildungen im Gesicht behaftet sind, manchmal aber auch bei sonst normal entwickelten Individuen. Von Bedeutung sind sie nur in kosmetischer Beziehung (vgl. Abb. 14).

Klinische Bedeutung der Spaltbildungen. Bevor kosmetische Rücksichten im Leben der mit Lippen-, Kiefer-, Gaumen- oder Gesichtsspalten behafteten Patienten eine Rolle zu spielen pflegen — abgesehen davon, daß die Anverwandten des Kindes unter dem Eindruck der Entstellung meistens seelisch schwer leiden —, machen sich Störungen bemerkbar, die mehr oder weniger stark in die Gesundheit des Kindes eingreifen. So ist es in erster Linie die Ernährung, der sich vom ersten Tage nach der Geburt ab Schwierigkeiten entgegenstellen können.

Unter normalen Verhältnissen wird beim Saugakt in der Mundhöhle durch Zug der Mundmuskulatur ein negativer Druck erzeugt, was nur dadurch ermöglicht wird, daß bei Anlegen des weichen Gaumens gegen die hintere Rachenwand die Mundhöhle gegen die ja stets frei mit der Außenwelt kommunizierenden Nasenhöhlen abgeschlossen wird. Auch muß der Mund rund um die Brustwarze der Mutterbrust herum luftdicht anliegen. Kann dieser Abschluß an den Lippen oder im Bereiche des Gaumens nicht hergestellt werden, so wird das Saugen an der Mutterbrust unmöglich, was für die Entwicklung und die Gesundheit des Säuglings von einschneidender Bedeutung sein kann.

Unvollständige Hasenscharten, und manchmal auch vollständige, können durch festes Anpressen des Gesichtes gegen die Brust verschlossen werden. Handelt es sich aber um breite Lippenspalten, sowie um Spalten im Kiefer und Gaumen, so bleibt nur die Fütterung mit der Flasche übrig, wobei der

Gummisauger bis in den Rachen vorgeschoben werden muß. Der Säugling lernt sehr bald, durch Zusammendrücken desselben zwischen den Alveolarrändern oder zwischen Zunge und Gaumen, den Flascheninhalt in den Rachen hinein zu befördern, wo er von der automatisch arbeitenden Speiseröhrenperistaltik ergriffen und in den Magen hinabbefördert wird.

In späteren Jahren geht bei Lippenspalten und im allgemeinen auch bei der Spalte des Gaumens die Nahrungszufuhr ohne größere Schwierigkeiten vor sich, doch dringt bei Vorhandensein dieser letzten der Mundinhalt immer noch gelegentlich in die Nase ein und entleert sich aus den Nasenlöchern wieder

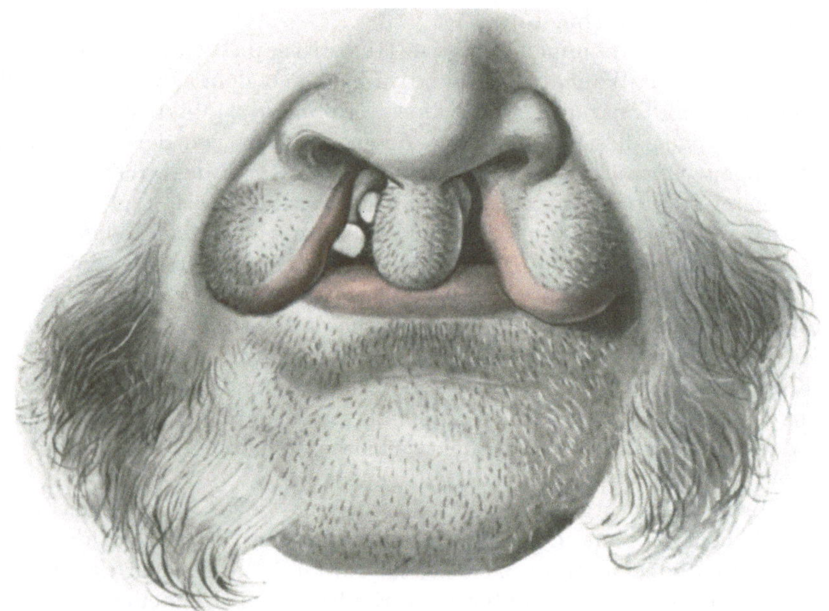

Abb. 8. Doppelseitige Lippen-Kiefer-Gaumenspalte = „Wolfsrachen“. (Sammlung der Tüb. Chir. Klinik.)

nach außen, wenn unvorsichtig geschluckt wird. Auch Eindringen von Speiseteilen in Kehlkopf und Atmungswege („Verschlucken“) macht sich häufig unangenehm bemerkbar.

Der Allgemeinzustand dieser Kinder läßt infolge solcher Ernährungsschwierigkeiten oft sehr zu wünschen übrig; doch ist trotzdem bei sorgfältiger Pflege eine kräftige Entwicklung des Körpers durchaus nichts Seltenes. —

Für die Fortentwicklung des Kindes, vor allem aber für die Erhaltung des Lebens bedeutungsvoller noch sind diejenigen Störungen, die sich aus dem krankmachenden Einfluß der Spaltbildungen auf Atmungswege und Lunge ergeben und die zum Teil eine Folge der Ausschaltung der Nasenatmung sind, zum anderen Teil aus der Aspiration von mit Infektionskeimen beladenem Mundinhalt in die Lungen hervorgehen. Beim physiologischen Atmungsvorgang wird der Mund geschlossen gehalten, während die Inspirationsluft den längeren Weg durch die buchtenreiche und dadurch mit relativ sehr großer Innenoberfläche ausgestatteten Nasenhöhlen nimmt. Das Vorbeistreichen der Luft an den feuchten und warmen Schleimhautflächen gibt ihr den nötigen Wärme- und Feuchtigkeitsgehalt, um von den Atmungsorganen ohne Schaden aufgenommen zu werden; gleichzeitig werden verunreinigende Beimengungen hier zurückgehalten. Kann nun der Mund infolge einer Hasenscharte nicht geschlossen werden, oder ist durch eine Gaumenspalte eine direkte Verbindung zwischen äußeren Nasenlöchern, Mund- und Rachenhöhle hergestellt, so kommen die vorbereitenden Einflüsse der Nasenatmung nicht zur vollen Wirkung und die Folge ist das Eindringen von zu trockener, ungenügend vorgewärmter und mit Staubpartikeln durchsetzter Luft in Rachenhöhle, Trachea, Bronchien und Lungenalveolen. Oft sich wiederholende Anginen, Schleimhautentzündungen („Katarrhe“ der Bronchien) und katarrhalische Pneumonien sind die Folge; sie führen bei elendem Allgemeinzustand des Kindes in den ersten Lebensmonaten und -jahren in recht hohem Prozentsatz zum Tode. Besonders gefährliche Formen der Lungenentzündung sind die „Aspirations-Pneumonien“, die dann entstehen, wenn Mundinhalt durch Aspiration infolge „Verschluckens“ in die Lungen hineingerät und die an ihm haftenden Bakterien in dem empfindlichen Alveolargewebe Entzündung und Eiterung verursachen. —

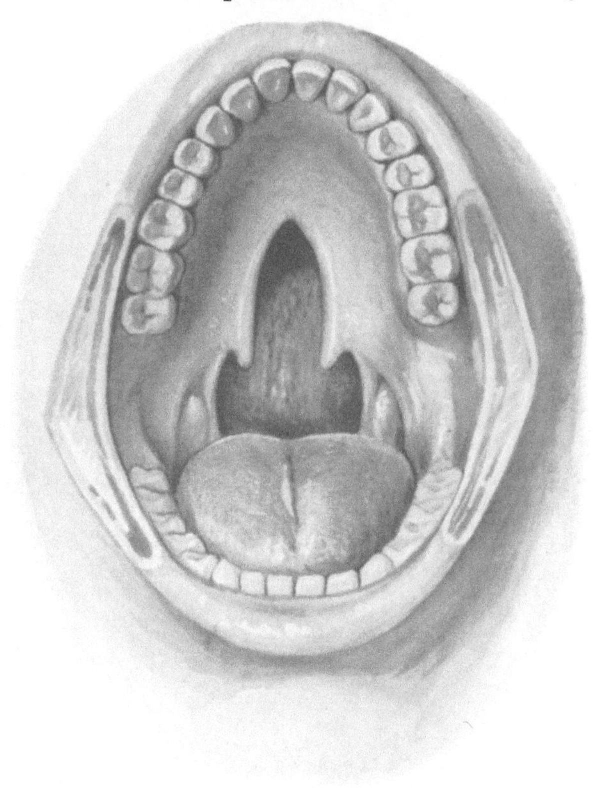

Abb. 9. Spalte des weichen Gaumens.

Später sind es die Sprachstörungen, die im 3. und 4. Lebensjahr anfangen, auf das Gemüt und die geistige Entwicklung des Kindes ungünstig einzuwirken; und es bedarf kaum der Erwähnung, daß Sprachfehler im Verein mit kosmetischem Defekt die soziale Wertigkeit des erwachsenen Individuums hochgradig herabsetzen. Schon frühzeitig führt das Zusammensein mit anderen Kindern zu scheuem gedrücktem Wesen. Das Hänseln und Nachäffen durch Spiel- und Schulkameraden erzeugt die Neigung, sich still zu verhalten und abzuschließen.

Analysiert man die Störungen der Sprache, so zeigt sich, daß es in der Hauptsache gewisse Konsonanten sind — die „Explosionslaute“ —, die durch die Sprechwerkzeuge in unvollkommener Weise oder gar nicht zustande gebracht werden können: K, p, t werden normalerweise dadurch hervorgebracht, daß die Mundhöhle gegen die Nasenhöhle durch den weichen Gaumen abgeschlossen wird, und daß nun eine der drei Verschlußstellen der Mundhöhle (k = Zungengrund-Gaumen; t = Zungenspitze - Gaumen; p = Lippen) sich plötzlich dem Luftstrom öffnet. Können diese Verschlüsse nicht hergestellt werden, so wird das Aussprechen der betreffenden Konsonanten unmöglich. Andere Konsonanten dagegen, bei deren Bildung auch unter normalen Verhältnissen gleichzeitig Luft durch die Nase abstreicht, machen keine Schwierigkeiten: so z. B. m, n, ng.

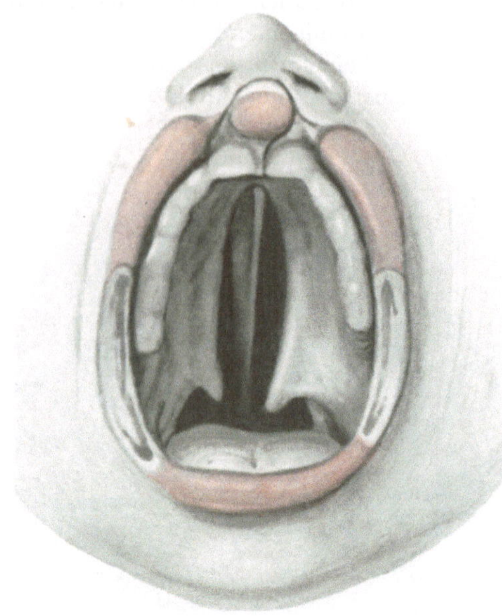

Abb. 10. Doppelseitige Spalte des weichen und harten Gaumens. (Sammlung der Tüb. Chir. Klinik.)

Bei den Vokalen spielt außer diesen Momenten noch die Formveränderung der resonierenden Höhle durch die freie Kommunikation mit Nasenhöhle und Außenwelt eine Rolle. A klingt am besten; schlechter schon o und e; am mindesten meist u und i.

Außerdem hat die Sprache einen spezifisch gaumigen Klang, den sie stets annimmt, wenn eine offene Verbindung zwischen Mundhöhle uud Nase vorhanden ist: „Rhinolalia aperta“ [1]).

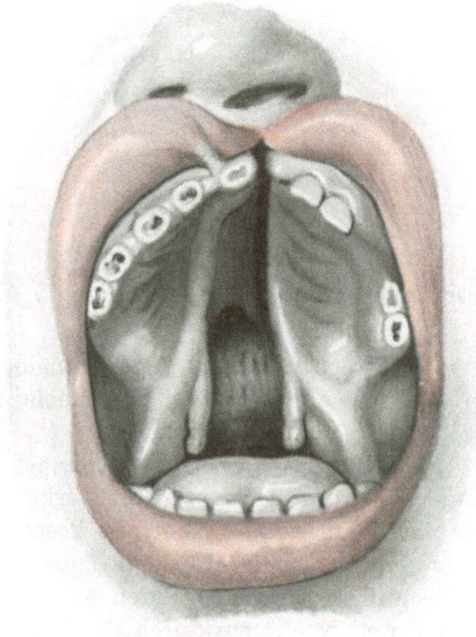

Abb. 11. Einseitige Gaumenspalte mit Abweichen des Vomer nach der gesunden Seite. (Samm ung der Tüb. Chir. Klinik.)

Der Grad der Sprachstörung wechselt. Manche Kinder sprechen trotz großer Defekte auffallend gut, weil sie gelernt haben, die Zunge zum Verschließen der Spalten geschickt zu verwenden und die betreffenden Laute an einer anderen Artikulationsstelle zu erzeugen.

Besteht eine Spalte ausschließlich des weichen Gaumens, so ist nur die am weitesten nach hinten gelegene Verschlußstelle (k, g) gestört, während die beiden vorderen (p und t) funktionieren.

[1]) Die „Rhinolalia clausa“ stellt sich ein, wenn im Gegensatz hierzu die Verbindung zwischen Mundhöhle und Nase aufgehoben ist, etwa durch einen Rachentumor.

Die Diagnose ergibt sich ohne weiteres aus dem Gesagten und macht niemals Schwierigkeiten.

Die Behandlung der Spaltbildungen. Da nach den Untersuchungen Abels der größere Teil der mit Hasenscharte behafteten Kinder an den oben beschriebenen Störungen schon im Verlaufe des 1. Lebensmonates zugrunde geht, so ergibt sich daraus die Forderung nach möglichst frühzeitiger Beseitigung der Lippenspalten. Zwar wird auch dann der operative Verschluß der Hasenscharte meistens zu spät kommen, um dem Kinde die Ernährung durch die Brust der Mutter zu erhalten; denn die Produktion der Muttermilch versiegt schon in wenigen Tagen, wenn die Brust nicht regelmäßig entleert wird. Aber es wird doch die weit mehr zu fürchtende Gefahr der Erkrankungen des Respirationstractus beseitigt, bzw. bei gleichzeitig bestehender Gaumenspalte wenigstens gebessert. Es sind also in erster Linie Rücksichten auf die Erhaltung des Lebens, die uns oft schon in den ersten Wochen nach der Geburt das Messer in die Hand drücken. Doch auch dem Streben nach einem möglichst günstigen kosmetischen Endergebnis muß bei unseren Erwägungen bezüglich der Wahl des Operationstermines ein gewisser Einfluß eingeräumt werden; und da sind die Aussichten zweifellos besser, wenn eine größere Reife des Kindes abgewartet wird.

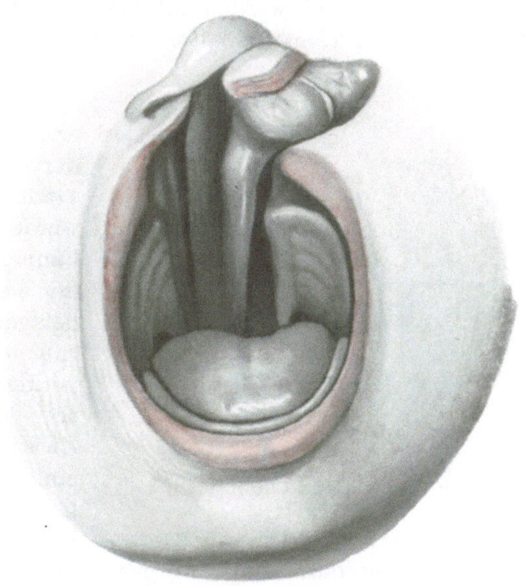

Abb. 12. Doppelseitige Gaumenspalte mit prominentem Zwischenkiefer. (Sammlung der Tüb. Chir. Klinik.)

Da die Operation selbst im allgemeinen mit größeren Gefahren nicht verbunden ist, so ist es ratsam, gerade solche Kinder schon in den ersten 2—4 Wochen dem Chirurgen zu übergeben, die sich infolge ihrer Hasenscharte in elendem Zustande befinden. Die Besserung setzt nach gelungener Operation meist rasch ein. Hingegen kann man bei Kindern mit kräftiger Konstitution unter sorgsamer Pflege den operativen Eingriff ruhig bis zum 4.—6. Monat hinausschieben.

Als typische Operation wird für die unvollständige Hasenscharte das Verfahren von Mirault am meisten verwendet, das auch bei vollständigen Lippenspalten die besten Ergebnisse zeitigt. Doppelseitige vollständige Lippenspalten sind manchmal recht schwer in kosmetisch befriedigender Weise zu beseitigen. Die Verfahren von Mirault (mit V-förmiger Anfrischung des Filtrums) und Franz König werden mit wechselndem Erfolge häufig geübt (siehe Abschnitt der Operationslehre). Störungen der Wundheilung nach der Operation (Infektion und Vereiterung der Wunde mit folgendem Durchschneiden der Nähte) kommen bei elenden Säuglingen infolge der geschwächten

Regenerationskraft naturgemäß häufiger vor als bei kräftigen Kindern; sie sind aber auch hier nicht immer zu vermeiden, da die unmittelbar benachbarten Schleimhäute sich oft im Zustande der chronischen Entzündung befinden und mit Eitererregern reichlich beladen sind. Die Nachbehandlung hat dafür zu sorgen, daß durch gute Ernährung, häufiges Trockenlegen und sonstige vorsichtige Wartung Schreien und damit Zerren an den Wundrändern auf ein möglichst geringes Maß reduziert wird.

Kieferspalten kommen meistens mit Hasenscharte bzw. Gaumenspalte kombiniert vor und werden infolgedessen fast immer gleichzeitig mit diesen operiert. Häufig können Spalten im Alveolarbogen sich selbst überlassen bleiben; doch muß eine eventuell vorhandene stärkere Prominenz des Zwischenkiefers erst beseitigt werden, bevor die Ränder der Spalte im Bereiche des Alveolarfortsatzes miteinander in Berührung gebracht werden können. Auch die Hasenscharte kann erst geschlossen werden, nachdem der vorstehende Zwischenkiefer zurückgelagert wurde. Bei Prominenzen geringen Grades genügt der dauernd einwirkende leichte Druck der darüber operativ geschlossenen Oberlippe, um den Zwischenkiefer, oder eventuell nur dessen einen auswärts gebogenen Rand, allmählich zu reponieren. Anfrischung der beiden sich gegenüberliegenden Spaltränder ist nötig, damit die durch Naht vereinigten Spaltränder auch miteinander verwachsen können. Sind schon schlecht stehende Zähne vorhanden, so werden sie extrahiert. Jeder weitere Eingriff an den Spalträndern erübrigt sich.

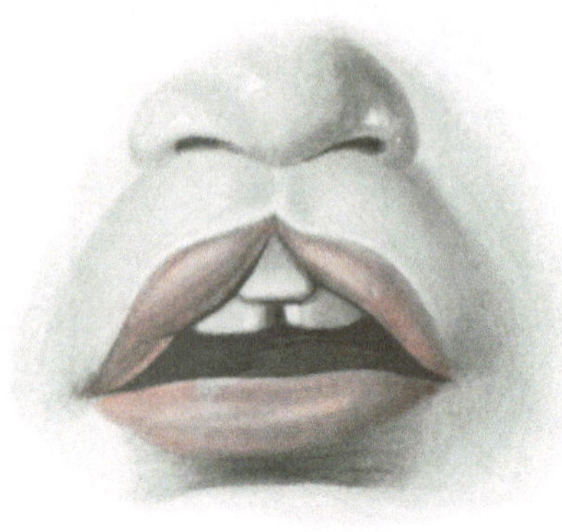

Abb. 13. Mediane Lippenspalte. (Nach LEXER.)

Während bei Lippen- und Kieferspalten die Operation das einzige Mittel zur Beseitigung des Defektes darstellt, können Spalten des Gaumens auch durch einen Obturator zum Verschluß gebracht werden. Für die Säuglingsperiode wird eine den Defekt verschließende Gaumenplatte (WARNEKROS) so an dem Flaschenende befestigt, daß sie gleichzeitig mit dem Gummisauger in den Mund eingeführt wird. Von der zweiten Dentition (9.—10. Lebensjahr) ab kann ein nach den Angaben von SCHILTZKY angefertigter Obturator getragen werden, der aus einer an den bleibenden Molaren zu befestigenden Gaumenplatte und einem Hartgummikloß besteht, der die Nasenrachenhöhle ausfüllt und durch eine Drahtspirale mit der Gaumenplatte zusammenhängt. Hierdurch gelingt es, die aus der Spaltbildung hervorgehenden Schäden weitgehend zu beseitigen, was besonders auch in einer Besserung der Sprache zum Ausdruck kommt. Aber das Tragen einer solchen Prothese bedeutet eine stete Belästigung für den Patienten insofern, als er in ständiger Abhängigkeit von ihr lebt und durch das regelmäßige Herausnehmen derselben zu Reinigungszwecken täglich an sein Leiden erinnert wird. Deshalb kommt die Verordnung eines Obturators nur für solche Patienten in Betracht, bei denen aus irgend einem Grunde von dem operativen Schluß der Spalte abgesehen werden muß — so z. B., wenn der Defekt zu breit ist, als daß er plastisch überbrückt werden könnte (vgl. Abb. 16).

Das 3.—4. Lebensjahr ist die Zeit, die für den operativen Eingriff anzusetzen ist, weil von einer ausreichenden Entwicklung der zur plastischen Deckung zu verwendenden Gaumenweichteile in hohem Maße der Erfolg abhängt. Wird zu früh operiert, so führt außerdem die Schrumpfung der am Gaumendach entstehenden Narben zu einer Verschmälerung des Gaumens, als deren Folge wiederum schwere Deformierungen des Alveolarbogens (s. unter Kieferdeformitäten) um den Caninus herum sich einstellen. Andererseits hat aber zu langes Aufschieben der Operation seine Nachteile; denn eine funktionelle Anpassung

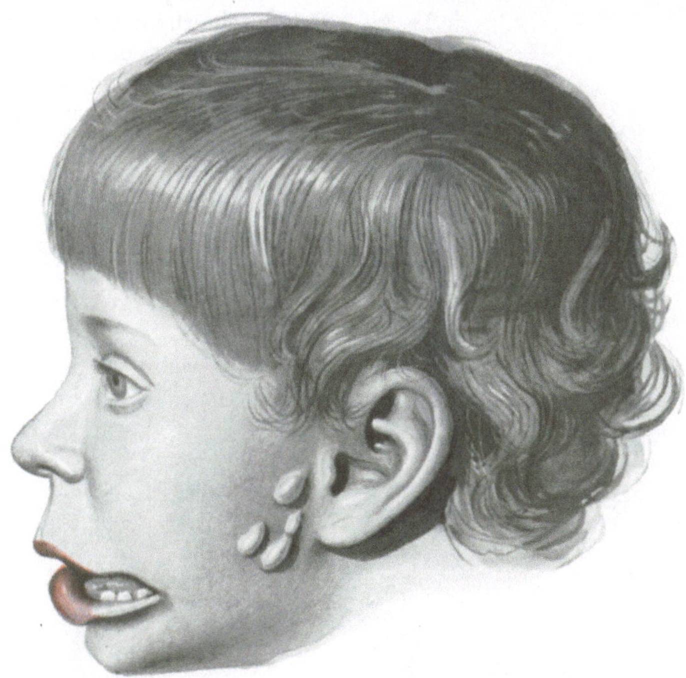

Abb. 14. Quere Wangenspalte. Auricularanhänge. (Beobachtung der Tüb. Klinik.)

der Mundhöhlenweichteile an die neuen Verhältnisse tritt in späteren Jahren in unvollkommenerer Weise ein als das früher der Fall ist. Außerdem sollte bis zum Beginn des Schulbesuches die Sprechfähigkeit schon nach Möglichkeit entwickelt sein.

Als Operationsmethode kommt für die Gaumenspalte in erster Linie die LANGENBECKsche Uranoplastik in Betracht, die in etwa 80% befriedigende Resultate ergibt, aber bei besonders breiten Spalten versagt. Hier verwendet man besser die Plastik nach LANE-PERTHES, die auch sonst dem LANGENBECKschen Verfahren vorzuziehen, aber etwas schwieriger auszuführen ist (s. Abschnitt der Operationslehre).

Ist die Operation gelungen, so sind damit die Verhältnisse in bezug auf die Nahrungsaufnahme und die Atmung sofort ganz bedeutend gebessert. Aber die Sprachstörungen bilden sich nur sehr langsam zurück und verschwinden selten vollständig. Es gelingt eben nur in einzelnen Fällen, das weiche Gaumensegel durch die Plastik so breit und lang zu gestalten, daß es durch Anlegen an den PASSVANTschen Wulst der Rachenwand einen völligen Abschluß nach der Nasenhöhle herbeiführen könnte.

Systematische Sprechübungen (GUTZMANN) erhöhen ganz bedeutend das zu erzielende Ergebnis. —

Bei der operativen Behandlung der queren Gesichtsspalte hat man in der Regel nur die Ränder des Defektes anzufrischen und sie durch tiefgreifende Seidennähte miteinander zu vereinigen, während die schräge Gesichtsspalte dem Verschluß dadurch erhebliche Schwierigkeiten entgegensetzt, daß der Spalt meist tief in den Knochen eindringt. Typische Operationsverfahren existieren nicht, es muß je nach den Besonderheiten des einzelnen Falles vorgegangen werden.

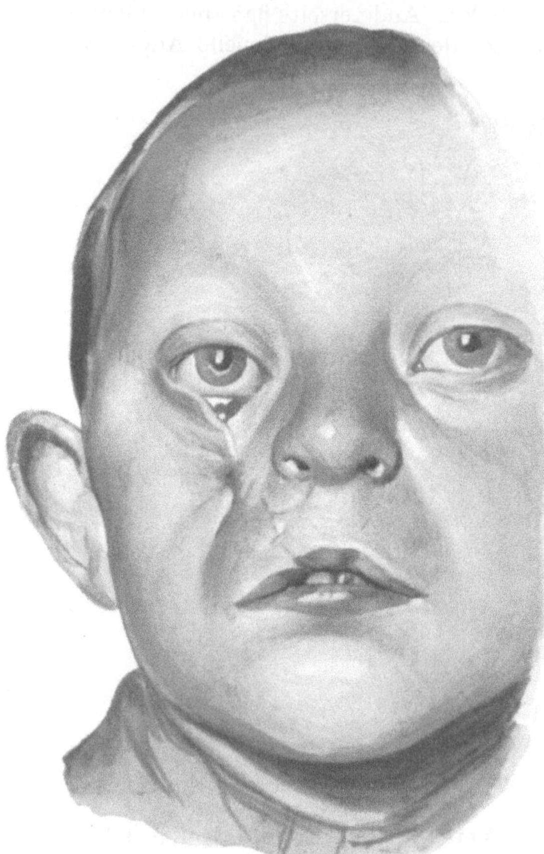

Abb. 15. Operierte schräge Gesichtsspalte. (Priv.-Sammlung PERTHES.)

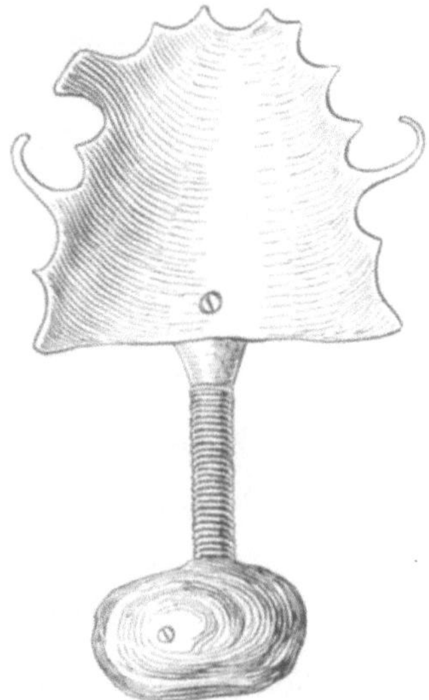

Abb. 16. Obturator nach SCHILTZKY. (Nach WILMS.)

Auricularanhänge werden einfach spindelförmig umschnitten und excidiert, worauf die Wundränder durch Naht vereinigt werden.

B. Schädelspalte und Hirnbruch (Cephalocele).

Pathogenese und Pathologie. Unter normalen Verhältnissen ist das Gehirn von der knöchernen Schädelkapsel allseitig und geschlossen umgeben. Die derbe, aus straffem Bindegewebe bestehende, harte Hirnhaut (Dura mater) bildet ihre Innenauskleidung und stellt eine zweite widerstandsfähige, am Knochen festhaftende, in sich geschlossene Kapsel des Gehirns dar, während die aus lockerem Gewebe bestehende weiche Hirnhaut (Arachnoidea) den Windungen der Hirnrinde direkt aufliegt.

Ist irgendwo in der Kontinuität der knöchernen Schädelkapsel eine Lücke vorhanden („Schädelspalte"), so kommt es — besonders wenn an dieser Stelle noch gleichzeitig ein Duradefekt besteht — zu Ausstülpungen der von Dura

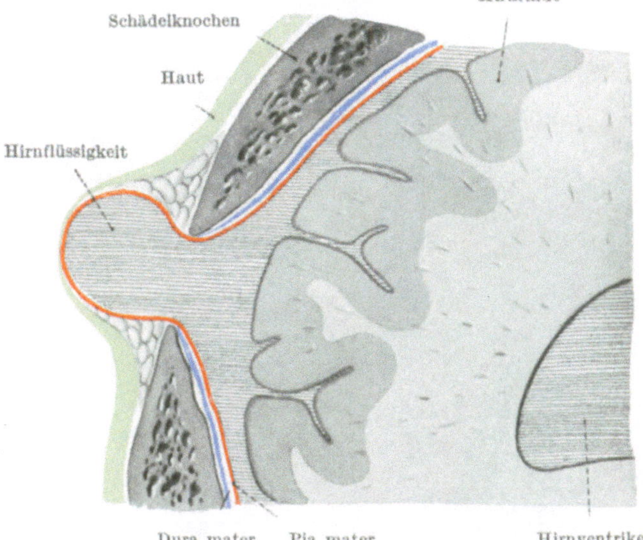

Abb. 17. Schema einer Meningocele.

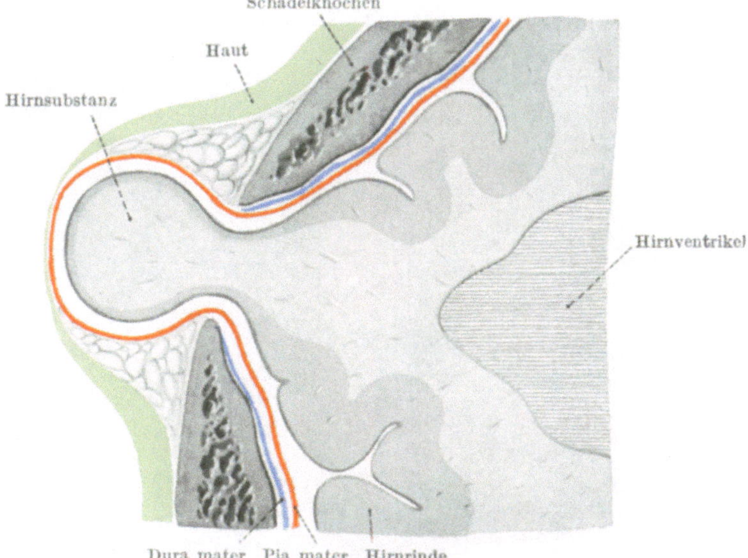

Abb. 18. Schema einer Encephalocele.

und Arachnoidea bedeckten Gehirnoberfläche durch diese Kapsellücken hindurch in ganz ähnlicher Weise, wie sich der Inhalt der Bauchhöhle in Form der Bauchwandbrüche durch Lücken der Bauchdecken hindurch nach außen vorwölbt. Man redet deshalb von „Hirnbruch".

Es sind immer angeborene Wanddefekte, die zur Bildung eines Hirnbruches führen, und auch die Entwicklung dieses letzten geht stets schon während des intrauterinen Lebens vor sich; der Hirnbruch ist also stets ein angeborenes Leiden.

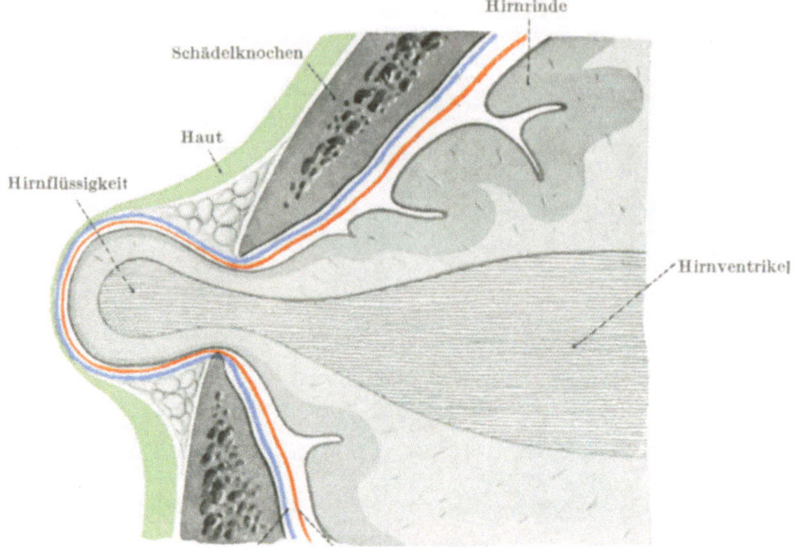

Abb. 19. Schema einer Encephalocystocele.

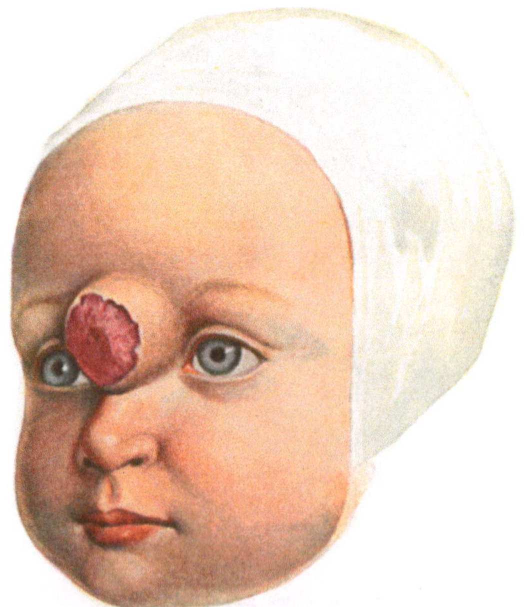

Abb. 20. Meningocele an der Nasenwurzel. (Sammlung der Tüb. Chir. Klin.)

Lieblingssitz für Hirnbrüche ist die Stirn in der Umgebung der Nasenwurzel und die Mittellinie der Hinterhauptsgegend zwischen großem Hinterhauptsloch und der kleinen Fontanelle. An diesen Stellen treten sie in Form von haselnuß-

bis über faustgroßen Aussackungen in die Erscheinung, von verdünnter äußerer Haut bedeckt und breitbasig oder gestielt aufsitzend (vgl. Abb. 20—21).

Der Inhalt des Bruchsackes kann bestehen

1. aus einem nur von Arachnoidea gebildeten und mit Hirnflüssigkeit gefüllten Beutel = „Meningocele“ (vgl. Abb. 17);

2. aus Gehirnsubstanz, von Arachnoidea und Dura umkleidet = „Encephalocele“ (vgl. Abb. 18);

3. aus nur von Arachnoidea umgebener Gehirnsubstanz, deren Zentrum ausgehöhlt, mit Gehirnflüssigkeit gefüllt ist, und mit einem Seitenventrikel in Verbindung steht = „Encephalocystocele“ (vgl. Abb. 19).

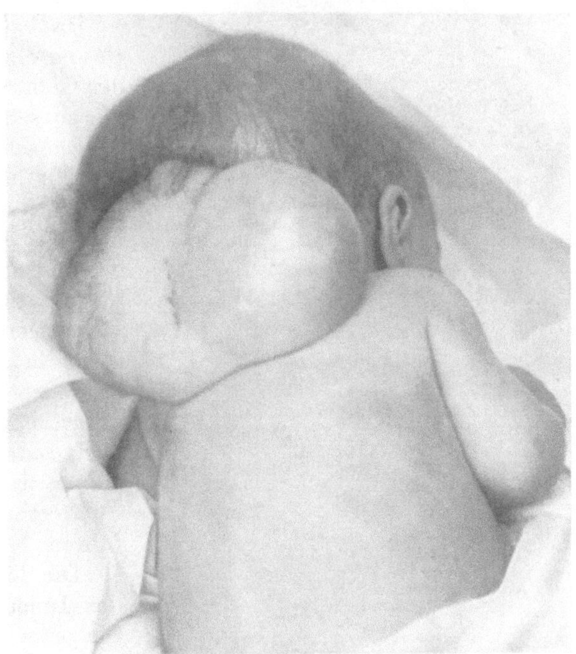

Abb. 21. Meningocele am Hinterhaupt. (Sammlung der Tüb. Chir. Klinik.)

Diagnostisch zu verwerten ist neben Sitz, Form und der kongenitalen Herkunft noch folgendes:

Besteht eine breite Verbindung mit dem Schädelinnern, so setzt sich die physiologische Pulsation des Gehirns auf den Hirnbruch fort, und der ganze Sack pulsiert synchron mit der Herzaktion. Fluktuaktion ist oft nachweisbar. Beim Schreien und Pressen nimmt der Umfang zu. Häufig läßt sich der Inhalt des Bruchsackes in die Schädelhöhle zurückpressen, wodurch sofort Hirndrucksymptome (Kollaps, Erbrechen) ausgelöst werden. Die Knochenlücke ist durch Röntgenaufnahme darzustellen.

Verwechslung ist gelegentlich möglich mit Dermoidcyste oder Hämangiom.

Prognose. Die meisten mit Hirnbruch behafteten Kinder sind nicht lebensfähig und gehen bald nach der Geburt zugrunde; nur etwa 5% erreichen das erwachsene Alter.

Die Aussichten der operativen Behandlung sind gut bei kleinen und gestielten Säcken mit enger Knochenlücke. Je größer die Geschwulst und je breiter die Kommunikation mit dem Schädelinnern, um so schlechter die Prognose.

Therapie. Der als Behandlung einzig in Betracht kommende chirurgische Eingriff besteht in Bildung eines Lappens aus der die Geschwulst bedeckenden Haut zum späteren Verschluß der Operationswunde und Abtragung des ganzen prolabierten Sackes einschließlich der sowieso funktionell wertlosen Gehirnsubstanz. Eventueller Verschluß der Knochenlücke durch gestielten Periost- oder Periostknochenlappen.

C. Der Wasserkopf (Hydrocephalus).

Als „Wasserkopf" wird jene Veränderung der Schädelform bezeichnet, die durch abnorm starke Ansammlung von Gehirnflüssigkeit innerhalb der Schädelkapsel bedingt ist, und die sich äußerlich charakterisiert durch abnorme Umfangsvermehrung des Gehirnschädels — während die Größe des Gesichtsschädels den normalen Wachstumsverhältnissen entspricht. Das daraus entstehende Bild ist recht typisch: Kleines dreieckiges Gesicht mit viel zu umfangreichem Hirnschädel (vgl. Abb. 22).

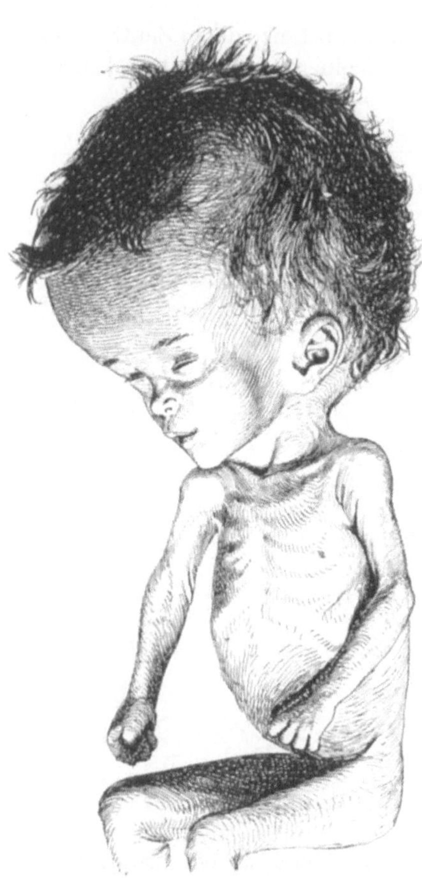

Abb. 22. Hydrocephalus, angeboren.

Pathogenese und Pathologie. Da der eigentliche Wasserkopf schon bei der Geburt vorgefunden wird, so müssen die zu seiner Ausbildung führenden Störungen schon während der Fötalzeit eingewirkt haben. Als Folge einer krankhaft gesteigerten Produktion, oder einer behinderten Resorption — wir wissen darüber nichts Genaues — des normalerweise in den Gehirnräumen vorhandenen Liquor cerebrospinalis kommt es zu einer allmählichen Erweiterung der zentral liegenden Gehirnkammern (Ventrikel): Hydrocephalus internus; doch kann auch selten eine übergroße Flüssigkeitsmenge in dem das Gehirn umgebenden Subarachnoidealraum zum Wasserkopf führen — Hydrocephalus externus.

Die hierdurch entstehende Erhöhung des Innendruckes gibt die Ursache ab für eine langsame Dehnung des noch weichen und nachgiebigen Schädelgewölbes, die schließlich einen enormen Kopfumfang (bis zu 180 cm) im Gefolge haben kann. Die Schädelbasis beteiligt sich nicht an der Erweiterung.

Die empfindliche Gehirnsubstanz wird durch die mit Zunahme der Gehirnflüssigkeit sich steigernde Kompression geschädigt und schließlich zum Schwund gebracht. Die neuesten experimentellen und röntgenologischen Untersuchungen Dandys haben es sehr wahrscheinlich gemacht, daß die wichtigste Ursache des Hydrocephalus internus in einem Verschluß der Kanäle zu suchen ist, durch die der Liquor aus den produzierenden Ventrikeln (Plexus chorioidei!) nach dem resorbierenden Subarachnoidealraum (Gefäßsystem der Großhirnoberfläche!) abfließt. Kongenitale Atresien und Mißbildungen am Aquaeductus Sylvii, den Foramina Magendi und Luschkae, sowie an den Übergangsstellen von Zisternen zum Subarachnoidalraum kommen in Betracht. Die Folge eines solchen Verschlusses muß eine Stauung des Liquors in den Hirnkammern sein.

Recht häufig ist bei den Eltern solcher Kinder schwerer chronischer Alkoholismus oder auch Syphilis nachweisbar; in anderen Fällen findet sich nirgend ein Anhaltspunkt für die Entstehung des kongenitalen Hydrocephalus.

Diesem angeborenen Wasserkopf ist der seltenere erworbene gegenüberzustellen, der aber eine Erweiterung der Schädelkapsel nur dann erzeugen kann, wenn er im jugendlichen Alter zur Entwicklung gelangt, solange die Knochennähte noch nicht verknöchert und die Knochenplatten des Schädeldaches noch im Wachsen begriffen sind. Er kann durch eine ganze Reihe verschiedener Ursachen bedingt sein: so kann im Gefolge einer Hirnhautentzündung (Meningitis) die Hirnflüssigkeit abnorm stark vermehrt werden; oder eine Hirngeschwulst verschließt die Kommunikation der wasserführenden Räume zwischen Großhirn und Rückenmark, was ebenfalls einen Ventrikelhydrops, und damit eine Vermehrung des Hirndruckes herbeiführen kann.

Prognose und klinische Bedeutung. Daß ein hochgradiger kongenitaler Wasserkopf ein absolutes Geburtshindernis bilden muß, ist klar; ein erheblicher Teil der mit Wasserkopf behafteten Kinder geht deshalb schon bei der Geburt zugrunde.

Ein anderer hoher Prozentsatz stirbt in den ersten der Geburt folgenden Monaten oder Jahren, nachdem der Wasserkopf stetig oder schubweise weiter gewachsen ist. Nur verhältnismäßig Wenige bleiben am Leben; bei diesen kam der Prozeß zum Stillstand.

Die klinischen Symptome sind hauptsächlich aus der Druckschädigung der Hirnsubstanz abzuleiten, und so sind es zunächst die am höchsten entwickelten Funktionen des Gehirns, die geistigen Qualitäten, die sich zu langsam oder gar nicht entwickeln, oder auch wieder erlöschen bis zu voller Idiotie.

Schließlich werden die Hirnzentren zur Atrophie gebracht, und unter anderem tritt meist bald rasch zunehmende Erblindung ein. Strabismus (Schielen) und Nystagmus (eigentümliche ruckartige unwillkürliche Bewegungen des Augapfels) treten auf, bis die Funktion des Großhirns so weit reduziert ist, daß eine Lebensmöglichkeit nicht mehr besteht.

Bei den Überlebenden bleibt meist ein mehr oder weniger hoher Grad von Schwachsinn zurück — je nachdem, in welchem Stadium des Fortschreitens der Krankheitsprozeß zum Stillstand kam. Ein Rückgang des einmal erhöhten Schädelumfanges kommt nicht vor.

Ist die Prognose beim angeborenen Wasserkopf also von vornherein trüb, so richtet sie sich beim erworbenen Wasserkopf nach der Art und dem Verlauf des Grundleidens.

Die Diagnose des angeborenen Wasserkopfes ergibt sich in der Hauptsache aus dem von vornherein vorhandenen und rasch zunehmenden Schädelumfang mit Fortschreiten der cerebralen Erscheinungen. Es gibt im kindlichen Alter kein anderes Leiden, das ein ähnliches Krankheitsbild erzeugte.

An einen erworbenen Wasserkopf ist dann zu denken, wenn der Schädel bei der Geburt normal war und erst später abnorm rasch an Umfang zunahm — besonders, wenn das auslösende Grundleiden aufgefunden werden kann. Um die Lokalisation des den Liquor-Umlauf behindernden Kanalverschlusses zu ermöglichen, entleert man durch Punktion eine größere Menge Hirnflüssigkeit aus den Ventrikeln bzw. aus dem Subduralraum des Rückenmarkes und bläst dafür ebensoviel Sauerstoff ein. Dieser sucht sich dann über die Liquorräume des Gehirns zu verteilen, und, da mit Gas gefüllte Hirnräume auf der Röntgenplatte darstellbar sind, so kann aus der Verbreitung des Gases manchmal auf den Sitz des Hindernisses geschlossen werden („Ventrikulographie" nach DAUDY).

Die Behandlung muß erfolgen, bevor irreparable Schädigungen der Gehirnsubstanz entstanden sind, ist aber wenig aussichtsreich. Nur relativ wenige Fälle sind bekannt geworden, bei denen eine Besserung oder gar Heilung erzielt werden konnte. Liegt ein erworbener Hydrocephalus vor, so bietet die Beseitigung des Grundleidens bessere Aussichten auf Wiederherstellung. So z. B. kann bei Lues durch antiluetische Kuren Heilung erzielt und durch Exstirpation eines komprimierenden Hirntumors die Stenose beseitigt werden.

Aber auch beim angeborenen Wasserkopf hat man die Hände nicht in den Schoß zu legen. Eine große Reihe von Operationsplänen sind erfunden und durchgeführt, die größtenteils eine Ableitung der überschüssigen Ventrikelflüssigkeit nach solchen Körperstellen zum Ziel haben, an denen sie rasch aufgesaugt werden kann (Pleurahöhle, Bauchhöhle, Venensystem). Als „Wasserleitung" wird in diesen Fällen z. B. ein als Docht wirkender Seidenfaden oder eine präparierte Kalbsarterie eingelegt. Auf diese Weise erzielte Besserungen pflegen aber gewöhnlich nicht lange anzuhalten.

Die primitivste Art der operativen Behandlung ist die Punktion der Seitenkammern des Gehirns oder des normalerweise mit ihnen kommunizierenden Rückenmarkskanales; doch ist beim Hydrocephalus diese Verbindung sehr oft aufgehoben. Durch die einmalige oder öfters wiederholte Entleerung von Liquor pflegt aber nur vorübergehende Besserung erzielt zu werden.

Die klassische Operation des Hydrocephalus internus ist der Balkenstich (ANTON und v. BRAMANN), durch den eine dauernde Verbindung zwischen Ventrikel und dem gut resorbierenden Subarachnoidealraum geschaffen werden soll; doch sind auch dessen Erfolge nicht überwältigend.

D. Angeborene und erworbene Deformitäten der Kiefer.

Die Grenze zwischen abnormer Form des Kiefers und der noch im Bereich des Normalen liegenden Varietäten ist oft schwer zu ziehen, weil diese letzten innerhalb einer erheblichen physiologischen Breite liegen können. Erst wenn die Kieferform zu entstellenden Veränderungen der Physiognomie Anlaß gibt, sowie deutliche Funktionsstörungen der Zahnartikulation oder der Exkursionsfähigkeit des Unterkiefers zur Folge hat, pflegt man von einer „Deformität" zu sprechen.

Erst neueste einleuchtende Untersuchungen (SIMON) haben es ermöglicht, die Grenze zwischen Normal und Anormal mit einiger Sicherheit festzulegen: SIMON fixierte die als normal zu betrachtenden Lageverhältnisse des Gebisses zum übrigen Schädel an der Hand von drei aufeinander senkrecht stehenden Ebenen, von denen die „Sagittalebene" etwa durch die Gaumenraphe verläuft, die „Frankfurter Horizontalebene" durch die zwei tiefsten Punkte der unteren Orbitalränder und den Schädelpunkt eines der beiden äußeren Gehörlöcher, und schließlich die frontale „Orbitalebene" durch wiederum beide tiefsten Punkte der Orbitalränder, aber senkrecht zur Frankfurter Ebene. Und so sind wir jetzt nach Aufstellung von Normaltypen in die Lage versetzt zu entscheiden, ob z. B. eine sagittale Distanz zwischen der unteren und der oberen Schneidezahnreihe durch abnormes Vorstehen der oberen Zähne bzw. des Oberkiefers

(Prognathie), oder durch abnormes Zurückstehen der unteren Zahnreihe bzw. des Kinns (Opisthogenie) zustande gekommen ist.

Da aber die (für die Behandlung sicher sehr wichtige!) Zuteilung einer Kieferdeformität zu der einen oder anderen Form einstweilen noch einer komplizierten Apparatur (Gnathostat und Photostat) bedarf, so empfiehlt es sich für den Nicht-Orthodonten einstweilen wohl auch weiterhin, die Formanomalie nach dem Eindruck zu benennen, den sie bei einfacher Betrachtung erweckt.

Hier sei übrigens bemerkt, daß um die Benennung der Kieferdeformitäten noch immer gekämpft wird. Einstweilen erscheint es deshalb zweckmäßig, die einmal eingebürgerte STERNFELDsche Benennung beizubehalten, und die Endung „-gnathie" für den Oberkiefer, „-genie" für den Unterkiefer zu reservieren. Gleichzeitig fügen wir die Anfangssilbe „Pro-" bei solchen Formveränderungen hinzu, die mit anormaler Prominenz nach vorn verbunden sind, während „Opistho-" dort vorgesetzt wird, wo die mittlere Vorwölbung nicht erreicht wird. Demnach reden wir von „Prognathie" und „Opisthognathie" — von „Progenie" und „Opisthogenie". Die alten Begriffe „Mikrognathie" und „Makrognathie" für den Unterkiefer würden dann fortfallen.

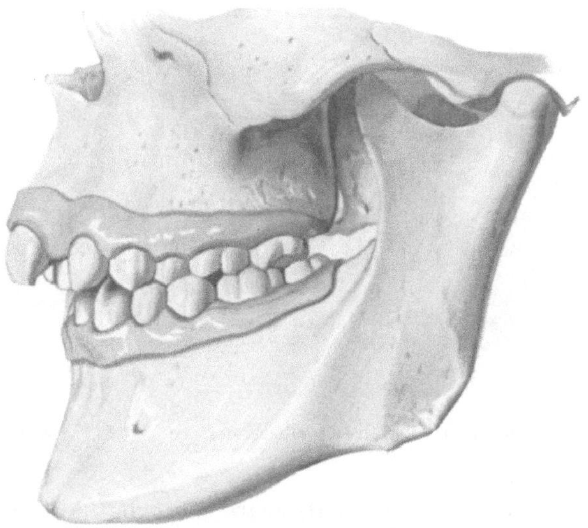

Abb. 23. Prognathie.

Die meisten Kieferdeformitäten entstehen während der Wachstumsperiode dadurch, daß der Knochenbildungsprozeß durch innere oder äußere Beeinflussungen gehemmt, in eine falsche Richtung gedrängt, oder — weniger häufig — übermäßig gefördert wird; nur selten sieht man angeborene Formanomalien, die vielleicht einem durch amniotische Stränge ausgeübten pathologischen Druck ihre Entstehung verdanken.

In ätiologischer Beziehung sind wir uns einigermaßen im klaren über die bei Akromegalie und Kretinismus zu beobachtenden Deformitäten; wir kennen auch die Rhachitis als Ursache typischer Wachstumsstörungen, sowie die sekundär durch Narbenzug, Ankylose des Kiefergelenks usw. zustande gekommenen Veränderungen der Kieferform; über andere Deformitäten dagegen wissen wir so gut wie nichts. Mehr und mehr an Bedeutung in bezug auf die Genese der Kieferdeformitäten gewinnen neuerdings die Vererbungsvorgänge, von denen nachgewiesen ist, daß sie eine umfassende Rolle spielen bei den noch im Bereich des Physiologischen liegenden, mehr oder weniger geringen, Abweichungen von der Durchschnitts-Kieferform. Doch auch für die ausgesprochen pathologischen Formveränderungen der Kiefer soll nach manchen Autoren eine Vererbbarkeit der zu ihrer Entstehung führenden Ursachen in Betracht kommen. Diese Fragen sind aber noch viel zu sehr in Fluß, als daß über sie ein einigermaßen abschließendes Urteil abgegeben werden könnte.

Von allen Deformitäten des Oberkiefers ist die bei weitem häufigste die Prognathie, die als sogenannte „physiologische Prognathie" eine Eigentümlichkeit mancher Negerrassen und negroiden Menschentypen darstellt, indem sie durch abnorme Prominenz der vorderen Oberkiefer- und zum Teil auch Unterkieferpartien eine leicht schnauzenförmige Verlängerung des Gesichts nach vorn herbeiführt.

Als eigentliche Anomalie ist aber nur die „pathologische Prognathie" aufzufassen, die nur den Oberkiefer umfaßt, und an der entweder der ganze Kiefer beteiligt ist („maxilläre" Prognathie), oder nur der Alveolarbogen im Bereich

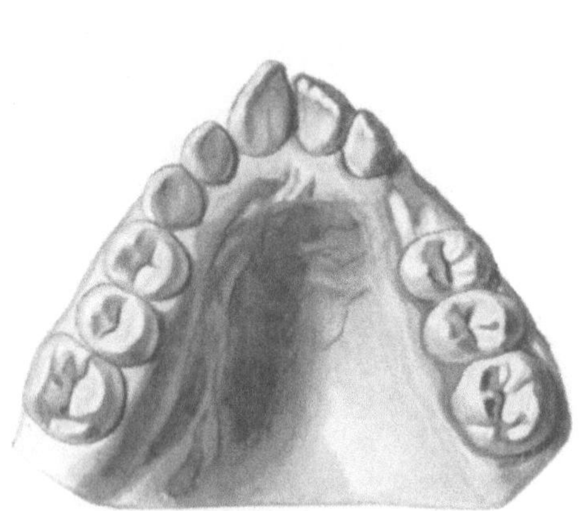

Abb. 24. V-förmiger Oberkiefer. (Sammlung WITZEL.)

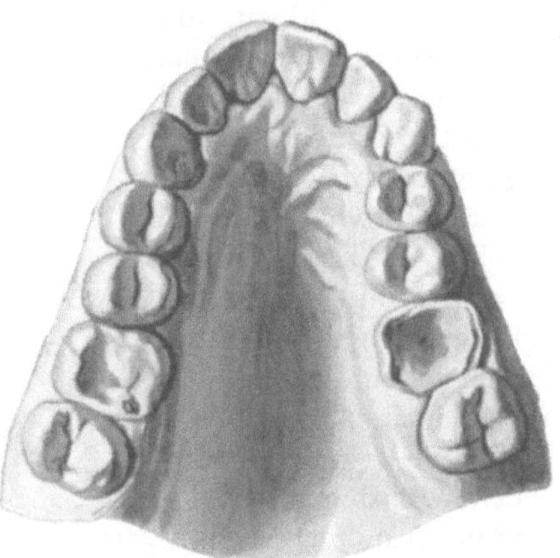

Abb. 25. Kontrahierter Oberkiefer. (Sammlung WITZEL.)

der Schneidezähne („alveoläre" Prognathie). Der Alveolarfortsatz und die Zähne stehen dabei nach vorn außen evertiert, so daß manchmal selbst beim Schließen des Mundes die mittleren Schneidezähne sichtbar bleiben.

Schließlich gibt es noch eine „dentale" Prognathie, bei der in der Hauptsache nur die Schneidezähne in unschöner abnormer Weise, schräg nach vorn-unten gerichtet, aus dem Zahnfortsatz herausragen.

Da also zwischen den oberen Schneidezähnen und den Antagonisten des Unterkiefers bei geschlossenem Munde eine Distanz in sagittaler Richtung besteht, so ist dadurch natürlich exaktes Abbeißen erschwert, wenn auch die störende Distanz beim Zubeißen manchmal vorübergehend willkürlich durch Vorschieben des Unterkiefers verringert oder beseitigt werden kann. Im wesentlichen ist es die kosmetische Entstellung, die von den betreffenden Patienten am unangenehmsten empfunden wird (vgl. Abb. 22).

In ausgesprochenen Fällen bohren sich die unteren Schneidezähne bei geschlossenem Munde in die Weichteile des harten Gaumens ein, hier deutlich sichtbare Abdrücke hinterlassend. Die Deformität entsteht nicht selten durch die üble Angewohnheit des Lippenbeißens und Fingerlutschens im jugendlichen Alter, wodurch auf die Dauer neben der Prognathie gleichzeitig eine Einwärtsbiegung der unteren Frontzähne und eine geringe Rückverlagerung des Unterkiefers durch Verkleinerung des Kieferwinkels zustande kommt.

Eine andere, häufig zu sehende, typische Formveränderung ist der „V-förmige Oberkiefer", bei dem die normale U-Form des Alveolarbogens sich allmählich im Sinne eines V verändert, und zwar so, daß die Winkelspitze vorn zwischen den mittleren Schneidezähnen gelegen ist, und die normale Rundung des Alveolarfortsatzes durch zwei mehr oder weniger geradlinige Winkelschenkel ersetzt wird. Dabei vermindert sich die Breite des Gaumendaches, während aber seine Höhe zunimmt, indem also das normale flache Rundbogengewölbe sich mehr nach einem Spitzbogen zu entwickelt.

Häufig kommt es dann bei der zweiten Dentition zu einer Prognathie dadurch, daß die oberen mittleren Schneidezähne in evertierter Richtung aus

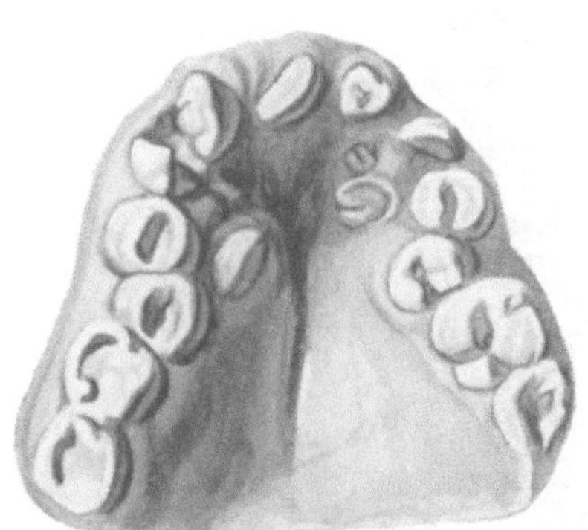

Abb. 26. Quere Verengerung des Alveolarbogens bei einem im 7. Lebensmonat wegen Gaumenspalte operierten, jetzt 23 Jahre alten Mannes. (Nach LEXER aus „BIER-BRAUN-KÜMMELL".)

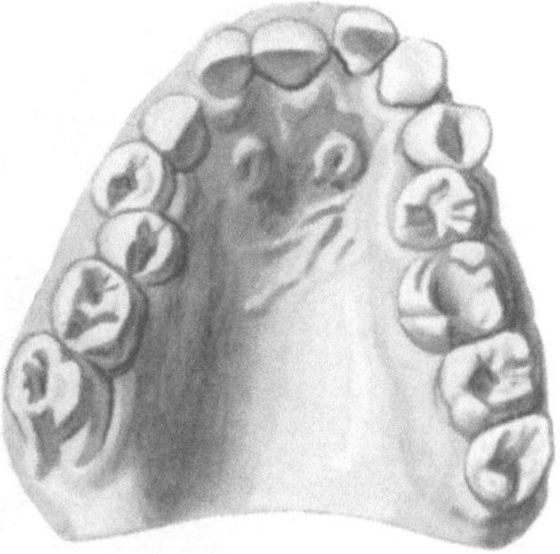

Abb. 27. Quere Verengerung des Alveolarbogens bei einem am Ende des 2. Lebensjahres wegen Gaumenspalte operierten, jetzt 14jährigen Mädchen. (Nach LEXER aus „BIER-BRAUN-KÜMMELL".)

dem Alveolarfortsatz herauswachsen und außerdem mit ihren inneren Kanten dachfirstartig aneinanderstoßen. Die Artikulation des Gesamtgebisses wird aber trotz seitlicher Entfernung der Zahnreihen voneinander meist wenig beeinträchtigt, weil die Unterkieferzähne sich der veränderten Stellung der oberen Zahnreihe durch entsprechendes Umkippen nach innen anpassen (vgl. Abb. 24).

Die Ursache für diese pathologische Wachstumsstörung liegt meistens in einer Behinderung der Nasenatmung durch Stenosierung der Nasengänge (Muschelschwellung, Septumdeviation) oder durch „adenoide Vegetationen" (Hyperplasie der Rachenmandel) klar zutage; d. h. wir wissen, daß der V-förmige Oberkiefer eine Folge von Nasenverengerung ist, doch können wir über den inneren Zusammenhang dieser beiden Störungen nur Hypothetisches aussagen. Viel Wahrscheinlichkeit hat die Annahme von KANTOROWICZ, daß bei der Inspiration durch den Mund die Lippen sich ventilartig den Zähnen anlegen und die Mundöffnung verkleinern, so daß dadurch ein inspiratorischer Unterdruck in der Mundhöhle erzeugt wird, der auf die Dauer eine seitliche Kompression des Oberkiefers zur Folge hat.

An Stelle des V-förmigen Kiefers entwickelt sich manchmal auch ein sogenannter „kontrahierter Oberkiefer", dessen Alveolarbogen die Form einer Lyra angenommen hat, indem die normale außen-konvexe Rundung der seitlichen Abschnitte sich in eine innenkonvexe verwandelt. Im übrigen gilt für ihn dasselbe, wie für den V-förmigen Oberkiefer — besonders auch in bezug auf die Entstehung (vgl. Abb. 25).

Schwere Deformitäten des Oberkiefer-Alveolarfortsatzes können sich auch ausbilden, wenn Kinder mit Gaumenspalten zu frühzeitig operiert werden. Nach Ausführung der v. LANGENBECKschen Uranoplastik bleiben am Gaumen breite Narbenflächen zurück, die, wie alle Narben der Schrumpfung unter-

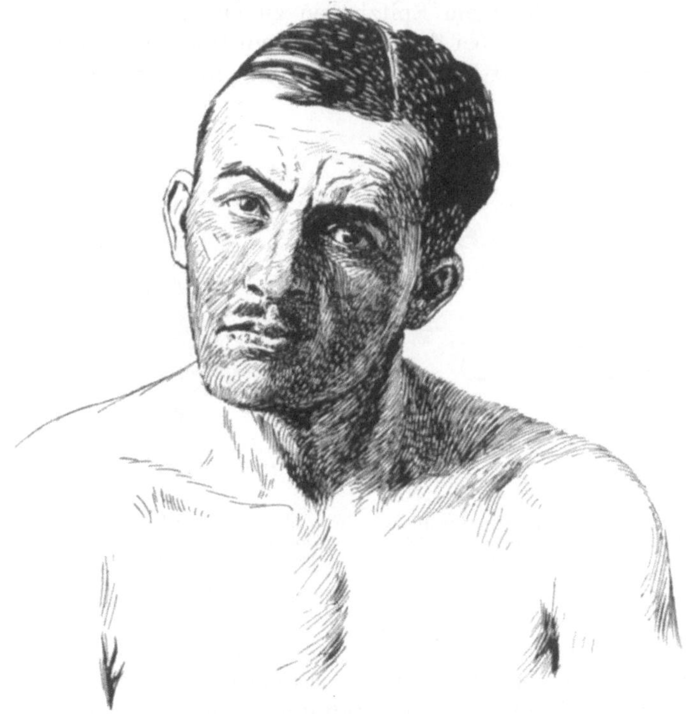

Abb. 28. Skoliose des Gesichtsschädels bei Schiefhals. (Gez. nach VOELCKER.)

worfen sind und dadurch kontrahierend auf die sich gegenüberliegenden Schenkel des Oberkiefer-Alveolarbogens einwirken. Je jugendlicher das Kind am Tag der Operation war, um so schwerer pflegt die Deformierung des Alveolarbogens zu werden, weshalb Gaumenspalten nicht eher operativ verschlossen werden dürfen, als bis der Knochen eine gewisse Festigkeit erlangt hat. Das 3.—4. Lebensjahr wird im allgemeinen als der früheste Termin zur Operation angesehen.

Sind solche Formveränderungen des Alveolarbogens nach Gaumenspaltenoperationen einmal eingetreten, so muß man frühzeitig anfangen, sie durch Dehnungsapparate wieder auszugleichen (vgl. Abb. 26 u. 27).

Als „Caput obstipum musculare“ (Schiefkopf) wird eine Asymmetrie des Gesichtsschädels bezeichnet, bei der dessen eine Hälfte wie von oben nach unten zusammengedrückt erscheint = „Skoliose des Gesichtsschädels“.

Besonders deutlich tritt das in die Erscheinung, wenn man beide oberen Orbitalränder durch die Kante eines langen Lineals miteinander verbindet, wobei dann je nach dem Grade der Deformität die Linealkante sich mit der Horizontalen in einem mehr oder weniger spitzen Winkel schneidet, während sie sonst parallel zu ihr verlaufen sollte (vgl. Abb. 28).

An dieser Verminderung des Vertikaldurchmessers auf der kranken Schädelseite ist ganz besonders auch der Oberkiefer beteiligt; daneben aber auch der Unterkiefer, dessen aufsteigender Ast eine oft sehr starke Verkürzung aufweisen kann.

Im Bereiche des harten Gaumens wirkt sich die Deformierung der einen Hälfte des Gesichtsschädels dahin aus, daß die kranke Gaumenseite eine Abflachung des Gewölbes, die gesunde dagegen eine Ausbuchtung erfährt, während Raphe und Gaumenmittellinie etwas nach der gesunden Seite verlagert erscheinen.

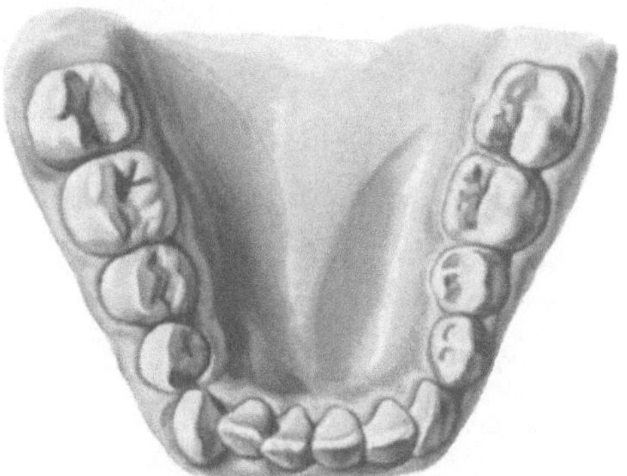

Abb. 29. Formveränderung des Unterkiefers bei Rachitis. (Sammlung WITZEL.)

Ursächlich ist in der überwiegenden Mehrzahl der Fälle eine wohl stets angeborene Schrumpfung des gleichseitigen Sternocleidomastoideus anzuschuldigen, die zu einer mit Verlust der Elastizität einhergehenden Verkürzung dieses Muskels führt. Dadurch wird eine Zwangshaltung des Kopfes bedingt, die der normalen Zugrichtung dieses Muskels entspricht: nämlich Drehung des Kopfes nach der gesunden und Seitwärtsneigung nach der kranken Seite („Schiefhals"). Die bei fortschreitendem Wachstum des Individuums sich immer mehr bemerkbar machende Deformierung des Schädels in dem oben geschilderten Sinne ist eine Folge der abnormen Zugwirkung des Kopfnickers, da ja wachsender Knochen in bezug auf seine Gestalt durch Zug und Druck außerordentlich leicht zu beeinflussen ist — eine Eigenschaft, die zwar einerseits zur Entstehung einzelner (der sogenannten „sekundären") Deformitäten führt, andererseits aber auch für die Beseitigung von Formanomalien der Kiefer erfolgreich ausgenutzt werden kann.

Eine ganz ähnliche Asymmetrie des Gesichtsschädels, wie wir sie beim Caput obstipum gelegentlich beobachten können, entwickelt sich in seltenen Fällen bei halbseitiger Lähmung des Nervus facialis, wenn sie im jugendlichen Alter auftritt (PERTHES). Die fehlende funktionelle Inanspruchnahme durch den Wirkungsausfall der Muskelansätze ist wohl schuld daran, daß die Kieferknochen auf der gelähmten Seite in der Entwicklung zurückbleiben.

Und schließlich gibt es noch eine dritte Erkrankung, die zu einer solchen Skoliose des Gesichtsschädels führt: die sogenannte „Hemiatrophia facialis", die mit einer Abmagerung (Atrophie) der Weichteile einer Gesichtshälfte und auch mit Knochenschwund einhergeht. Wahrscheinlich handelt es sich hier um eine Folge des Zugrundegehens trophoneurotischer sympathischer Nervenfasern, die von zentral liegenden Ganglien abzweigen und sich den Trigeminusfasern beimengen. Manchmal entsteht dieser Symptomenkomplex im Anschluß an ein Trauma.

Bei den Deformitäten des Unterkiefers spielen, wie ohne weiteres verständlich sein wird, die Funktionsstörungen eine größere Rolle, als das am Oberkiefer der Fall ist; aber die Entstellung der Physiognomie kann auch bei Unterkieferdeformitäten recht unangenehme Grade annehmen.

Nur wenig ist das im allgemeinen der Fall, wenn die Rhachitis („englische Krankheit") Formveränderungen des Kiefers hinterläßt, die sich in der Hauptsache durch eine Abflachung des vorderen Alveolarbogens — manchmal sogar durch eine Innenverbiegung der sonst nach außen konvexen Form —, sowie durch eine Verdickung des Alveolarfortsatzes bemerkbar macht; der Alveolarbogen erscheint von vorn nach hinten eingedrückt. In der Gegend des Caninus oder des ersten Prämolaren bilden sich Ecken, und die zwischen ihnen liegenden Schneidezähne werden in seitlicher Richtung zusammengedrängt, weil durch die Abflachung des Bogens der verfügbare Raum enger geworden ist; Anomalien der Zahnstellung und Störung der Artikulation bilden deshalb die Regel. Daneben leidet häufig auch die Artikulation der seitlichen Zahnreihen durch Innenkantung des Alveolarfortsatzes in ähnlicher Weise, wie das bei gewissen Unterkieferfrakturen (s. d.) durch den Zug des Masseter zustande kommt.

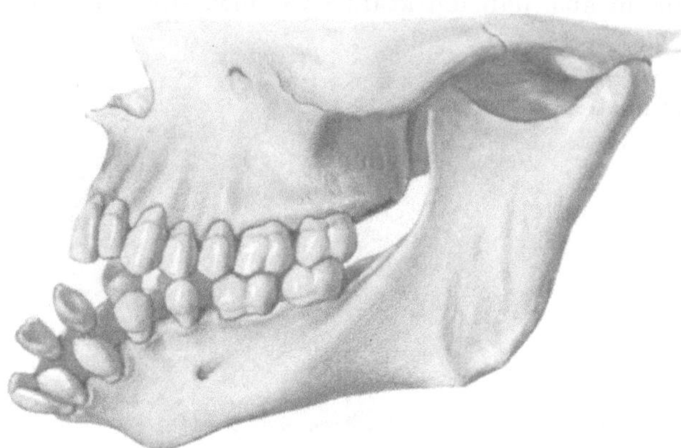

Abb. 30. Ectropium des Unterkiefers durch Narbenzug. (Nach TOMES.)

Die Rhachitis ist eine Erkrankung des Knochens, die während der Wachstumsperiode auftritt und ihren Hauptsitz in den Ossificationszentren (Epiphysenlinien) hat. Da sie mit abnormer Weichheit des Knochens einhergeht, so ist das Zustandekommen der beschriebenen Deformität wohl am besten durch Muskelzug zu erklären, und zwar so, daß die Abflachung des Kinnbogens durch die an der Rückfläche ansetzenden und nach innen ziehenden Mundbogenmuskeln erzeugt wird, während die Innenkantung der Seitenzähne eine Folge der Masseterwirkung ist (vgl. Abb. 29).

Am Oberkiefer sieht man gelegentlich ähnliche Bilder.

Beim Kretinismus (Myxödem) werden nicht selten Deformitäten gesehen, die gewisse Ähnlichkeit aufweisen mit der oben beschriebenen „pathologischen Prognathie". Der Alveolarfortsatz des Kinnbogens kippt nach vorn außen um und führt also zu einer Eversion der Schneidezähne, an der sich auch die Oberkieferzähne zu beteiligen pflegen. Aber auch der übrige Unterkiefer weist oft schwere Veränderungen seiner Form auf insofern, als der Kieferwinkel stumpfer wird, was eine Abflachung der äußeren Prominenz des Angulus und eine gestrecktere Form des Unterkiefers zur Folge hat. Offener Biß kommt dabei öfters vor.

Da die Ursache des Myxödems und des damit verbundenen Kretinismus in einer Funktionsaufhebung (angeborene Hypo- oder Aplasie) der Schilddrüse zu suchen ist, so hängt sicher auch diese Störung des Knochenwachstums damit zusammen; nur wird behauptet — und es liegen in der Tat einzelne derartige einwandfreie Beobachtungen vor —, daß die Evertierung der vorderen Gebißabschnitte erst sekundär zustande käme durch den ständigen Druck einer infolge der Weichteilschwellungen durch Myxödem zu groß gewordenen Zunge (VIRCHOW).

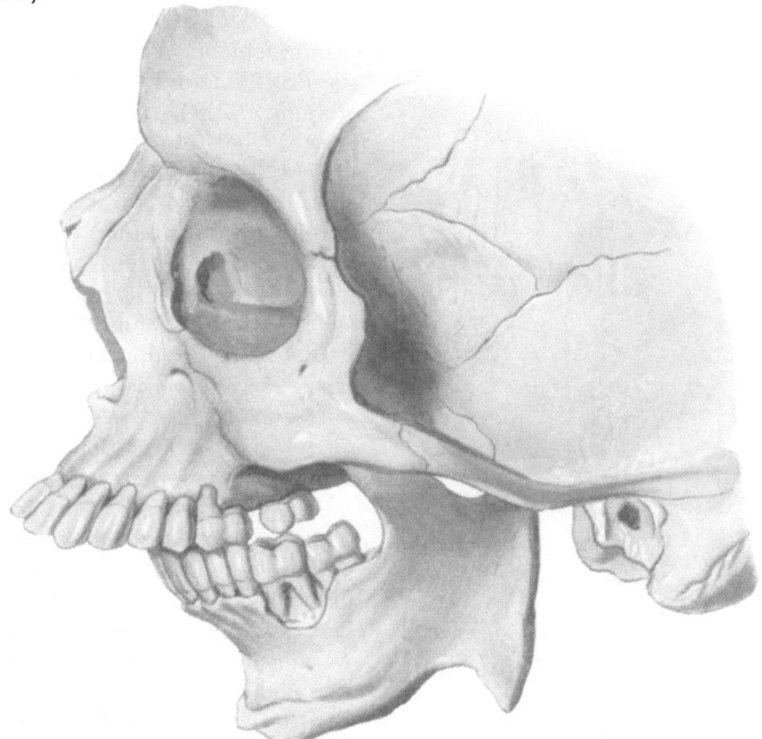

Abb. 31. Kiefer bei Opisthogenie (Vogelgesicht). (Fall Urolik, nach BETZ.)

Auch andere schwere Anomalien der Zahnstellung sind beim Kretinengebisse die Regel.

Wie es hier also durch Druck von innen her zu einer Deformierung des wachsenden kranken und infolgedessen äußeren Beeinflussungen besonders leicht zugänglichen Knochens kommt, so sehen wir ganz Ähnliches auftreten am sonst gesunden, aber ebenfalls wachsenden Unterkiefer als Folge eines kontinuierlichen Zuges, der durch Narbenstränge ausgeübt wird. Wenn z. B. eine Verbrennungsnarbe der vorderen Halsgegend ständig das Kinn nach unten zu ziehen bestrebt ist, so gibt der wachsende Kinnknochen diesem Zuge allmählich nach und stülpt sich mehr oder weniger stark nach außen um. Wir bezeichnen derartige Formveränderungen des Unterkiefers als „Ectropium" (vgl. Abb. 30).

Die gegensätzliche Formveränderung am Unterkiefer — das „Entropium" — wurde beobachtet, wenn zur Behandlung einer Halswirbel-Tuberkulose im jugendlichen Alter stützende Gipsverbände (nach CALOT) oder auch Lederkappen zwischen Schulter und Kopf so angelegt wurden, daß der Verband über das Kinn hinaus nach oben emporgeführt wurde und von vorn her auf die Unterlippe einen Druck ausgeübt hatte. Besonders zur Zeit des Zahnwechsels kann ein Entropium auf die geschilderte Weise schon nach 6 Wochen bis 3 Monaten so hochgradig in die Erscheinung treten, daß die unteren Schneidezähne 2 cm hinter den oberen sich in die Gaumenschleimhaut einbohren.

Von Opisthogenie oder auch nach älterer Bezeichnung Mikrognathie spricht man, wenn durch ungenügende oder völlig fehlende Prominenz des Kinns die Profillinie des Gesichtes jene Entstellung erfährt, die man als „Vogelgesicht“ bezeichnet hat. Der Unterkiefer hat in solchen Fällen gewöhnlich eine gedrungene Form angenommen durch Verkleinerung des Winkels, Verkürzung des horizontalen Astes sowie Verbreiterung und Verdickung aller Teile (vgl. Abb. 31—32).

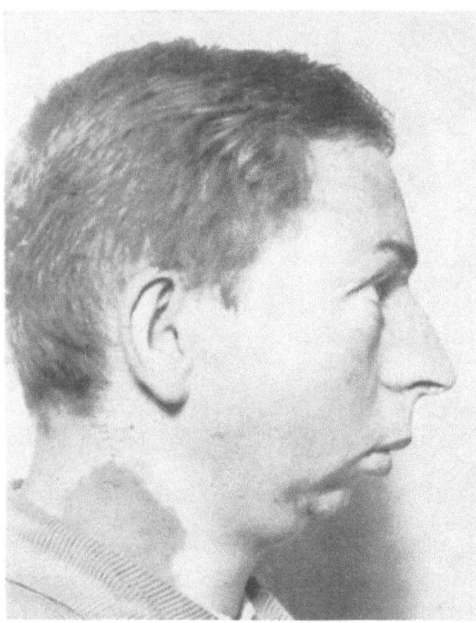

Abb. 32. „Vogelgesicht“. (Sammlung der Tüb. Chir. Klinik.)

Die Schneidezähne stehen oft weit hinter der oberen Zahnreihe und nach vorn oben evertiert in dem Bestreben, die fehlende Artikulation mit den Antagonisten wiederherzustellen.

Wie eine Opisthogenie zustande kommt, bleibt uns verborgen in den Fällen, die schon mit auf die Welt gebracht werden und also als angeborene Entwicklungsstörungen angesehen werden müssen. In der überwiegenden Mehrzahl der Fälle aber kennen wir die Ursache der Deformität. Am häufigsten wohl ist eine partielle Bewegungsbeschränkung oder eine völlige Ankylose eines oder beider Kiefergelenke (s. d.) — wenn sie im jugendlichen Alter zustande kommen — schuld an der Entwicklungshemmung des Unterkiefers. Es ist das Fehlen der funktionellen Inanspruchnahme, wodurch das Wachstum des Knochens beeinträchtigt wird. Auch Frakturen des Unterkiefers, die während der Wachstumsperiode erworben werden, sowie mit Eiterung einhergehende Entzündungsprozesse (Osteomyelitis) können eine Opisthogenie hinterlassen, nachdem die von ihnen ergriffen gewesenen Knochenabschnitte die Fähigkeit zu weiterem Wachstum verloren haben.

Als Progenie, oder auch nach älterer Nomenklatur Makrognathie, bezeichnet man die abnorme Prominenz des Kinns, also die gegensätzliche Deformität zur Mikrognathie. Auch hierdurch kommt es zu einer charakteristischen Veränderung des Gesichtsprofils, indem das Kinn über die noch als normal anzusehende Frontalebene hinaus nach vorn gerückt erscheint, so daß die unteren Schneidezähne oft weit vor den oberen stehen und sich nicht berühren.

Die kosmetische Entstellung wird oft noch verstärkt durch einen total „offenen Biß", der einer Vergrößerung des Kieferwinkels, also einer Streckung des Unterkiefers, seine Entstehung verdankt: die Molaren berühren sich, aber sämtliche übrigen Zähne artikulieren nicht miteinander — in ähnlicher Weise, wie das bei Frakturen des aufsteigenden Astes der Fall ist. Da manchmal das pathologische Knochenwachstum nur eine Kieferhälfte befällt, so kommt dadurch in diesen Fällen eine Abweichung des Kinns nach der gesunden Seite zustande (vgl. Abb. 33 u. 34).

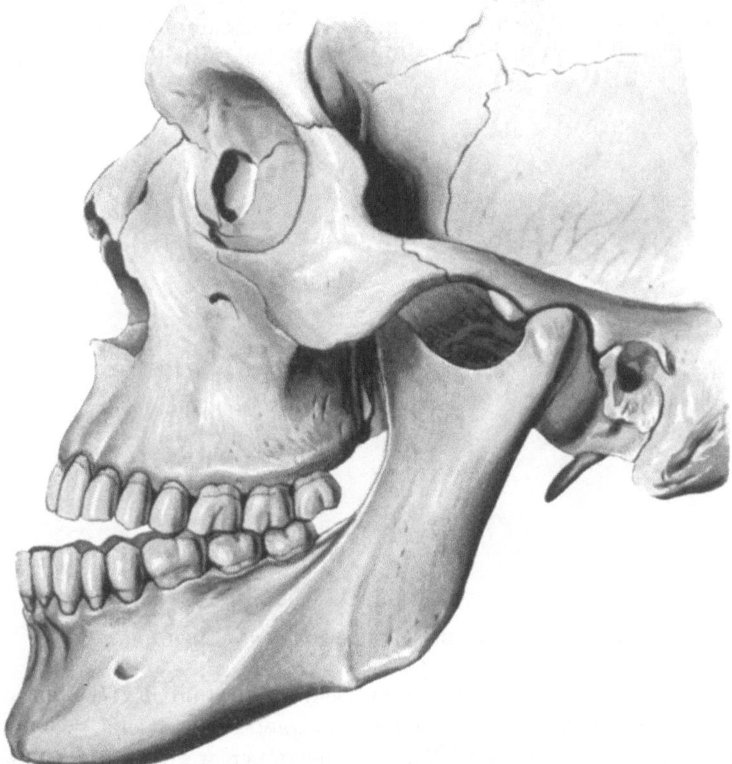

Abb. 33. Unterkiefer bei Progenie.

Außer der Entstellung in kosmetischer Beziehung pflegt bei ausgesprochenen Fällen von Progenie die Kaufunktion völlig aufgehoben oder wenigstens hochgradig gestört zu sein; auch die Sprache kann schließlich leiden, indem sie einen eigentümlich kloßigen Beiklang annimmt.

Über die Entstehung der Progenie wissen wir nur, daß sie während der Wachstumsperiode sich auszubilden pflegt. Möglich ist, daß manchmal die Rhachitis dabei eine Rolle spielt. Nur wenn die Progenie als Symptom der Akromegalie (pathologischer Riesenwuchs) auftritt, glauben wir, uns ihr Zustandekommen erklären zu können.

Die Akromegalie tritt gewöhnlich im 3. Lebensjahrzehnt auf und geht einher mit schließlich monströs werdenden Verlängerungen und Verdickungen aller Körperknochen. An diesen Veränderungen beteiligt sich der Unterkiefer gewöhnlich stärker als der Oberkiefer, wodurch dann die Progenie deutlich wird. Durch die abnorme Verlängerung des Alveolarfortsatzes entfernen sich die einzelnen Zähne voneinander, der Kiefer nimmt immer mehr auch an Dicke zu und im Verein mit den entsprechenden Veränderungen der übrigen Schädelabschnitte entsteht ein charakteristisches Bild.

Wie es scheint, hängt die Entstehung der Akromegalie ab von einer Hypersekretion der Hypophyse, deren drüsiger Abschnitt öfters vergrößert gefunden wurde.

Die Behandlung der Kieferdeformitäten hat in erster Linie die Nachgiebigkeit des Knochens gegen Zug und Druck auszunutzen — eine Aufgabe, die heute zum größten Teil in die Hände der zahnärztlichen Orthodontie über-

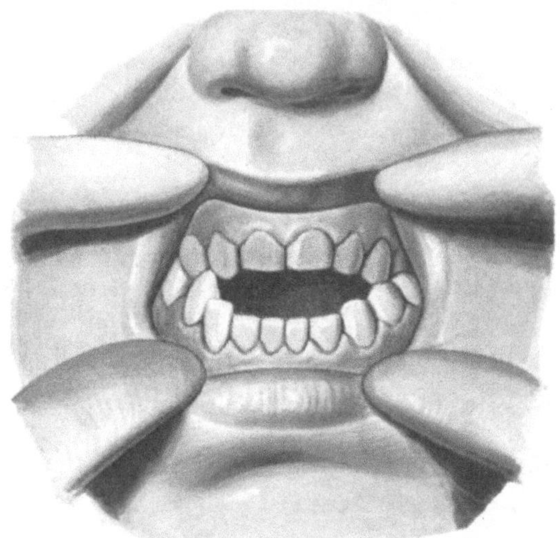

Abb. 34. Offener Biß bei Progenie. (Nach PERTHES.)

gegangen ist. Durch Anwendung von Schrauben und Extensionsverbänden werden glänzende Erfolge erzielt — eine Therapie, die nicht erst, wie man früher meinte, nach Ablauf der zweiten Dentition begonnen werden darf, sondern möglichst schon zwischen dem 5.—7. Lebensjahr einsetzen sollte.

Nur wenn die Gesamtentwicklung der Kiefer zu so starken Formveränderungen geführt hat, wie wir sie bei ausgesprochenen Fällen von Opistho- und Progenie sehen, oder wenn nach Abschluß der Wachstumsperiode der deformierte Knochen auf Zug und Druck nicht mehr anspricht, muß der Chirurg eingreifen.

Da bei der Opisthogenie die Deformität beherrscht wird durch die Verkürzung des horizontalen Astes, so kann man eine Verlängerung erzielen, wenn man diesen treppenförmig durchtrennt und die Enden der beiden künstlich erzeugten Fragmente durch Knochennaht oder Bolzung aneinander fixiert. Oder besser: man durchtrennt den aufsteigenden Kieferast beiderseits etwa in der Mitte von außen unten nach innen oben (PERTHES-SCHLOESSMANN), zieht den Unterkiefer vor und fixiert ihn mittels dentaler Schienenapparate in der gewünschten Stellung, bis an den Durchtrennungsstellen knöcherne Konsolidierung eingetreten ist. Eventuell muß durch extendierende Gummizüge der

Unterkiefer allmählich nach vorne gezogen werden. Die Stellung der Zähne bedarf später noch einer besonderen Behandlung.

Ist eine Bewegungsbeschränkung des Kiefergelenks als Ursache der Deformität bekannt, und befindet sich der Patient in noch jugendlichem Alter, so kann man zunächst das Gelenk wieder bewegbar machen und abwarten, inwieweit sich mit den Jahren eine spontane Korrektur einstellt.

Bei der Progenie haben wir den zu lang gewordenen Unterkiefer zu verkürzen und eventuell gleichzeitig den offenen Biß zu beseitigen. Beides ist zu erreichen durch eine Keilexcision aus dem Unterkieferkörper an einer Stelle, deren Wahl sich nach der Form der Deformität in jedem einzelnen Falle zu richten hat, mit nachfolgender Fixierung der so entstandenen Fragmente durch Zahnschienen wie bei einer Fraktur.

Je nach Lage des Falles wird man aber ebenfalls zur schrägen Durchtrennung der aufsteigenden Kieferäste greifen (s. Operationslehre), den Kiefer (allmählich mittels Gummizügen) zurückdrücken und in reponierter Stellung durch Zahnschienen fixieren. Die Erfolge solcher Eingriffe pflegen gut zu sein.

II. Verletzungen, einschließlich Frakturen.

A. Einleitendes aus der allgemeinen Chirurgie.

Wenn wir von „Verletzung" reden, so haben wir dabei in erster Linie eine Schädigung des Körpers durch mechanische Einflüsse im Auge; aber auch Hitze und Kälte, sowie chemische Mittel können „verletzen" (Verbrennung, Erfrierung, Verätzung).

Für das Schicksal des verletzten Körperteiles, manchmal auch für das Leben des Patienten ist es von einschneidender Bedeutung, ob die Körperoberfläche (Haut oder Schleimhaut) über den geschädigten Gewebsteilen intakt blieb oder durchtrennt wurde. Im ersten Falle haben wir es mit „geschlossenen", im zweiten mit „offenen" Verletzungen zu tun. Geschlossene Verletzungen werden durch stumpfe Gewalten, offene meistens durch schneidende oder reißende Werkzeuge erzeugt. Das Ergebnis einer stumpfen Gewalteinwirkung ist eine „Kontusion" (Quetschung), während scharfe Instrumente eine Kontinuitätstrennung der Körperoberfläche — eine „Wunde" — zu hinterlassen pflegen. Doch auch stumpfe Gewalten führen öfters zu Zusammenhangstrennungen sowohl der Weichteile, als auch besonders der Knochen („Quetschwunden" bzw. Frakturen).

Betrachten wir zunächst die Folgen einer Kontusion, so kommt es, was die äußere Haut angeht, dabei häufig zu flächenhaften Abschürfungen der Epidermis, aus denen sich zunächst ein wenig Blut entleert, das aber bald gerinnt und in Form leichter Krusten an den beschädigten Hautpartien haften bleibt.

Aber auch in den tieferen Schichten der Haut, sowie im darunterliegenden Gewebe pflegen schon bei leichteren Quetschungen Blut- und Lymphgefäße zerrissen zu werden, deren Inhalt in die Gewebsspalten hinein ausfließt und das Gewebe durchtränkt. Hierdurch sowohl, als auch durch eine auf den Kontusionsreiz hin erfolgende Erweiterung der Blutgefäße kommt es zu einer Anschwellung der gequetschten Körperpartien, die infolge der Blutdurchtränkung eine blaue Farbe annehmen. Umschriebene, oberflächlich liegende Blutaustritte nennt man „Ecchymosen", während ausgedehntere als „Sugillationen" bezeichnet werden. Werden größere Blutgefäße verletzt, so bleibt es nicht bei einer Durchtränkung („Imbibierung") des Gewebes, sondern es entstehen größere Blutansammlungen, die oft geschwulstartig prominieren, das Zeichen der Fluktuation darbieten können und „Hämatome" genannt werden. Ergießt sich Blut in eine Gelenkhöhle hinein, so haben wir ein „Hämarthros" vor uns.

Sind oberflächliche Blutextravasate schon bald nach der Verletzung an der Blauverfärbung des Gewebes zu erkennen, so geht diese Farbe schon in den folgenden Tagen in Grün und Gelb über, weil das Hämoglobin sich außerhalb der Gefäße unter Zerfall der Blutkörperchen bald in Hämatoidin und Hämosiderin umwandelt — bis es schließlich völlig resorbiert wird und verschwindet. Auch Hämatome werden schließlich spontan aufgesaugt, wenn man nicht vorzieht, das Blut zur Beschleunigung des Heilungsprozesses unter peinlicher Asepsis durch Punktion zu entleeren. Ein infiziertes Hämatom wird zum „Absceß“ (s. unter „Entzündung“), verhält sich wie ein solcher und ist durch Incision und Drainage zu entleeren.

Je größer die quetschende Gewalt war, um so weiter sieht man die durch sie erzeugten Gewebsschädigungen in die Tiefe hineinreichen; und gar nicht selten wird die Muskulatur zerrissen und der Knochen frakturiert, obwohl die den Körperteil bedeckende Haut intakt geblieben ist. Quetschungen schwersten Grades, wie sie z. B. durch Eisenbahn-Überfahrung zustande kommen, bezeichnet man als „Zermalmungen“. Schwer gequetschtes oder gar zermalmtes Gewebe verfällt dem Gewebstod und stößt sich ab; doch ist es wichtig zu wissen, daß sich über das endgültige Schicksal schwer gequetschter Hautpartien manchmal erst nach einer Reihe von Tagen Bestimmtes aussagen läßt.

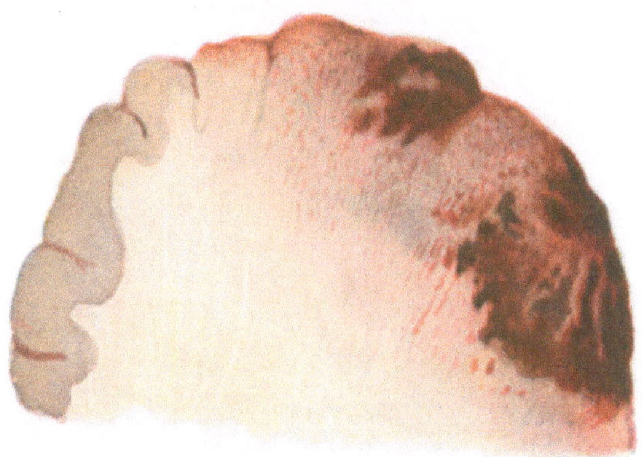

Abb. 35. Contusio cerebri (Hirnquetschung). (Sammlung der Tüb. Chir. Klinik.)

Am Schädel lösen stärkere stumpf einwirkende Gewalten außer der örtlichen Gewebskontusion recht häufig noch Erscheinungen von seiten des Gehirns aus, die zunächst die ganze Sorge des behandelnden Arztes in Anspruch nehmen und alles andere in den Hintergrund drängen können: Die „Erschütterung des Gehirns“ (Commotio cerebri) kommt durch eine plötzliche Stoßwirkung zustande, welche außer an umschriebener Stelle auch den Schädel in seiner Gesamtheit betroffen hat. Schwere Frakturen der Kiefer oder auch der Schädelkonvexität sind sehr häufig anfänglich durch die Symptome der Gehirnerschütterung kompliziert. Unmittelbar im Anschluß an die Verletzung stellt sich blitzartig tiefste Bewußtlosigkeit ein, die nur Minuten zu dauern braucht, manchmal aber stunden- und tagelang bestehen bleibt und in schweren Fällen zum Tode führt. Nach dem Wiederaufwachen kann Erbrechen auftreten; die Pulsfrequenz ist unregelmäßig und kann bis auf 40 Schläge in der Minute zurückgehen; auch die Atmung ist öfters schwer gestört. Gewöhnlich verschwinden die Erscheinungen langsam im Verlauf von Tagen und Wochen.

Schafft die Commotio cerebri also im allgemeinen einen Zustand, der reparabel ist, so geht die „Contusio cerebri“ (Hirnquetschung) mit einer Zerstörung von Hirnsubstanz einher, deren Funktion damit ein für allemal in Fortfall kommt; denn defekte Hirnteile können durch Bildung von Narbengewebe wohl wieder ausgefüllt werden, aber niemals ihre frühere Funktion wiedergewinnen. Werden sogenannte „stumme“ Hirnteile (z. B. das Stirnhirn) von einer Contusio betroffen, so sieht man zunächst manchmal trotz ausgedehnter Zerquetschung des Hirns nur geringe oder gar keine klinische Ausfallserscheinungen, bis sich dann später doch allgemein nervöse Erscheinungen, oft verbunden mit Anfällen von Bewußtseinverlust, als Symptom der „traumatischen Epilepsie“, einstellen (vgl. Abb. 35).

Unter „Compressio cerebri“ schließlich versteht man den durch Raumbeengung innerhalb der Schädelkapsel herbeigeführten Zustand von gesteigertem Hirndruck. Extra- und intradurale Blutungen bei Schädelfraktur, Gehirntumoren usw., erzeugen eine Kompression des Gehirns (vgl. Abb. 36).

Die durch Hirnkompression ausgelösten klinischen Erscheinungen hat man unter dem Namen „Drucksymptome“ zusammengefaßt: Kopfschmerz,

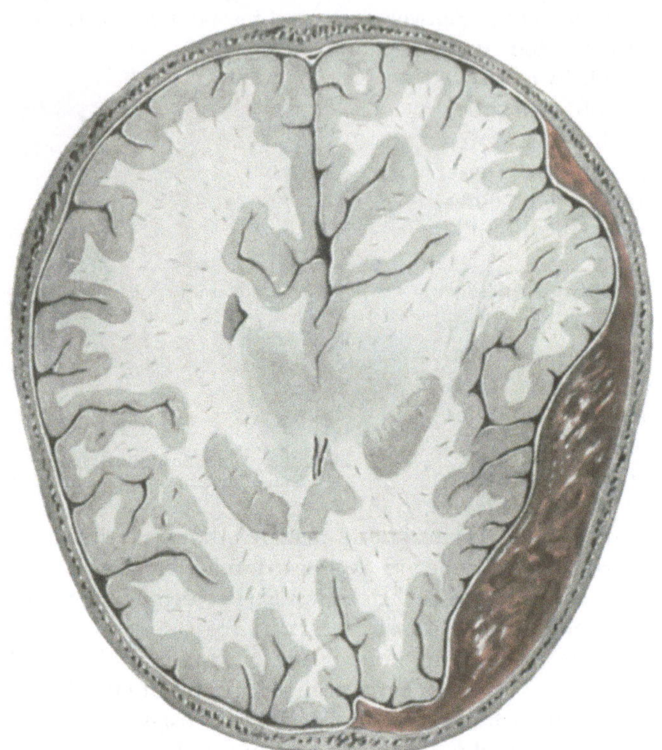

Abb. 36. Compressio cerebri durch extradurales Hämatom.

Erbrechen, Pulsverlangsamung, zunehmende Benommenheit, Sehstörungen (Stauungspapille), sowie Ausfall geschädigter Hirnzentren (Lähmung). Nehmen Pulsverlangsamung, Benommenheit oder Lähmungen nach einem Schädeltrauma rasch zu, so ist fast immer eine intrakranielle Blutung vorhanden, die möglichst rasch operativ in Angriff genommen werden muß durch Aufklappung des Schädels, Entleerung des Hämatoms und Unterbindung des blutenden Gefäßes (meist eines Astes der Art. meningea media).

Da einige dieser Symptome — besonders die Pulsverlangsamung — auch bei der Commotio cerebri vorzukommen pflegen und die Auseinanderhaltung einer Commotio und Compressio von Wichtigkeit ist in bezug auf die einzuleitende Therapie, so ist differentialdiagnostisch auf folgendes zu achten: Bei Commotio cerebri sind alle Erscheinungen sofort nach der Verletzung voll ausgebildet vorhanden, während bei der Compressio Blutung, Benommenheit und Pulsverlangsamung erst in den dem Trauma folgenden Stunden sich entwickeln und mehr oder weniger rasch an Intensität zunehmen.

Können also unter der intakten Körperoberfläche die Heilungsvorgänge der tiefer liegenden verletzten Gewebe ungestört und unter aseptischen Bedingungen ablaufen, so ändert sich das aber mit einem Schlage, sowie von einer Oberflächenwunde aus Infektionserreger — mit großer Regelmäßigkeit sind es in der Hauptsache die als „Eiterbakterien" bekannten Staphylo- und Streptokokken — sich in der Wunde ansiedeln und von hier auch in größere Tiefen einzudringen vermögen. Aus einer relativ gefahrlosen und rasch heilenden Verletzung wird damit ein Zustand geschaffen, der zum mindesten verzögernd auf die Heilung einwirkt und sogar durch fortschreitende Eiterung oder allgemeine Blutvergiftung zum Tode führen kann. Näheres hierüber ist in der Einleitung zum Entzündungsabschnitt zu finden.

Besonders gefährdet sind Knochenbrüche, deren Spalten infolge Durchtrennung der sie bedeckenden Weichteile mit der Außenwelt in offene Verbindung getreten sind. Schon nach kurzer Zeit dringen Infektionskeime ein, die in dem den Bruchspalt ausfüllenden Blut vorzügliche Lebensbedingungen vorfinden und zur Vereiterung der Bruchstelle und ihrer Umgebung führen. Da aus den buchtenreichen Hohlräumen einer Bruchstelle der angesammelte Eiter selbst durch gründlichste Drainierung nur sehr unvollkommen abgeleitet werden kann, so hat der Patient unter hohem Fieber und Schmerzen infolge Eiterverhaltung und fortschreitender phlegmonöser Entzündung der Weichteile oft schwer zu leiden.

Was wird nun aus einer Wunde, und was geht in ihr und in ihrer Umgebung vor, wenn der Körper sich ihrer durch Abheilung zu entledigen sucht?

Betrachten wir zunächst einmal eine Weichteilwunde — und zwar in ihrer einfachsten Form, der oberflächlichen Schnittwunde —, so legen sich gewöhnlich die glatten, aus lebensfähigen Zellen bestehenden Wundränder dicht aneinander und „verkleben" miteinander in kurzer Zeit mittels einer dünnen Fibrinschicht. Sehr bald fängt das Oberflächenepithel an, zu proliferieren und unter dem dünnen Blutschorf von einem Wundrande zum anderen eine Brücke zu schlagen, was nach wenigen Tagen vollendet ist.

Damit wäre die Wunde äußerlich geheilt; doch unter der äußeren sehr dünnen Epitheldecke, in den tieferen Schichten des Wundspaltes, spielen sich noch andere Prozesse ab, die eine Überbrückung des Wundspaltes mit festem derbem Narbengewebe zum Ziel haben. Hier stellen sich, nur histologisch kontrollierbar, unter dem Einfluß der als Reiz wirkenden Gewebsschädigung die Erscheinungen der aseptischen Entzündung ein, beginnend mit einer Zuwanderung von polynucleären Leukocyten, welche durch die Wandungen der Blutgefäße hindurch austreten und die Aufgabe haben, die in jeder Wunde vorhandenen Blut- und Zelltrümmer durch Phagocytose zu beseitigen und Schutzstoffe gegen die fast immer vorhandenen Infektionskeime zu bilden.

Die Bindegewebszellen der Wundränder fangen an, sich durch Teilung zu vermehren, in Form von jungen protoplasmareichen Abkömmlingen (den Fibroplasten) in die verklebende Fibrinschicht hineinzuwachsen und sie durchzusetzen. Gleichzeitig senden die Blutgefäße der Wundwand solide Endothelsprossen aus, die sich in capilläre Schläuche umwandeln und die Blutversorgung des so in Entstehung begriffenen „Keimgewebes“ übernehmen.

Allmählich verwandeln sich die Fibroplasten in spindelige derbe Bindegewebszellen; die Leukocyten verschwinden wieder nach Erfüllung ihrer Aufgabe, und übrig bleibt die „Narbe“, die zunächst infolge reichlicher Blutversorgung rötlich aussieht, später aber abblaßt. Nach 8 Tagen ist der Vernarbungsvorgang in der Hauptsache beendet, wenn eine Wunde, wie hier geschildert, „per primam intentionem“ zur Heilung kommt (= primäre Wundheilung), wofür die Voraussetzung in dichtem Aneinanderliegen der Wundränder gegeben sein muß. Diese Voraussetzung ist aber selbst für Schnittverletzungen im allgemeinen nur vorhanden, wenn die Wunde aseptisch bleibt. Kommt es zur Infektion und damit zur Vereiterung, so weichen die etwa schon verklebt gewesenen Hautränder bald wieder auseinander.

Klafft die Wunde, so muß der ganze breite Wundspalt durch Keimgewebe ausgefüllt werden, das schon nach einigen Tagen eine körnige Oberfläche annimmt durch Bildung sogenannter „Fleischwärzchen“ und „Granulationsgewebe“ genannt wird.

Die Epidermis (bzw. das Schleimhautepithel) schiebt sich konzentrisch vom Rande her mittels eines schmalen bläulichen Saumes über die granulierende Wundfläche hinweg bis es zur vollständigen Bekleidung mit Epithel und damit zur Heilung gekommen ist = „Heilung per secundam intentionem“ oder „sekundäre Wundheilung“. Jede Wunde heilt also sekundär, bei der aus irgend einem Grunde die primäre Verklebung der Wundränder ausgeblieben ist.

Das wird vor allen Dingen stets der Fall sein bei Quetschwunden, deren Ränder fetzig zerrissen und teilweise dem Gewebstod verfallen zu sein pflegen. Die Abstoßung des nicht mehr lebensfähigen Gewebes geht gewöhnlich unter Eiterung vor sich, die durch die selten ausbleibende Infektion noch verstärkt wird. Die Heilung einer solchen Wunde dauert Wochen und Monate, je nach Tiefe und Ausdehnung.

Während des ganzen Heilungsverlaufes wird leicht gelblich bis eitrig aussehende Wundflüssigkeit („Sekret“) abgesondert, die in der Hauptsache aus Lymphe und weißen Blutkörperchen besteht, und deren Menge durch die Infektion der Wunde erheblich gesteigert werden kann.

Die Behandlung von Weichteilwunden hat ihre Aufgabe darin zu suchen, möglichst eine primäre Heilung herbeizuführen, und, wenn nötig und möglich, die fehlenden Voraussetzungen hierfür zu schaffen. Deshalb werden die meist klaffenden Ränder tieferer und längerer Schnittwunden (z. B. Operationswunden) durch Naht vereinigt, und zwar möglichst bald nach der Verletzung, solange eine ernstere Infektion noch nicht eingetreten ist.

Selbst zerfetzte Wunden kann man einer primären Heilung zuführen, wenn sie innerhalb der ersten 12 Stunden in die Behandlung kommen, indem man die in der Ernährung gestörten Gewebsfetzen excidiert, die Wundränder glättet und vernäht. Erscheint es aussichtslos, alles geschädigte Gewebe zu entfernen, oder ist die Wunde verschmutzt, so ist es fehlerhaft, die Wundnaht ausführen zu wollen; denn sehr bald kommt es unter der geschlossenen Haut zu Eiteransammlungen mit ihren Folgen. Höchstens einzelne „Situationsnähte“ sind erlaubt, zwischen denen der Eiter einen Ausweg finden kann.

Bei tieferen, buchtigen, sekundär heilenden Wunden ist stets für ausgiebige Ableitung des Wundsekretes Sorge zu tragen durch Einlegen von „Drains", d. h. von Gummischläuchen, deren Wandungen mit seitlichen Löchern versehen wurden.

Verletzungen der Knochen pflegen im allgemeinen nur dann schwerere Symptome zu machen, wenn sie zu vollständigen Kontinuitätstrennungen — zu „Knochenbruch" oder „Fraktur" — geführt haben, wodurch die Funktion auf das schwerste beeinträchtigt wird.

Doch nicht immer sehen wir solche vollständige Brüche entstehen; gelegentlich führt die Gewalteinwirkung nur zu einem Einriß in den Knochen bei Erhaltung des Periostschlauches, was wir dann als „unvollständigen" Bruch oder „Infraktion" bezeichnen.

Der Entstehungsart nach trennt man die „direkten" Frakturen von den „indirekten" ab — je nachdem ob der Bruch an der Stelle der Gewalteinwirkung auftrat oder entfernt hiervon. Z. B. kann ein Hufschlag den Unterkiefer an der Stelle des Auftreffens zur Frakturierung bringen, während bei einem Fall auf das Kinn gewöhnlich die Fraktur nicht hier, sondern im Bereich des von dem Unfall nur indirekt betroffenen aufsteigenden Kieferastes lokalisiert zu sein pflegt.

Bei „geschlossenen" („subcutanen") Knochenbrüchen sind die umgebenden Weichteile, insbesondere die bedeckende Haut, intakt geblieben — im Gegensatz zu den „offenen" („komplizierten") Frakturen, die mit der Außenwelt durch eine Wunde kommunizieren.

Eine Fraktur kann einmal entstehen, wenn der Knochen über die Grenzen seiner normalen Elastizität hinaus gebogen wird und bricht = „Biegungsbruch". Die Folge pflegt ein Quer- oder Schrägbruch zu sein, oder auch nur eine Infraktion oder eine Fissur.

Aber auch durch gewaltsame Drehung kann die Elastizität eines Knochens überschritten werden, wenn das eine Ende fixiert gehalten wird = „Torsionsbrüche", die meist an den großen Röhrenknochen der Extremitäten auftreten und eine spiralförmige Bruchlinie erkennen lassen. Am Schädel kommen Torsionsbrüche nicht vor.

Wird ein Knochen gequetscht oder zusammengestaucht, so entsteht ein „Kompressionsbruch" ohne typischen Verlauf der Bruchlinien. Dabei kann es zu „Einkeilungen" kommen, wenn das eine (härtere) Bruchende in das gewöhnlich umfangreichere und weichere andere Fragment hineingetrieben wird. So kann das Kieferköpfchen gelegentlich in seine Gelenkpfanne hineingetrieben werden.

Plötzlicher übernormal kräftiger Zug an Sehnen und Bändern, die stärker als der Knochen sind, erzeugt einen „Rißbruch", indem die Sehne an ihrer Insertionsstelle abreißt und ein Stück Knochen mitnimmt. Der Abriß des Processus coronoideus am Unterkiefer z. B. ist ein solcher typischer Rißbruch.

„Zertrümmerungs"- („Comminutiv"-) brüche ferner sind Folge der Einwirkung einer massigen Gewalt, wie sie z. B. ein Hufschlag gegen den Schädel darstellen kann. Der davon betroffene Knochen pflegt in zahlreiche Splitter mit gänzlich atypischem Verlauf der Bruchlinie zu zerfallen.

Hierher gehört gewöhnlich auch der „Schußbruch", wenn auch matte Projektile ausnahmsweise einmal zu einem Quer- oder Schrägbruch oder auch zu einem Lochbruch führen können.

Die durch einen frischen direkten Knochenbruch ausgelösten Symptome bestehen zunächst in den oben schon beschriebenen Erscheinungen der Kontusion: Hautabschürfung, Schwellung und Blauverfärbung. Über indirekten Frakturen fehlt die Hautabschürfung, während Schwellung und Blauverfärbung sich bald einzustellen pflegen.

Liegt eine vollständige Fraktur vor, so ist gewöhnlich an der Frakturstelle das Symptom der „abnormen Beweglichkeit" nachzuweisen. Faßt man zu diesem Zweck die Bruchstücke mit je einer Hand und verschiebt sie gegeneinander, so ist außerdem häufig das rauhe Reiben der Bruchflächen aneinander („Crepitation") deutlich zu fühlen. Gewöhnlich läßt der dabei auftretende lebhafte Schmerz den Patienten aufschreien. Nicht jedoch ist Crepitation nachzuweisen, wenn sich Weichteile zwischen die Bruchenden eingeklemmt („interponiert") haben.

In der Regel erfahren die Fragmente eine Verschiebung („Dislokation") aus ihrer normalen Lage zueinander dadurch, daß die zur Frakturierung führende Gewalt das eine Bruchende von dem anderen entfernt = „primäre" Verschiebung; oder aber die Verschiebung tritt erst später ein durch Wirkung der an den Bruchstücken ansetzenden Muskeln = „sekundäre" Verschiebung. So kennen wir eine Verschiebung nach der Seite (Dislocatio ad latus), eine Verschiebung in bezug auf die Länge des Knochens (Dislocatio ad longitudinem), die als Verlängerung oder Verkürzung in die Erscheinung treten kann; ferner eine Verschiebung in Form einer Abknickung der Längsachse (Dislocatio ad axim) und schließlich eine Verschiebung durch Verdrehen der Fragmente gegeneinander (Dislocatio ad peripheriam).

Was die Heilung eines Knochenbruches angeht, so kommt sie schließlich zustande durch Bildung einer beide Bruchenden miteinander verbindenden Narbe („Callus"), die zunächst bindegewebig präformiert wird, sich dann aber durch Einlagerung von Kalksalzen zu Knochen umwandelt. Zunächst ist es der in jedem Falle von Fraktur zwischen die Bruchenden austretende Bluterguß, der sofort die Erscheinungen der traumatischen (aseptischen) Entzündung auslöst in Form von Hyperämie, sowie flüssiger und zelliger (Leukocyten) Exsudation, wie das oben bei den Weichteilwunden beschrieben wurde. Auch bei der Knochenheilung wird hierdurch die Gewebsneubildung angeregt, die in der Hauptsache vom Periost, dann aber auch vom Endost der Markhöhle ausgeht und zu der Produktion einer zunächst bindegewebigen Narbe führt.

In diesem „provisorischen" Callus treten oft schon nach 8—10 Tagen Inseln und Bälkchen von osteoidem und chondroidem Gewebe auf, die rasch größer werden und schließlich die ganze Narbe durchwachsen, bis alles Bindegewebe durch Knochen ersetzt ist.

Bei Kindern tritt die Konsolidierung gewöhnlich schon in 3—5 Wochen ein — rascher als beim Erwachsenen, weil die kindliche Körperzelle noch große Regenerationskraft besitzt.

Der Callus ist bei oberflächlich liegenden Frakturstellen deutlich zu fühlen als spindelförmige Auftreibung des Knochens, die sich in den ersten 4—5 Wochen vergrößert, bis völlige Konsolidierung eingetreten ist — dann aber wieder kleiner wird.

Frisch gebildeter Knochencallus läßt zunächst keine Architektur erkennen, dann aber treten Rückbildungsvorgänge auf an allen den Teilen, die mechanisch nicht in Anspruch genommen werden, also gewissermaßen im Überschuß gebildet wurden — während an den funktionell belasteten Stellen Verdichtung und architektonischer Ausbau einsetzt.

Bei Verheilung der Bruchenden in idealer Stellung werden die vorhandenen Balkensysteme unter Wiederherstellung der alten Markhöhle einfach wieder miteinander verbunden. Stehen die Bruchenden aber schlecht zueinander, so kommt es trotzdem zur Konsolidierung unter Ausbildung eines neuen Balkensystems, das sich den veränderten mechanischen Verhältnissen anpaßt.

Der Umfang des Callus steht im Verhältnis zur Ausdehnung und Schwere der Fraktur, sowie zum Grade der Verschiebung. Bei platten Knochen (z. B. Schädeldach) ist die Callusbildung gering und geht hauptsächlich von der Diploe, dem Mark, aus.

Die Behandlung der Knochenbrüche hat anzustreben eine knöcherne Vereinigung der Bruchenden in idealer Stellung mit Wiederherstellung der vollen Funktion. Deshalb ist die Voraussetzung für eine gute Heilung die „Reposition" — die Beseitigung der Verschiebung. Da aber bei Nachlaß der reponierenden Kraft die Verschiebungen durch Wirkung von Muskelzug, Schwere usw. sich bald wieder einzustellen pflegen, so sind die Fragmente so lange in der reponierten Stellung zu erhalten, bis knöcherne Konsolidierung eingetreten ist. Das zu besorgen ist Sache der „Retention", die durch Anlegen von Schienen, Gips- und Zugverbänden zu erreichen ist. Näheres hierüber ist in den betreffenden Abschnitten nachzulesen.

B. Verletzungen der äußeren Weichteile.

1. Schnitt-, Hieb- und Stichwunden.

Wunden, die durch scharfe, schneidende oder stechende Waffen, Instrumente oder Gegenstände erzeugt wurden, sind ohne weiteres zu erkennen an den glatten scharfen Rändern und der geringen oder völlig fehlenden Schädigung ihrer unmittelbaren Umgebung. Je nach der Richtung der einwirkenden Gewalt kommt es zu Entstehung von einfachen lineären Schnittwunden, von Lappenwunden oder von völligen Substanzverlusten = Defekten. Stichverletzungen lassen einen der Form des verwundenden Instrumentes entsprechenden mehr oder weniger tiefen Wundkanal zurück. Wenn auch im Bereich des Kopfes der überall dicht unter den Weichteilen liegende Knochen dem tieferen Eindringen scharfer Gegenstände erfolgreichen Widerstand entgegensetzt, so können doch leicht, wenn auch nicht lebensgefährliche, so aber recht unangenehme Begleiterscheinungen ausgelöst werden.

Bei Weichteilwunden auf dem Schädeldach liegen die Verhältnisse wegen des Fehlens funktionell wichtiger Organe meist sehr einfach; im Gesicht dagegen können die Wundverhältnisse kompliziert werden durch Mitverletzung von größeren Blutgefäßen, Nerven, Speicheldrüsen und Augen.

Die Untersuchung hat also genau festzustellen, ob größere Gefäße oder wichtigere Nervenstämme durchtrennt wurden. Bei Verletzung der Arteria maxillaris externa oder der Temporalis hat es zum mindesten im unmittelbaren Anschluß an die Verwundung stark geblutet, während bei Verletzung von Facialisästen Lähmung der von diesen versorgten mimischen Gesichtsmuskeln die Folge sind. In diesem Falle sind bei Pfeifen, Lachen und Stirnrunzeln motorische Ausfälle (Vergleich mit der gesunden Seite!) zu bemerken.

Ist die hintere Wangenpartie Sitz der Wunde, so ist nach Mitverletzung der Parotis oder ihres Ausführungsganges, des Ductus parotideus, zu fahnden. Ausfluß von Speichel beim Essen weist darauf hin und wird dem Patienten auf die Dauer höchst lästig — zumal Speichel sezernierende Fisteln in der Narbe auch nach Abheilung der Wunde dauernd zurückbleiben können, die sowohl durch das ewige Tropfen, als auch durch Bildung nässender Ekzeme sich stets unangenehm bemerkbar machen. Je nach dem Sitz der Läsion spricht man von Speicheldrüsenfistel oder von Speichelgangfistel und unterscheidet äußere Fisteln von den klinisch bedeutungslosen inneren, je nachdem, ob die Fisteln nach außen oder nach der Mundhöhle zu münden. Nicht zu verwechseln sind solche äußeren echten Speichelfisteln — besonders bei frischen Wunden — mit einfachen Perforationen der Wangenweichteile, aus denen natürlich auch Speichel von der Mundhöhle her sich entleeren kann.

Sehr ernst zu nehmen sind unter allen Umständen perforierende Verletzungen des Augapfels, auch wenn sie zunächst einen harmlosen Eindruck machen. Selbst wenn die anatomische Struktur des optischen Sehapparates intakt blieb, so kommt es häufig zu Blutaustritten in die vorderen Augenkammern und den Glaskörper, was schwere Sehstörungen zur Folge hat. Oder es werden an dem verletzenden Gegenstand haftende Eitererreger mit in den Bulbus hineingerissen, die zu Infektion und Vereiterung des Auges führen, so daß gelegentlich nicht nur der verletzte Bulbus verloren geht, sondern auch das gesunde Auge gefährdet werden kann („sympathische Ophthalmie").

Die prominenten Teile des Kopfes sind natürlich am meisten äußeren Verletzungen ausgesetzt, und so sieht man auch besonders häufig Verwundungen der Nasenspitze und der Ohrmuschel, die gern durch Hiebverletzungen zustande kommen und infolgedessen meistens Lappenwunden oder völlige Defekte sind (Mensurverletzungen).

Behandlung. Unkomplizierte äußere Wunden des Gesichts pflegen wegen der vorzüglichen Blutversorgung und des Reichtums an Lymphspalten in überraschend kurzer Zeit zu heilen. Immerhin ist es fast stets notwendig, mittels feiner durchgreifender Seidennähte klaffende Wundränder scharf aneinander zu legen, um aus kosmetischen Rücksichten möglichst schmale und gut geformte Narben zu erzielen.

Dies gilt als Regel für alle frischen, sauberen Wunden. Aber selbst wenn eine leichte Infektion schon vorhanden ist, kann die Naht ausgeführt werden — nur schließt man die Wunde nicht in ganzer Ausdehnung, sondern legt als Drain an einer Stelle einen Gazestreifen ein, um das Wundsekret abzuleiten. Besonders bei Stichverletzungen mit engem tiefem Wundkanal ist auf die eventuelle Infektion Rücksicht zu nehmen und bei Eintritt von Entzündungssymptomen sofort dem in der Tiefe zurückgehaltenen Wundsekret ständiger freier Abfluß nach außen zu verschaffen.

Abgehauene Nasenspitzen oder Ohrmuscheln werden manchmal mit Erfolg wieder angesetzt. Eine sorgfältige Säuberung des meist auf den Boden gefallenen Lappens und größte Beschleunigung der Naht ist aber unbedingt notwendig.

Stark blutende Gefäße werden zunächst komprimiert und so rasch wie möglich unterbunden, Ist bei bedrohlicher arterieller Blutung aus tiefen Stichwunden die Ligatur des blutenden Gefäßes nicht rasch auszuführen, so muß im Notfalle die leichter zugängliche Carotis externa unterbunden werden.

Erkennbare stärkere Nervenstümpfe vereinigt man durch feinste Nähte wieder miteinander.

Sehr sorgfältig müssen Wunden der Parotisdrüse oder des Ductus parotideus verschlossen werden. Bei Verletzungen der Drüse legt man möglichst die Wundränder der Drüsenkapsel mittels versenkter Catgutnähte aneinander und näht erst darüber die Haut; Facialisfasern dürfen dabei nicht mitgefaßt werden. Ist der Ductus parotideus infolge einer die Wange perforierenden Stichverletzung lädiert, so kann man versuchen, die durchtrennten Enden wieder miteinander zu vereinigen. Gelingt das nicht, so wird nur die äußere Wangenwunde durch Naht verschlossen, die innere aber offen gelassen, damit der Speichel den Weg in die Mundhöhle hinein offen findet. Das ist eine Regel, die man am besten auf alle nach der Mundhöhle zu perforierenden Wunden ausdehnt, da in solchen Fällen immer eine putride Infektion von der Mundhöhle her eintritt, und der sich bildende Eiter dann nach der Mundhöhle zu abfließen kann.

Zurückbleibende Speichelfisteln bedürfen einer besonderen chirurgischen Behandlung: Drüsenfisteln schließen sich zwar oft noch nach längerer Zeit spontan oder nach Ätzung des granulierenden Fistelganges mit Höllensteinstift oder Thermokauter. Tun sie es nicht, so kann Ausschneidung der Fistelmündung und plastische Deckung des dadurch entstandenen Defektes mittels gestielten Hautlappens versucht werden. Hilft das alles nichts, so muß als Ultima ratio die Sekretion der Drüse zum Versiegen gebracht werden durch Exstirpation des ganzen Organs unter Erhaltung des Nervus facialis, durch intensive Röntgenbestrahlung oder durch Zerstörung des die Parotis innervierenden Nervus auriculo-temporalis.

Bei Gangfisteln sollte nach Möglichkeit der Ductus an der Durchtrennungsstelle wieder durch Naht vereinigt werden, doch läßt sich das nicht immer ausführen.

Zweckmäßig ist das Verfahren v. LANGENBECKS, nach dem der Fistelgang umschnitten und mit seiner Mündung durch die Schleimhaut in die Mundhöhle hineingeleitet wird. Es wandelt die äußere Speichelfistel in eine innere um. Mehr noch empfiehlt es sich, nach dem Vorgange von PERTHES den gesamten Fistelgang bis zur Mündung zu umschneiden, herauszupräparieren und mit einem an der Mündung stehen gelassenen Stück Haut in die Mundschleimhaut einzunähen.

Was schließlich die Verletzungen des Augapfels angeht, so sind solche Patienten ohne Zeitverlust dem Augenarzt zu überantworten, da die Gefahr der Erblindung in drohende Nähe gerückt ist. Hornhautdefekte, auch wenn sie zunächst nicht perforieren, schließen die Möglichkeit der Geschwürsbildung und des sekundären Durchbruches in sich und sind gleichfalls möglichst rasch fachärztlicher Behandlung zuzuführen.

2. Kontusionen, Quetsch- und Rißwunden.

Stumpf einwirkende Gewalten (Stoß, Schlag, Fall) erzeugen flächenhafte Schädigungen des Gewebes von der einfachen oberflächlichen Hautabschürfung bis zu schweren Zerquetschungen der Weichteile. Eine Quetschung kann mit erheblicher Intensität eingewirkt haben, ohne daß es zu Kontinuitätstrennung der Haut zu kommen braucht. Oberflächliche Hautabschürfungen, Verschmutzung und Blauverfärbung des gequetschten Gewebes lassen den Ort und die Ausdehnung der Gewalteinwirkung meist deutlich erkennen. Wir bezeichnen eine solche Verletzung schlechthin als „Kontusion“. Quetschwunden sind ohne weiteres zu erkennen an der unregelmäßigen zerrissenen Form, den zerfetzten Wundrändern und der meist stärkeren Blutdurchtränkung (Blauverfärbung) der die Wunde umgebenden Weichteile. Häufig ist die Wunde obendrein durch Schmutz stark verunreinigt, was die Gefahr der Tetanusinfektion mit sich bringt.

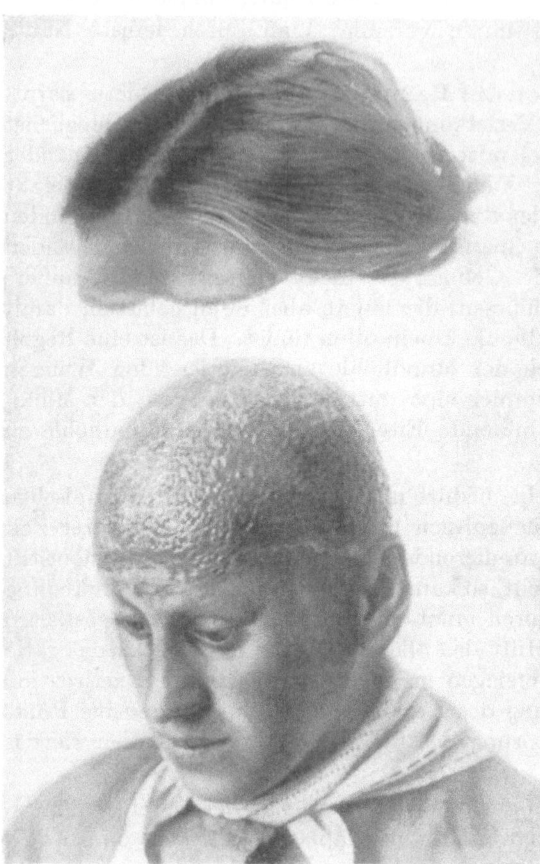

Abb. 37. Skalpierung durch Transmissionswelle. (Sammlung der Tüb. Chir. Klinik.)

Epileptiker ziehen sich während ihrer sich über lange Jahre erstreckenden Krankheit recht häufig Quetschungen am Hinterkopf zu, wenn sie bei Beginn des Anfalls plötzlich umfallen. Ältere Epileptiker pflegen am Occiput zahlreiche von Quetschwunden herrührende Narben zu haben.

Auf dem Schädeldach entstehen gern — besonders, wenn ein Schlag in schräger Richtung auftraf — so gewaltsame Verschiebungen der Kopfhaut nebst Galea auf der knöchernen Unterlage, daß ausgedehnte Abschälungen und Taschenbildungen zustande kommen. Totale Skalpierungen sind nicht selten und kommen gern in landwirtschaftlichen Betrieben bei jüngeren weiblichen Personen vor, wenn die hängenden Haare von einer Transmissionswelle oder einem Transmissionsrade ergriffen und rasch aufgerollt wurden. Die Kopfhaut wird dabei meist in ganzer Ausdehnung vom Schädel heruntergerissen, und eine riesige blutende Wundfläche bleibt zurück (Abb. 37).

Rißwunden haben insofern Ähnlichkeit mit Quetschwunden, als ihre Ränder ebenfalls zerfetzt sind. Tiefergehende Rißwunden haben oft die Form des

„Dreiangels“ im Hosenboden der Jungen, während ein Dornriß der Haut im kleinen den Typus abgibt für eine oberflächlichere Rißwunde.

Nebenverletzungen jeder Art können die Wundverhältnisse komplizieren, doch ist die Blutungsgefahr selbst bei Verletzung größerer Gefäße nicht erheblich (aus den im Abschnitt der allgemeinen Chirurgie dargelegten Gründen). Nervenbahnen, insbesondere Facialisfasern, gehen natürlich bei tiefen Quetschwunden der Gesichtsweichteile mit zugrunde und lassen entsprechende Lähmungen zurück. Der genaue Umfang der Nervenschädigung ist aber meist erst längere Zeit nach Heilung der Wunde festzustellen, weil viele Fasern oft nur vorübergehend leitungsunfähig wurden und sich regenerieren. Die Parotis wird bei ihrer ungeschützten Lage ebenfalls öfters durch das Trauma getroffen, und Speichelfisteln bleiben gelegentlich (s. o.) zurück. Ganz besonders zu beachten sind Mitverletzungen der Knochen, die bei heftigen Gewalteinwirkungen (Hufschlag) selten zu fehlen pflegen.

Das Auge wird durch breit auftreffende Gewalten meist nicht mitverletzt, weil es durch die vorspringenden Orbitalränder geschützt wird.

Bezüglich des Heilverlaufes gilt insofern dasselbe wie für Schnittwunden, als auch Quetschwunden im Bereiche des Gesichtes rascher heilen als an anderen Körperstellen. Immerhin kommt es im allgemeinen bei diesen letzten niemals zur Heilung per primam intentionem, weil die zerrissenen Wundränder sich nicht glatt aneinanderlegen können, und weil sich stets Infektion und Eiterung einstellt. Die durch Quetschung geschädigten, nicht mehr genügend ernährten Gewebsfetzen werden nekrotisch und stoßen sich ab. Erst dann fängt die Wunde an sich zu säubern, zu granulieren und allmählich auszuheilen.

Die Behandlung hat hierauf Rücksicht zu nehmen. Niemals darf die primäre Naht einer Quetschwunde ohne weiteres ausgeführt werden, höchstens kann man manchmal durch einzelne Situationsnähte die Wundränder locker aneinander legen. Nur wenn man die ganze (frische!) Wunde mit allen der Nekrose verfallenen Gewebsfetzen und verschmutzten Partien excidiert, sind die Wundränder sofort miteinander durch Naht zu vereinigen; doch empfiehlt es sich, auch dann noch stets ein Drain einzulegen. Bei Auftreten von Eiterung und Fieber muß für breiten Abfluß des Wundsekretes gesorgt werden.

Ist die Wunde mit Erde verschmutzt, so wird in jedem Falle die Gefahr der Tetanusinfektion durch sofortige „prophylaktische“ subcutane Injektion von Tetanusantitoxin (20 Immunis.-Einheiten) beseitigt.

Einfache „Kontusionen“ bedürfen keiner besonderen Behandlung.

Am Schädeldach entstandene subcutane Wundtaschen sind durch Einlegen eines Gazestreifens oder eines dünnen Gummirohres zu drainieren.

Bei Skalpierungen kann man versuchen, die abgerissene Kopfhaut wieder anzuheilen, was aber nur selten gelingt, und zwar nur dann, wenn die Wiederaufpflanzung kurz nach dem Unfall vorgenommen werden kann. Sonst werden auf die ganze große Kopfwunde Epidermisläppchen nach THIERSCH verpflanzt, wodurch schließlich eine Abheilung der großen Wundfläche erreicht wird. Parotiswunden werden wie andere Quetschungen behandelt. Die Ausheilung aller durch stumpfe Gewalt entstandenen Wunden erfolgt unter Zurücklassung unschöner breiter Narben.

3. Schußwunden.

Bei Schußverletzungen im Bereich des Kopfes ist fast immer der Knochen mitbeteiligt (s. unter Schußverletzungen des Knochens). Geschosse, die nur die äußeren Weichteile des Kopfes verwunden, sind entweder tangential am Schädelknochen vorbeisausende Streifschüsse — selten Durchschüsse —, oder die Durchschlagskraft des Projektils ist so gering, daß es die äußere Corticalis der Knochenoberfläche nicht mehr durchschlagen kann und an der Weichteilgrenze liegen bleibt. Das kann der Fall sein bei aus großer Entfernung kommenden oder vorher aufgeprallten und reflektierten Geschossen, sowie bei solchen, die aus kleinkalibrigen Pistolen oder Teschings abgegeben wurden.

Die hierbei entstehenden Wunden haben die Form einer Rinne oder eines Kanals, der bei Steckschüssen blind endigt. Ist das Geschoß eine glatte Kugel gewesen, so pflegt auch die Wunde ziemlich glattwandig zu sein; handelt es sich aber um zackige Metallteile (z. B. Granatsplitter oder Querschläger), so nimmt die Wunde den Charakter der Rißwunde an mit manchmal schweren und ausgedehnten Weichteilzerreißungen, namentlich im Gesicht. Der Facialis und die Parotis werden in solchen Fällen oft schwer geschädigt, so daß ausgedehnte Lähmungen der mimischen Gesichtsmuskulatur und Speichelfisteln (s. o.) die Folge sein können. In gerichtlich-medizinischer Hinsicht ist es manchmal von Bedeutung, daß die Hautränder der Einschußwunde geschwärzt aussehen, wenn der Schuß aus großer Nähe (bis zu 1—2 m, je nach Stärke und Art der Pulverladung) abgegeben wurde.

Die Behandlung richtet sich nach der vorliegenden Wundform und ist weitgehend abhängig von dem Auftreten bzw. Ausbleiben der Infektion. Reine Weichteil-, Steck- oder Durchschüsse mit kleiner glattrandiger Einschußöffnung bleiben häufig aseptisch und heilen binnen kurzer Zeit. Hier ist jede Behandlung außer dem sofortigen Abschluß durch Auflegung eines sterilen Verbandes überflüssig. Auch Streifschüsse bedürfen meist keiner anderen Versorgung. Stellen sich aber Entzündungserscheinungen ein, so muß eventuell für Erweiterung der Wundöffnungen, Ablassen des verhaltenen Eiters und Drainage des Schußkanals gesorgt werden.

Bei größeren Weichteilzerreißungen werden der Nekrose verfallene zerfetzte Gewebsteile am besten sofort entfernt, wobei im Bereiche des Gesichts die Hautränder nach Möglichkeit durch Situationsnähte in passender Lage aneinander fixiert werden müssen, um die Entstellung auf ein Mindestmaß zu beschränken.

Kleinere Steckgeschosse brauchen durchaus nicht immer extrahiert zu werden, da sie reaktionslos einheilen und dauernd harmlos bleiben können. Nur wenn sie leicht erreichbar sind, durch ihren Sitz Beschwerden machen oder locker in einer größeren Gewebstrümmerhöhle liegen, werden sie zweckmäßig entfernt.

4. Verbrennungen, Erfrierungen, Verätzungen.

Brandverletzungen ausschließlich des Kopfes sind meistens Folge von Explosionen. Da hierbei die Einwirkung der Hitze nur von kurzer Dauer zu sein pflegt, so sind auch die erzeugten Veränderungen häufig recht oberflächlich: versengte Wimpern, Augenbrauen und Kopfhaare neben Erythemen oder

Blasenbildungen. Auch heißer Wasserdampf pflegt in der Regel nur leichtere Hautschädigungen zu erzeugen. Verbrennungen III. Grades sind selten und kommen meist kombiniert vor mit tiefgreifenden Brandwunden des Rumpfes und der Extremitäten nach Brandunglücken. Im Anschluß an Pulverexplosionen bleiben oft massenhaft Kohleteilchen in der Haut zurück, die einheilen, blauschwarz durchschimmern und dem Gesicht ein gesprenkeltes Aussehen verleihen.

Lassen Verbrennungen ersten (Erythem) und zweiten Grades (Blasen) meist keine ernsteren Folgezustände zurück, so führen tiefgreifende Brandschädigungen

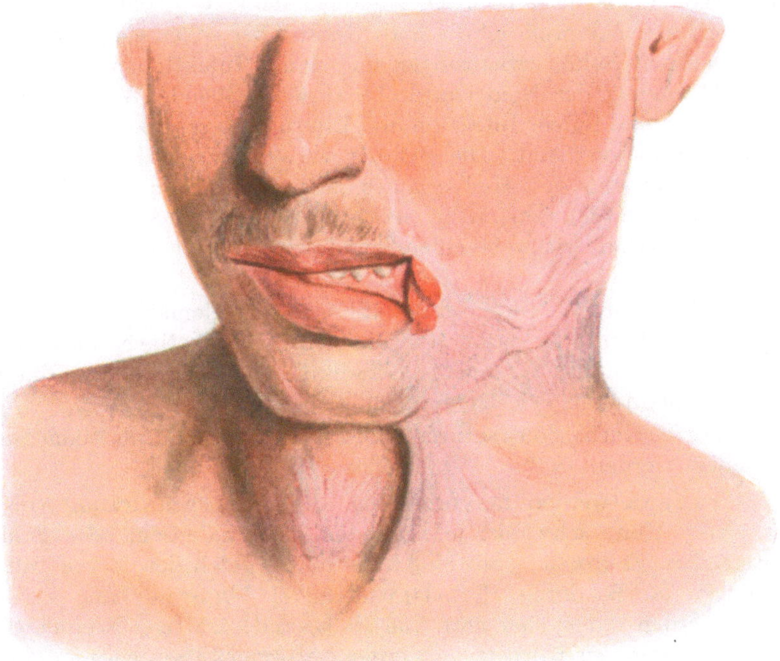

Abb. 38. Narbencontractur an Mund und Hals nach Verbrennung der Haut. (Sammlung der Tüb. Chir. Klinik.)

zu Nekrose mit Abstoßung der Cutis. Sie heilen aus unter Bildung flächenhafter Narben, die zu häßlichen Entstellungen und durch Narbenschrumpfung zu schweren Verziehungen führen: „Narbencontracturen". Der Mund sitzt schief im Gesicht und die Beweglichkeit der Lippen, sowie das Öffnen des Mundes sind eingeschränkt. Die Unterlider der Augen sind herabgezogen, so daß die rote Bindehaut sichtbar vorliegt (Ectropium, Triefaugen) und völliges Schließen der Augenlider unmöglich gemacht ist. Die Nasenspitze verändert ihre Form und die Nasenlöcher können zuwachsen (vgl. Abb. 38).

Das Auge bleibt meist ungeschädigt, da die rasch geschlossenen Lider als Isolierschicht wirken.

In diagnostischer Hinsicht werden dadurch manchmal Zweifel hervorgerufen, daß es im Anfang schwierig sein kann, den Grad der Verbrennung festzustellen. Man merke sich, daß eine der Nekrose verfallene Haut niemals die

Zeichen der Hyperämie darbieten (also gerötet aussehen) kann. Die Blutzirkulation wird sofort nach Einwirken der Schädigung unterbrochen, und eine eigentümlich fahle grau-weiße Verfärbung der Haut kennzeichnet den Zustand der eingeleiteten Nekrose.

Die im frischen Stadium oft heftigen Schmerzen müssen eventuell durch Morphium (0,01—0,02) gelindert werden.

Behandlung. Hautverbrennungen ersten Grades, Erytheme, werden während der ersten Tage eingepudert, mit Vaselin beschmiert, oder, bei stärkeren Schmerzen, mit einem als kühlend empfundenen Salbenverbande bedeckt. Sind Blasen vorhanden, so läßt man sie nach Möglichkeit geschlossen und öffnet sie nur, wenn sie sehr prall gefüllt sind. Dann aber sollen sie ganz abgetragen werden, um nicht Sekretverhaltungen und damit Infektionen zu begünstigen. Die nach Abtragung der Epidermisdecke zurückbleibende Wundfläche ist zunächst aseptisch und ist vor Infektion und Eiterung zu schützen durch Bedecken mit sterilem Salbenverband. Die Art der verwendeten Salbe ist gleichgültig, denn eine Abkürzung des Heilverlaufes ist weder durch bestimmte Salben noch durch andere Maßnahmen zu erzielen. Einzig das Ausbleiben oder Eintreten der Infektion wirkt beschleunigend bzw. verzögernd auf die Epidermisierung.

Nekrotisch gewordene Gewebsteile läßt man sich demarkieren und spontan abstoßen; sorgt dann aber dafür, daß die sich bildende Narbe möglichst dünn ausfällt, indem man das Granulationsstadium möglichst abkürzt durch frühzeitiges Transplantieren von Epidermislappen nach THIERSCH.

Ausgebildete Narbencontracturen müssen durch Hautplastiken gemildert oder beseitigt werden.

Erfrierungen werden hervorgerufen durch die Einwirkung von Kältegraden, deren Höhe schwankt je nach dem Vorhandensein oder Fehlen von begünstigenden Faktoren. So sind besonders gefährdet Leute mit Kreislaufstörungen (z. B. durch Herzklappenfehler); blutarme oder sonst elende Menschen werden daher eher betroffen als gesunde kräftige, Ermüdete leichter als frische. Diejenigen Körperteile werden naturgemäß am ehesten geschädigt, die wegen ihrer von mehreren Seiten der Kälte zugänglichen Gestalt am leichtesten durchfroren werden können: Ohrmuscheln und Nase.

Erzeugt die Verbrennung I. Grades nur ein Erythem, so sehen wir dieses zwar auch nach Kälteeinwirkung auftreten, aber öfters kompliziert durch das Hinzutreten von „Frostbeulen“ (Perniones). Das sind umschriebene entzündliche Schwellungen der Haut, rot oder rotblau verfärbt, die gelegentlich „aufbrechen“ (ulcerieren) und schwer heilen. Ganz schwere Erfrierungen, besonders oft im Kriege beobachtet, führen zu tiefgreifender Gewebsnekrose („Frostgangrän“), die sich demarkiert, abstößt und unter Narbenbildung ausheilt. Wiederum sind es Nase und Ohren, die am ersten der Schädigung unterliegen.

Behandlung: Bei Erfrierungen leichten Grades wirkt Reiben und langsame Erwärmung vorteilhaft auf die Wiederherstellung der Blutzirkulation ein. Neuerdings sind vorzügliche Erfolge mit Quarzlampenbestrahlung (künstliche Höhensonne) erzielt worden, besonders in hartnäckigen Fällen.

Für Blasenbildung und tiefe Nekrose gelten dieselben therapeutischen Grundsätze, wie für Verbrennungen II. und III. Grades (s. d.).

Verätzungen durch Säuren oder Alkalien können ebenso wie die Verbrennung und die Erfrierung Gewebsschädigungen der äußeren Haut vom einfachen Erythem bis zur Blasenbildung und tiefen Nekrose herbeiführen. Die schwereren Stadien sind hier aber die Regel, weil die Ätzmittel gewöhnlich in konzentrierter Form einwirken und infolgedessen sehr rasch und intensiv ihre Wirkung entfalten. Die Geschädigten sind meist Arbeiter aus industriellen Betrieben.

Die Behandlung entspricht der bei Verbrennung empfohlenen.

C. Verletzungen der inneren Weichteile.

1. Schnitt-, Stich-, Quetsch- und Rißwunden.

Während bei Verwundungen der äußeren Weichteile die Art der Entstehung von größtem Einfluß ist auf Heilverlauf, Behandlung und Prognose der Wunde insofern, als das bei Schnittwunden nicht seltene Fernbleiben der Wundinfektion oft eine primäre Heilung zuläßt, so ist eine Scheidung der ätiologischen Momente bei Verletzungen innerhalb der Mundhöhle nicht notwendig, weil alle mit dieser in Verbindung stehenden Wunden durch die im Speichel stets massenhaft vorhandenen Infektionserreger sofort nach ihrer Entstehung infiziert werden. Sie sind also sämtlich nach einheitlichen Gesichtspunkten zu beurteilen.

Merkwürdigerweise neigen trotz des regelmäßigen Auftretens der Infektion Schleimhaut- und Weichteilwunden innerhalb der Mundhöhle im allgemeinen zu rascher Ausheilung, wofür eine befriedigende Erklärung nicht gegeben werden kann. Ob die ungemein reiche Durchblutung der Mundhöhlenorgane dabei eine Rolle spielt, wie unter anderem behauptet wird, ist möglich.

Schnittverletzungen sitzen am häufigsten an den Mundwinkeln und an der Zunge; häufig sind es Kinder, die sich mit einem Taschenmesser verletzten.

Stichwunden werden durch die verschiedenartigsten spitzen Instrumente (Nadeln, Gräten, Bleistift) erzeugt, und besonders gern sind Zunge oder Gaumen von ihnen betroffen.

Im Gegensatz zu Schnittwunden reichen die kanalförmigen Stichverletzungen meist bis in größere Tiefe und perforieren gern durch den weichen Gaumen in die Nasenrachenhöhle oder durch die Wangen nach außen. Eine typische Verwundung ist die Perforation des weichen oder harten Gaumens nach dem Nasenrachenraum bzw. der Nasenhöhle zu bei Kindern, die während eines Falles nach vorn ein Stöckchen, eine Stricknadel oder ähnliches wie eine Trompete im Munde trugen.

Über die Entstehung von Quetsch- und Rißwunden viel Worte zu verlieren, erübrigt sich; sie kommen auf die mannigfaltigste, meist gänzlich atypische Weise zustande. Es sei nur bemerkt, daß die häufigen Bißwunden nichts anderes sind als Quetschungen der Zunge oder der Wangenweichteile zwischen den Zahnreihen. In geradezu typischer Weise sieht man sie auftreten bei Epileptikern, wenn während des Anfalles die Zunge zwischen die Zahnreihen geriet und nun durch das krampfhafte Aufeinanderpressen der Kiefer verwundet wurde. Bei alten Epileptikern sind in der Regel zahlreiche auf diese Weise entstandenen Narben an der Zungenspitze und am Rande der Zunge zu finden.

Auch im Verlauf des Wundstarrkrampfes (Tetanus) wird gelegentlich — wenn auch viel seltener als bei Epileptikern — die Zunge zwischen die mit großer Gewalt infolge Krampfes der Kaumuskulatur aufeinander gepreßten Zähne eingeklemmt. Tiefe Bißwunden, bis zum völligen Abbiß eines Zungenteiles, können so entstehen.

Was die Folgen von Verwundungen der Mundoberflächen-Weichteile angeht, so sahen wir schon, daß hier die Infektion in der Regel eine ernst zu nehmende Komplikation nicht darstellt — wenigstens nicht bei oberflächlichen und weit offenen Wunden. Das hindert aber nicht, daß gelegentlich doch einmal von einem kleinsten Epitheldefekt aus eine Infektion der regionären Lymphdrüsen entsteht, die zu Absceß und Phlegmonen führen kann.

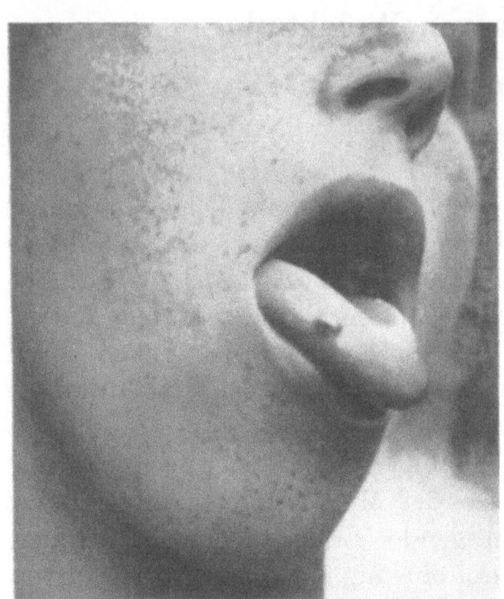

Abb. 39. Teleangiektatisches Granulom der Zungenoberfläche, nach Verletzung entstanden.

Gefährlicher sind schon enge Stichkanäle, z. B. des Mundbodens, weil die in die Tiefe des Gewebes hineingetragenen Infektionskeime sehr günstige Lebensbedingungen vorfinden, und das sich bildende Sekret sich schlecht entleeren kann. Auf diese Weise kommt es manchmal zu der gefürchteten Mundbodenphlegmone (Angina Ludovici).

Blutungen stellen sich immer reichlich ein, selbst bei Quetschwunden; besonders aber bei tiefen glattwandigen Schnitt- oder Bißwunden der Zunge.

Nach kleinen, meist durch Bißverletzung zustande gekommenen Oberflächendefekten der Zunge sieht man gelegentlich himbeerartig aussehende Granulationsgeschwülstchen entstehen, welch hirsekorn- bis über erbsengroß zu sein pflegen und der Zungenoberfläche breitbasig oder häufiger gestielt aufsitzen. Histologisch erweisen sich diese zu Blutungen neigenden durchaus gutartigen Geschwülstchen als Gebilde, die aus einer Art Granulationsgewebe oder auch aus sarkomähnlichen Zellkomplexen bestehen. Charakteristisch ist, daß das Gewebe durchsetzt wird von erweiterten Blutgefäßen, welche der Geschwulst in ausgeprägten Fällen auf dem Durchschnitt ein angiomähnliches Aussehen verleihen können, und welche diesen Gebilden den Namen „teleangiektatisches Granulom“ verschafft haben. Die Behandlung besteht in Excision oder Kauterisation mit dem Glühstift (vgl. Abb. 39).

Die Behandlung profitiert insofern von den auf alle Fälle ungemein günstigen Heilungsaussichten, als sie trotz der stets vorhandenen Wundinfektion jeden größeren Defekt nach Möglichkeit durch die Naht verschließt. Nur muß bei Höhlenwunden dem Wundsekret durch Einlegen eines Gazestreifens der Abfluß gesichert sein.

Die Flächen klaffender Zungenwunden werden durch tiefgreifende Nähte möglichst bald miteinander sorgfältig vereinigt, nachdem man spritzende Arterienäste unterbunden hat. Selbst die zerfetzten Ränder von Quetschwunden legt man durch die Naht aneinander; denn es bleibt von dem durch Quetschung geschädigten Gewebe immer mehr erhalten, als das bei ähnlichen Verwundungen der äußeren Weichteile der Fall zu sein pflegt.

Kleine Defekte brauchen bei gepflegten Mundhöhlen und Zähnen kaum berücksichtigt zu werden. Sind aber viel kariöse Zähne oder Zahnstein mit Alveolarpyorrhoe vorhanden, so läßt man regelmäßig in den ersten zwei Tagen mit 1—2%iger H_2O_2-Lösung spülen. Überhaupt sind regelmäßige Spülungen der Mundhöhle auch bei allen größeren Wunden zu empfehlen, besonders aber, wenn bei starker eitriger Sekretion Foetor ex ore vorhanden ist. Leichte Blutungen werden zum Stehen gebracht durch kräftiges Andrücken eines Gazebausches mit dem Finger. Blutet es stärker, so pflegt nach ausgeführter Wundnaht der Blutausfluß ohne weiteres zu sistieren. Sonst tamponiert man die Wunde fest aus und vernäht die Wundränder über dem Tampon. Bei ganz schweren bedrohlichen Blutungen aus tiefen unzugänglichen Wunden ist die Ligatur der Lingualis oder der Carotis externa am Orte der Wahl (s. Operationslehre) nicht zu umgehen.

Blutaspiration in die Lungen muß unter allen Umständen vermieden werden (keine Narkose!). Unter Umständen muß die „präventive" Tracheotomie ausgeführt werden, um den Rachenraum austamponieren und Einfließen von Blut in die Luftröhre verhüten zu können.

Schußverletzungen der inneren Weichteile kommen kaum vor ohne gleichzeitige Beteiligung der äußeren Weichteile und vor allem des Knochens. Sie sind deshalb bei den Knochenschußverletzungen mitbesprochen (s. d.).

2. Verbrennungen, Verbrühungen und Verätzungen.

Eigentliche Verbrennungen der Mundhöhlenschleimhäute durch trockene Hitze kommen naturgemäß selten vor. Man sieht sie gelegentlich gleichzeitig mit schwereren Veränderungen des Gesichts, wenn bei Explosionen die Stichflamme oder wenn heiße Gase den Weg in die Mundhöhle hinein durch den geöffneten Mund frei fanden, oder aber durch die Nase in den Rachenraum hinein aspiriert wurden. Meist ist es heißer Wasserdampf, der die inneren Mund- und Rachenhöhlenweichteile verbrüht. Oft sind zu heiß genossene Speisen Ursache geringgradigerer Verbrühungen, welche Rötung und Schwellung im Gefolge haben und wohl eine Zeitlang Schmerzen und Schluckbeschwerden verursachen, dann aber keine weiteren Folgen zurücklassen. Unangenehmere Wirkungen entfaltet schon heißes Wasser, das wegen reflektorisch ausgelösten Krampfes der Muskulatur des Speiseröhreneingangs meist vor demselben, am Eingange in den Kehlkopf eine Zeitlang stehen bleibt — oft lange genug, um Verbrühungen II. Grades mit Blasenbildung hervorzurufen und durch starke Schwellung den Kehlkopfeingang zu hochgradiger Verengerung oder zum Verschluß zu bringen. Atemnot und Erstickung können unter Umständen die Folge sein.

Verbrennungen oder Verbrühungen III. Grades sind recht selten. Immerhin kommen sie vor und haben dann Nekrosen der Schleimhaut und Geschwürsbildung mit rascher Heilungstendenz im Gefolge.

Die Behandlung kann bei den im Beginn meist heftigen Schmerzen durch Verabreichung von Eisstückchen oder Morphiuminjektionen Erleichterung bringen. Blasen überläßt man am besten sich selbst, da sie bald spontan zu platzen pflegen; doch werden regelmäßige Spülungen der Mundhöhle mit 1%iger Wasserstoffsuperoxydlösung bei ausgedehnteren Epitheldefekten oder bei Nekrosen subjektiv und objektiv angenehm empfunden.

Die Ernährung hat sich auf flüssige Kost zu beschränken, weil jede leichte mechanische Berührung Schmerzen verursacht.

Bei Auftreten von Atemnot durch Verschluß des Kehlkopfeinganges muß man kurz entschlossen tracheotomieren.

Verätzungen der Mundschleimhäute kommen dem Arzt relativ häufig zu Gesicht. Säuren und Alkalien wirken in gleicher Weise schädigend ein und führen je nach der Konzentration und der Einwirkungsdauer zu bloßem, mit Schwellung einhergehendem Erythem, zu Blasenbildung oder tieferen Nekorsen (Verschorfungen). Salzsäure, Schwefelsäure, Salpetersäure sind die am häufigsten in Frage kommenden und am intensivsten ätzenden Säuren, während Natron und Kalilauge unter den Alkalien die größte Verbreitung in den Händen der Bevölkerung besitzen und infolgedessen oft Gelegenheit geben zu Unglücksfällen. Besonders in Süddeutschland wird in vielen Haushaltungen Lauge zur Bereitung von Gebäck („Laugenbretzeln") ständig vorrätig gehalten, und Verätzungen kommen hier deswegen häufiger vor als anderswo. Meist sind es naschende Kinder, die den gelblichen Flascheninhalt irrtümlich für Apfelmost oder Schnaps hielten; aber auch zu Selbstmordzwecken wird Lauge verwendet, wenn es sich in dieser Beziehung auch nicht so großer Beliebtheit erfreut als die stark wirkenden Säuren.

Nicht zu vergessen ist, daß auch manche zu Mundspülungen gern verwendeten Medikamente Ätzmittel sind, die nur darum im allgemeinen sichtbare Schädigungen nicht hinterlassen, weil die gebräuchlichen Lösungen zu schwach sind. Gelangen sie in zu konzentrierter Form in den Mund, so können sie ebenfalls Schädigungen der Schleimhäute erzeugen. Kalium hypermanganicum und Liquor alumin. acet. (essigsaure Tonerde) sind z. B. solche Mittel.

Die Art der durch Ätzmittel erzeugten Veränderungen kann bestehen in einer bloßen Rötung und leichten Aufquellung der Schleimhaut, doch pflegt man in solchen Fällen kaum schon von „Verätzung" zu sprechen, wenn auch Schmerzen und leichte Schluckbeschwerden durch sie hervorgerufen sein können. Bei irgendwie nennenswerter Schädigung kommt es gleich zu, wenn auch oberflächlichen, Verschorfungen, die sich durch weiße oder grauweiße Beläge kundgeben. Schwellung und Rötung der Umgebung treten rasch hinzu.

Sofort nach geschehener Verätzung stellen sich heftige Schmerzen ein mit Atemnot und Angstgefühlen. Durch Würg- und Brechbewegungen wird blutiger Schleim, mit Gewebsfetzen gemischt, herausbefördert. Schlucken ist äußerst schmerzhaft und wird ängstlich vermieden. Gewöhnlich stellt sich Fieber und in schweren Fällen Bewußtlosigkeit ein, aus der viele Patienten nicht wieder erwachen. Die Prognose ist unter allen Umständen ernst, denn etwa ein Drittel geht bereits in den ersten Tagen und ein weiteres Drittel an später auftretenden Komplikationen zugrunde.

Je konzentrierter das schädigende Mittel und je länger dasselbe mit der Schleimhaut in Berührung blieb, um so tiefer greift die Verätzung, die zu Gewebszerfall mit nachfolgender Gangrän der nekrotischen Partien zu führen pflegt. Nach der meist rasch erfolgenden Abstoßung der zugrunde gegangenen Bezirke bleibt eine granulierende Wunde zurück, und Narbenbildung, Verwachsungen mit gegenüberliegenden Wundflächen und Contracturen durch Narbenschrumpfung sind die Folge. Von dem Sitz dieser Narbe ist Art und Bedeutung der Contracturen abhängig: Narbenstränge, die vom Oberkiefer an der Wange herunter zum Unterkiefer ziehen, führen zur Kieferklemme; Verätzungen des Kehlkopfeinganges haben zunehmende Verengerung mit Atemnot zur Folge, während die meist ringförmige Speiseröhrenschädigung zu mehr oder weniger hochgradiger Narbenstriktur bis zum völligen Verschluß des Lumens führen können. Besonders die letzte Lokalisation der Verätzung ist die häufigste und hat die ernstesten Folgen für den Geschädigten durch Behinderung oder völlige Aufhebung der Nahrungszufuhr.

Die Diagnose macht meist keine Schwierigkeiten, da die anamnestischen Angaben einen Zweifel kaum zulassen. Unsicherheit kann nur gelegentlich einmal entstehen über die Natur des genossenen Ätzmittels, und da kann es in ganz frischen Fällen aus therapeutischen Gründen von Bedeutung sein, festzustellen, ob eine Säure oder eine alkalische Flüssigkeit getrunken wurde. Deshalb muß man wissen, daß die Schorfe bei Salpetersäure gelb, bei Schwefelsäure schmutzig dunkelbraun aussehen, während die übrigen Ätzmittel eine grauweiße bis weiße Farbe hinterlassen. Im Notfall prüft man mit Lackmuspapier die Reaktion der verätzten Stelle, wenn auch bei der Beurteilung wegen des alkalischen Speichels Vorsicht zu gebrauchen ist.

Die Behandlung muß sich zwar im wesentlichen mit den schon gesetzten Schädigungen beschäftigen, hat aber doch kurz nach geschehenem Unglück die Pflicht, durch Neutralisierung des noch im Bereich der Mundhöhle, der Speiseröhre oder des Magens vorhandenen Ätzmittels ein Fortwirken desselben zu verhüten. Ist eine Säure der Attentäter gewesen, so sorgt man möglichst rasch für Zufuhr reichlicher Mengen von Magnesia. Natron (bicarbon.) ist kontraindiziert, weil infolge der starken Kohlensäure-Entwicklung der Magen an den durch die Verätzung geschwächten Stellen zum Platzen gebracht werden könnte!

Bei Alkali-Verätzungen gibt man Essig- oder Citronenwasser.

Um die Schmerzen zu lindern, läßt man Eisstückchen schlucken und spart in den ersten Tagen nicht mit Morphiuminjektionen. Nahrungsmittel dürfen im akuten Stadium bei leichten Fällen nur in flüssiger Form, bei schweren nur durch Einlauf in den Mastdarm zugeführt werden.

Narbenbildungen in der Mundhöhle sind, wenn sie stören, operativ zu beseitigen. Ausgedehnte Plastiken (Ersatz der excidierten Narbe durch gestielte Schleimhaut- oder Hautlappen) werden manchmal notwendig.

Gegen die Strikturen der Speiseröhre wurde neuerdings empfohlen, schon einige Tage nach der Verätzung einen nicht zu dicken, aus weichem Gummi gefertigten Magenschlauch durch ein Nasenloch oder durch den Mund in den Magen einzuführen und solange liegen zu lassen bis die größte Gefahr des Speiseröhrenverschlusses überwunden ist. Strikturen bilden sich natürlich trotzdem, wenn auch vielleicht nicht so hochgradig.

Im allgemeinen aber wird man sich darauf beschränken, vorhandene narbige Stenosen wieder zu erweitern durch Einführung von verschieden dicken elastischen Sonden („Bougies") durch den Mund; oder aber man führt nach Anlegung einer Magenfistel (Gastrostomie) die „Sondierung ohne Ende" nach v. Hacker aus, indem man an einem Seidenfaden ein peitschenförmiges Bougie

(BORCHERS) vom Munde oder von der Magenfistel her durch die Speiseröhre und die verengte Stelle hindurchzieht.

Ist ein totaler Verschluß (Atresie) des Oesophaguslumens eingetreten, so muß die Ernährung durch eine Magenfistel erfolgen, oder aber man kann bei jüngeren kräftigen und gesunden Individuen versuchen, operativ eine neue Speiseröhre anzufertigen, die aus einem Hautschlauch besteht (Epidermis nach innen), der unter der Haut des Brustkorbes entlang zur Magengrube zieht und hier durch Zwischenschaltung eines Darmstückes in die vordere Magenwand hineingeleitet wird (antethorakale Oesophagoplastik nach LEXER).

3. Insektenstiche.

Stich oder Biß durch Insekten (Stechmücke, Bremse, Biene u. a.) kann auf zweierlei Weise zu mehr oder weniger unangenehmen, manchmal sogar zu lebensbedrohenden Schädigungen führen: Einmal ruft der mit Gift behaftete Stachel an der Verletzungsstelle (z. B. äußere Haut des Gesichtes) ein mit Rötung, Schwellung, Juckreiz oder intensiven Schmerzen einhergehendes toxisch-entzündliches Ödem hervor, das nach kurzer Zeit wieder verschwindet — ein jedem Laien bekanntes Bild.

In anderen, glücklicherweise selteneren Fällen, werden durch den eindringenden Insektenstachel Eitererreger in die Tiefe des Gewebes mit hineingerissen, die rasch zu heftigeren Erscheinungen führen. Meist sind es Schmeißfliegen, die sich gern auf mit Infektionserregern beladenem Unrat aufhalten, nach deren Biß manchmal auch die weitere Umgebung rasch stark anschwillt, worauf sich in den folgenden Tagen an der Stelle der Läsion ein schmerzhaftes derbes blaurot aussehendes Infiltrat und ein Absceß entwickelt. Hin und wieder werden die Eitererreger mit dem Lymphstrom in die regionären Lymphdrüsen verschleppt, so daß Lymphangitis nit schmerzhafter Drüsenschwellung oder gar Drüsenabsceß das Bild komplizieren. Geraten die Eiterkokken aber über die Lymphdrüsen hinaus in den freien Kreislauf, so kann eine ganz rasch tödlich verlaufende Sepsis die Folge sein.

Manchmal gelangen im Obst oder in Honigwaben steckende Bienen oder Wespen in die Mundhöhle und bringen ihren Stich in der Zunge oder der Schleimhaut der Rachenhöhle an. Rasch entwickelt sich eine enorme ödematöse Schwellung der inneren Mundweichteile, die zur Verengerung des Kehlkopfeinganges bis zum völligen Verschluß und folgender Erstickung führen kann.

Abgesehen von diesen örtlichen Störungen kann bei mehreren gleichzeitig empfangenen Stichen durch größere Insekten die Menge des damit in den Körper eingedrungenen Giftstoffes so starke Wirkungen entfalten, daß Allgemeinerscheinungen auftreten, wie Herzklopfen, Erbrechen und selbst Ohnmachten.

Die Behandlung hat steckengebliebene Stachel zu entfernen, durch kühlende Umschläge die Schmerzen oder die entzündlichen Erscheinungen zu vermindern oder Abscesse zu spalten. Meist aber verschwinden alle Erscheinungen spontan, nachdem die Stelle des Stiches einen Tag lang sichtbar blieb. Bei Auftreten von Erstickungserscheinungen kann eine Tracheotomie mit äußerster Beschleunigung notwendig werden.

D. Verletzungen des Knochengerüstes.

1. Hieb-, Stich- und Schußverletzungen des Schädels.

Hiebverletzungen des Kopfes treffen naturgemäß meistens das Schädeldach. Wurde ein schneidendes Instrument, wie Säbel oder Beil benutzt, so pflegt neben einer glattrandigen klaffenden Weichteilwunde der Knochen stets mehr oder weniger intensiv in Mitleidenschaft gezogen zu sein. Es kommen Knochenwunden vor von einer glatten, der Schneide des verletzenden Werkzeuges entsprechenden Rinne in der Tabula externa bis zu klaffenden Rissen und schwersten Splitterungen; die Waffe dringt manchmal nur bis in die Diploe ein, kann aber auch den ganzen Knochen bis in das Gehirn hinein penetrieren.

Splitterung der besonders spröden Tabula interna (vitrea!) kann man niemals mit Sicherheit ausschließen — auch dann nicht, wenn sie nach genauer Untersuchung des Wundinnern zu fehlen scheint. Je stumpfer das verletzende Instrument war, umso sicherer kann man auf Splitterung des Knochens rechnen! So pflegen besonders Beilhiebe stets mit schwereren Knochenzertrümmerungen einherzugehen. Gute Röntgenplatten lassen die Ausdehnung der Zerstörung meistens erkennen (siehe unter Schädelfrakturen).

Traf ein Hieb den Schädel in mehr weniger tangentialer Richtung, so kann eine kalottenförmige Knochentafel mit dem entsprechenden Weichteilstück vollkommen abgehauen, oder aber an einem gestielten Weichteillappen hängen geblieben sein.

Die klinischen Erscheinungen und die Prognose werden zum wesentlichen Teil beherrscht von der Beteiligung des Gehirns und seiner Häute an der Verwundung. Schon im Augenblick der Verletzung kann das Gehirn so stark erschüttert (Commotio cerebri) oder gar zerquetscht (Contusio cerebri) werden, daß das Bewußtsein sofort verloren geht; andererseits geben perforierende Schädelrisse — bei Zerreißung der das Gehirn und die Pia schützenden Dura mater — eindringenden Infektionserregern Gelegenheit, meist tödlich endigende Hirnhautentzündungen oder einen Hirnabsceß hervorzurufen. Durchtrennung arterieller Gefäße, besonders der in der Dura mater verlaufenden Meningea media, führt manchmal zu Blutansammlungen (intra- oder extradurale Hämatome innerhalb der Schädelkapsel, die durch Raumbeschränkung das Gehirn komprimieren und Hirndruckerscheinungen im Gefolge haben.

Die Behandlung hat bei nichtperforierenden Hiebverletzungen in der Hauptsache nur die Weichteilwunde zu berücksichtigen, deren Ränder angefrischt und nach den oben (s. d.) dargelegten Regeln durch feine Seidennähte miteinander vereinigt werden. Auch bei perforierenden Knochenwunden ist die primäre Naht gleichzeitig der beste Schutz gegen eindringende Infektion; doch darf die Naht nur dann ausgeführt werden, wenn die Wunde ganz frisch ist, sauber aussieht und Infektionsgefahr nicht besteht — soweit das überhaupt vorauszusehen ist. Sonst muß man sich auf lockere Tamponade beschränken.

Besteht Grund, eine ausgedehnte Splitterung mit Depression der Hirnoberfläche anzunehmen, so muß zwecks Entfernung der Splitter eventuell operativ eingegriffen werden, wie das bei den Schädelfrakturen dargestellt ist. Zunehmender Hirndruck gibt ebenfalls Indikation ab für Eröffnung des Schädels und Ausräumung des Hämatoms. Abgehauene Stücke der Schädelknochenoberfläche, die noch in breiter flächenhafter Verbindung mit einem gut ernährten Weichteillappen stehen, sind mit Aussicht auf Erfolg wieder anzuheilen. Alle Eingriffe können in Lokalanästhesie vorgenommen werden.

Stichverletzungen der Schädelknochen sind, wie die Hiebwunden, von nicht zu unterschätzender praktischer Bedeutung und haben ihren Sitz — wiederum wie die Hiebwunden — meistens auf der Konvexität des Schädeldaches. „Griff-feste" Messer, Bajonette, eiserne Nägel usw. kommen als Waffen in Betracht. Immerhin wird in einem erheblichen Prozentsatz auch die Schädelbasis betroffen, und zwar durch Stiche, die von unten her, zum Beispiel durch Spazierstöcke, Schirme, Mistgabeln geführt werden.

Die Form der verwundenden Instrumente und der erzeugten Wunden bringt es mit sich, daß Mitverletzungen des Gehirns und seiner Häute besonders zu fürchten sind, weil eingedrungene Infektionserreger infolge der Wundtiefe und der mangelnden Abflußmöglichkeit für die Wundsekrete leicht Meningitis oder Hirnabsceß hervorrufen. Auch fortschreitender Zerfall der Hirnsubstanz (Encephalitis) ist nicht so selten.

Eine weitere Gefahr wird dadurch heraufbeschworen, daß die Spitzen der benutzten Waffen beim Herausziehen abbrechen und innerhalb der Schädelkapsel liegen bleiben können.

Splitterung des Knochens bei völlig perforierenden Knochenwunden ist die Regel.

Hat die Wunde in der Schläfengegend ihren Sitz, so muß an Mitverletzung der Arteria meningea media und Hämatombildung gedacht und nach Hirndrucksymptomen (Erbrechen, Kopfschmerzen, Pulsverlangsamung, Stauungspapille) gefahndet werden.

Die Diagnose hat Stichwunden des Kopfes auf das genaueste zu untersuchen auf Tiefe des Wundkanals, zurückgelassene Fremdkörper und Splitterung des Knochens. Eine Röntgenaufnahme ist in jedem Fall anzufertigen.

Die Behandlung sollte jede Stichverletzung des Schädels in Lokalanäthesie operativ erweitern, um Perforation des Knochens und Mitverletzung des Gehirns mit Sicherheit erkennen oder ausschließen zu können. Ist Perforation erwiesen, so wird der Knochendefekt mit der Luerschen Hohlmeißelzange erweitert und jeder Knochensplitter entfernt.

Tiefe Wundkanäle im Gehirn kann man vorsichtig mit dem Finger explorieren und bei Infektionsgefahr oder schon eingetretener Infektion ein weiches Gummidrain oder ein Gazestreifchen bis auf den Grund der Höhle einlegen. In manchen, sorgfältig auszuwählenden Fällen kann die äußere Weichteilwunde durch Naht völlig verschlossen werden.

Bei Mistgabel-, Spazierstock-Verletzungen ist Tetanusantitoxin prophylaktisch subcutan zu injizieren (20 I.-Einheiten). Gehirnverletzungen sind unter allen Umständen erfahrenen Chirurgen sofort zuzuführen.

Schußverletzungen im Bereich des Kopfes pflegen in Friedenszeiten mit wenigen Ausnahmen Folge von Selbstmordversuchen zu sein. Als Kriegsverletzung sind sie so häufig, daß z. B. im Beginn des Weltkrieges mehr als ein Drittel aller Verwundeten durch Kopfschüsse kampfunfähig wurde; später ging der Prozentsatz stark zurück dank dem Tragen von Stahlhelmen.

Sah man vor 1914 meist nur Verwundungen, die durch kleinkalibrige Revolver und Pistolen mit geringer Durchschlagskraft und infolgedessen geringer Wirkung verursacht waren, so sind seit Beendigung des Krieges fast nur noch die in aller Händen befindlichen Browning-, Mauser- und Parabellum-Pistolen im Gebrauch, deren Zerstörungen hinter den durch Gewehrgeschosse verursachten oft wenig zurückstehen.

Die Ausdehnung und Form der Knochenverletzung, sowie die Mortalität sind in hohem Grade abhängig von der Art des Geschosses und seiner Fluggeschwindigkeit, bzw. der Entfernung, aus welcher der Schuß abgegeben wurde. Vollmantelgeschosse, die in axialer Richtung den Knochen mit ihrer Spitze treffen, zerstören relativ wenig — reißen aber große Löcher, wenn sie als Querschläger eindringen. Halbmantelgeschosse deformieren sich beim Auftreffen auf die Knochenoberfläche und kommen deshalb in der Wirkung Querschlägern nahe. Auch Bleigeschosse, wie überhaupt reine Weichmetallprojektile verändern sämtlich ihre Gestalt beim Aufprall auf harten Knochen. Ein Vollmantelgeschoß, das aus großer Nähe (bis zu etwa 200 m) mit großer Anfangsgeschwindigkeit abgeschossen wird, entfaltet ausgesprochene Sprengwirkung („Sprengschüsse"). Größere Granatsplitter dagegen haben meistens geringere Geschwindigkeiten und zertrümmern je nach Form und Größe mehr durch die Wucht der Masse und zerreißen das Gewebe durch ihre scharfen Kanten und Vorsprünge. Am gutartigsten sind im allgemeinen Verwundungen durch Schrapnellkugeln.

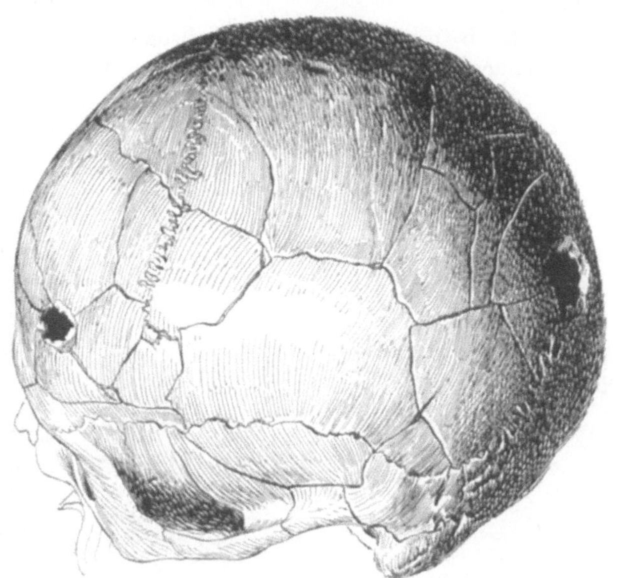

Abb. 40. Durchschuß der Schädelkapsel mit Sprengwirkung. (Sammlung der Tüb. Chir. Klinik.)

Beim Passieren des Schädelinnern üben Geschosse mit hoher Geschwindigkeit außer der in sagittaler Richtung sich fortpflanzenden Kraft noch Wirkungen aus, die wir als „hydrodynamische Druckwirkung" kennen gelernt haben, und die dadurch zustande kommt, daß das von Flüssigkeit durchsetzte Gehirn von der starren Schädelkapsel allseitig eingeschlossen ist. Dabei setzt sich vom Schußkanal aus die plötzliche Druckerhöhung radiär nach allen Richtungen gegen die Innenfläche der Schädelkapsel fort und bringt sie zum Bersten. Furchtbare Schädelzertrümmerungen kommen auf diese Weise zustande — denen ähnlich, die mit Wasser gefüllte und mit der Mündung direkt dem Schädel aufgesetzte Schußwaffen zustande zu bringen pflegen —.

Von „Prellschüssen" spricht man, wenn das Geschoß nicht in den Knochen eindrang, sondern nur zu einer Kontusion führte. In solchen Fällen findet man an den bedeckenden Weichteilen nur Hautabschürfungen und Blauverfärbung, oder eine Wunde mit in den Weichteilen steckendem Projektil.

Das Schädeldach kann dabei eingedellt sein, wobei die spröde Tabula interna stets stärker gesplittert ist als sich von außen feststellen läßt.

An der Gehirnoberfläche finden sich dann mehr oder weniger ausgedehnte Quetschungsherde, die aber nur dann erheblichere klinische Erscheinungen machen, wenn die Rindenzentren der Zentralwindungen geschädigt wurden. Meist verschwinden solche Störungen geringeren Grades spontan nach kurzer Zeit.

Nicht selten stellen sich Zeichen von Gehirnerschütterung (Commotio cerebri) ein.

Was die Behandlung der Prellschüsse angeht, so muß bei Eindellung des Knochens der Schädel eröffnet werden, um gegen die Hirnoberfläche vorgetriebene Splitter der Tabula interna entfernen zu können.

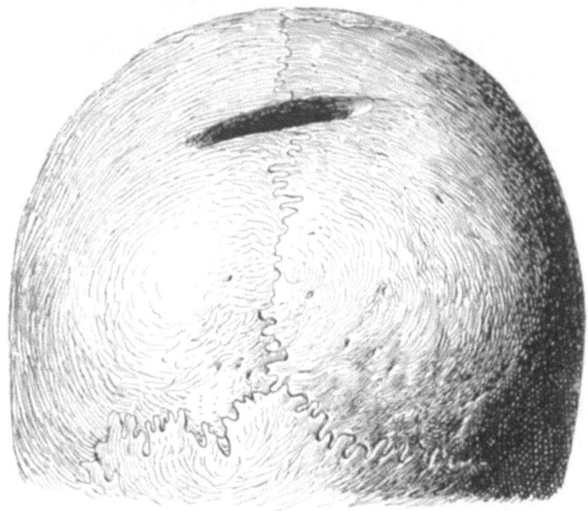

Abb. 41. Tangentialschuß des Schädeldaches ohne Splitterung der Tabula externa. (Nach COENEN.)

Die im Kriege sehr häufigen „Tangentialschüsse“ des Schädels lassen in der Kopfschwarte häufig Ein- und Ausschußöffnung erkennen, haben aber den Knochen meist ausgiebig in Mitleidenschaft gezogen. Schwerere Splitterung mit Vortreiben von Knochenteilen in die zerquetschte Gehirnmasse hinein ist die Regel; doch sieht man gelegentlich auch glatte Rinnen am Knochen durch matte Geschosse entstehen (vgl. Abb. 41).

Klinisch pflegt das Bewußtsein sofort verloren zu werden, stellt sich aber je nach Ausdehnung der Hirnzerstörungen mehr oder weniger bald wieder ein. Motorische und sensible Lähmungen sind eine häufige Folge. Bleibt eine Infektion aus, so ist die Prognose quoad vitam nicht schlecht; sonst erfolgt der Tod an eitriger Meningitis oder Encephalitis.

Die Behandlung hat deshalb in erster Linie die Infektionsgefahr herabzumindern durch in jedem Fall vorzunehmende operative Eröffnung des Schußkanals in ganzer Ausdehnung, Excision zerfetzter Gewebsfetzen und Entfernung aller Knochentrümmer. Die Wunde wird am besten tamponiert und offen weiterbehandelt.

Hat das in den Schädel eingedrungene Projektil denselben nicht wieder verlassen, so steckt es irgendwo im Innern — meist im Knochen: „Steckschuß“. Matte, aus großer Entfernung kommende oder aus minderwertigen Pistolen abgefeuerte Geschosse bleiben oft schon dicht am Einschuß in der Schädelkapsel sitzen. Reichte die Kraft aber noch aus um, die erste Knochenwand zu durchschlagen, so wird meistens das kaum Widerstand bietende Gehirn gänzlich passiert bis zur gegenüberliegenden Schädelwand. Trotzdem sind in der Gehirnmasse liegenbleibende Geschosse nicht selten, weil in diesen Fällen das Geschoß von der zweiten Knochenfläche abprallte und in die Gehirnmasse zurückgeschleudert wurde. Für den Umfang der Gehirnzerstörung sind wiederum Form und Geschwindigkeit des Geschosses maßgebend.

Die Diagnose des Steckschusses ist durch das Fehlen einer Ausschußöffnung ohne weiteres gegeben, und leicht ist die Lage des Projektils durch eine Röntgenplatte zu fixieren.

In prognostischer Beziehung ist zu bemerken, daß Steckgeschosse aller Art, wie in anderen Geweben, so auch in der Hirnmasse symptomlos einheilen

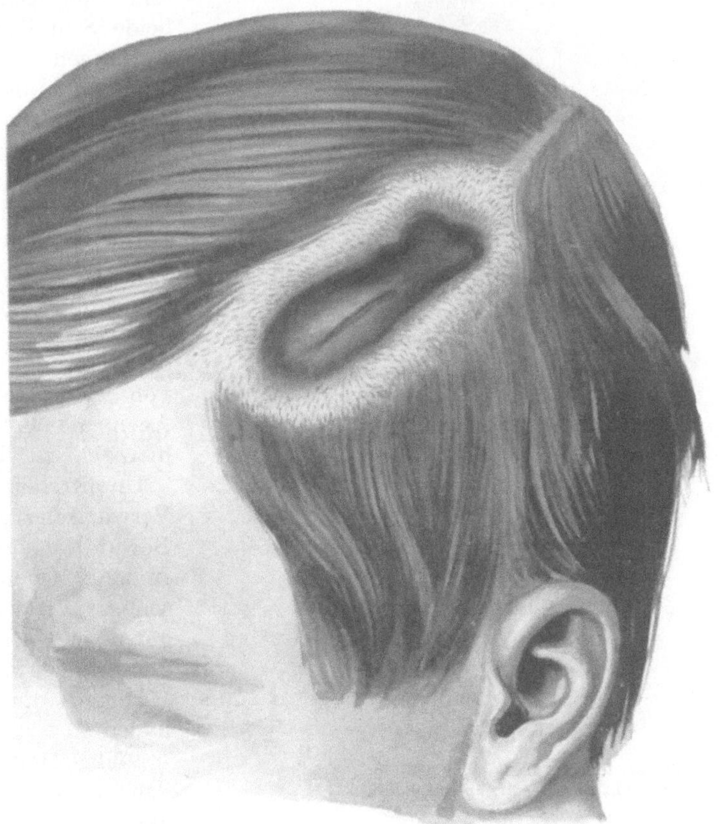

Abb. 42. Vernarbter Schädelknochendefekt. (Sammlung der Tüb. Chir. Klinik.)

können. Gelegentlich bildet sich aber um das Geschoß herum eine mit Eiter („Hirnabsceß") gefüllte Höhle, was früher oder später — oft noch nach Jahren — Beschwerden und schwere Krankheitserscheinungen auslösen kann. Im Beginn der Verwundung hängt die Aussicht auf Erhaltung des Lebens wiederum von Eintritt oder Ausbleiben der Infektion ab.

Die Behandlung dreht sich in erster Linie um die nicht leicht zu beantwortende Frage nach der Zweckmäßigkeit einer operativen Extraktion des Geschosses. Dieselbe darf jedenfalls nur von geübten Operateuren ausgeführt werden, wenn sie ohne weitere Zerstörung der Gehirnsubstanz möglich ist. In allen Fällen aber ist die äußere Wunde auf das sorgfältigste, wie bei allen perforierenden Schädelverletzungen zu versorgen. —

„Durchschüsse“ passieren den Schädel vollständig, lassen also stets Ein- und Ausschußöffnung zurück, und werden gewöhnlich durch Geschosse mit großer Durchschlagskraft verursacht. Die Splitterung des Knochens an der Einschußstelle pflegt umfangreicher zu sein als am Ausschuß; doch verhalten sich Ein- und Ausschußwunde der Weichteile umgekehrt, weil das Projektil beim Verlassen des Schädels noch Knochenteile mitreißt, die ihrerseits zur Zerfetzung der Weichteile beitragen. Liegen beide Schußlöcher nahe zusammen — ist der Schußkanal also sehr kurz —, so kann die Knochenbrücke zwischen ihnen völlig zertrümmert sein („Segmentalschüsse“).

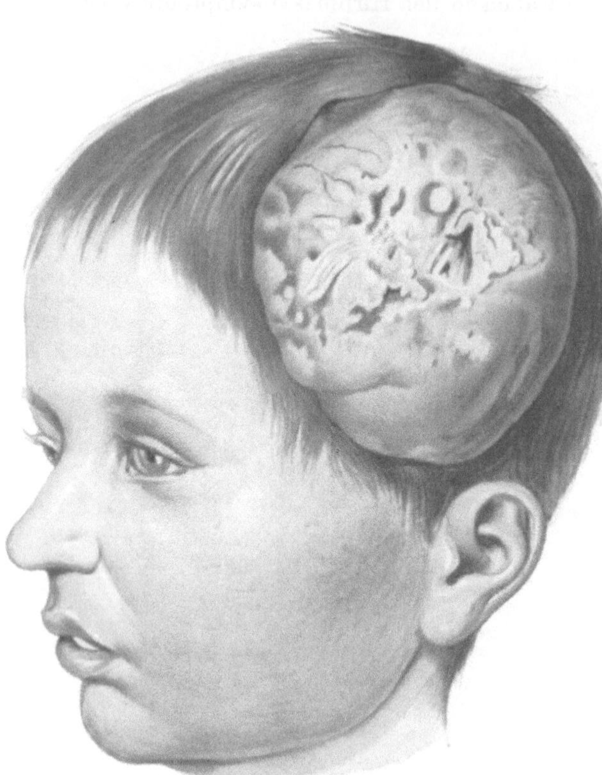

Abb. 43. Hirnprolaps nach Schädeldefekt. (Sammlung der Tüb. Chir. Klinik.)

Die klinischen Erscheinungen hängen in erster Linie von der Ausdehnung und dem Sitz der Hirnzerstörung und von der Infektion ab. Auch die Prognose ist hiernach zu beurteilen. Unmittelbar nach der Verwundung pflegt sich Bewußtlosigkeit einzustellen. Quere Durchschüsse verlaufen meist günstiger als solche, die den Schädel in sagittaler Richtung durchschlagen haben.

Völlige Heilungen werden auch beobachtet; aber in einem großen Teil dieser Fälle treten noch nach Monaten oder Jahren Hirnabscesse auf, die häufig doch noch zum Tode führen.

Die Behandlung muß streng individualisierend vorgehen: Fälle mit kleinem glattrandigem Ein- und Ausschuß, aseptischen Wundverhältnissen und Fehlen von innerer Blutung überläßt man nach aseptischem Verbinden der Wunden der spontanen Heilung, oder wartet wenigstens zunächst einmal ab, wie sich die Erscheinungen weiter entwickeln. Auch sehr elende Patienten greift man am besten zunächst operativ nicht an.

Fehlt die Infektion, fließt nicht viel Hirnbrei aus, und ist die Knochensplitterung nicht übermäßig, so kann man zweckmäßig die primäre Naht beider Wundöffnungen nach Anfrischung der Ränder ausführen. Sonst aber legt man besser ein weiches bleistiftdickes Gummidrain oder einen Gazestreifen in den Schußkanal ein, nachdem alle lockeren Knochentrümmer nach Möglichkeit entfernt sind.

Wird durch Geschosse, meist große Granatsplitter, der Schädel schwer und ausgedehnt zerstört, so spricht man von „Zertrümmerungsschüssen", die stets sofort oder nach kurzer Zeit den Tod zur Folge haben.

Dasselbe gilt von den sogenannten „KRÖNLEINschen Schädelschüssen", die erhebliches Interesse beanspruchen und durch Projektile bedingt sind, die mit äußerster Geschwindigkeit die Schädelhöhle an der Basis entlang passieren. Dabei wird die Schädelkapsel völlig auseinandergesprengt und das Gehirn in toto in die Nachbarschaft hinausgeschleudert.

Kommen infolge Zertrümmerung des Schädeldaches durch Schußverletzung oder anderweitig entstandene Frakturierung Stücke des Knochens zu Verlust, so entsteht ein „Schädeldefekt". Bei gleichzeitiger Zerreißung der straffen, die Hirnoberfläche schützenden Dura mater führt die mit der Verwundung stets verbundene traumatische Schädigung des Gehirns zu einer ödematösen Durchtränkung der dem Defekt benachbarten Hirngebiete, und ohne daß eine Infektion die Hand im Spiele zu haben braucht, wird hierdurch eine Raumbeengung und Drucksteigerung innerhalb der Schädelkapsel hervorgerufen. Die Folge ist, daß Teile des Gehirns zu der Knochenlücke hinausgepreßt werden und schließlich pilzförmig nach außen prominieren = „Hirnprolaps" (Abb. 43). Besonders rasch und stürmisch tritt ein solcher Prolaps auf, wenn ein eitriger Prozeß innerhalb der Schädelhöhle (Hirnabsceß, Meningitis) die Ursache zur Entstehung des Ödems abgibt. In diesem Falle pflegt die Prognose schlecht zu sein, weil einmal schon die Infektion des Gehirns an sich ein meist tödlich endigendes Leiden darstellt, und dann auch die zur Schädellücke hinausgetriebene Hirnsubstanz infolge Ernährungsstörung zugrunde geht und erweicht.

Rein traumatisch-aseptische Prolapse pflegen sich nach Abklingen des durch die Verletzung gesetzten Reizes spontan wieder zurückzuziehen, worauf die Heilung des Knochendefektes durch Bildung einer flächenhaften, mit der Gehirnoberfläche fest verwachsenen pulsierenden Weichteilnarbe (Abb. 42) zu erfolgen pflegt.

Während kleine Schädeldefekte auch wohl knöchern ausheilen, werden größere Lücken nach völliger Abheilung der Wunde zweckmäßig durch Bedecken mit einem der Nachbarschaft entnommenen gestielten Haut-Periost-Knochenlappen verschlossen, um das empfindliche Gehirn vor Verletzungen zu schützen.

2. Brüche der Schädelkapsel.

Schädelfrakturen kommen in der Praxis des täglichen Lebens recht häufig zur Beobachtung, so daß genaueres Studium derselben für jeden Arzt unerläßliche Pflicht ist, um so mehr, als die Mortalität recht hoch (etwa 45—70%) und dem zuerst zugezogenen praktischen Arzt oft die Entscheidung über Leben und Tod in die Hand gegeben ist. Er muß in erster Linie über die Indikation zum operativen Eingriff Bescheid wissen, wird aber am besten tun, wenn er jeden vorkommenden Fall möglichst bald den Händen eines Chirurgen überantwortet. Für den Zahnarzt haben diese Dinge nur theoretisches Interesse; sie werden deshalb hier nur sehr kurz besprochen.

Abgesehen von den oben dargestellten Schußfrakturen geben Sturz von einem Gerüst oder beim Radfahren, Überfahrung, sowie Stock- und Hufschlag am häufigsten Anlaß zur Entstehung der Schädelbrüche, die teils als „Biegungs-", teils als „Berstungsbrüche“ zu bewerten sind. Das wird verständlich, wenn man weiß, daß das Ovoid der geschlossenen Schädelkapsel einen gewissen Grad von Elastizität besitzt, dessen Überschreitung zur Fraktur führt, entweder an der Stelle der einwirkenden Gewalt oder entfernt davon.

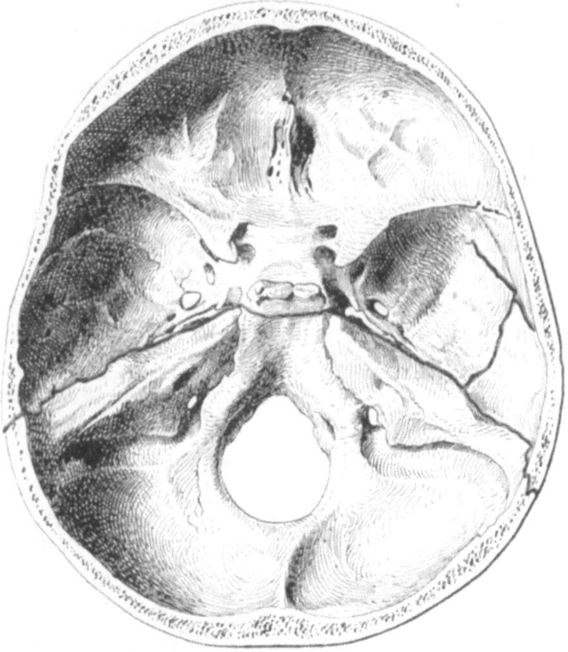

An einer dicken Haselnuß (KÜTTNER) kann man sich diese Frakturmechanik selbst demonstrieren, indem man einmal mit einem nicht zu dünnen stumpfen Eisenstift eine umschriebene Fraktur erzeugt, von der aus radiäre und manchmal ringförmig um die Verletzungsstelle verlaufende Risse und Sprünge ausgehen (Biegungsbrüche), oder indem man die Nußschale durch einen Nußknacker zerbricht. In diesem Falle sieht man manchmal Berstungsbrüche entstehen, deren Verlaufsrichtung sich quer zu der einwirkenden Gewalt einstellt.

Abb. 44. Spaltbruch (Fissur) der Schädelbasis. (Sammlung der Tüb. Chir. Klinik.)

Es ist deshalb verständlich, daß infolge Einwirkens direkter Gewalt Biegungsbrüche meist an der Konvexität des Schädels, Berstungsbrüche, als Folge indirekter Gewalteinwirkung, mehr an seiner Basis vorkommen — außerdem alle denkbaren Kombinationen derselben.

Die einfachste Form der Schädelfraktur ist die „Fissur“ (Spaltbruch), die als kurzer oder längerer, oft vielfach verzweigter und meist nicht klaffender Spalt in die Erscheinung tritt. Da die Schädelbasis den schwächsten Teil der Schädelkapsel darstellt, so

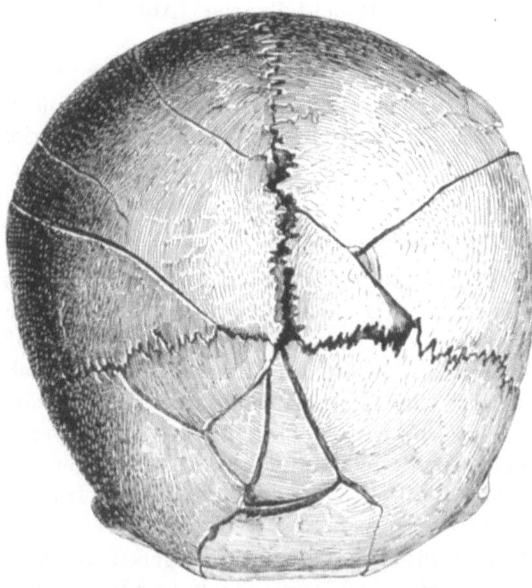

Abb. 45. Stückbruch der Schädelkapsel durch Beilhieb. (Sammlung der Tüb. Chir. Klinik.)

pflegen bei schweren Kompressionen des ganzen Schädels die Fissuren zuerst hier, und zwar in der Achse der Gewalteinwirkung, aufzutreten, aber häufig auf die Konvexität überzugreifen. Die Knochensprünge laufen dabei manchmal über das Siebbein (Nasendach), die Gehörgänge oder das Rachendach hinweg,

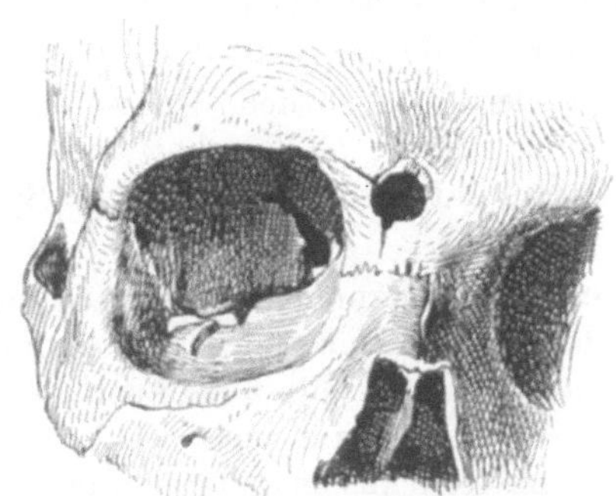

Abb. 46. Lochbruch des Stirnbeins, durch Schußverletzung entstanden. (Sammlung der Tüb. Chir. Klinik.)

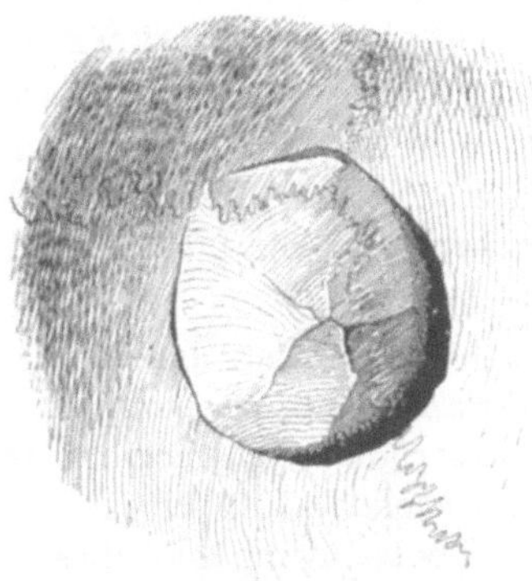

Abb. 47. Impressionsbruch des Schädeldaches von außen. (Sammlung der Tüb. Chir. Klinik.)

die innen bekleidende Dura und die außen aufsitzende Schleimhaut zerreißend, so daß feine Kommunikationen des Subduralraumes mit Rachen- und Nasenhöhle oder dem Ohr zustande kommen (Abb. 44).

„Stück- und Splitterbrüche“ sitzen gewöhnlich am Orte einer umschriebenen Gewalteinwirkung am Schädeldach. Die Fragmente sind dabei meistens disloziert im Sinne einer trichterförmig sich gegendie Gehirnoberfläche vorbuchtenden Delle, oder, indem sie aus dem Zusammhang mit der Umgebung losgerissen und in die Gehirnmasse hineingedrückt werden („Impressions-“ oder auch „Depressionsfrakturen“ genannt) (vgl. Abb. 45, 47, 48).

„Lochbrüche“ gehen mit völligem Substanzverlust einher und verdanken ihre Entstehung entweder Schußverletzungen (s. d.) oder auch ganz umschriebenen Gewalteinwirkungen anderer Art (Abb. 46).

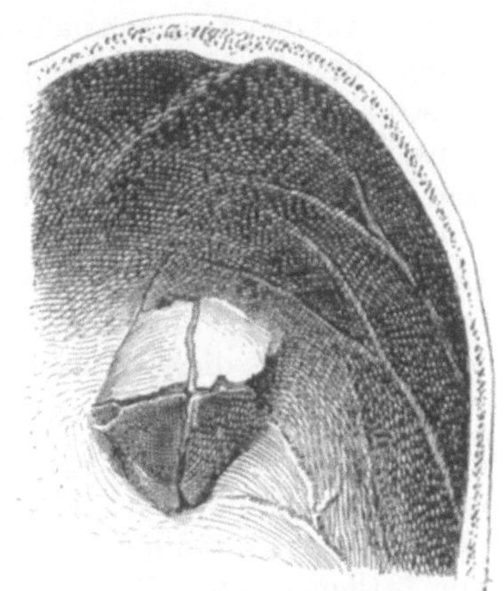

Abb. 48. Impressionsbruch des Schädeldaches von innen. (Sammlung der Tüb. Chir. Klinik.)

Wiederum ist es die Infektion, welche die hohe Mortalität der Schädelfrakturen bedingt — die Infektion, die dann in den Subduralraum eindringen kann, wenn die äußeren Weichteile, der Knochen und die ihn innen auskleidende widerstandsfähige Dura defekt sind. Es sind also stets „komplizierte“ Brüche, welche zu der tödlichen Meningitis, zu Hirnabsceß usw. führen. Bei den Schädelbasisbrüchen dringen die Eitererreger von der Rachenhöhle, der Nase oder dem Ohr aus ein, weshalb bei der ersten Untersuchung sorgfältig auf solche Verletzungen, die sich durch Blutung aus Mund, Nase oder Ohr verraten, zu achten ist. Auch blutunterlaufene und infolgedessen blauverfärbte

Stellen in der Umgebung des Auges deuten hin auf eine Basisfraktur, weil sich das aus dem Knochenspalt entleerende Blut bis in das lockere Gewebe der Orbita hinein ausgebreitet hat. Nicht selten werden auch meist nur vorübergehende Lähmungserscheinungen derjenigen Kopfnerven bemerkt, die den Schädel durch die Knochenkanäle der Schädelbasis verlassen, und die durch Verschiebung der Fragmente innerhalb dieser Kanäle gequetscht wurden. Facialis, Acusticus und Abducens werden am häufigsten betroffen.

Je nach Art der Gewalteinwirkung rufen außerdem eventuelle Quetschungen der Hirnsubstanz, Druck dislozierter Fragmente auf die Gehirnoberfläche oder Blutansammlungen innerhalb der Schädelkapsel entsprechende klinische Symptome hervor.

Zu bemerken ist, daß die häufig nach Schädelverletzungen zu beobachtende Pulsverlangsamung sowohl ein Symptom der fast nie fehlenden und spontan sich bessernden Gehirnerschütterung sein kann, andererseits aber auch häufig durch Druckwirkung eines Hämatoms auf das Gehirn ausgelöst wird. Sorgfältige Beobachtung hat diese beiden Möglichkeiten auseinanderzuhalten, um bei bloßer Commotio nicht unnötig operativ einzugreifen, oder die günstige Zeit für Aufmeißelung des Schädels und Ausräumung des Hämatoms nicht zu versäumen. Pulsverlangsamung, die erst einige Zeit nach dem Schädeltrauma auftritt oder sich langsam steigert, spricht für Hämatom.

Die Diagnose ist bei subcutanen Schädelbrüchen häufig schwierig und ohne Zuhilfenahme der Röntgenplatte in vielen Fällen überhaupt nicht zu stellen; denn die immer vorhandene Weichteilschwellung verhindert eine feinere Palpation der Knochenoberfläche. Sind die Weichteile über der Frakturstelle aber bis auf den Knochen defekt, so steht der direkten Untersuchung des Knochens durch das Auge und geeignete Instrumente nichts im Wege. Gelegentlich täuscht eine umschriebene, durch Kontusion entstandene bloße Weichteilschwellung des Schädeldaches („Beule“) eine Impressionsfraktur vor, weil sich an der Grenze zwischen normalem und geschwollenem Gewebe ein für die Tastempfindung bestehender ringförmiger derberer Wall ausgebildet hat, dessen Innenrand dem palpierenden Finger steil abzufallen und dessen Zentrum infolgedessen eingesunken erscheint, ohne es zu sein. Selbst geübte Ärzte fallen manchmal auf diese Täuschung herein.

Behandlung: Fissuren bei intakten äußeren Weichteilen bedürfen keiner örtlichen Behandlung, wie überhaupt „subcutane“ Schädelfrakturen nur dann einen Eingriff nötig machen, wenn Splitter oder Fragmente gegen die Hirnoberfläche zu prominieren, oder wenn durch Hämatombildung Erscheinungen von örtlicher bzw. allgemeiner Hirnkompression ausgelöst werden. In solchen Fällen wird die Bruchstelle freigelegt, die Extraktion bzw. die Hebung deprimierter Splitter oder Bruchstücke vorgenommen oder das Hämatom ausgeräumt und das blutende Gefäß unterbunden.

Dieselben Operationsanzeigen sind bei komplizierten Frakturen gegeben, nur wird man bei diesen noch die Infektionsgefahr insofern zu berücksichtigen haben, als in sauberen frischen Fällen (etwa innerhalb der ersten 12 Stunden) zur Vermeidung derselben die primäre Wundnaht nach Anfrischung der Wundränder auszuführen ist. Bei eingetretener Eiterung muß nach Möglichkeit ein Übergreifen der Infektion auf die Meningen verhütet werden; Offenlassen der

Wunde mit lockerer Tamponade bzw. Drainage der Wundhöhle ist hier das Gegebene.

Zurückbleibende Knochendefekte können nach völliger Abheilung der Wunden später durch Implantation freier oder gestielter Knochenlappen gedeckt werden.

Den Schädelbasisfrakturen gegenüber ist man therapeutisch so gut wie machtlos, da die Bruchstelle nur äußerst schwer zugänglich ist, und eine von Ohr, Rachen oder Nase einkletternde Infektion durch keine Maßnahme mit Sicherheit verhindert werden kann.

3. Brüche des Nasengerüstes und Nasendefekte.

Von den Frakturen der eigentlichen Gesichtsknochen sollen hier nur die Nasenbrüche ihrer praktischen Bedeutung wegen erwähnt werden.

Stets sind es direkte Gewalten, die zu Verletzungen des knöchernen Nasengerüstes führen: z. B. Faustschlag oder Fall auf das Gesicht.

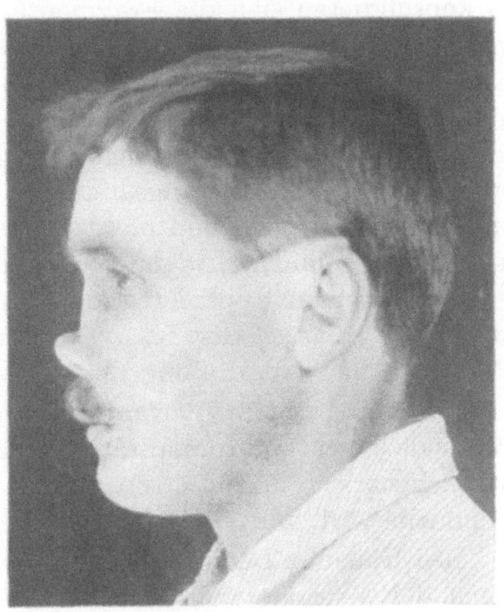

Abb. 49. Traumatische Sattelnase. (Sammlung der Tüb. Chir. Klinik.)

Unregelmäßige Bruchlinien begrenzen die regellos geformten Fragmente, die fast immer eine Dislokation aus ihrer normalen Stellung erleiden. Meist kommt es zu einem Eindrücken der Nasenbeine nach dem Innern zu, wodurch das Bild der „traumatischen Sattelnase“ zustande kommt — so genannt im Gegensatz zur „syphilitischen“ Sattelnase (Abb. 49).

Die Nasenscheidewand sowohl in ihrem knorpeligen als in ihrem knöchernen Anteil pflegt an der Frakturierung beteiligt zu sein und, ebenso wie das Nasendach, Einrisse der sie bekleidenden Schleimhaut aufzuweisen. In manchen Fällen ist das Nasengerüst völlig zertrümmert und nicht selten verlieren sich lange Knochensprünge von der Nasenwurzel aus nach der Schädelbasis (Siebbein) zu, was die Prognose der Verletzung (Infektion der Meningen von der Nase aus!) hochgradig trübt. Totale Nasendefekte werden besonders häufig nach Kriegsschußverletzungen beobachtet.

Wirkte das Trauma aus seitlicher Richtung ein, so kann die Nase außer der Depression ihres Daches noch eine Abweichung nach der andern Seite aufweisen.

Der Nachweis einer Nasenfraktur ist gewöhnlich leicht zu erbringen, und es ist bei jedem ernsteren Trauma, das die Nase getroffen hat und Blauverfärbung mit Schwellung der Weichteile im Gefolge hat, an die Möglichkeit einer Fraktur zu denken. Blutungen aus Nase und Mund pflegen niemals zu fehlen, und häufig läßt sich abnorme Beweglichkeit und Reiben („Crepitation“) der Fragmente aneinander nachweisen. Verläuft eine Frakturlinie durch den Ductus nasolacrimalis, so bleibt oft eine Stenosierung dieses Ganges mit ständigem Tränenträufeln zurück. Eröffnung von Nebenhöhlen der Nase führt gewöhnlich zu eitriger Entzündung der sie auskleidenden Schleimhäute.

Die Behandlung hat in erster Linie Beseitigung des kosmetischen Defektes durch Wiederherstellung der normalen äußeren Form zum Ziel. Die deprimierten Fragmente werden gehoben durch ein in das Naseninnere eingeführtes passendes Instrument, und auch die Stellung des Nasenseptums wird am besten von Anfang an berücksichtigt. Sollte Neigung zum Rücksinken der gehobenen Bruchstücke bestehen, so muß das Naseninnere mit Jodoformgaze fest ausgestopft werden, ohne diesen „Stütztampon“ allzulange liegen zu lassen; denn die ihn rasch durchtränkenden Nasen- und Wundsekrete zersetzen sich rasch und verbreiten einen infamen Gestank.

Äußere Wunden werden sorgfältig aseptisch behandelt, ebenso wie die anderen oben angeführten Komplikationen.

Wurde die Korrektur der deformierten Nase im Frühstadium versäumt, so konsolidieren sich die Fragmente in der dislozierten Stellung; doch ist eine operative Verbesserung der Form auch später immer noch möglich: kleine Einsenkungen des Nasenfirstes können durch Einspritzungen von erwärmtem und dadurch verflüssigten Paraffin (Gersuny) von passendem Schmelzpunkt (etwa 45°) in das Subcutangewebe beseitigt werden. Nach der Einspritzung erstarrt das Paraffin langsam, läßt sich zurechtkneten und wäre vorzüglich zu verwenden, wenn ihm nicht einige Schattenseiten anhafteten: die Injektion ist nicht ungefährlich; denn wird eine Vene angestochen und flüssiges Paraffin in deren Lumen appliziert, so kann Erblindung die Folge sein. Zirkulationsstörungen (Blässe oder Blauverfärbung der Haut) kennzeichnen die Lage des Paraffins, und Ausstoßung desselben durch Eiterung ist nicht selten.

Ein viel besseres Verfahren ist die von einem kleinen Einschnitt auszuführende subcutane Implantation eines entsprechend zurechtgestutzten Knorpelstückchens (v. Mangoldt), das in Lokalanästhseie vom Rippenbogen entnommen wird und bei aseptischem Operieren stets vorzüglich einheilt.

Bei größeren Defekten kommt in erster Linie eine partielle Nasenplastik nach der Methode von König in Betracht, wobei von der Stirn heruntergeschlagene und an der Nasenwurzel gestielte Hautlappen als Füllmaterial benutzt werden. Nach Einheilung werden die Lappenstiele durchtrennt und deren nichtverwendete Reste in ihr ursprüngliches Bett an der Stirn zurückverlagert.

Ist die äußere Nase aber vollständig verloren gegangen, sei es nun durch eine Verletzung (Schußverletzungen im Kriege!) oder durch die zerfressende Wirkung eines Nasenlupus, so kann ein Ersatz nur durch eine totale „Rhinoplastik“ geschaffen werden, und zwar nach dem der älteren „indischen Methode“ zugrundeliegenden Vorgehen, oder nach der „italienischen Methode“ Tagliacozzas, die beide in zahllosen Varianten in Gebrauch sind.

Die indische Methode entnimmt das Material zum Aufbau der Nase der Stirn, während Tagliacozza vorschlug, die Weichteile der neuen Nase in Gestalt vorläufig gestielt bleibender Oberarmhautlappen in das Gesicht hinein zu verpflanzen, um auf diese Weise die Erzeugung entstellender Narben an der Stirn zu vermeiden.

Das Knochengerüst der zu bildenden Nase liefert bei Verwendung eines Stirnlappens der darunterliegende Schädelknochen, dessen äußere Corticalis mitsamt dem Periost nach flächenhafter Abmeißelung von der Unterlage im Zusammenhang bleibt mit dem Hautlappen. Bei der italienischen Methode hingegen muß der Nase Form und Stütze gegeben werden durch Knochen- oder besser Knorpelstücke, die vom Schienbein bzw. vom Rippenbogen entnommen und den Nasenweichteilen frei implantiert werden.

Das italienische Verfahren wird heute für die totale Rhinoplastik allgemein bevorzugt (Näheres über die verschiedenen Methoden der Nasenplastik ist im Abschnitt der Operationslehre zu finden).

Wird beim Nasendefekt der möglichst anzustrebende operative Ersatz vom Patienten abgelehnt, oder bestehen andersartige Gründe gegen eine Operation, so ist eine Wiederherstellung der Gesichtsform noch zu ermöglichen durch Tragen einer die Nasenform nachbildenden Prothese, die aus Celluloid oder Gelatine hergestellt werden kann (Abb. 50).

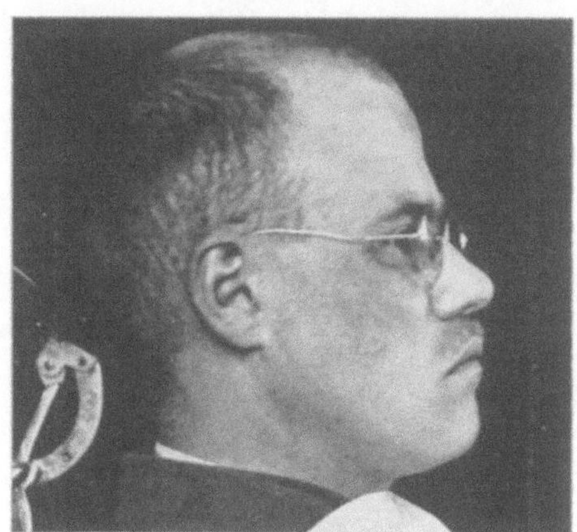

Abb. 50. Nasenprothese aus Celluloid. (Sammlung WITZEL.)

Wenn auch solche Prothesen in rein kosmetischer Hinsicht zweifellos bessere Resultate ergeben als durch Plastik gewonnene Nasen, so haften diesen Kunstnasen doch Mängel an, die ihren Wert sehr erheblich herabsetzen: Schon das Gefühl, verkrüppelt und auf das Tragen einer Prothese angewiesen zu sein, wirkt auf die Dauer deprimierend, und das ewige Anlegen und Abnehmen der Nase belästigt den Patienten. Berücksichtigt man dann noch, daß Celluloidnasen feuergefährlich sind, von Rauchern also nicht getragen werden können, und daß Gelatinenasen täglich vom Patienten selbst nach einer vorhandenen Form neu herzustellen sind, so wird der Wert einer zwar unter großen Opfern an Zeit und Schmerz zu erwerbenden, aber aus lebendem Material bestehenden Nase klar erkennbar.

4. Kieferbrüche.

Allgemeine Vorbemerkungen. Oberkieferfrakturen und Unterkieferbrüche weisen jede für sich zahlreiche Eigenheiten auf, so daß eine streng gesonderte Betrachtung nicht zu umgehen ist; trotzdem haben sie in mancher Hinsicht auch Gemeinsames. So sind es bei beiden in der Mehrzahl der Fälle direkte Gewalteinwirkungen, welche Zusammenhangstrennungen der Knochen an der vom Trauma getroffenen Stelle erzeugen; doch entsteht eine Reihe von typischen Frakturlokalisationen auch entfernt vom Ort des Traumas als indirekte Brüche — besonders am Unterkiefer.

Recht häufig sieht man Kieferfrakturen durch Hufschlag zustande kommen, etwa bei Stallknechten, welche sich in gebückter oder hockender Stellung an einem Hinterbein eines Pferdes zu schaffen machten; oder bei Schmieden, die im Begriffe waren, einen Hinterhuf zu beschlagen. Ein Faustschlag dagegen muß schon in recht roher Weise das Gesicht getroffen haben, wenn er eine schwerere Kieferfraktur erzeugen konnte. Gewöhnlich kommt es dadurch nur zu Ausbrüchen von Zähnen mitsamt der hinteren Alveolarwand oder dem ganzen Alveolarfortsatz. Fall auf das Gesicht, Sturz von einer Leiter oder Treppe herab kann schon eher als Ursache in Betracht kommen.

Die meisten Brüche beider Kiefer sind ferner den komplizierten Frakturen zuzurechnen, weil mit Ausnahme der Brüche im Bereich des aufsteigenden Unterkieferastes, gewöhnlich die nach der Mund- oder Nasenhöhle zu gelegenen, und die Bruchstelle bedeckenden Weichteile (Zahnfleisch, Gaumenschleimhaut) eingerissen sind. Infolgedessen steht den in der Mundhöhle und in der Nase jederzeit massenhaft vorhandenen Infektionskeimen der Weg nach der Frakturstelle offen und die Ausheilung geht deshalb auch in der Regel unter heftigeren Entzündungserscheinungen unter Eiterung und Fieber einher. Entzündliche Kieferklemme behindert das Öffnen des Mundes recht häufig. Wenn es trotzdem verhältnismäßig selten von der Frakturstelle aus zu fortschreitenden

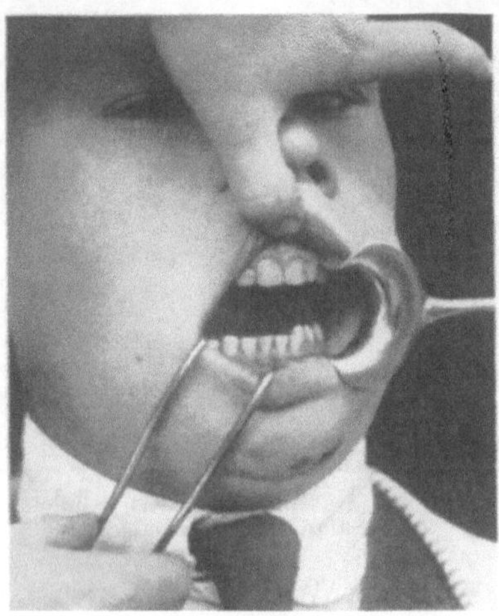

Abb. 51. Bruch des Unterkiefers zwischen Caninus und seitlichem Schneidezahn rechts vor der Reposition.

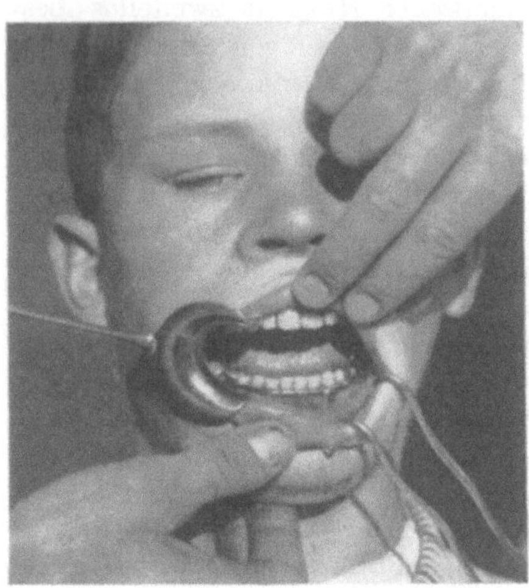

Abb. 52. Bruch des Unterkiefers zwischen Caninus und seitlichem Schneidezahn rechts nach der Reposition und Schienung.

Phlegmonen kommt, so ist das eine Tatsache, für die wir eine überzeugende Erklärung noch nicht besitzen. Denn daß die im Munde lebenden Eitererreger besonders gutartig wären, kann nicht behauptet werden: Wird eine an anderer Körpergegend gelegene aseptische Wunde durch einen Tropfen Speichel infiziert, so ist regelmäßig stinkende Eiterung die Folge.

Am Oberkiefer ist es jedoch die Highmorshöhle, die durch Frakturlinien oder Wandeinbrüche manchmal eröffnet wird, und deren auskleidende Schleimhaut gegen Infektionen sehr empfindlich ist. Eitrige Katarrhe mit profuser Sekretion können dann den Heilungsverlauf in für Patient und Arzt unangenehmer Weise komplizieren.

Die für Unterkieferbrüche bemerkenswerteste Besonderheit besteht in den zahlreichen Muskelansätzen, deren Zugwirkung die so störenden Verschiebungen der Bruchenden erzeugt und dem Einrichten der Bruchstücke und vor allem dem Festhalten derselben in der korrigierten Stellung so störenden Widerstand entgegensetzt. Alle Schwierigkeiten der Therapie werden in erster Linie hierdurch hervorgerufen.

Pflegen Oberkieferbrüche im allgemeinen nach Lokalisation und Verlauf der Bruchlinien gänzlich regellose Verhältnisse darzubieten (s. Abb. 59) — handelt es sich doch meistens um Zertrümmerungsbrüche —, so gibt es am Unterkiefer eine ganze Reihe von typischen Frakturen, deren Entstehung auf besonders häufig vorkommende und in bestimmter Art einwirkende Unfälle zurückzuführen ist. Immerhin kommen auch am Oberkiefer einzelne Bruchformen vor, die zwar relativ selten sind, aber doch gelegentlich in typischer Weise wiederkehren.

Für die Behandlung der Kieferbrüche nach modernen Grundsätzen ist enges Zusammenarbeiten von Chirurg und Zahnarzt nicht mehr zu entbehren. Erst dadurch sind wir heute in die Lage versetzt, die Wiederherstellung der Kaufunktion weitgehend zu berücksichtigen, und auch kosmetisch befriedigende Heilungen zu erzielen.

Bevor die eigentliche Behandlung der Fraktur einsetzt, z. B. auch für die Dauer des Transportes zum Arzt oder in die Klinik, ist ein die Fragmente leidlich feststellender äußerer Bindenverband anzulegen in Gestalt etwa des Capistrum oder zur Not auch der Funda maxillae. Das Hauptgewicht ist dabei auf die Feststellung der beiden Kiefer gegeneinander zu legen, so daß also Oberkieferfrakturen gegen die Zahnreihe des Unterkiefers, und umgekehrt, sich stützen. Die horizontal liegende sogenannte „Kinntour“ des Capistrum läßt man zweckmäßig fort, da sie vorhandene Dislokationen nur noch verstärkt.

Wie bei allen Frakturen, so ist auch bei den Kieferbrüchen in erster Linie für das Einrichten („Reposition“) verschobener Bruchenden und Bruchstücke Sorge zu tragen. Danach sind geeignete Maßnahmen zu treffen, um die reponierten Fragmente in der korrigierten Lage und Stellung zu fixieren („Retention“), bis die Konsolidierung durch Callusbildung eingetreten oder wenigstens eingeleitet ist.

Dem Zahnarzt fällt dabei die Aufgabe zu, Schienen und Prothesen anzufertigen, welche die Retention besorgen sollen — oder solche, welche erst eine allmähliche Reposition (z. B. durch Wirkung von Extensionsverbänden) einzuleiten haben. Solche Schienungen können erreicht werden durch Verbände, die ausschließlich innerhalb der Mundhöhle angreifen und ihren Halt an den Zähnen finden: „intra-orale“ Verbände. Sind geeignete Zähne nicht vorhanden, so kann in manchen Fällen versucht werden — wie das vor Jahrzehnten stets gemacht werden mußte —, eine Stützung der Bruchstücke durch ausschließlich von außen wirkende Rinnen, Platten usw. herbeizuführen: „extraorale“ Verbände. In anderen Fällen wieder ist es nützlich, intraorale Schienen mit außen am Kopf angebrachten Gurten oder Kappen in Verbindung zu setzen: „intra-extraorale“ Verbände.

Unter diesen Formen spielen die an den Zähnen angreifenden rein intraoral angebrachten Schienungen praktisch die größte Rolle, besonders für die Behandlung von Unterkieferbrüchen. Dabei gibt es wieder zwei Möglichkeiten: Entweder wird das Zähne tragende dislozierte Fragment an den übrigen Zähnen derselben Zahnreihe fixiert mit Schienen, die man dann als „Dental“-Schienen bezeichnet, oder aber man stützt die Bruchstücke durch einen zwischen die obere und die untere Zahnreihe eingefügten keilförmigen Apparat, der „Interdental“-Schiene genannt wird.

Die Herstellung der Schienen ist Sache der speziell zahnärztlichen Technik; sie soll deshalb hier nur mit wenig Worten skizziert werden:

Einfache Schienenmodelle können durch direktes Anpassen am Gebiß des Patienten fertiggestellt werden (direktes Verfahren); oder aber ein Keil wird direkt am Gebiß, ein anderer nach dem Modell gefertigt. Liegen aber kompliziertere Verhältnisse vor, so kommt nur das folgende „indirekte" Verfahren in Betracht:

1. Akt: Anfertigung eines Abdruckes sowohl von dem frakturierten Alveolarfortsatz (bzw. dessen Zahnreihe), als auch vom gegenüberliegenden gesund gebliebenen Kiefer mit einem hufeisenförmigen Abdrucklöffel in Gips oder plastischen Massen. Der Abdruck des gebrochenen Kiefers zeigt die Bruchstücke in der pathologischen Stellung.

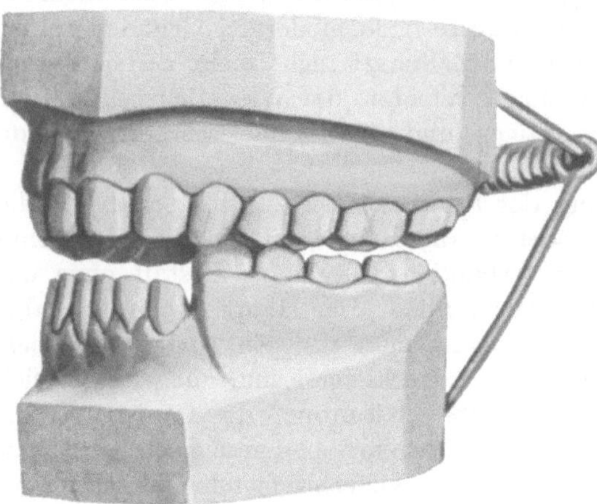

Abb. 53. Bruch des Unterkiefers, unkorrigiert im Artikulationsmodell. (Sammlung WITZEL.)

2. Akt: Diese Negative werden durch Gipsabguß in Positive verwandelt, deren eines an der Frakturstelle durchsägt und so eingestellt wird, daß die Zähne des frakturierten Kiefers mit den normal stehenden Zähnen des unverletzten Kiefers normal artikulieren. Dieses Modell gibt jetzt also die vor der Verletzung vorhanden gewesenen Verhältnisse wieder (Abb. 53—54).

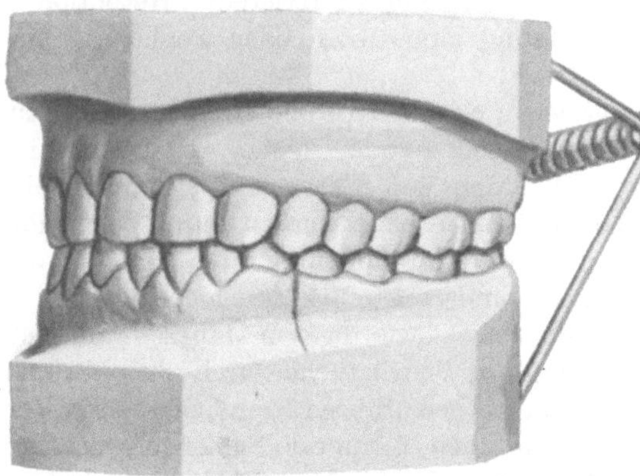

Abb. 54. Bruch des Unterkiefers, korrigiert im Artikulationsmodell.

3. Akt: Herstellung der Schiene an Hand des „Artikulationsmodells".

4. Akt: Einsetzen der Schiene am Patienten.

Die Anfertigung der Schienen kann nicht schnell genug beendigt werden! Spätestens nach 8 Tagen sollte die Reposition der Fragmente und die Feststellung derselben durch die Schienenverbände erfolgen. Bei längerem Zuwarten ist ein Ausgleichen der Verschiebungen ohne weiteres meist nicht mehr möglich.

Was die Behandlung einzelner, in die Verletzung einbezogener Zähne angeht, so hat es im allgemeinen keinen Zweck, völlig ausgebrochene Zähne durch Replantation wieder zur Einheilung bringen zu wollen. Nur wenn die Alveole noch intakt erscheint, könnte der Versuch gemacht werden, den Zahn in seine Alveole zurückzuversetzen und ihn eventuell dort zu fixieren.

Zähne, von denen Stücke abgebrochen sind, können nach geeigneter zahnärztlicher Behandlung manchmal erhalten bleiben; meist wird man sie opfern müssen. Gelockerte, aber noch in der Alveole steckende Zähne werden häufig von selbst wieder fest. Auf alle Fälle soll man sich ihnen gegenüber zunächst konservativ verhalten.

Wie für die Behandlung aller Frakturen, so auch für die Kieferbrüche ganz besonders, muß der Grundsatz gelten, niemals zu schematisieren, sondern stets individualisierend vorzugehen! Kaum ein Fall gleicht dem anderen. Wer die größte Erfahrung besitzt, wird die besten Resultate haben.

Noch ein Wort ist zu sagen über die allgemeine Nachbehandlung frischer Kieferbrüche. Im Vordergrund der Sorge steht, besonders in den ersten Tagen, die Bekämpfung der durch Infektion der Frakturwunde drohenden Gefahren. Wie schon gesagt, haben wir es bei den Kieferbrüchen gewöhnlich mit komplizierten Frakturen zu tun, deren Infektion von der Mundhöhle aus durch kein Mittel verhindert werden kann. Immerhin kann man durch regelmäßige Spülungen mit 1—2%iger Lösung von Wasserstoffsuperoxyd versuchen, die Keimhaltigkeit des infizierenden Speichels herabzusetzen. Diese Spülungen

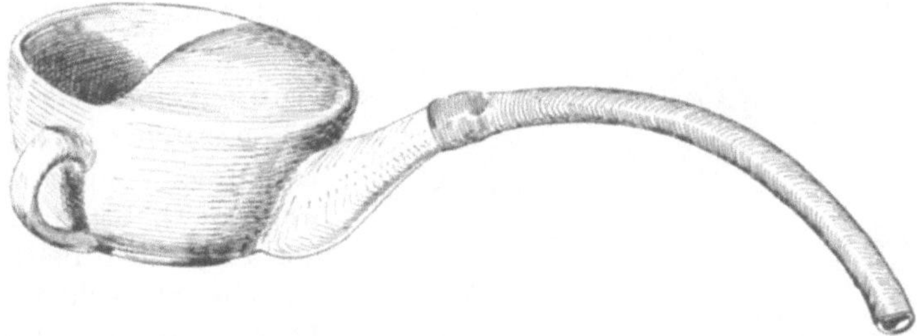

Abb. 55. Schnabeltasse mit Schlauchansatz.

haben außerdem das Angenehme, daß sie gleichzeitig den in die Mundhöhle aus der Wunde abfließenden Eiter fortschaffen und den stinkenden Mundgeruch durch Oxydierung der im Eiter enthaltenen fauligen Substanzen beseitigen.

Starke und schmerzhafte entzündliche Schwellungen in der Umgebung des Kiefers werden durch Behandlung mit feuchten Verbänden günstig beeinflußt; doch kommt es gelegentlich auch einmal zur Bildung von Abscessen, die dann durch Incision zu entleeren sind.

Die Ernährung des Kranken kann recht schwierig sein, wenn der Schluckmechanismus durch Schwellungen der Mundhöhlenweichteile behindert ist. Auch pflegt das Schlucken in solchen Fällen nur unter großen Schmerzen möglich zu sein. Ferner ist mit großer Regelmäßigkeit bei weiter hinten sitzenden Frakturen das Öffnen des Mundes durch Kieferklemme behindert oder fast völlig aufgehoben; in anderen Fällen wieder sind die Zahnreihen durch Verschraubungen absichtlich aneinander fixiert.

In allen diesen Fällen wird man nur flüssige, aber doch möglichst calorienreiche Kost verabfolgen, und zwar am besten mittels einer Schnabeltasse (s. Abb. 55), die an ihrem Ausguß einen Schlauchansatz trägt. Durch irgend eine Lücke läßt sich das Schlauchende stets bis in den Rachen vorschieben, um die Nahrung in den Speiseröhreneingang langsam eingießen zu können — was die Patienten selbst nach kurzer Zeit erlernen. Der Hunger ist da der beste Lehrmeister.

5*

Oberkieferbrüche. Es sind ausschließlich direkte Gewalteinwirkungen, welche Frakturen des Oberkiefers herbeiführen.

Betrachten wir zunächst die Brüche der Fortsätze, so stehen die Verletzungen des Processus alveolaris, und zwar im Bereich der Schneidezähne, an Häufigkeit obenan. Faustschlag, Fall auf den Mund, Zahnextraktionen pflegen Ursache dieser Verletzungen zu sein, die entweder die hintere Wand einzelner Alveolen betreffen, deren Zähne nach dem Mundinnern zu eingedrückt oder ganz ausgeschlagen bzw. — gezogen wurden — oder aber es handelt sich um Abbruch des ganzen Alveolarfortsatzes im Bereich der vorderen Zähne (Abb. 63).

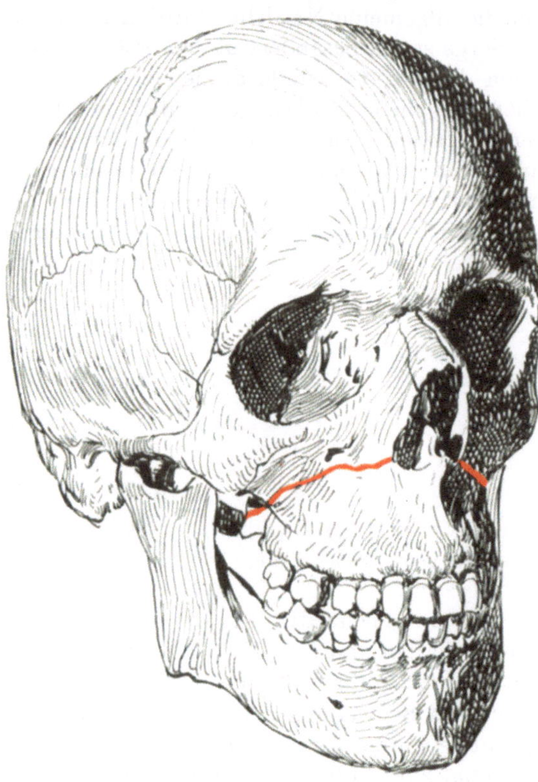

Abb. 56. Verlaufsrichtung eines GUÉRINschen Transversalbruches (Typ LE FORT I) am Oberkiefer.

Bruch des nahe der Nasenwurzel gelegenen Processus frontalis ist gewöhnlich Teilerscheinung einer Nasenfraktur, während der Processus palatinus (Gaumendach) in charakteristischer Weise isolierte Lochbrüche aufweisen kann, wenn z. B. Kinder nach vorn auf das Gesicht fielen, während sie ein Stöckchen oder ähnliches, wie eine Trompete, im Munde trugen.

Der kompakt gebaute und deshalb außerordentlich widerstandsfähige Processus zygomaticus wird manchmal mitsamt dem Jochbeinkörper in toto aus seiner Umgebung herausgebrochen und in die Highmorshöhle hineingetrieben, nachdem er deren laterale Wandung durchbrach — eine typische Verletzung: „Einkeilungsfraktur".

Unter den Frakturierungsmöglichkeiten des Oberkieferkörpers sei in erster Linie auf die „Transversal"-Brüche hingewiesen, deren häufigste Form zuerst von GUÉRIN beschrieben und nach ihm „GUÉRINsche Transversalfraktur" getauft wurde. Diese Verletzung kommt zustande, wenn eine breite, aber doch relativ umschriebene, Gewalteinwirkung stattfindet auf die Gegend zwischen Nase und Mund, und zwar in der Richtung von vorn oder vorn seitlich. Dabei wird die ganze untere Partie des Oberkiefers mit Alveolarfortsätzen, hartem Gaumen und der unteren Hälfte beider Flügelfortsätze vom übrigen Kiefer abgesprengt, und zwar in einer Ebene, die annähernd horizontal verläuft durch den unteren Rand der Nasenlöcher und der Jochbögen beiderseits. Da das Trauma von vorn kam, so wird der abgebrochene Teil nach hinten verschoben und verharrt auch gewöhnlich in dieser typischen Dislokation, weil ausgleichende oder in anderer Richtung wirkende Muskelzüge nicht vorhanden sind. Es ist klar, daß es hierdurch zu auch äußerlich wahrnehmbaren und die Profillinie veränderndem Zurückweichen der Oberlippe bzw. zu scheinbar abnormer Prominenz des Kinns kommen muß.

Le Fort stellte neben dieser Guérinscher Fraktur noch zwei andere Typen des Transversalbruches auf, bei deren einem der gesamte Oberkieferkörper mitsamt den Flügelfortsätzen aus den Knochenverbindungen mit der Umgebung herausgebrochen wird, während bei dem zweiten außerdem auch noch die im

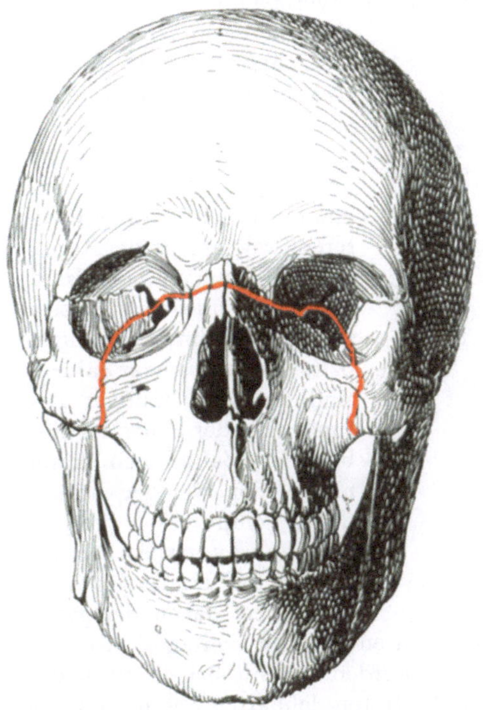

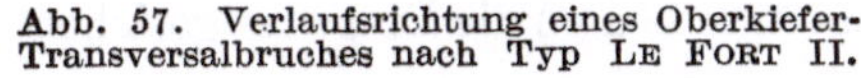

Abb. 57. Verlaufsrichtung eines Oberkiefer-Transversalbruches nach Typ Le Fort II.

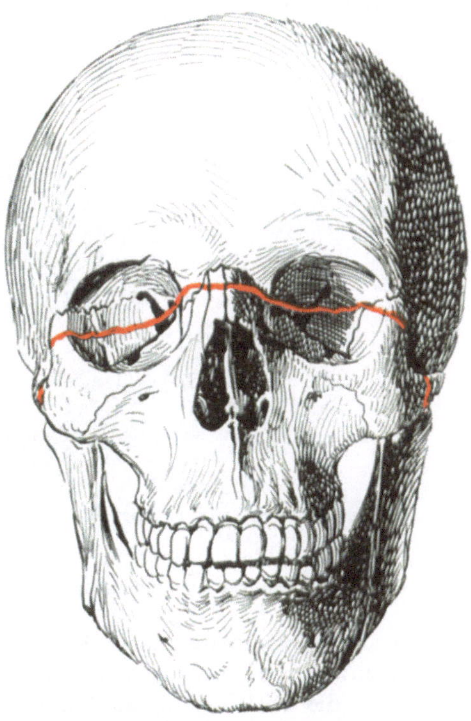

Abb. 58. Verlaufsrichtung eines Oberkiefer-Transversalbruches nach Typ Le Fort III.

Zusammenhang mit dem Oberkiefer bleibenden Jochbeinkörper von der Schädelbasis abgebrochen werden (siehe Abbildungen 56—58).

Man bezeichnet diese drei Bruchformen auch wohl als „Le Fort I, II, III".

Zu den typischen, wenn auch selten zu beobachtenden Bruchformen gehört schließlich noch ein *Vertikalbruch* des Oberkiefers, bei dem die Bruchlinie in der Sagittalebene mitten zwischen beiden Kieferhälften verläuft und meist als klaffender Spalt bestehen bleibt. Hier handelt es sich um eine Art Berstungsbruch, der durch indirekte Gewalteinwirkung zu entstehen pflegt, wenn durch Fall auf das Kinn der Unterkiefer gegen den Oberkiefer gedrängt wird, oder wenn ein Hufschlag die Gegend der Nasenwurzel traf.

Schußverletzungen des Oberkieferknochens haben meistens mehr oder weniger ausgedehnte Zertrümmerungen im Gefolge mit ganz regellos verlaufenden Bruchlinien, je nach Art, Schußrichtung und Geschwindigkeit des Geschosses (siehe Schußverletzung der Weichteile und des Schädels); typische Formen lassen sich da nicht aufstellen.

Die klinischen Merkmale für Oberkieferbrüche sind leicht wahrzunehmen und zu deuten; diagnostische Schwierigkeiten treten selten auf, da der Oberkiefer dem Gesichts- und Tastsinn von allen Seiten zugänglich ist. Röntgenaufnahmen wird man meistens mit zu Hilfe nehmen, doch geben sie gewöhnlich kein klares Bild.

Der Ort, an dem das Trauma den Kiefer getroffen hat, ist äußerlich meist ohne weiteres erkennbar an Hautabschürfungen, Blauverfärbung oder Wunden. Schwellung und Druckempfindlichkeit der frakturierten Knochenpartie fehlt nie; häufig stellt sich Lidödem ein. Abnorme Beweglichkeit und Crepitation sind manchmal nachweisbar, bei schwereren Frakturen in der Regel. Auch Blutungen aus Mund und Nase pflegen sich einzustellen. Zahnverletzungen bzw. Lockerung von Zähnen sind ein sehr häufiger Befund, und der neutrale Einbiß der Zahnreihen kann mehr oder weniger ausgedehnt empfindlich gestört sein – am ausgesprochensten bei solchen Transversalfrakturen, bei denen der ganze obere Alveolarfortsatz nach hinten oder hinten seitlich verlagert ist; er kann zuweilen in toto hin und her bewegt werden. Fehlt bei diesen Querbrüchen die Dislokation, so kann durch Auftreten lebhafter Schmerzen bei Druck auf die Spitze des Flügelfortsatzes (vom Munde aus) die Diagnose gesichert werden.

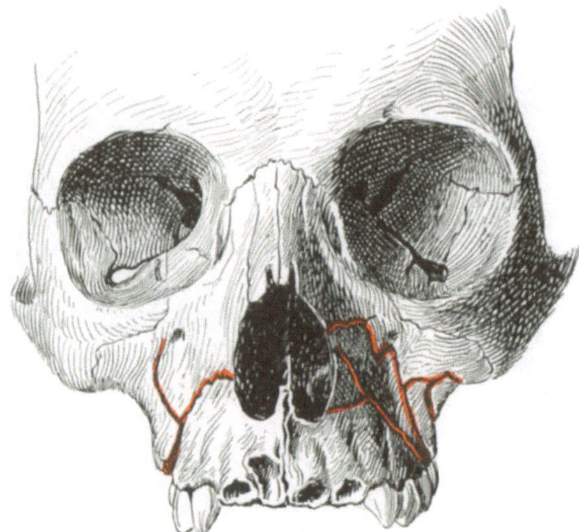

Abb. 59. Atypischer Oberkieferbruch. (Nach ANGER.)

Ein wichtiges Symptom, das im Zweifelsfalle die Diagnose „Fraktur“ stützen kann, ist ferner das Auftreten von Schmerzen beim Kauen oder beim Beißen auf einen zwischen die Zahnreihen gebrachten Pfropfen.

Gelegentlich kann man „Hautemphysem“ der vorderen Wangengegend beobachten, wenn die vordere Wand der Highmorshöhle defekt ist und beim Schneuzen (Verschluß des Nasenausganges) unter hohem Druck Luft von der Nase her durch die Kieferhöhle in die Wangenweichteile hineingeblasen wurde. Der palpierende Finger fühlt dabei unmittelbar unter der Haut ein leichtes weiches Knistern.

Defekte des harten Gaumens bringen alle die unangenehmen Erscheinungen hervor, die stets mit einer offenen Verbindung von Mund- und Nasenhöhle verbunden sind: hauptsächlich „gaumige“ Sprache, sowie Eindringen von Speisen und Flüssigkeiten in die Nase beim Schlucken.

Eine unangenehme, aber glücklicherweise nicht oft vorkommende Nebenverletzung ist die Verlegung des Ductus nasolacrimalis, die durch Fragmentverschiebung zustande kommen kann und ständiges Überfließen von Tränen über das Unterlid und die Wange herbeiführt; stete Belästigung des Patienten und ekzematöse Veränderung der Wangenhaut sind die Folge.

In ähnlicher Weise entsteht, ebenfalls selten, eine Quetschung oder Zerreißung des N. infraorbitalis mit vorübergehender oder bestehen bleibender Gefühlsherabsetzung in dem von ihm versorgten Hautgebiet; auch Neuralgien dieses Nerven bleiben manchmal zurück.

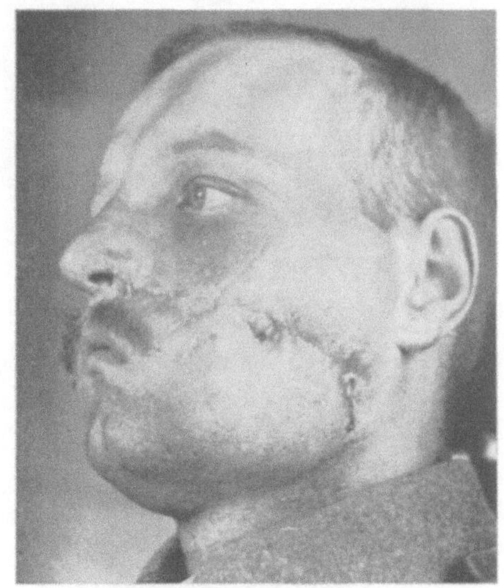

Abb. 60. Eiterabsondernde Wangenfisteln nach Schußverletzung der Kiefer, durch Sequester unterhalten. (Sammlung WITZEL.)

Nach schweren Bruchformen — besonders Schußfrakturen — kann es zu Verlagerung des Augapfels mit Auftreten von Doppelbildern kommen.

Die Aussichten auf Wiederherstellung sind bei Oberkieferbrüchen als gut zu bezeichnen. Was zunächst die Erhaltung des Lebens anbelangt, so muß schon ein unglücklicher Zufall mitspielen, wenn lebensbedrohende Komplikationen des Heilverlaufes bei solchen Frakturen auftreten sollen, die sich auf den Oberkiefer beschränken.

Zertrümmerungen und Splitterbildungen pflegen länger dauernde Eiterung mit Abstoßen von Sequestern im Gefolge zu haben; Bestehenbleiben von eiternden Fistelgängen (Abb. 60). ist in solchen Fällen nichts Seltenes.

Entstellende Fragmentverschiebungen lassen sich meistens ausgleichen, so daß selbst in kosmetischer Beziehung im allgemeinen überraschend gute Resultate erreicht werden — vorausgesetzt, daß die Behandlung von sachkundiger Seite durchgeführt wurde.

Behandlung: Bei den Frakturen des Alveolarfortsatzes werden ausgesprengte, aber noch im Zusammenhang mit den Weichteilen gebliebene Bruchstücke durch Andrücken in die vorhandene Lücke reponiert. Bleiben nach solchen Verletzungen Zahnfleischfisteln zurück, so steckt gewöhnlich ein kleiner Sequester dahinter, der in Lokalanästhesie leicht extrahiert werden kann, worauf die Fistel spontan ausheilt. Ist ein ganzer, zähnetragender Abschnitt eines Alveolarfortsatzes abgebrochen, so wird derselbe mittels einer Dentalschiene an den gesunden feststehenden Zähnen desselben Kiefers bis zur Anheilung fixiert.

Lochbrüche (Defekte) des harten Gaumens überläßt man zunächst sich selbst, bis nach einigen Wochen der endgültige Zustand erreicht ist, und alle den Heilungsvorgang begleitenden entzündlichen Erscheinungen abgelaufen sind. Dann hat man es in der Hand, ein eventuell zurückgebliebenes Loch entweder durch eine Prothese oder aber operativ zu verschließen. Das letzte ist bei weitem vorzuziehen — vorausgesetzt, daß die den Defekt unmittelbar umgebenden Weichteile durch Narbenbildung nicht zu sehr in ihrer Gefäßversorgung geschädigt sind. In diesem Falle pflegen die bei der Plastik gebildeten Lappen nekrotisch zu werden und sich abzustoßen. Als Operationsverfahren kommt das für den Verschluß der angeborenen Gaumenspalte gebräuchlichste Verfahren nach LANGENBECK in Frage (siehe Operationslehre), die beide die Deckung des Defektes durch gestielte Schleimhaut-Periostlappen erreichen.

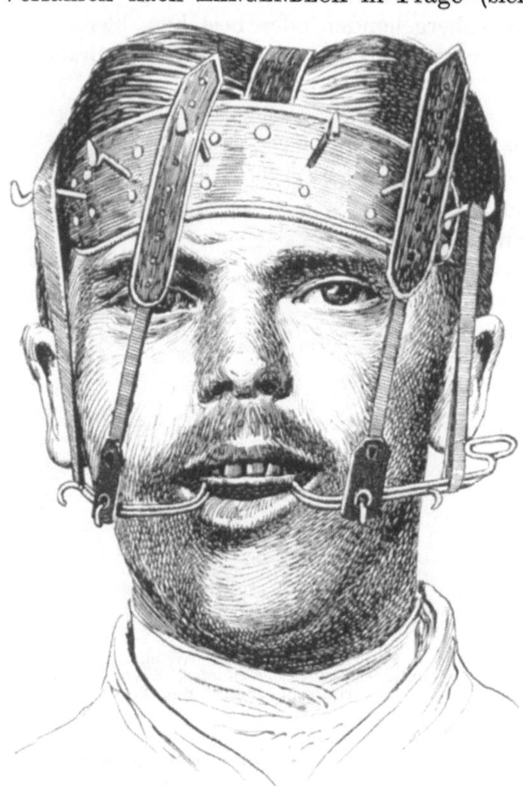

Abb. 61. Extra-intra oraler Verband bei Oberkieferbruch. (Nach MATTI.)

Frakturen der übrigen Fortsätze des Oberkiefers bedürfen meist keiner Behandlung; nur der in die Highmorshöhle eingekeilte Processus zygomaticus wird aus kosmetischen Gründen zweckmäßig operativ reponiert.

Highmorshöhlen-Empyeme sind nach den für deren Behandlung gültigen Regeln zu versorgen.

Ernstere Schwierigkeiten der Behandlung beginnen aber eigentlich erst bei den Brüchen des Kieferkörpers, wenn es gilt, die durch ihr Schwergewicht sich senkenden Bruchstücke dauernd so gegen die Schädelbasis zu drücken, daß sie in günstiger Stellung anheilen können. Das ist z. B. der Fall bei den Transversalbrüchen; während deren Dislokation nach hinten oder seitlich sich meist ohne weiteres ausgleichen läßt, und zwar ohne ernstliche Neigung, sich wieder herzustellen. Anders ist das, wenn bei Verschiebung nach unten der gehobene Kiefer immer wieder heruntersinkt; hier kann nur eine Schiene helfen, die an allen Zähnen des Oberkiefers angreift, zwei kräftige Drahtbügel zum Munde hinauslaufen läßt und an diesen ständig nach oben gegen die Schädelbasisgezogen wird mittels elastischer, von einer Kopfkappe herablaufender Züge (s. Abb. 61 u. 62). Als Zahnschiene kann dabei ein einfacher Drahtbügelverband dienen, der mittels „Klammerbändern“ an einigen Backenzähnen und außerdem durch feinen Draht an allen übrigen Zähnen fixiert wird; oder aber es wird nach Gipsmodell eine „Überkappung“ der ganzen Zahnreihe hergestellt.

Bei Zertrümmerungsbrüchen müssen vollständig (!) aus dem Zusammenhang gelöste und infolgedessen der Sequestrierung verfallene Knochensplitter möglichst kurz nach der Verletzung entfernt werden; hängt aber ein Splitter noch irgendwie mit einer, wenn auch nur schmalen, ernährenden Periostbrücke zusammen, so ist er unbedingt zu erhalten, weil jedes kleinste am Leben bleibende Knochenstückchen zum Wiederaufbau des zerstörten Kiefers zu verwenden ist. Ebenso wird man in bezug auf zerfetzte Weichteile (z. B. bei Schuß-

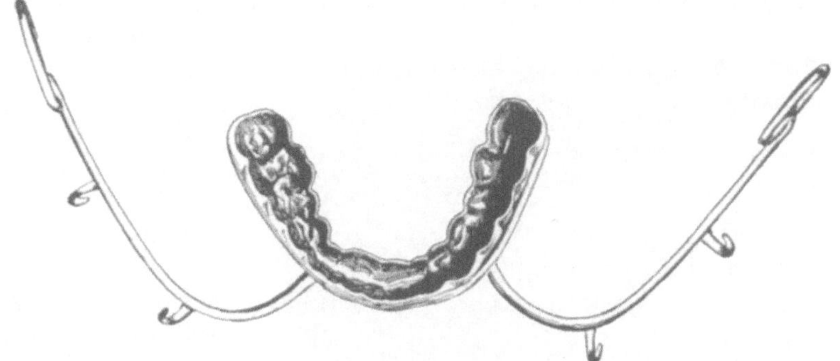

Abb. 62. Zahnschiene für den intra-extraoralen Verband bei Oberkieferbruch. (Nach MATTI.)

brüchen) klare Wundverhältnisse schaffen, bevor man an die Wiedereinrichtung verschobener Fragmente herangeht. Dabei ist in erster Linie auf die Stellung der Zähne zu achten, die von vornherein durch Schienung untereinander zu fixieren sind. Auch hier ist es häufig nötig, wie bei manchen Transversalbrüchen, die Neigung zum Herabsinken der Zahnreihe durch den oben beschriebenen kombinierten Verband zu bekämpfen. Im Notfalle kann die Stützung von herabsinkenden zähnetragenden Oberkieferfragmenten durch die Unterkieferzahnreihe erfolgen, indem durch einen geeigneten Verband (Capistrum duplex, eventuell aus Stärkebinden) das Öffnen des Mundes verhindert wird. Auch eine Interdentalschiene kann in solchen Fällen manchmal zweckmäßig sein.

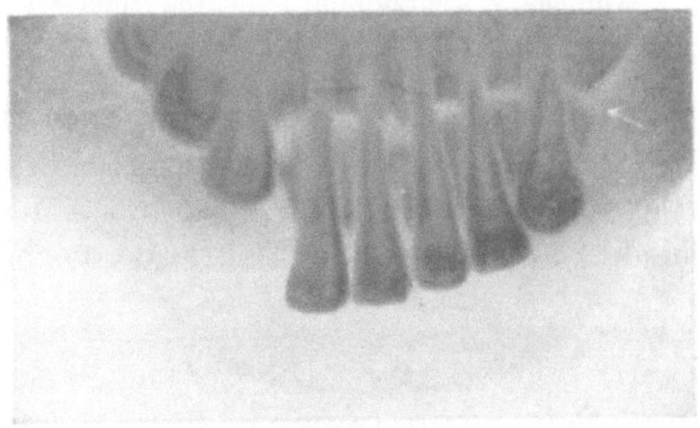

Abb. 63. (Röntgenbild.) Abbruch des Alveolarfortsatzes mit Schneidezähnen und linken Caninus. (Tüb. Chir. Klinik.)

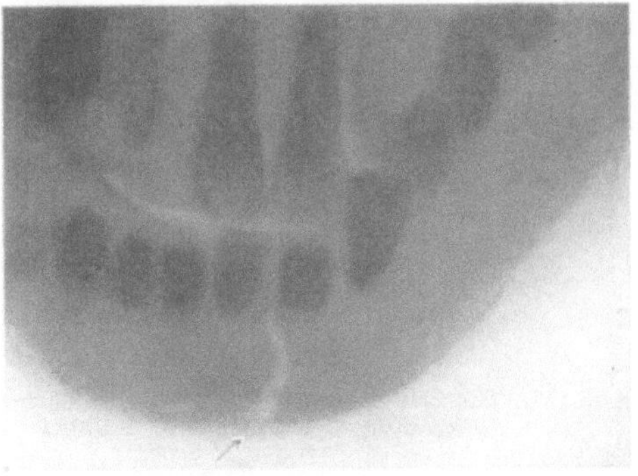

Abb. 64. (Röntgenbild.) Typische Form des Bruchspaltes bei Medianfraktur des Kinns. (Tüb. Chir. Klinik.)

Bei Vertikalbrüchen handelt es sich darum, die beiden in der Mittellinie auseinandergebrochenen Oberkieferhälften gegeneinander festzustellen, nachdem man einen etwa vorhandenen klaffenden Spalt durch Aneinanderdrücken beseitigt hat. Ist die Verletzung ganz frisch, so wird diese Reposition meist leicht auszuführen sein, worauf die beiden Fragmente durch eine alle Zähne umfassende Dentalschiene (Draht, Kautschuk) in guter Stellung zueinander fixiert werden. Oder aber man schient die jedem Fragment angehörende Zahnreihe getrennt für sich, drückt die Kieferhälften aneinander und verschraubt

Schiene an Schiene miteinander in einer Weise, daß die Artikulation mit den Unterkieferzähnen wiederhergestellt bleibt. Eventuell muß eine Gaumenplatte hinzugefügt werden, um auch in den weiter nach hinten gelegenen Partien des Oberkiefers eine gute Vereinigung der Fragmente zu erzielen.

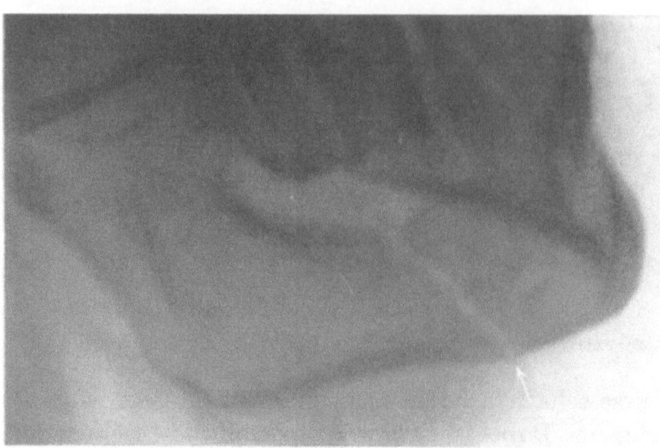

Abb. 65. (Röntgenbild.) Schrägbruch des Kieferkörpers. (Sammlung der Tüb. Chir. Klinik.)

V e r a l t e t e , i n d i s l o z i e r t e r S t e l l u n g v e r h e i l t e F r a k t u r e n , bei denen die Reposition ohne weiteres nicht mehr gelingt, weil die Bruchspalten inzwischen durch derbe Narbenmassen oder durch neugebildeten Knochen ausgefüllt wurden, müssen gewaltsam reponiert werden. Um das durchführen zu können, sind die Bruchstellen operativ freizulegen und nach Durchtrennung des sie überbrückenden Narbengewebes wiederherzustellen. Da aber auch dann die völlige Reposition meist noch nicht möglich ist, so sind in der Regel noch Extensions- oder Schraubenverbände (siehe bei den Unterkieferbrüchen) nötig, um durch allmähliche Dehnung der noch nicht durchtrennten Verwachsungen die Verschiebung auszugleichen. Erst dann können feststellende Dentalschienen angelegt werden.

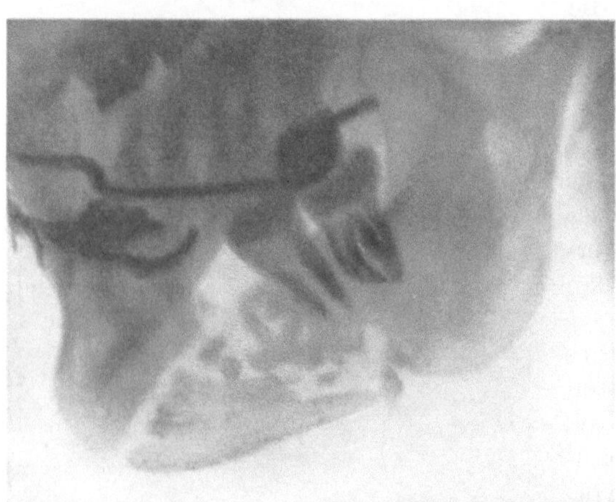

Abb. 66. (Röntgenbild.) Splitterbruch des Kieferkörpers. (Sammlung der Tüb. Chir. Klinik.)

Unterkieferbrüche. Auch bei der Entstehung von Unterkieferfrakturen spielen d i r e k t e Gewalteinwirkungen eine große Rolle: Als der Zahnschlüssel für Extraktionen von Backzähnen noch in Gebrauch war, wurde die äußere Alveolarwand häufig mit herausgebrochen; aber auch heute noch kommen solche Verletzungen vor. Partielle oder totale Abbrüche des A l v e o l a r f o r t s a t z e s mitsamt dem Zahnbestand sieht man gelegentlich im Bereich der Schneidezähne als Folge eines Falles auf den Mund oder eines Faustschlages, während der eigentliche K i e f e r - k ö r p e r (horizontaler Kieferast) schon massigerer Gewalteinwirkungen bedarf, um zu frakturieren. Als Ursache steht an Häufigkeit obenan — wenigstens in Gegenden mit vorwiegend landwirtschaftlicher Bevölkerung — wohl der Hufschlag; auch Sturz aus der Höhe oder bei Ausübung des Sportes (z. B. mit dem Fahrrad) kann an der Stelle des Aufschlagens eine Fraktur erzeugen (Abb. 65 u. 66).

Zu den direkten Brüchen gehört auch die isolierte Fraktur des Proc. coronoideus, die gelegentlich im tetanischen oder epileptischen Anfall als „Rißbruch" zustande kommen kann durch Zugwirkung infolge krampfhafter Kontraktion des M. temporalis.

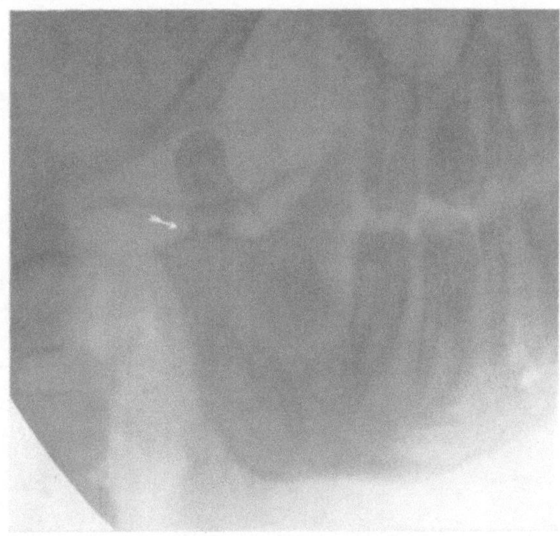

Abb. 67. (Röntgenbild.) Bruch des Gelenkfortsatzes.

Brüche des aufsteigenden Kieferastes und des Gelenkfortsatzes pflegen durch indirekte Gewalteinwirkungen erzeugt zu werden infolge von Gewalten, die, wie etwa Fall auf das Kinn, von vornher auf den Unterkiefer einwirken. Dabei entstehen Biegungsbrüche, die ihren Sitz meistens am Hals des Gelenkfortsatzes haben, aber auch am Kieferwinkel lokalisiert sein oder schräg von vorn oben nach hinten unten durch den aufsteigenden Kieferast verlaufen können.

Ein typischer indirekter Bruch ist ferner der Quer- oder Schrägbruch des Sinns, der durch seitliche Komrpession der hinteren Unterkieferabschnitt (etwa am Angulus) entsteht, z. B. durch Überfahrung des mit der Wange dem Boden aufliegenden Kopfes (Abb. 64).

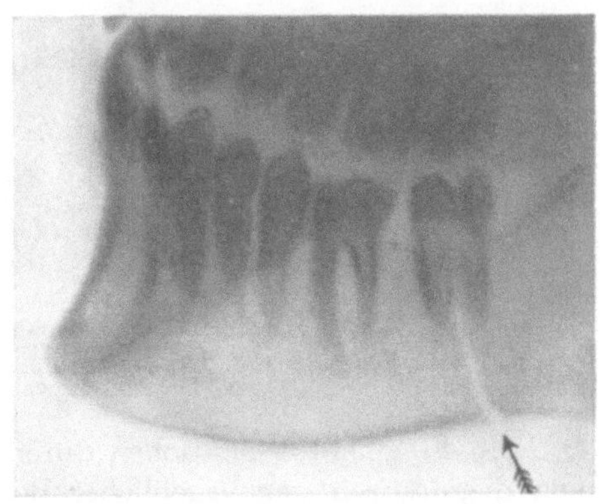

Abb. 68. (Röntgenbild.) Schwachpunkt-Fraktur des Unterkiefers.
(Sammlung der Tüb. Chir. Klinik.)

Gar nicht selten ist der Unterkiefer an zwei Stellen gebrochen = „Doppelfraktur"; bekannt ist besonders der Doppelbruch des Kinns, wobei die Bruchlinien zu beiden Seiten des Kinnbogens gelegen sind und dieser durch den Zug der Mundbodenmuskeln gewöhnlich eine Verlagerung nach unten erfährt (Abb. 71).

Die Bruchlinien des Unterkiefers lassen insofern gelegentlich einen gewissen typischen Verlauf erkennen, als naturgemäß die schwächsten Stellen am meisten gefährdet sind = „Schwachpunktfrakturen". Besonders tief eindringende Zahnalveolen, die des Caninus, ferner das Foramen mentale weisen der Bruchlinie manchmal den Weg; auch ein retinierter Weisheitszahn ist nicht selten Ausgangsstelle eines Querbruches (Abb. 68).

Symptomatisch fällt bei allen Unterkieferbrüchen die Funktionsstörung am meisten ins Auge darum, weil die Kautätigkeit stets empfindlich geschädigt ist; denn einmal führt jedes Zubeißen zu äußerst schmerzhafter Bewegung der Bruchenden, und dann pflegt die Artikulation der Zahnreihen durch Verschiebung der Bruchenden aufgehoben zu sein

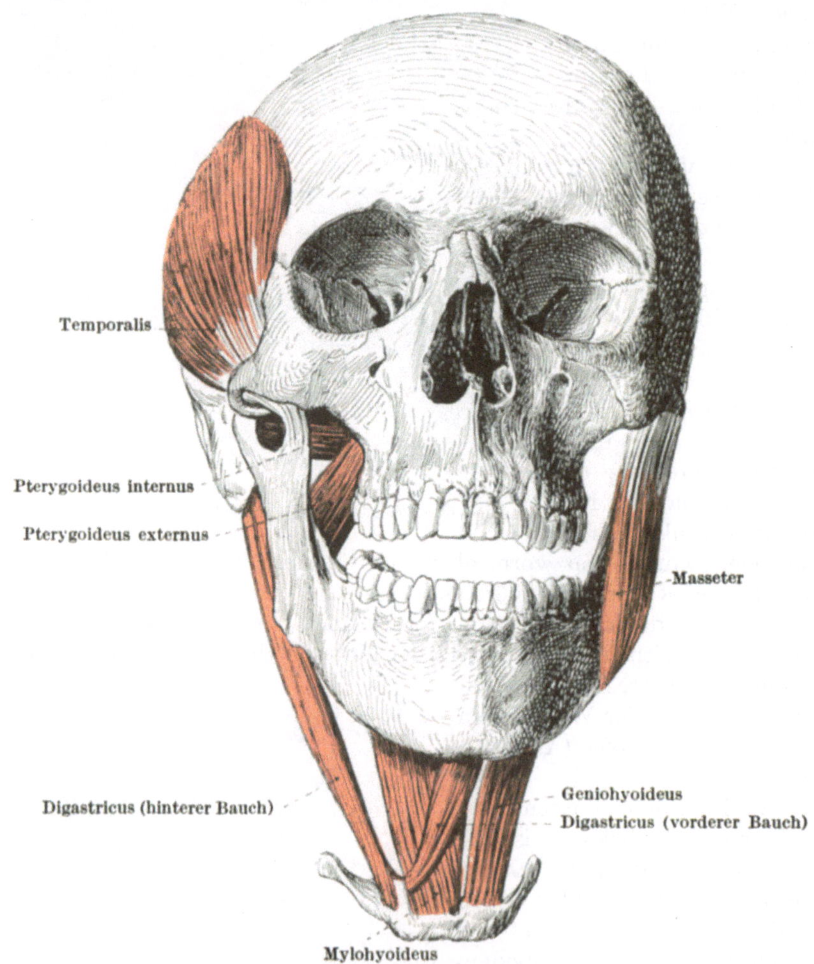

Abb. 69. Die wichtigsten, für die Verschiebung der Fragmente bei Unterkieferbruch in Betracht kommenden Muskeln.

Diese Fragmentdislokationen durch die am Unterkiefer ansetzenden Muskeln sind diagnostisch von erheblicher Bedeutung, weil sie gewöhnlich bei einiger Überlegung den Sitz der Fraktur erkennen lassen.

An einigen Beispielen seien hier die Wirkung der Muskelzüge und zugleich die am häufigsten vorkommenden Dislokationsformen erläutert; doch orientiere man sich zunächst an Hand der nebenstehenden Abbildung sorgfältig über die in Betracht kommenden Muskeln, deren Ansätze und Zugrichtungen (Abb. 69).

Der M. temporalis setzt mit seiner Sehne am Processus coronoideus an und zieht den Unterkiefer nach oben. Der Pterygoideus externus findet seinen Ansatz an der Innenfläche des Processus condyloideus und zieht nach innen und vorn, während der Pterygoideus internus am Angulus inseriert, den Kiefer bei einseitiger Wirkung ebenfalls nach der anderen Körperseite hin hinüberholt und ihn außerdem emporhebt.

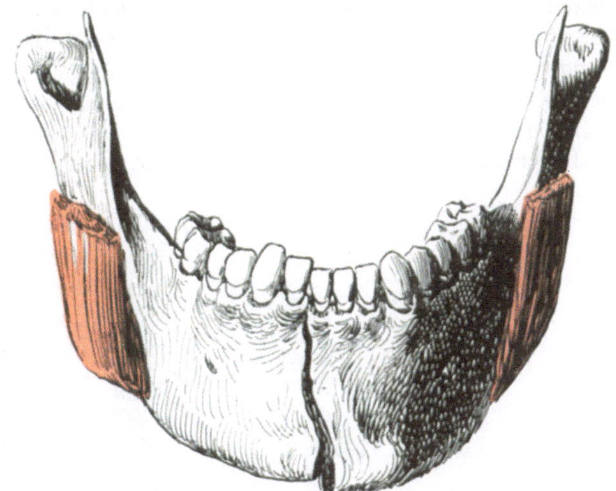

Abb. 70. Querbruch des Kinns mit typischer Keilform des Bruchspaltes.

Der kräftigste Heber des Unterkiefers ist aber der Masseter, durch den bei Trennung des Kiefers in zwei Hälften außerdem noch eine Innenkantung jeder Kieferseite um die Längsachse des horizontalen Astes erzeugt wird.

Die Mundbodenmuskeln schließlich, Digastricus, Mylohyoideus, Geniohyoideus, greifen an der Innenfläche des Kinnbogens an, ziehen ihn nach innen — unten — hinten und öffnen den Mund.

Hat man sich diese Verhältnisse klar gemacht, so bereitet das Verständnis der Dislokationen kaum noch Schwierigkeiten.

Typische Dislokationsformen:

a) Vertikal stehender Querbruch des Kinns in der Mittellinie. Auf beide Kieferhälften wirken dieselben Muskelzüge in gleicher Stärke ein. Beide Unterkiefer werden durch Masseter und Temporalis emporgehoben — eine Wirkung, die aber durch die Antagonisten des Mundbodens (Mundöffner) paralysiert wird, so daß die Mundöffnung also nicht gestört ist. Die das Kinn nach hinten ziehende Komponente der Mundbodenmuskeln kann nicht zur Wirkung kommen, weil eine Rückwärtsverlagerung

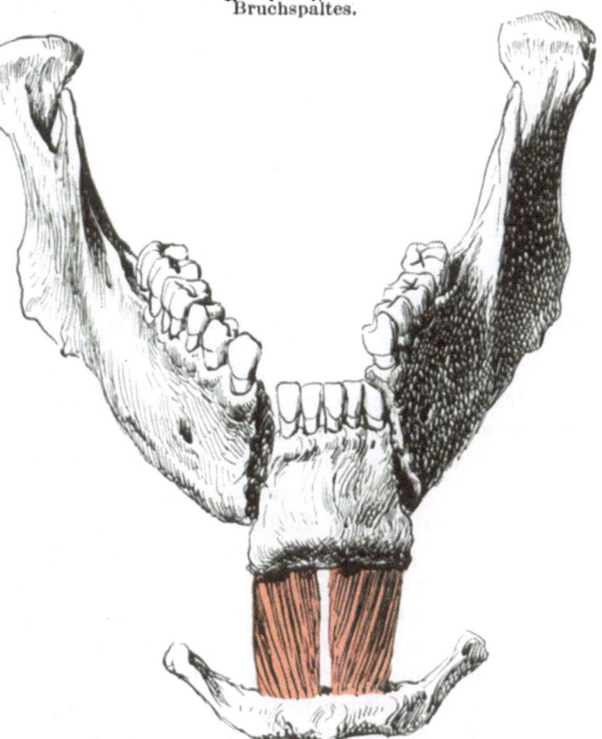

Abb. 71. Doppelbruch des Kinns mit typischer Verziehung des herausgebrochenen Stückes nach unten.

des Unterkiefers durch das sich gegen die Schädelbasis stemmende Gelenkköpfchen verhindert wird. Ferner ziehen die Pterygoidei und die Mundbodenmuskeln beide Kieferhälften nach innen; doch auch dadurch kann eine Dislokation nicht zustande kommen, weil die Bruchenden an der Bruchstelle gegeneinander eine Stütze finden. So bleibt als einzige Verschiebungsmöglichkeit nur eine gewisse Innenkantung jeder einzelnen Kieferhälfte durch Masseterwirkung, die besonders beim Öffnen des Mundes in die Erscheinung tritt, und durch die der Bruchspalt an seinem unteren Ende eine Verbreiterung erfahren wird. Da die Innenkantung der Kieferhälften beim Öffnen des Mundes stärker wird, beim Schließen wieder nachläßt, so redet man vom „Atmen der Fragmente“. Die Artikulation der Zahnreihen wird darunter leiden, wenn auch nur in geringem Grade.

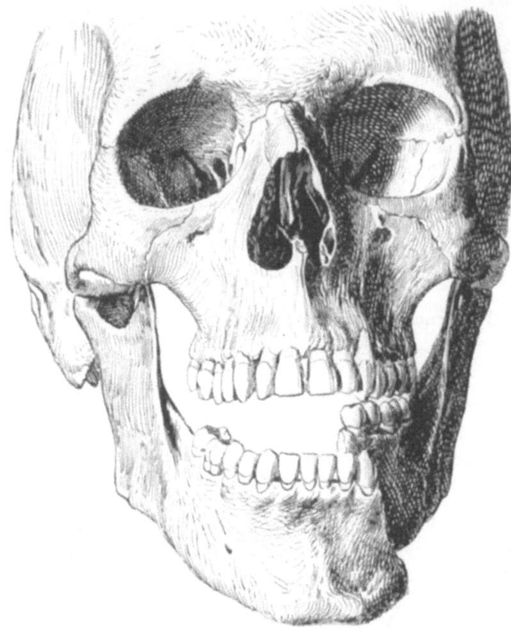

Abb. 72. Typische Verschiebung der Bruchenden bei Fraktur im Bereich des horizontalen Astes.

Trotz der hier geschilderten Verhältnisse stehen die Bruchenden häufig in geringem Maße vertikal gegeneinander verschoben, so daß zwischen den dem Bruchspalt benachbarten Schneidezähnen eine kleine Stufe in der Zahnreihe zu bemerken ist. Die Vertikalverschiebung ist als zufällig entstanden aufzufassen und kann nicht als typisch betrachtet werden (Abb. 70).

b) Quer- oder Schrägbruch im Bereiche des horizontalen Unterkieferastes. Der hintere Abschnitt der frakturierten Kieferseite wird durch Temporalis und Masseter emporgehoben und gleichzeitig durch die Pterygoidei nach dem Mundinnern zu verlagert. Diese Verschiebung nach innen setzt aber eine starke abnorme Beweglichkeit an der Bruchstelle voraus, wie sie z. B. bei Defektbrüchen vorhanden zu sein pflegt, bei gewöhnlichen Frakturen aber häufig fehlt. Durch Masseterwirkung wird außerdem eine geringe Kantung nach innen erfolgen (Abb. 72).

Die andere größere Kieferhälfte mitsamt dem Kinnbogen wird durch gemeinsamen Zug der Pterygoidei und der Mundbodenmuskeln nach der kranken Seite verschoben, während die Mundöffner außerdem noch den Kinnbogen nach unten herunterholen und dadurch, zusammen mit dem Masseter, ebenfalls zu einer Innenkantung Anlaß geben. Die Folge ist ein „offener Biß“. Die Seitenverschiebung wird natürlich im Bereich der Schneidezähne besonders deutlich in die Erscheinung treten und hier gleichzeitig eine geringe Rückverlagerung der Schneidezähne des Unterkiefers hinter die entsprechenden Oberkieferzähne erzeugen (Abb. 73—74).

Hiernach steht also an der Bruchstelle das Ende des hinteren Bruchstückes zungenwärts neben dem vorderen Fragmentende. Oft ist es aber auch umgekehrt,

d. h. das Ende des großen vorderen Bruchstückes ist nach innen vom Ende des kürzeren hinteren Fragments verlagert. Auch diese Dislokationsform muß als typisch angesehen werden, und zwar hängt es offenbar, außer von den Muskelzügen, noch von Zufälligkeiten ab, ob die eine oder die andere Verschiebungsart zustande kommt; denn das hintere Fragment kann dem Zuge der Pterygoidei nicht mehr folgen, wenn das vordere Bruchende durch die Mundbodenmuskeln schon nach hinten gezogen wurde und ihm den Weg versperrt. Sicher spielt hier das Moment der „primären" Dislokation eine Rolle, die im Augenblick des Traumas entsteht und von Ort und Richtung der zum Bruch führenden Gewalt abhängig ist.

c) Bruch des aufsteigenden Unterkieferastes oder des Gelenkfortsatzes. Das obere kurze Fragment steht noch unter der Wirkung ent-

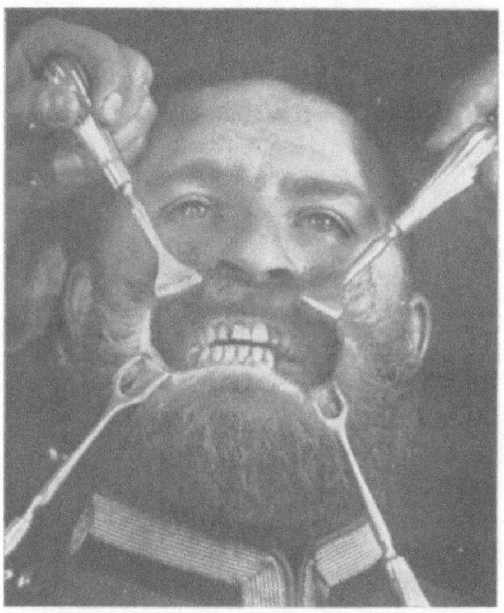

Abb. 73 (von vorn). Bruch des Unterkiefers zwischen Caninus und 1. Prämolaren links mit typischer Verschiebung des größeren Fragmentes nach der kranken Seite und dadurch bedingter Rückwärtsverlagerung der unteren Frontzähne. (Sammlung Witzel.)

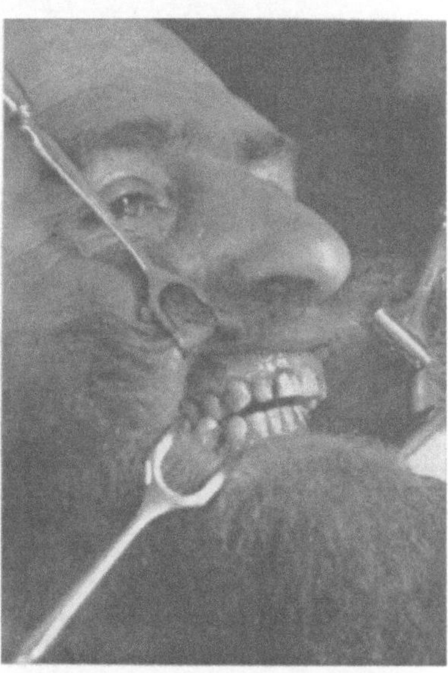

Abb. 74 (von der Seite). Bruch des Unterkiefers zwischen Caninus und 1. Prämolaren links mit typischer Verschiebung des größeren Fragmentes nach der kranken Seite und dadurch bedingter Rückwärtsverlagerung der unteren Frontzähne. (Sammlung Witzel.)

weder beider Pterygoidei oder nur des Pterygoideus externus; infolgedessen wird manchmal eine Verlagerung nach innen-vorn zustande kommen. Hat auch der Temporalis noch Einfluß auf das Bruchstück, so wird dieses außerdem noch nach oben verzogen. Von der Mundhöhle aus ist das nach innen verlagerte obere Bruchende manchmal leicht zu tasten.

Geht die Bruchlinie, wie so häufig, quer durch den Hals des Gelenkfortsatzes, so wird der abgebrochene Fortsatz durch den an ihm inserierenden M. pterygoideus externus mit seinem unteren Ende nach vorn verzogen (s. Abb. 75), eine Dislokation, auf die Perthes besonders aufmerksam gemacht hat.

Der übrige Unterkiefer hat auf der Frakturseite seine Stütze nach hinten verloren und kann nun auf dieser Seite dem Zuge der Mundbodenmuskeln nach hinten nachgeben. Schon dadurch kommt es gleichzeitig zu einer Seitenverschiebung des ganzen Kiefers nach der kranken Seite hinüber, die durch den Zug des am gesunden aufsteigenden Kieferast ansetzenden Pterygoidei noch verstärkt wird.

Hierzu tritt noch eine weitere Dislokation: Der Masseter hat seinen Ansatz an dem Ende des rückwärts verlagerten größeren Bruchstückes ganz oder teilweise behalten; er wird an diesem Bruchende also seine emporhebende Wirkung entfalten, die hinteren Molarzähne des Unter- und Oberkiefers aufeinanderpressen und, die Molaren als Hypomochlion benutzend, zu einem offenen Biß führen.

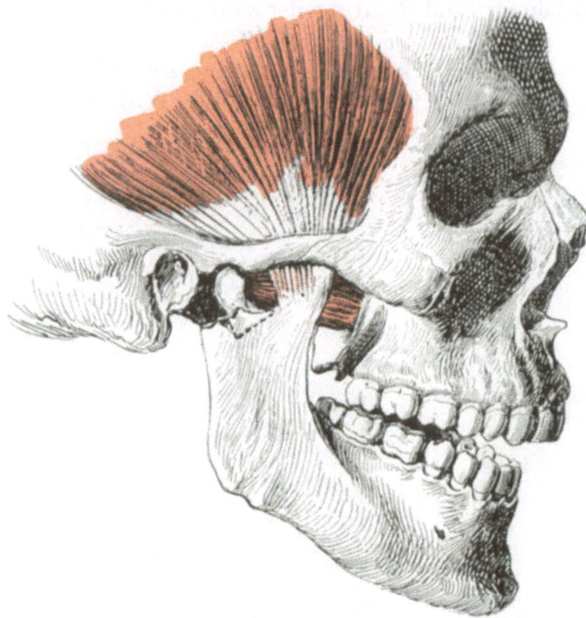

Abb. 75. Einseitiger Bruch des Gelenkfortsatzes mit typischer Dislokation des Unterkiefers nach hinten, oben und nach der kranken Seite. Total offener Biß.

Bei **einseitiger** Fraktur des aufsteigenden Astes haben wir also offenen Biß, Verlagerung des Unterkiefers mit seinem Kinnteil nach der kranken Seite und etwas nach hinten.

Sind **beide** aufsteigenden Kieferäste frakturiert, so fällt die Seitenverschiebung fort, und es kommt zu einer symmetrischen Rückwärtsverlagerung des Unterkiefers mit offenem Biß.

Diagnostisch machen die Frakturen im Bereich der bezahnten Kieferteile am wenigsten Schwierigkeiten, weil die häufig vorhandene stufenförmige Unterbrechung der Zahnreihe meist schon auf den ersten Blick die Fraktur erkennen läßt; Crepitation (Reiben der Bruchenden aneinander) und abnorme Beweglichkeit sind hier am leichtesten hervorzurufen; doch wie bei allen Frakturen, so kann auch bei den Unterkieferfrakturen gelegentlich jede Fragmentverschiebung fehlen. Der beim Kauen auftretende Schmerz weist aber in solchen Fällen auf eine Fraktur hin. Besonders bei Brüchen des aufsteigenden Astes gibt oft erst die Röntgenplatte Aufschluß über Vorhandensein und Sitz des Bruches.

Schußbrüche des Unterkiefers füllten während des Weltkrieges zahlreiche Lazarette, sind aber auch im Frieden nicht allzu selten. Da bei ihnen ausgedehntere Weichteilverletzungen untrennbar mit der Knochenläsion verbunden sind, so werden dadurch die Verhältnisse oft recht kompliziert. Sowohl Kugelschüsse, als auch aus der Nähe abgegebene Schrotschüsse können zu schweren Zertrümmerungen des Knochens und ausgedehnter Zerfetzung der bedeckenden Weichteile führen, so daß nach Entfernung der der Nekrose verfallenen Gewebstrümmer große Defekte zurückbleiben, in deren Tiefe Mundboden und Zunge freiliegen.

Geschosse mit geringer Durchschlagskraft jedoch haben oft nur enge Weichteilschußkanäle und einfach liegende Frakturformen im Gefolge. So sah ich glatte

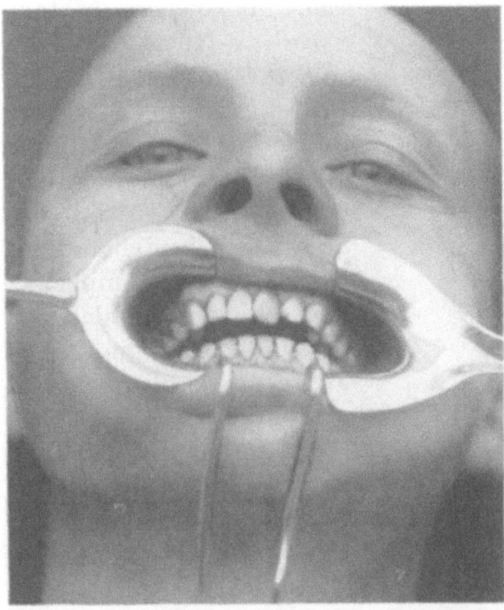

Abb. 76. Doppelseitiger Bruch des Gelenkfortsatzes mit typischer Dislokation: Symmetrische Rückwärtsverlagerung des Kiefers mit offenem Biß — von vorn.

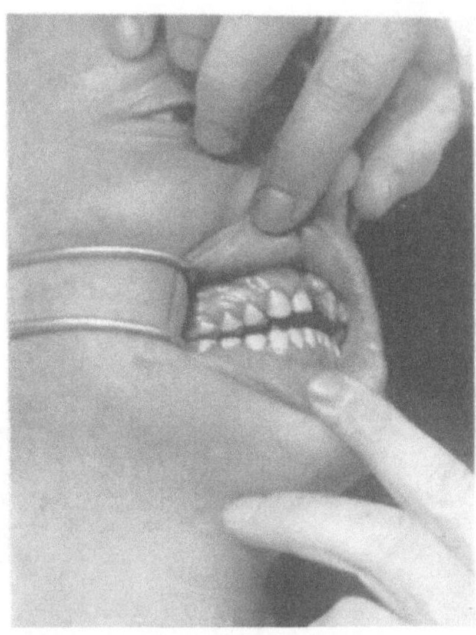

Abb. 77. Doppelseitiger Bruch des Gelenkfortsatzes mit typischer Dislokation: Symmetrische Rückwärtsverlagerung des Kiefers mit offenem Biß — von der Seite.

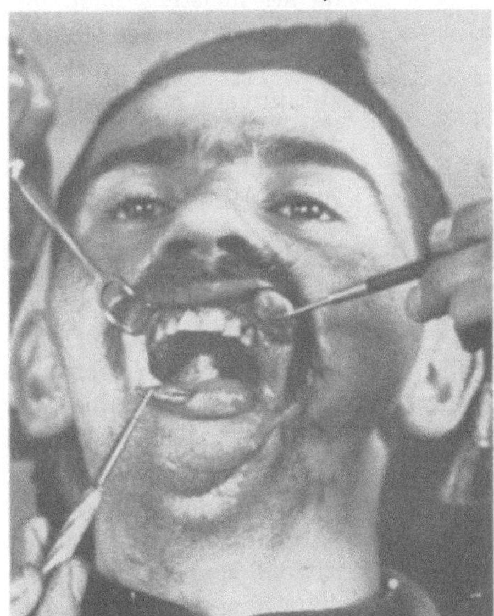

Abb. 78. Defekt der linken Kieferhälfte durch Schußverletzung mit typischer Verlagerung des anderen nach dem Mundinnern. (Sammlung Witzel.)

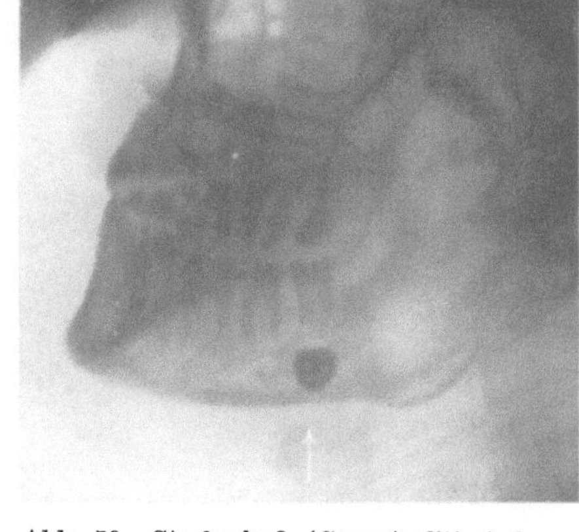

Abb. 79. Steckschuß (Granatsplitter) des Unterkiefers. (Eigene Beobachtung.)

Querbrüche des horizontalen Unterkieferastes, die nicht als durch Schußverletzung entstanden hätten erkannt werden können, wenn nicht Ein- und Ausschußöffnung, sowie die Verlaufsrichtung des Schußkanals auf die Ursache hingewiesen hätten.

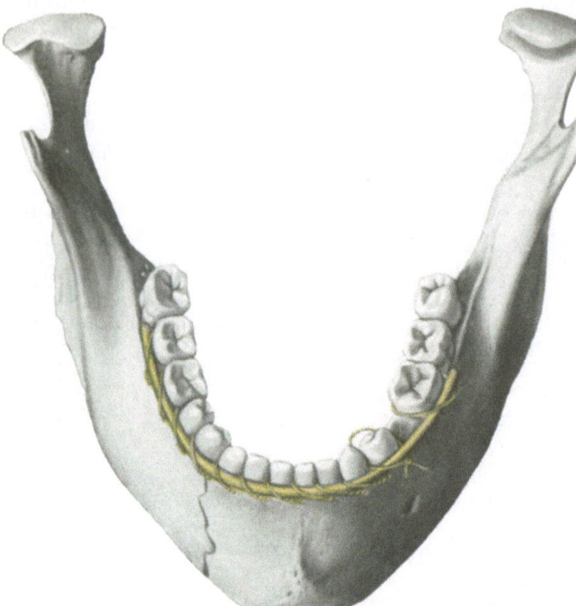

Abb. 80. SAUERsche Notschienung.

Behandlung der Unterkieferbrüche. Die bei Unterkieferbrüchen vorzufindenden Verhältnisse können außerordentlich mannigfaltig sein; infolgedessen ist die Behandlung häufig recht kompliziert und schwierig, so daß nur geschulte Ärzte und Zahnärzte sich damit befassen sollten.

Im Rahmen dieses Buches kann natürlich nur das grundsätzlich Wichtigste dargestellt werden.

Ausgebrochene **Alveolarwände** werden mit dem Finger in ihre Nische zurückgedrängt und heilen, da sie meistens noch mit dem ernährenden Periost bzw. dem Zahnfleisch zusammenhängen, in der Folge ohne weiteres wieder an. Ist aber der ganze **Alveolarfortsatz** im Bereich der Schneidezähne mitsamt seinem Zahnbesatz abgebrochen, so muß für die Fixierung in Normalstellung Sorge getragen werden durch eine der unten zu besprechenden Dentalschienen.

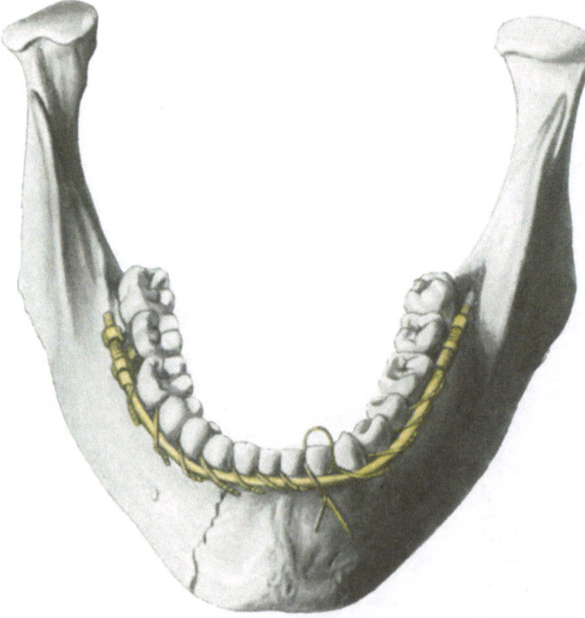

Abb. 81. Ringmutter-Schienenverband nach SCHROEDER.

Rißbrüche des Processus coronoideus bedürfen im allgemeinen keiner Behandlung — ebenso wie die Frakturen, bei denen eine Dislokation der Fragmente fehlt; hier genügt Ruhigstellung des Kiefers für 1—2 Wochen.

a) Behandlung der Brüche im Bereich des zähnetragenden Kieferabschnittes

α), wenn an beiden Fragmenten Zähne vorhanden sind.

Das Prinzip, die Bruchenden einer Unterkieferfraktur durch Angreifen an den Zähnen aneinander zu fixieren, reicht bis auf Hippokrates zurück und wurde vielfach bis in die neuere Zeit hinein in der ursprünglich geübten primitiven Form beibehalten: nämlich die beiden dem Bruchspalt zunächst stehenden Zähne durch eine die Frakturstelle überbrückende Drahtligatur miteinander zu verbinden. Abgesehen davon, daß die beiden hierfür in Betracht kommenden Zähne oft schon von vornherein gelockert und keinerlei Halt zu bieten in der Lage sind, pflegen selbst zunächst noch festsitzende Backzähne sich bald zu lockern und nachzugeben. Man hat eingesehen, daß eine wirksame Retention der reponierten Fragmente nur durch Schienen zu erreichen ist, die möglichst alle Zähne des Unterkiefers umfassen. Auch wenn die Fraktur im hinteren Abschnitt des horizontalen Kieferastes sitzt, muß man den Versuch machen, die wenigen Zähne des hinteren Fragments zur Festlegung der Schiene mit heranzuziehen. Zweckmäßig wird dann aber für einige Wochen jede funktionelle Inanspruchnahme des gebrochenen Kiefers verhindert durch Fixierung der Unterkieferzähne an den Zähnen des Oberkiefers, so daß jedes Öffnen des Mundes unmöglich gemacht ist.

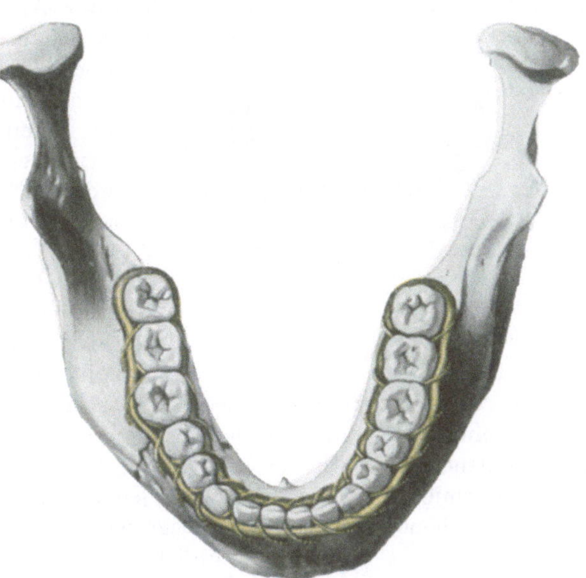

Abb. 82. HAMMONDS Drahtschiene.

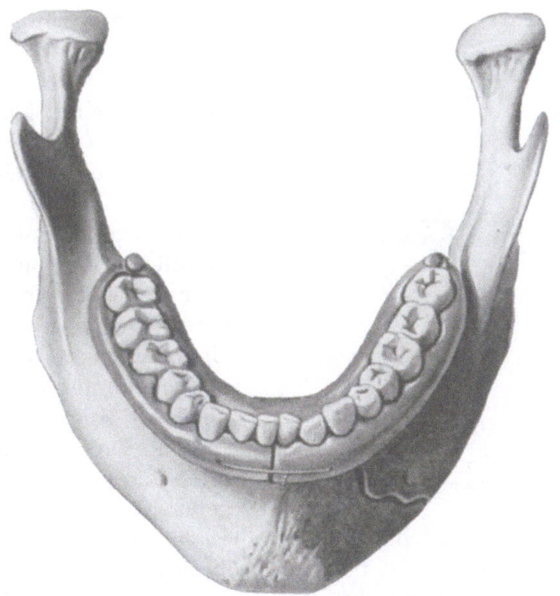

Abb. 83. Zinnguß-Schiene nach HAUPTMEYER.

Der erste Akt jeder Frakturbehandlung muß immer in der Reposition verschobener Bruchenden bestehen, die sich bei ganz frischen Brüchen meist ohne weiteres — wenn auch unter Schmerzen — ausführen läßt, bei acht Tage alten Kieferfrakturen aber nur noch unter Anwendung größerer Gewalt in Narkose durchgesetzt werden kann, und bei noch längerem Zurückliegen des Unfalltages ausschließlich durch allmählich wirkende Extension (siehe unten) oder blutig zu erreichen ist. Erst nach völliger Wiederherstellung der normalen Fragmentposition und der normalen Artikulation mit den Zähnen des Oberkiefers kann als zweiter Akt der Frakturbehandlung das Anlegen einer Dentalschiene in Betracht kommen, über deren Herstellung in der Einleitung zu diesem Abschnitt einiges gesagt wurde.

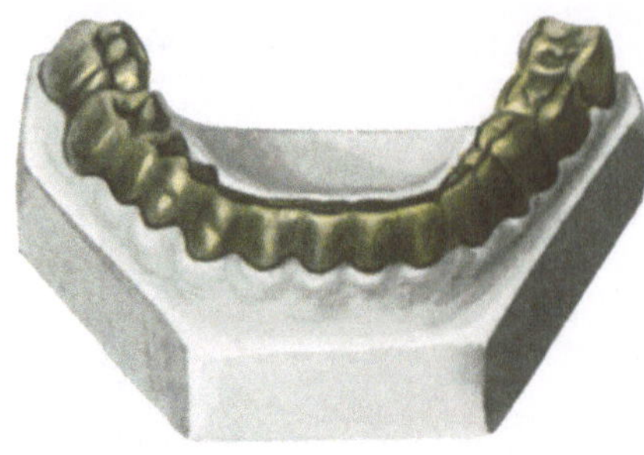

Abb. 84. Überkappungsschiene aus gestanztem Blech.

Die einfachste und von jedem manuell geschickten Arzt oder Zahnarzt herzustellende Zahnschiene ist der als SAUERscher Notverband bekannte hufeisenförmige Drahtbügel, der an jedem einzelnen Zahn durch aus feinem Draht bestehende Schlingen befestigt wird. Sehr zu empfehlen ist es, diesem Drahtbügel — gleichsam als Fundament — einige Klammerbänder (Ringmuttern) anzufügen, die um die Molaren herum gelegt werden und eine vorzügliche Stütze abgeben (Abb. 80 u. 81).

Etwas schwieriger herzustellen ist schon der einteilige Drahtschienenverband nach HAMMOND, der einen äußeren und einen inneren Bügel umfaßt, aber ebenfalls durch Blumendraht an den Zähnen festgelegt wird (Abb. 82).

Gutes leisten auch Kautschukschienen, der Zahnreihe innen und außen anliegend, in jede Zahnlücke hineingreifend, und zweckmäßig zwei- oder mehrteilig (MERTINS, KERSTING) konstruiert, deren einzelne Abschnitte durch Scharniere miteinander in Verbindung stehen. HAUPTMEYER verwendet ähnliche Modelle, die aber aus Zinn gegossen sind. Auch Metallkappenschienen finden Verwendung. Kautschuk-, Zinn- und Metallkappenschienen werden am Gipsmodell gefertigt (Abb. 83 u. 84).

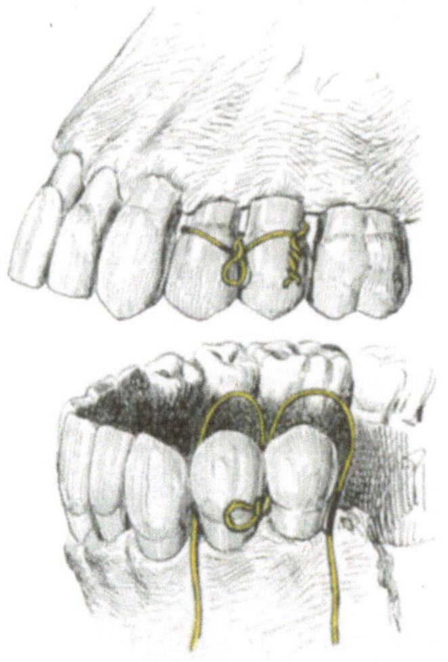

Abb. 85. Verfahren der vorläufigen Versorgung von Unterkieferbrüchen nach IVY. I. Akt: Anlegung der Drahtschlingen.

Bei ausreichendem Zahnbesatz der Fragmente leisten die Dentalschienen Vorzügliches und führen gewöhnlich nach 6—10 Wochen zur knöchernen Vereinigung der Bruchenden. Angenehm ist, daß das Öffnen des Mundes durch sie in keiner Weise behindert wird.

Es ist bereits darauf hingewiesen, wie wichtig es ist, die Verschiebung der Bruchenden möglichst rasch (!) nach dem Unfall zu beseitigen. Mit Recht hebt in neuester Zeit der Amerikaner IVY hervor, daß gewöhnlich die Konsolidierung der Fragmente in dislozierter Stellung schon begonnen hat, bis die Dentalschiene fertiggestellt ist und angelegt werden kann. Ganz regelmäßig müssen dann erst Extensionszüge angelegt werden, um die Korrektur allmählich und mühsam herbeizuführen, was im frischen Stadium sofort durch einen Griff hätte erreicht werden können.

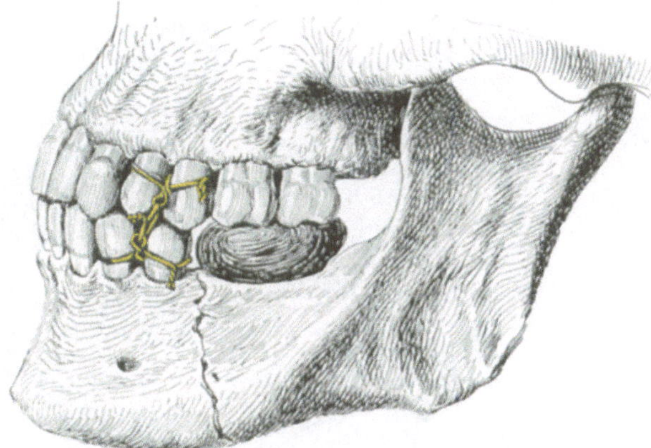

Abb. 86. Verfahren nach Ivy. II. Akt: Verbindung beider Drahtschlingen durch eine Drahtligatur. Das hintere Fragment wird durch einen Gummikloß in seiner Lage erhalten.

Ivy empfiehlt deshalb, bei frischen Unterkieferbrüchen in jedem Fall die Bruchenden sofort zu reponieren und deren Zähne (wenn vorhanden!) an ihren Oberkieferantagonisten vorläufig zu fixieren, so daß eine Verschiebung nicht wieder eintreten kann. Aus der nebenstehenden Zeichnung ist zu ersehen, wie dieses Ziel nach Ivy durch Anlegen von Drahtschlingen in einfacher Weise zu erreichen ist. Die beide Zahnreihen verbindende Schlinge kann jederzeit vorübergehend wieder gelöst werden, falls eine Mundöffnung aus irgend einem Grunde (Abdrucknehmen usw.) gewünscht wird. Ist das hintere Fragment zahnlos, so wird ein Gummistück so zwischen Oberkiefer und Unterkiefer eingeklemmt, daß der Masseter seine nachziehende Wirkung nicht ausüben kann. (Abb. 85 u. 86).

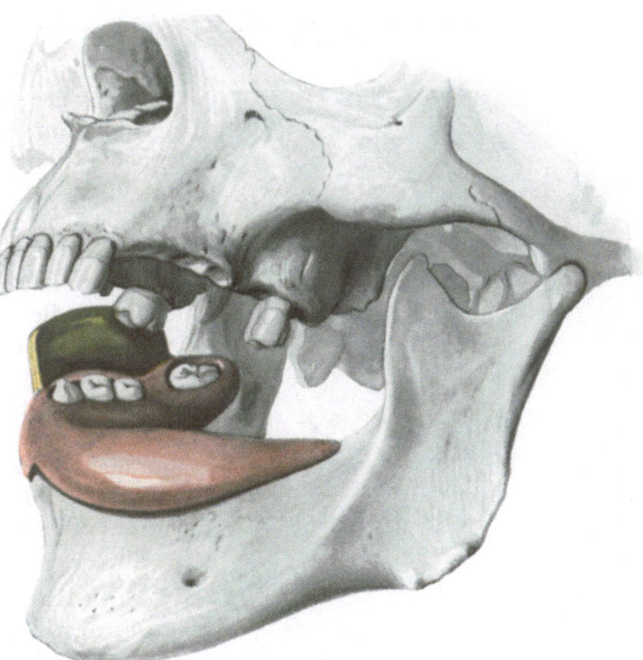

Abb. 87. Schiefe Ebene nach Sauer, angebracht an einer Kautschuk-Prothese.

b) Behandlung der Brüche des zahnlosen Unterkiefers.

Gestaltet sich die Retention der Fragmente mittels Zahnschienen trotz aller gelegentlichen Schwierigkeiten immer noch relativ einfach, so wird die Behandlung schwieriger, wenn an einem Bruchstück oder an beiden der Zahnbesatz fehlt. Meist ist es bei der Fraktur des horizontalen Astes nur das kurze hintere Fragment, das keine Zähne mehr besitzt, dessen Stellung aber bis zu einem gewissen Grade vernachlässigt werden kann, wenn nur Aussicht auf knöcherne Konsolidierung besteht. In solchen Fällen hat man im wesentlichen das größere noch Zähne tragende Fragment zu berücksichtigen, dessen Zahnartikulation wiederherzustellen und zu erhalten. Manchmal genügt die Anbringung einer „SAUERschen schiefen Ebene" an den Prämolaren und Molaren der gesunden Kieferhälfte, um wenigstens bei geschlossenem Munde den Kiefer in korrigierter Stellung festzuhalten. Besser ist die aus der schiefen Ebene hervorgegangene SCHRÖDERsche Gleitschiene oder eine ihrer Modifikationen, welche ebenfalls das Öffnen des Mundes gestatten, aber auch bei offenem Munde jede Verschiebung verhindern (Abb. 87 u. 88).

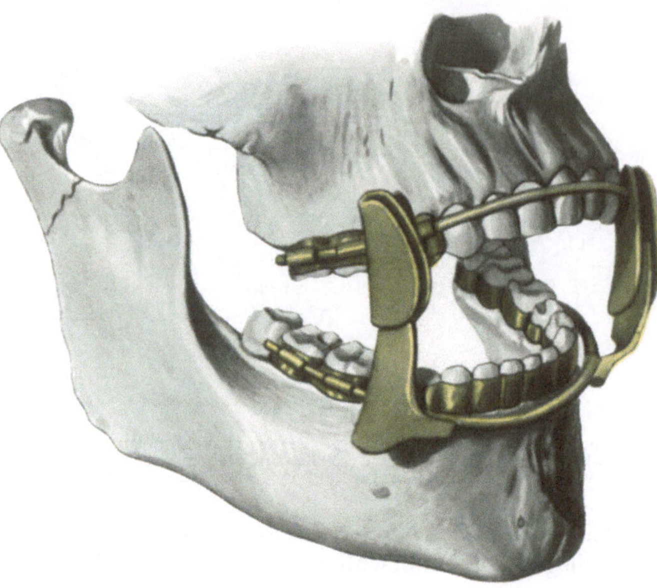

Abb. 88. Doppels. Gleithülse bei Bruch des Gelnekfortsatzes beiderseits.

Sind beide Fragmente zahnlos, so bleibt nur die operative Freilegung der Bruchstelle (von außen her ohne Eröffnung der Mundhöhlenschleimhaut) und ihre Vereinigung durch Knochennaht, Verkeilung oder Bolzung übrig — wenn man nicht vorzieht, gänzlich auf die Wiederherstellung der normalen Kieferform zu verzichten.

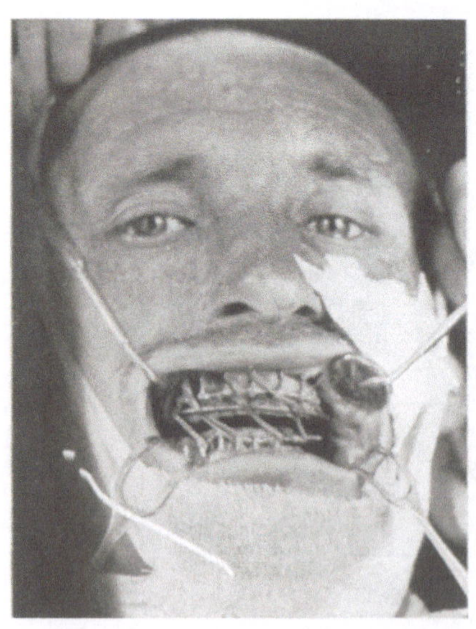

Abb. 89. Extensionsverband mittels intermaxillärer Gummizüge zur allmählichen Stellungsverbesserung bei Fragmentverschiebung. (Sammlg. WITZEL.)

c) Behandlung der Brüche des aufsteigenden Kieferastes oder des Gelenkfortsatzes.

Hier liegt der Schwerpunkt der Therapie in der Vorziehung des rückwärts verlagerten Unterkiefers und der Beseitigung des offenen Bisses, was selbst bei ganz frischen Frakturen nur selten manuell gelingt. In der Regel ist ein allmählich reponierender Extensionsverband nötig, um diese Verschiebung auszugleichen — ein ganz vorzügliches Verfahren, das noch nach Wochen zum Ziele führt, solange nur noch eine Spur von abnormer Beweglichkeit an der Bruchstelle vorhanden ist. Freilich sind meist 1—2 Wochen nötig, bis das gewünschte Resultat erreicht und die Artikulation der Unterkieferzähne mit den Zähnen des Oberkiefers wiederhergestellt ist. Ist das der Fall, so wird die untere Zahnreihe an der oberen fest fixiert, so daß eine Wiederverschiebung nicht eintreten kann. Diese Fixierung, die also jedes Öffnen des Mundes verbietet, muß bis zur knöchernen Vereinigung der Bruchenden aufrecht erhalten bleiben, was je nach Lage des Falles 4—12 Wochen dauern kann. Am längsten brauchen Brüche des Gelenkfortsatzes, die in einem recht hohen Prozentsatz unter Pseudarthrosenbildung ausheilen, weil nicht selten durch Zug des Pterygoideus externus der Hals des abgebrochenen Fortsatzes nach innen und vorn verlagert wird und überhaupt nicht in Berührung mit dem anderen Bruchende zu bringen ist, außer durch Operation. Und selbst da bleibt meistens nichts anderes übrig, als den ganzen Fortsatz zu exstirpieren. Eine ganz erhebliche Erleichterung bedeutet es aber für den Patienten, wenn nach erfolgtem Ausgleich der Verschiebung die Retention durch eine oder zwei SCHRÖDERsche Gleitschienen aufrecht erhalten wird, so daß das Öffnen des Mundes wieder möglich ist.

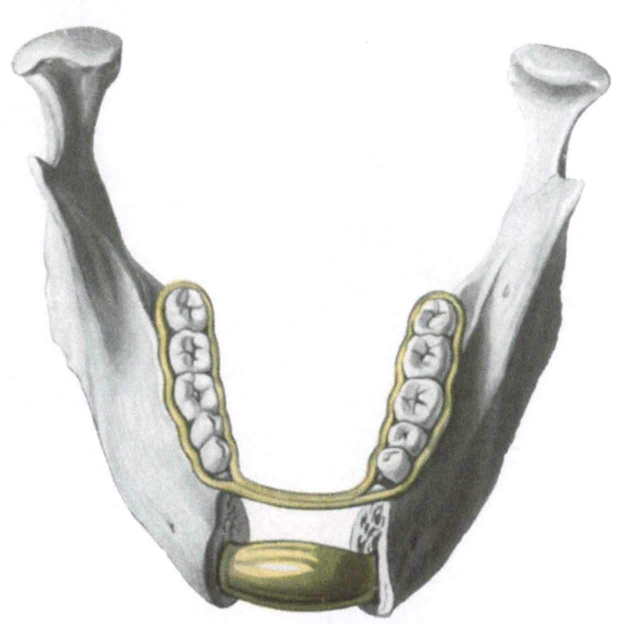

Abb. 90. Drahtbügel-Schienung mit Zwischenschaltung eines Kinnstückes bei Kinndefekt.

Um einen Extensionsverband herzustellen, wird an der Oberkieferzahnreihe und an der des Unterkiefers je eine SCHRÖDERsche Klammerband-Drahtschiene angelegt, die mit aufwärts bzw. abwärts gebogenen Häkchen besetzt ist. Diese Häkchen dienen zum Anbringen von Gummizügen, deren Zugrichtung und Spannung je nach Bedarf verändert werden kann (Abb. 89).

d) Behandlung difform verheilter Unterkieferbrüche.

Unterkieferbrüche, die mangelhaft oder überhaupt nicht behandelt werden, konsolidieren in dislozierter Stellung unter mehr oder minder schwerer Beeinträchtigung der Zahnartikulation und damit der Kaufunktion. Will man nachträglich eine Korrektur in Angriff nehmen, so muß man die Fraktur wieder herstellen — d. h., es muß die den Bruchspalt überbrückende Knochennarbe operativ durchtrennt werden. Zu diesem Zweck wird die Bruchstelle von außen her freigelegt und ohne Eröffnung der Mundhöhle durchgemeißelt. Aber auch nach Durchtrennung des Knochens läßt sich die Verschiebung nicht ohne weiteres ausgleichen; denn die die Fraktur umgebenden unnachgiebigen Weichteilnarben halten die Fragmente weiterhin fest und geben gewöhnlich auch nicht nach, wenn man sie nach Möglichkeit excidiert. Erst durch im Anschluß an die Operation ausgeführter Extension (s. oben) können die Fragmente langsam in ihre Normalstellung zurückgeführt werden.

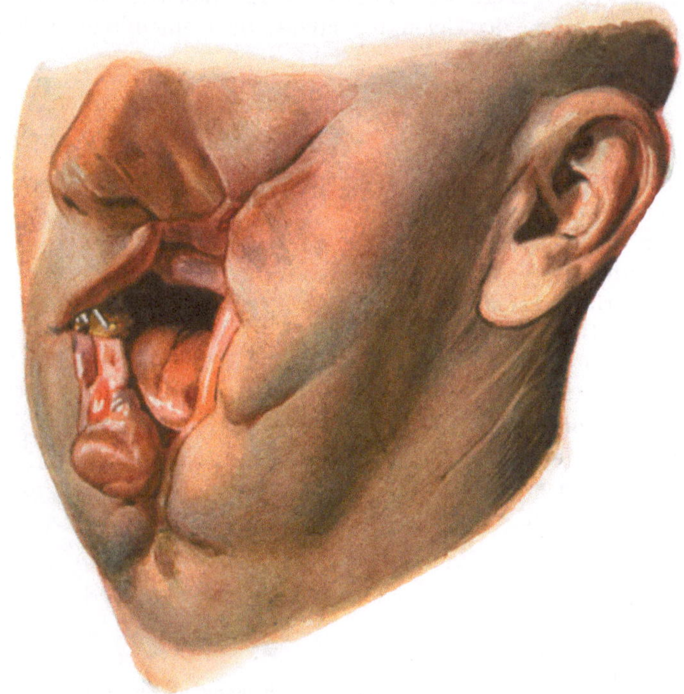

Abb. 91. Kiefer- und Weichteildefekt infolge Schußverletzung nach Abschluß der Wundheilung. (Beob. d. Tüb. Chir. Klinik.)

Die den Gummizügen Halt gewährenden Zahnschienen müssen vor der Durchmeißelung angefertigt und angelegt sein.

Bei veralteten Frakturen des Gelenkfortsatzes werden im allgemeinen bessere Resultate erzielt, wenn man nicht die Fraktur an der alten Stelle wieder herstellt, sondern wenn der aufsteigende Unterkieferast unterhalb der früheren Fraktur, etwa in der Mitte, durchgemeißelt wird, und zwar in der Richtung von unten außen nach innen oben ohne Verletzung von Arteria und Nervus alveolaris (nach Perthes-Schloessmann); eine Verziehung des oberen Fragmentes nach innen kann dann nicht eintreten und die aneinanderliegenden Knochenwundflächen sind so breit, daß die Konsolidierung nicht ausbleiben kann und die Gefahr der Pseudarthrosenbildung kaum vorhanden ist.

e) Behandlung der Pseudarthrosen und Defekte.

Solange nicht jeder Rest abnormer Beweglichkeit an der Frakturstelle durch knöcherne Konsolidierung der Bruchenden geschwunden ist, bleibt trotz tadelloser Zahnartikulation die Kaufähigkeit beeinträchtigt, weil bei jedem Biß Schmerzen an der früheren Bruchstelle auftreten. Ist nach monatelangem Bestehen einer solchen „Pseudarthrose" auf Festwerden nicht mehr zu hoffen, so muß operativ eingegriffen werden.

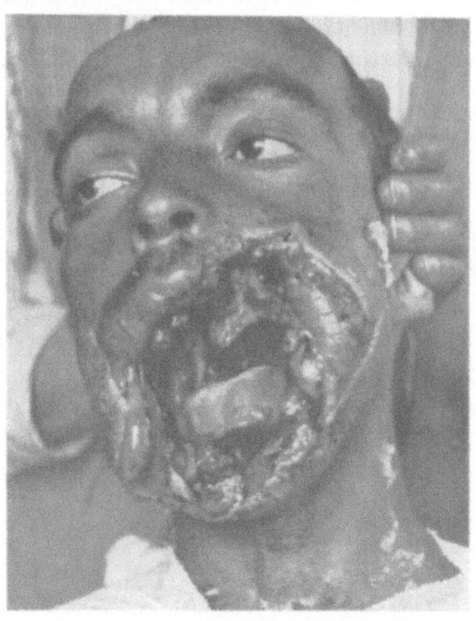

Abb. 92. Zertrümmerung des Kinns durch Schußverletzung. (Sammlg. WITZEL.)

Bei schmalem Pseudarthrosenspalt genügt ein sehr zu empfehlendes einfaches Verfahren (KLAPP): Freilegung der Bruchstelle von außen her — Abhebeln des Periostes an der Kieferaußenfläche zu beiden Seiten der Pseudarthrose in Form einer Tasche — Überbrücken der Bruchstelle durch ein vom Schienbein entnommenes periostbedecktes dünnes Knochenstäbchen, das mit seinen Enden in die Periosttaschen hineingeschoben wird. An der eigentlichen Pseudarthrose wird also nichts geändert. Der eingepflanzte Knochenspan wächst an beiden Bruchstücken fest, wird mit der Zeit stärker und bildet dann eine feste Knochenbrücke (siehe Operationslehre).

Sind aber die Bruchenden sehr dünn und atrophisch, so müssen sie soweit abgetragen werden, bis regenerierfähiger periostbedeckter gesunder Knochen erscheint. Der so entstandene Defekt ist nach völlig abgeschlossener Wundheilung durch Transplantation eines die Lücke ausfüllenden Knochenstückes zu ersetzen (s. Abschnitt Operationslehre).

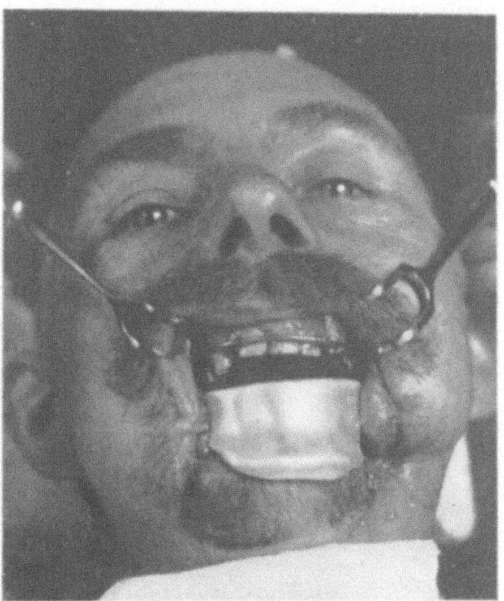

Abb. 93. Zertrümmerung des Kinns durch Schußverletzung mit Kinnschild vor Ausführung der Weichteilplastik. (Sammlg. WITZEL.)

Sind Teile des Unterkiefers verloren gegangen — z. B. durch schwere Zertrümmerung infolge Schußverletzung —, die den ganzen Querschnitt umfassen, so werden durch solche „Defekt"-Bildungen besonders schwierige Verhältnisse geschaffen. Auch in solchen Fällen ist von vornherein dafür zu sorgen, daß die erhalten gebliebenen Kieferteile dauernd in normaler Stellung festgehalten werden. Das kann bei vorhandenem Zahnbesatz beider Fragmente z. B. durch einen dental angreifenden Drahtbügelverband erreicht werden, wobei zweckmäßig gleichzeitig zwischen die im Bereich des Kieferkörpers liegenden Bruchenden eine beiderseits mit spitzen Fortsätzen versehene und die Form des verloren gegangenen Kieferabschnittes möglichst nachahmende Metallprothese eingefügt wird (Abb. 90). Hierauf ist abzuwarten, ob sich mit der Zeit eine den Defekt überbrückende Knochenspange von zurückgebliebenen Periostteilen aus spontan neu bildet, oder ob nach völliger Abheilung der Wunde lebender, vom Patienten selbst entnommener Knochen implantiert werden muß.

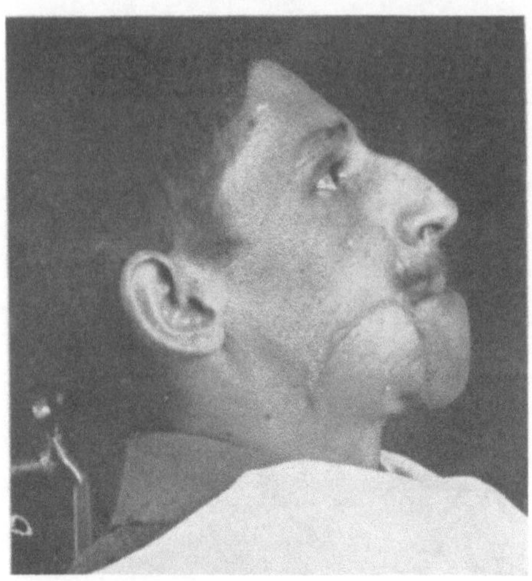

Abb. 94. Zertrümmerung des Kinns durch Schußverletzung nach Ausführung der Weichteilplastik über dem Kinnschild. (Sammlg. WITZEL.)

Hierbei ist besonders zu beachten, daß den Knochendefekt ausfüllendes Narbengewebe excidiert werden muß, so daß der transplantierte Knochen allseitig auf das innigste von normalem, sich gut anschmiegendem, reichlich mit Gefäßen versorgtem Gewebe umgeben ist; sonst heilt er nicht ein.

Schwere Schußverletzungen des Kiefers lassen neben größeren Knochendefekten manchmal auch ausgedehnte Zerstörungen der den Kiefer bedeckenden Weichteile zurück. In diesem Falle muß dem Verschluß der Knochenlücke durch Transplantation natürlich die Schaffung eines Weichteilbettes vorangehen; bei gleichzeitigem Knochen- und Weichteildefekt muß also erst der letzte beseitigt werden — was durch Hineinschlagen eines aus der Nachbarschaft (Hals, Brust) entnommenen gestielten Gewebslappens geschieht, — bevor der Knochendefekt überbrückt werden kann. Umfaßt ein solcher Defekt Weichteile und Knochen des Kinns, so wird noch vor Ausführung der Weichteilplastik an Stelle des fehlenden knöchernen Kinnbogens eine entsprechend geformte Prothese eingesetzt und über dieser das Weichteilkinn formiert. Auf diese Weise kann ihm von vornherein die beabsichtigte Form gegeben werden (Abb. 91—94).

III. Entzündungen.

A. Einleitendes aus der allgemeinen Chirurgie.

Die chirurgisch wichtigen Entzündungsprozesse, in welcher Art Gewebe und an welcher Stelle des Organismus sie auch immer lokalisiert sein mögen, sind in der Regel auf Eindringen von Infektionskeimen in den Körper zurückzuführen. Außer durch bakterielle Einflüsse kann aber auch ein entzündlicher Reiz gesetzt werden durch Gewebsschädigungen thermischer und chemischer Art (Verbrennungen, Verätzungen), und ganz regelmäßig ist die sogenannte „aseptische Entzündung“ ein wichtiger Faktor bei der primären Wundheilung. Alle diese Entzündungsarten spielen in der Chirurgie eine hervorragende Rolle, wenn auch die infektiösen Prozesse an Bedeutung weitaus an der Spitze marschieren. Von diesen soll hier ausschließlich die Rede sein.

Sehen wir uns zunächst diejenigen Bakterienarten an, die am häufigsten zu den uns hier interessierenden Entzündungen führen, so haben wir es meistens mit den eigentlichen „Eiterbakterien“ zu tun, den Staphylokokken und den Streptokokken, den Haupterregern der alltäglichen Wundinfektionen. Zwar sind in dem eitrigen Sekret offener Wunden außer diesen Kokken stets noch eine Unmenge anderer Keimarten, besonders von Fäulniserregern zu finden, deren Identität zum großen Teil gar nicht festzustellen ist und denen krankmachende Bedeutung nicht zukommt. Geradezu massenhaft sind solche saprophytischen Schmarotzer neben pathogenen Keimen in der Mundhöhle ständig vorhanden und sind daraus durch keinerlei desinfektorische Maßnahmen völlig zu vertreiben — höchstens kann man ihre Zahl und Virulenz vorübergehend vermindern.

Entzündlich-eitrige Prozesse können ferner ausgelöst werden durch das im Darm regelmäßig zu findende Bacterium coli, sowie durch den Erreger der Lungenentzündung, den Pneumokokkus. Erwähnt sei schließlich noch der harmlose Bacillus pyocyaneus, der sich auf schlecht heilenden vernachlässigten Granulationswunden anzusiedeln pflegt und dem Eiter eine blaugrüne Farbe, sowie einen eigentümlich moderigen Geruch verleiht.

Eine bedeutsame Rolle spielen auch die „spezifischen“ Erreger der ausgesprochenen chronisch verlaufenden Granulationsprozesse Tuberkulose, Syphilis und Aktinomykose: der Kochsche Tuberkelbacillus, die Schaudinnsche Spirochaeta pallida, sowie der von Bollinger und Ponfick entdeckte Strahlenpilz.

Die Betrachtung eines jeden bakteriellen Krankheitsprozesses legt die Frage nahe, auf welchem Wege das infektiöse Virus in das Körpergewebe eingedrungen und schließlich an den Ort des Entzündungsherdes gelangt ist; denn durchaus nicht immer erfolgt die Ansiedlung der Keime zunächst nur an der „Eintrittspforte“, wie das z. B. für die Syphilis („Primäraffekt“) zutrifft.

Meistens werden die Bakterien nach Passieren der Eintrittspforte vom Lymph- oder Blutstrom erfaßt und eine Strecke weit in den Körper hinein verschleppt, bevor sie sich ansiedeln und örtliche Krankheitserscheinungen hervorrufen.

Zu schwererer Allgemeinerkrankung führt das Eindringen pathogener Keime, besonders auch der gewöhnlichen Eitererreger, in die freie Blutbahn („Blutvergiftung") — ein Ereignis, das durchaus nicht in jedem Falle zum Tode zu führen braucht. Wie neuere Untersuchungen gezeigt haben, kommt das z. B. bei schweren eitrigen Prozessen sogar ziemlich regelmäßig vor, und wir kennen heute eine ganze Reihe von Krankheiten, in deren Verlauf die betreffenden Erreger vorübergehend im Blutkreislauf nachzuweisen sind. In solchen Fällen reden wir von „Bakteriämie", was zu unterscheiden ist von der eigentlichen, mit höchster Lebensgefahr verbundenen „Sepsis"; doch sind beide Krankheitsbilder nicht scharf voneinander zu trennen. Ausschlaggebend, ob es bei einer Bakteriämie bleibt oder zu einer Sepsis kommt, ist einmal die Zahl und Virulenz der eingedrungenen Keime, sowie auch die Widerstandskraft des Organismus; mit einer gewissen Zahl von Bakterien wird der Körper fertig.

Bei Bakteriämie werden die im Blut kreisenden Keime größtenteils durch Bildung von Gegengiften („Antikörpern") und anderen Abwehrmaßnahmen des Körpers unschädlich gemacht; immerhin siedeln sich gelegentlich Bakterienkolonien im Kapillarnetz des Körpergewebes an und rufen von hier aus örtliche akut entzündliche Erkrankungen hervor. Häufiger Sitz solcher „hämatogenen" Infektionen ist z. B. das Knochenmark (Osteomyelitis).

Haben eitrige Prozesse die Wand eines Blutgefäßes von außen her durchdrungen, was besonders leicht bei den dünnwandigen Venen der Fall sein kann, so wird auch deren Intima in einen entzündeten Zustand versetzt. Die Folge ist der Niederschlag eines Thrombus, der schließlich das ganze Gefäßlumen ausfüllt und ebenfalls durch Eindringen von Eitererregern infiziert werden kann. Der Thrombus vereitert und erweicht, so daß von Zeit zu Zeit kleinste mit Infektionskeimen beladene Bröckel vom venösen Blutstrom erfaßt, fortgeschwemmt und in den Kreislauf hinein verschleppt werden können. Dabei kommt es jedesmal zu einer akuten Überschwemmung des Blutes mit Eiterkeimen, worauf der Körper durch plötzlichen Temperaturanstieg (Schüttelfrost!) reagiert = „Pyämie".

Wo im Gefäßnetz des Körpers diese Bröckelchen schließlich hängen bleiben, wird ein neuer Eiterherd gebildet, der nun wieder alle Stadien der Entzündung durchmacht bis zur Abscedierung, und der dann als „metastastischer Absceß" bezeichnet wird.

Die Heilungsaussichten einer ausgesprochenen Pyämie sind gering: schließlich pflegt unter allgemein septischen Erscheinungen der Tod den elend gewordenen Kranken zu erlösen.

Was nun die Eintrittspforte angeht, so ist die gesunde, von Haut oder Schleimhäuten überzogene Körperoberfläche praktisch für die gewöhnlichen Eiterbakterien — außer für sehr virulente Keime — nicht passierbar. Erst wenn der Epithelüberzug defekt geworden ist durch Bildung kleinster Schrunden und Risse oder auch größerer Wunden, ist Gelegenheit zum tieferen Eindringen gegeben.

Innerhalb der Mundhöhle sind es die Tonsillen, die trotz intakten Epithelüberzuges nicht allzu schwer passierbare und daher gefürchtete Eintrittspforte für Infektionskrankheiten örtlicher und allgemeiner Natur darstellen. In ihren Krypten sammeln sich Detritus und massenhaft Infektionserreger an, und von hier aus entstehen die Anginen, wahrscheinlich auch die Tuberkulose der Lungen, und hier siedeln sich auch die Diphtheriebazillen zuerst an.

Die krankmachende Wirkung der in das Gewebe gelangten Infektionserreger ist abhängig von der Ausscheidung von Giftstoffen, der „Toxine", wodurch örtlich die Erscheinungen der Entzündung ausgelöst werden, und außerdem durch Übertritt in den Kreislauf allgemeines Krankheitsgefühl zustande-kommt. Der örtliche Entzündungsvorgang spielt sich bei der pyogenen Infektion in der Weise ab, daß sich zunächst die Blutgefäße des umgebenden Gewebes erweitern, worauf durch deren toxisch geschädigte Wandungen hindurch Blutserum und massenhaft polynucleäre Leukocyten in die Gewebsspalten hinein austreten. Dadurch ist die Bildung von Eiter eingeleitet, der zunächst das die Bakterien umgebende Gewebe infiltrierend durchsetzt, schließlich aber unter Einschmelzung von Körperzellen zum „Absceß" führt, d. h. zur Ansammlung von Eiter in einer nicht präformierten, sondern durch Zugrundegehen von Körpergewebe geschaffenen abgegrenzten Höhle. Sammelt sich Eiter in einer präformierten Körperhöhle an, z. B. in einer Gelenkhöhle oder in der Kieferhöhle, so reden wir von „Empyem".

Durchaus nicht immer bleibt aber der eitrige Prozeß auf die nähere Umgebung seines Entstehungsortes beschränkt. In nicht seltenen Fällen schreitet er mehr oder minder rasch in die Nachbarschaft hinein fort und wird zur „Phlegmone" (Zellgewebsentzündung), alles eitrig durchsetzend, bis er entweder spontan zum Stillstand kommt, oder seinem Fortschreiten durch die Therapie Einhalt geboten wird. Daß eine Phlegmone ungleich mehr Gefahren heraufbeschwören kann als der Absceß, ist klar. Akute Entzündungen sind immer mehr oder weniger stark begleitet von einer serösen Durchtränkung der weiteren Weichteilumgebung, klinisch durch diffuse weiche Schwellung sich bemerkbar machend = „entzündliches Ödem". An Stellen mit lockerem Fettgewebe sammelt sich das Ödem besonders gern an und kann z. B. an den Augen zu sackartigem Herunterhängen der Lider führen.

Spielen sich im allgemeinen bei diesen pyogenen Entzündungen die Krankheitserscheinungen im Verlauf von Tagen bis Wochen ab („akute" Entzündungen), so gibt es demgegenüber „chronische" Entzündungsprozesse, die Monate und Jahre hindurch bestehen bleiben können. Hierher gehören die spezifischen Krankheitsprozesse der Tuberkulose, Aktinomykose und Syphilis, die man unter dem Namen der „chronischen Granulome" zusammengefaßt hat, weil sie das von ihnen ergriffene Gewebe zunächst mit Granulationsgewebe durchsetzen, bevor der Gewebszerfall — nicht immer unter Eiterung — eintritt.

Entsprechend dem pathologischen Geschehen verhalten sich natürlich die klinischen Erscheinungen. Die von alters her bekannten Kardinalsymptome der akuten Entzündung sind Rötung und Erwärmung, Schwellung und Schmerzhaftigkeit = rubor, calor, tumor, dolor, die jedoch nicht in jedem Fall vom ersten Augenblick an vollzählig vorhanden zu sein brauchen, sondern oft erst auf der Höhe des Entzündungsprozesses sämtlich nachzuweisen sind. Rötung und Erwärmung sind Folge der Hyperämie, während die Schwellung sowohl durch die gesteigerte Blutfülle als auch durch das rasch an Menge zunehmende flüssige und zellige Exsudat erzeugt wird. Der mit jeder akuten Entzündung verbundene Schmerz schließlich wird hervorgerufen sowohl durch die toxische (chemische) Reizung der sensiblen Nervenendigungen, als auch durch deren Kompression infolge der gesteigerten Gewebsspannung. Steigerung der Körpertemperatur (Fieber) ist eine regelmäßige Begleiterscheinung jedes akut entzündlichen Prozesses von einiger Ausdehnung.

Ausgesprochen chronisch verlaufende Entzündungen lassen recht häufig Rötung, Schmerz und Temperatursteigerung vermissen, wodurch in diagnostischer Hinsicht erhebliche Schwierigkeiten entstehen können. Da manchmal nichts als die Schwellung gefunden wird, sind Verwechslungen mit Geschwülsten nicht selten.

Entzündlich verändertes Gewebe unterscheidet sich palpatorisch von dem umgebenden gesunden Gewebe durch wechselnd starke Konsistenzunahme, wenigstens im Stadium der diffusen Infiltration. Setzt die Abscedierung dann ein, so erweicht inmitten der derben Partien zunächst das Zentrum, und bei Ansammlung größerer Eitermengen läßt sich dann meist deutlich das Zeichen der „Fluktuation“ nachweisen.

Eine Eiteransammlung, die nicht rechtzeitig operativ entleert wird, schafft sich schließlich selbst einen Ausgang nach der Körperoberfläche, indem sie die Haut oder die Schleimhaut perforiert. Hat man schon bei pyogenen Prozessen einer solchen Spontanperforation durch frühzeitige Incision und Entleerung des Eiters möglichst zuvorzukommen — um die Ausbreitung des Prozesses einzuschränken und die Beschwerden zu lindern —, so gilt das als oberstes therapeutisches Gesetz in noch höherem Grade für noch geschlossene tuberkulöse Eiteransammlungen, und zwar aus folgendem Grunde: Solange sich in dem tuberkulösen („kalten“) Absceß ausschließlich Tuberkelbacillen befinden, pflegt der Verlauf der Erkrankung sich relativ harmlos zu gestalten; Schmerzen und Fieber fehlen oft völlig oder halten sich in mäßigen Grenzen.

Ist der Eiter aber erst nach außen durchgebrochen, so bleibt an der Perforationsstelle eine ständig sezernierende Fistel bestehen, die den Staphylo- und Streptokokken als Eintrittspforte dient und dadurch Anlaß gibt zur Entstehung einer „Mischinfektion“, die sich durch kein Mittel verhindern läßt.

Die Folge der Mischinfektion ist eine sofort einsetzende Steigerung der Eiterabsonderung und oft hohes Fieber mit Beeinträchtigung des Allgemeinbefindens.

Es ergibt sich also, daß zwar der Eiter eines kalten Abscesses entleert werden muß, aber daß es zur Persistenz einer offenen eiternden Wunde nicht kommen darf, wie wir das bei heißen Abscessen durch Drainage der Absceßhöhle stets absichtlich herbeiführen. Deshalb werden Tuberkelabscesse nicht incidiert, sondern punktiert, d. h. mit einer nicht zu dünnen Nadel angestochen und mittels Spritze ausgesaugt. Läßt sich, wie nicht selten, der zu dickflüssige und von nekrotischen Gewebsfetzen durchsetzte Eiter nicht durch eine Kanüle hindurch entleeren, so ist allerdings die breite Incision nicht zu umgehen; doch strebt man dann eine primäre Heilung der Operationswunde an durch sorgfältige Naht der Wunde ohne Drainage. Bei erneuter Eiteransammlung wird das wiederholt.

Hat sich an irgend einer Körperstelle ein akut entzündlicher Prozeß etabliert, so werden sehr bald die von hier zentralwärts abführenden Lymphwege in Mitleidenschaft gezogen. Von den Lymphspalten des Erkrankungsherdes aus fließt die infizierte Gewebsflüssigkeit durch kleine Lymphgefäße in die regionären Lymphdrüsen ab, um sich schließlich dem kreisenden Blute beizumischen. Auf diesem Wege kommt es zunächst zu einer Beteiligung der Lymphgefäßwände und schließlich der regionären Drüsen an der Infektion = „Lymphangitis“ bzw. „Lymphadenitis“ acuta, die sich klinisch durch Schwellung, Verhärtung und Druckempfindlichkeit bemerkbar machen.

Die Lymphdrüsen stellen bekanntlich eine wichtige Schutzeinrichtung des Organismus dar, und sind in den Verlauf der Lymphgefäße eingeschaltet, um schädliche Beimengungen der Gewebsflüssigkeit aufzufangen und unschädlich zu machen; und so bleiben auch Bakterien hier hängen, um vernichtet zu werden. Erst wenn die Keime nach Menge und Virulenz nicht mehr zu bewältigen sind, wird die Lymphdrüsensperre durchbrochen und Bakteriämie und Sepsis sind die Folge.

Klingen auch meistens gleichzeitig mit den akuten Symptomen des primären Herdes die Erscheinungen der Lymphangitis und Lymphadenitis bald ab, so ist eine Vereiterung der Drüsen unter Bildung eines „Drüsenabscesses“ doch nichts Seltenes.

Auch bei chronisch verlaufenden, unspezifischen und spezifischen Entzündungsvorgängen stellen sich schließlich langsam zunehmende Vergrößerung und Verhärtung der regionären Drüsen ein, ohne daß aber ausgesprochene Schmerzhaftigkeit damit verbunden wäre.

Wie schon gesagt, gehen akut infektiöse Prozesse, häufig auch chronisch verlaufende, gewöhnlich mit einer Steigerung der allgemeinen Körpertemperatur einher — dem „Fieber“.

Da normalerweise ebensoviel Wärme durch Oxydationsprozesse gebildet wird, als der Körper durch Ausstrahlung, Verdunstung und Leitung nach außen abgibt, so kann eine Steigerung der Körperwärme entweder durch Vermehrung der Wärme-Produktion oder Verminderung der Abgabe zustande kommen. Beim Fieber ist beides der Fall, weil die von den Bakterien ausgeschiedenen Toxine einerseits die Verbrennungsvorgänge innerhalb des Körpers steigern, andererseits die bei der Wärmeregulierung tätigen Faktoren schädigen.

Je höher das Fieber, um so mehr pflegt auch das Allgemeinbefinden gestört zu sein durch Appetitlosigkeit, Kopfschmerz, Mattigkeit und in schweren Fällen durch Bewußtseinstrübung (Delirien).

Tritt die allgemeine Temperatursteigerung plötzlich auf, so stellt sich Frostgefühl ein, weil die Hauttemperatur infolge Kontraktion der peripheren Gefäße zunächst hinter der Innentemperatur des Körpers stark zurückbleibt. Bei besonders steilem Anstieg des Fiebers kommt es zu reflektorisch ausgelösten allgemeinen Muskelkrämpfen unter dem Bilde des „Schüttelfrostes“.

Für den Chirurgen ist die genaue Beobachtung der Fieberkurve diagnostisch und besonders auch bei der Nachbehandlung nach Operationen von allergrößtem Wert, da jede kleinste Störung des normalen Wundheilungsverlaufes durch Steigerung der Körpertemperatur angezeigt wird. Dem Erfahrenen genügt ein Blick auf die Temperaturkurve und ein weiterer in das Gesicht seines Patienten, um den Zustand des Kranken beurteilen zu können.

B. Entzündliche Erkrankungen der äußeren Weichteile.

1. Das Erysipel (Rose).

Das Erysipel ist eine akut entzündliche Erkrankung der äußeren Haut oder der Schleimhaut, hervorgerufen durch Streptokokken, die in die Lymphspalten der Cutis eindrangen, sich hier vermehrten und nun immer weitere Gebiete der Nachbarschaft erobern; überall in den Gewebsspalten des erkrankten Gebietes sind Streptokokken nachzuweisen.

Die Folge des Einwirkens der Bakteriengifte auf das Gewebe ist eine Hyperämie mit seröser und zelliger (Leukocyten) Exsudation, die sich meistens in mäßigen Grenzen hält, manchmal aber auch in eitrige Durchtränkung übergeht und damit die Erscheinungen einer bösartigen Phlegmone hervorzurufen imstande ist mit Beteiligung des subcutanen Bindegewebes oder noch tieferer Schichten. Nach dem Vorschlage Lexers ist am besten nur diese eitrige Form von der nicht eitrigen abzutrennen; alle anderen Unterscheidungsmerkmale erübrigen sich. Die ohne Eiterung einhergehende Form bildet die Regel, die eitrige erfreulicherweise die Ausnahme.

Ganz besonders häufig heimgesucht wird die Haut des Gesichts, weil die Gelegenheit zur Infektion hier viel günstiger und vielseitiger gegeben ist als an den bedeckten Stellen des Körpers. Fast immer sind es Defekte der schützenden Epidermis, die den Streptokokken als Eintrittspforte dienen, und die auf die verschiedenste Weise zustande gekommen sein können: In Betracht kommen Wunden, Rhagaden und chronische Ekzeme; Fistelmündungen nach Parulis, tuberkulöser Ostitis usw. Durch Reiben mit den Fingern, Ablösen von Krusten oder auch durch operative Maßnahmen in eitrigem Gebiet werden Lymphspalten eröffnet, und damit ist den Streptokokken der Weg ins Innere freigemacht. In selteneren Fällen erfolgt die Infektion der Cutis von tiefer gelegenen Eiterherden aus, ohne daß also ein Oberflächendefekt vorhanden zu sein braucht, und ganz selten scheint ein Erysipel auch auf hämatogenem Wege entstehen zu können.

Bei steil ansteigender Temperaturkurve entwickelt sich (häufig unter Schüttelfrost) das Erysipel innerhalb $^1/_2$—3 Tagen nach der Infektion, indem zunächst über schwere Störung des Allgemeinbefindens in Form von Abgeschlagenheit und Kopfschmerzen geklagt wird. Magenbeschwerden, Erbrechen, motorische Unruhe und Benommenheit (Delirien) pflegen nicht auszubleiben, und bald ist dann auch eine fleckige helle Rötung der Haut, gewöhnlich zunächst in der unmittelbaren Nachbarschaft der Eintrittspforte nachzuweisen bei meist starker, durch entzündliches Ödem der Subcutis bedingter Schwellung der Gesichts-Weichteile. Die scharf begrenzten Flecken sind ganz leicht über die umgebende Cutis erhaben, wechseln sehr rasch ihre Gestalt und dehnen sich meist rasch in regelloser Weise aus, oft sprunghaft normale Hautpartien übergehend und umfassend.

Die Epidermis wird oft in Form von Blasen, die mit bernsteingelber Flüssigkeit gefüllt sind, abgehoben.

Eine Gesichtshälfte oder das ganze Gesicht können ergriffen werden („Gesichtsrose"), wobei Lippen und Augenlider stark anschwellen, und manchmal sogar wandert die Rötung über den behaarten Kopf fort („Kopfrose") oder tritt auf den Rumpf über, nachdem die zuerst durchlaufenen Hautstrecken ihre normale Beschaffenheit wieder angenommen haben („Erysipelas migrans“). Kopfrose hinterläßt manchmal ausgedehnten Ausfall der Haare, die aber bald wieder nachwachsen (s. Abb. 95).

Ein Erysipel tritt manchmal sehr flüchtig auf, um nach einem Tage und nach einer kurz dauernden Temperatursteigerung wieder verschwunden zu sein. Die Gesichtsrose dauert gewöhnlich 8 Tage, kann sich aber auch wochenlang hinziehen und den Patienten schwer mitnehmen. Die Schmerzhaftigkeit pflegt gering zu sein, nur wird stets über ein unangenehmes Spannungsgefühl geklagt.

Auf die Schleimhaut der Nase und des Mundes kann ein Erysipel von außen her übergreifen, kann aber auch von ihr ausgehen. Intensive Rötung und starke Schwellung sind die sichtbaren Zeichen der Schleimhauterkrankung, die sich oft nach dem Rachen und dem Larynx zu ausdehnten.

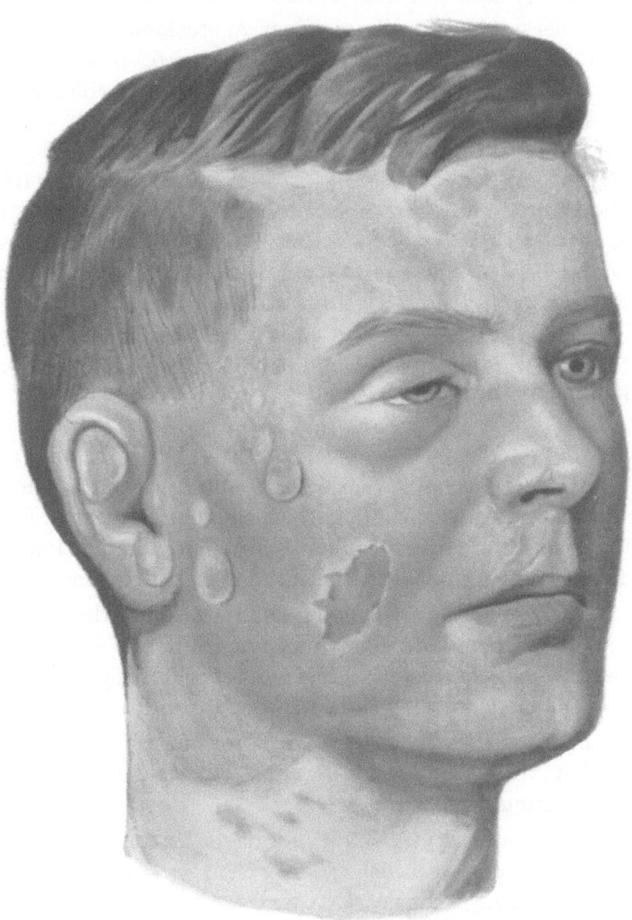
Abb. 95. Erysipel der rechten Gesichtshälfte.

Die Körpertemperatur hält sich häufig im großen und ganzen auf der anfänglich erreichten Höhe, um nach Abklingen der Infektion plötzlich oder auch im Verlauf mehrerer Tage zur Norm abzufallen. Manchmal aber steigt das Fieber nach Unterbrechung von ein bis mehreren Tagen wiederum steil an, entsprechend den oft zu beobachtenden einzelnen „Schüben“ der Entzündung.

Die dem Patienten drohenden Gefahren werden durch Übergreifen der Streptokokkenentzündung auf tieferliegende Schichten heraufbeschworen: eitrige Parotitis, Glottisödem, Sepsis und vor allem die Meningitis sind zu fürchten. Bei älteren Leuten kann auch die Schwächung des Herzens durch die Bakterientoxine sich unangenehm bemerkbar machen und von sich aus oder auf dem Wege über die Lungenentzündung zum Tode führen.

Die Prognose hängt vielfach vom Alter und vom Allgemeinzustand des Patienten ab, ist aber in der Regel günstig zu stellen. Die Mortalität beträgt etwa 11% und ist bedingt in der Hauptsache durch Herzschwäche, Meningitis und Pneumonie.

Patienten, bei denen die Eintrittspforte der Infektion in Gestalt eines örtlichen chronischen Leidens der Haut oder der Schleimhaut (Ekzem, Fistelmündung) bestehen bleibt, haben manchmal unter Rezidiven zu leiden.

Übertragbar im Sinne einer ansteckenden Krankheit ist das Erysipel, wie vielfach immer noch angenommen wird, nicht. Nur durch direktes Hineinschmieren von Streptokokken in einen Oberflächendefekt ist ein Erysipel zu erzeugen.

Was die Behandlung des Erysipels anbetrifft, so gibt es wohl nur wenige Mittel, die nicht ihre begeisterten Befürworter hätten. Sicher wirksam ist aber keins! Am besten beschränkt man sich auf feuchte Verbände, um durch die feuchte Wärme den Entzündungsprozeß zu beeinflussen; oder man bedeckt die erkrankten Hautpartien mit Salbenläppchen (Borsalbe, Vaselin), um das lästige Spannungsgefühl zu lindern.

Die mit Eiterung und phlegmonöser Entzündung einhergehenden Erysipelformen werden wie gewöhnliche Zellgewebsentzündungen, eventuell operativ, behandelt.

2. Erysipeloid.

Als „Erysipeloid" bezeichnet man eine meist an den Fingern, gelegentlich aber auch an der Haut des Gesichts lokalisierte Erkrankung, die mit einem Erysipel eine gewisse äußere Ähnlichkeit haben kann, sich aber durch die Art des Erregers und den Krankheitsverlauf wesentlich von ihm unterscheidet.

Auch das Erysipeloid ist charakterisiert durch scharfrandig begrenzte und leicht erhabene rote Fleckung der Haut, die immer um einen Epidermisdefekt herum sich entwickelt, langsam fortschreitet und im allgemeinen nach 1 bis 2 Wochen spontan wiederum verschwindet.

Der wesentliche Unterschied gegenüber dem Erysipel besteht aber in dem Fehlen von Fieber und der das Erysipel stets begleitenden schweren Beeinträchtigung des Befindens.

Leute mit Erysipeloid sind nach Lexer meistens solche, die mit gewissen Lebensmitteln beruflich in Berührung kommen: Krämer, Schlächter, Fischhändler usw.; denn der Erreger ist ein von Rosenbach 1884 entdeckter Fadenpilz (Cladothrix), der auf tierischen Produkten als Schmarotzer gedeiht.

Neuerdings ist man geneigt, den Erreger des Schweinerotlaufs mit dem Cladothrix Rosenbach zu identifizieren, so daß also das Erysipeloid nichts anderes wäre, als ein auf den Menschen übertragener Schweinerotlauf. Zum mindesten steht mit Sicherheit fest, daß die Erreger beider Erkrankungen sehr nahe miteinander verwandt sind.

Eine Behandlung der harmlosen Affektion erübrigt sich im allgemeinen. Bei hartnäckigem Verlauf läßt sie sich meist innerhalb 2—3 Tagen beseitigen durch intramuskuläre Injektion von 10 ccm Schweinerotlaufserum (Behring) oder durch Umschläge mit $^1/_2$%igem Sublimatspiritus, die dauernd unter Bedeckung mit Gummistoff liegen bleiben bis zur Heilung.

3. Folliculitis, Furunkel, Karbunkel.

Jedes der drei hier zusammengefaßten Krankheitsbilder stellt einen sehr häufigen Befund dar, und zusammen sind sie letzten Endes nichts anderes als verschiedene Entwicklungsformen derselben Infektionsart.

Fast immer sind es Staphylokokken, die entweder selbst den Weg neben einem Haut-Härchen nach dessen Follikel und in die in diesen einmündende Talgdrüse fanden, oder durch Finger, Taschentuch, Kragen usw. hineingerieben wurden. GARRÉ erzeugte an sich selbst Furunkel durch Einreiben von Staphylokokken in die Haut.

Auf das Eindringen der Keime in Haarbalg und Talgdrüse reagiert der Körper durch Bildung eines entzündlichen Infiltrates, das in wenigen Tagen heranwächst und das aus der Haut herausstehende feine Härchen in Form einer rundlichen, leicht kegelförmigen Erhabenheit umgibt. Die tiefrote Farbe, die derbe Konsistenz und die ausgesprochene Schmerzempfindlichkeit auf Druck sind, neben der äußeren Form, recht charakteristisch. Häufig bilden auch Comedonen (Mitesser) das Zentrum des entzündlich infiltrierten Hautbezirkes, der diese mit Schmutz vermischten Talgpfröpfe hofartig umgibt. In der Pubertät und bei Leuten, die eine stark fettige Haut haben, ist diese harmlose und unter dem Namen „Folliculitis“ bekannte Hauterkrankung nichts Seltenes, und oft in einzelnen Herden über das ganze Gesicht verbreitet. Extrahiert man das Haar des erkrankten Follikels, so zieht man gewöhnlich ein an dem gequollenen Haarende hängendes feines Eitertröpfchen mit heraus, und die Abheilung erfolgt in kurzer Zeit.

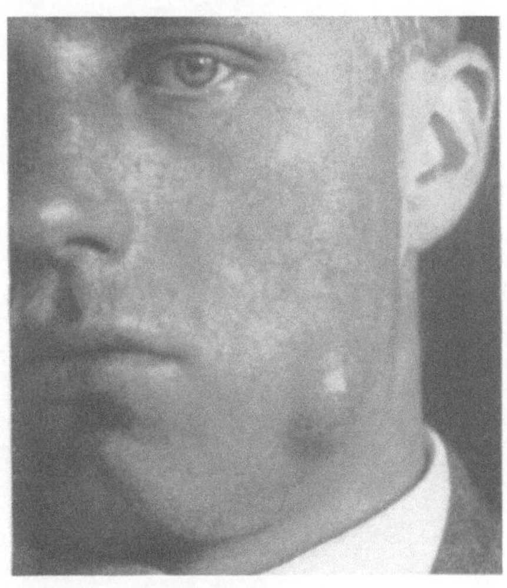

Abb. 96. Subcutaner Absceß bei Furunkel.

Unangenehm kann aber selbst eine sonst kaum Beschwerden machende Folliculitis werden, wenn sie sich an den Haarbälgen der Augenwimpern entwickelt (= „Gerstenkorn“, Hordeolum), besonders, wenn es dabei zur Vereiterung von Talgdrüse und MAIBOMscher Drüse kommt, und also ein furunkelartiges Bild entsteht. Unangenehmer Schmerz und starke ödematöse Schwellung des Lides sind die Regel.

Lästig wird die Folliculitis auch, wenn sie im Bereich des Bartes einen Follikel nach dem anderen ergreift.

Der Furunkel ist im Beginn von einer Folliculitis äußerlich nicht zu unterscheiden; doch auffallend intensive Schmerzhaftigkeit schon im Anfangsstadium weist auf einen bösartigeren Prozeß hin. Bald bildet sich denn auch im Zentrum der kegelförmig erhabenen geröteten Stelle ein gelblich durchscheinender „Pfropf“, der rasch an Ausdehnung zunimmt und aus einer von Eiter umgebenen und durchsetzten Gewebsnekrose besteht. Nach 8—14 Tagen stößt sich dieser kegelförmige Pfropf ab, dessen Spitze bei größeren Furunkeln bis in die Subcutis hineinreicht, worauf das zurückbleibende kraterförmige Loch sich rasch schließt. Rötung und Schwellung gehen zurück und mit dem Ausstoßen des Pfropfes verschwinden auch die Schmerzen. Eine kleine Narbe zeigt manchmal später noch den einstigen Sitz des Furunkels an.

Kann sich der um den Infektionsherd herum ansammelnde Eiter nicht nach außen entleeren, so kommt es zur Bildung eines fluktuierenden subcutanen Abscesses (Abb. 96).

Wird der staphylokokkenhaltige Eiter auf die umgebende Haut verschmiert, oder sind Leute für Staphylokokkeninfektion besonders empfänglich, wie z. B.

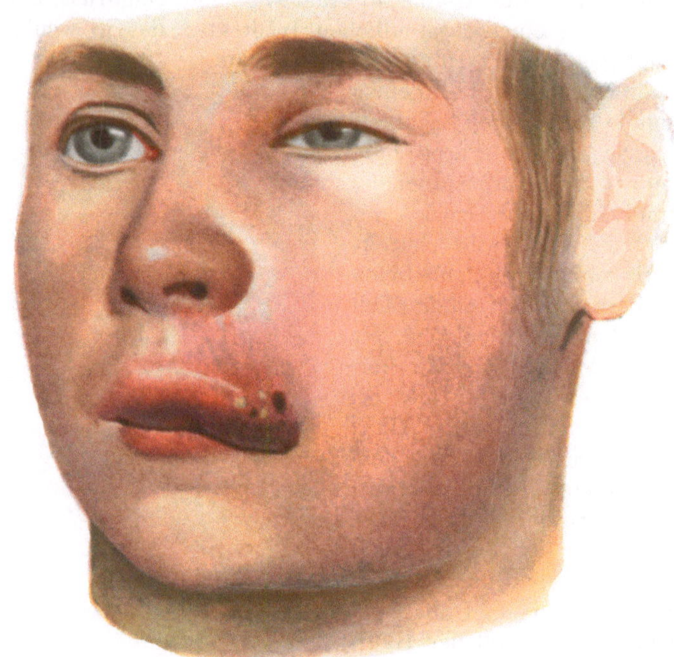

Abb. 97. „Maligner“ Karbunkel der Oberlippe.

Zuckerkranke, so kann man monatelang einen Furunkel nach dem anderen entstehen sehen = „Furunkulose“.

Berüchtigt sind die Furunkel der Oberlippe, weil sie häufig mit stürmischen Erscheinungen, enormer Schwellung und Infiltration der Umgebung einhergehen. Dabei schreitet der Prozeß als Phlegmone entlang den Venen des Gesichts nach dem inneren Augenwinkel zu rasch fort, und infolge eitriger Thrombophlebitis wird die Gefahr der Pyämie und Meningitis in drohende Nähe gerückt. Setzt die Behandlung nicht rechtzeitig und höchst energisch ein, so ist die Prognose ernst (vergl. Abb. 97).

Kann also schon der Furunkel, wie man sieht, gelegentlich recht gefährlich werden, so gilt das in noch höherem Maße vom Karbunkel. Bei ihm pflegen von Anfang an mehrere Follikel nebeneinander infiziert zu sein, und rasch nimmt der Prozeß an Breite zu. Auf der tiefroten bis blauroten flach gewölbten infiltrierten Haut sieht man dann mehrere gelbliche Eiterherde durchscheinen, die, wie beim Furunkel, den nekrotischen Haarbalg umgeben. Diese Pfröpfe stoßen sich schließlich nach außen ab; doch ist der Prozeß damit nicht beendet, wie das gewöhnlich beim Furunkel der Fall ist. Die Bösartigkeit des Karbunkels besteht vor allem darin, daß die eitrige Infiltration in die Tiefe hineingreift und sich hier ausbreitet. Bis auf die Muskelfascie und durch sie hindurch dehnt sich die eitrige Entzündung aus, zu weitreichenden Abscedierungen und Gewebsnekrosen führend.

Lieblingssitz solcher Karbunkel ist der Nacken („Nackenkarbunkel"), wo er bei Vernachlässigung verhältnismäßig oft riesige Ausdehnung annimmt und sich über dessen ganze Länge und Breite erstrecken kann.

Entsprechend dem lokalen Befunde pflegt auch der ganze Körper schwer in Mitleidenschaft gezogen zu werden. Höchste Schmerzhaftigkeit, hohes Fieber und elendes Befinden versetzen den Kranken in einen jämmerlichen Zustand. Durch eitrige Venenentzündung und Pyämie oder auch durch Meningitis endet eine nicht geringe Zahl der Erkrankungen mit dem Tode.

Sowohl beim Furunkel, als auch beim Karbunkel machen sich die regionären Lymphdrüsen durch schmerzhafte Anschwellung von Anfang an bemerkbar und tragen gelegentlich durch Vereiterung zur Erhöhung der Beschwerden bei.

Die Behandlung der Folliculitis ist meistens mit dem Ausziehen des zentral sitzenden Haares bzw. dem schonenden Ausdrücken des Comedo erschöpft. Die hartnäckigen Infektionen der Barthaare kann man oft durch einmaliges Bestreichen mit 5—10$^0/_0$igem Formalin-Alkohol coupieren.

Schwieriger schon ist die Behandlung des Furunkels, bei der man vor allen Dingen das zum mindesten höchst überflüssige Drücken und Knutschen zu unterlassen hat. Kleinere Furunkel überläßt man zunächst sich selbst, hebt nur über dem eitrigen Zentrum die Epidermis ab und bedeckt sie mit einem Salbenläppchen, um die Bildung einer abschließenden Kruste zu verhüten. Bei starken Schmerzen bringt ein feuchter Verband mit lauwarmem Wasser Linderung. Erst wenn der Pfropf sich völlig losgelöst hat, ist es erlaubt, ihn durch leichtes Drücken herauszubefördern.

Nimmt der Prozeß größere Ausdehnung an, so wird durch einen vom Gesunden bis ins Gesunde reichenden Kreuzschnitt für Entlastung gesorgt, ein Gazestreifen eingelegt und die Wunde mit einem Salbenverband bedeckt.

Außerordentlich zu empfehlen, besonders bei beginnenden Furunkeln, ist die Zerstörung des zentralen Infektionsherdes durch Einstechen eines spitzen Glühstiftes, das in lokaler Anästhesie nach Um- und Unterspritzung mit 1$^0/_0$iger Novocainlösung vorgenommen werden kann, sofort die Schmerzen beseitigt und die Entzündung durch Vernichtung des Infektionsherdes zur Rückbildung zwingt.

Auch bei Karbunkeln und bösartigen Gesichtsfurunkeln ist die Zerstörung des ganzen eitrlgen Prozesses durch gründlichstes Ausbrennen mit dem lötkolbenförmigen Glüheisen das allen anderen weit überlegene Verfahren. Ist man richtig vorgegangen, so ist der Prozeß coupiert, die Schmerzen sind verschwunden, die Temperatur fällt innerhalb weniger Stunden zur Norm ab und der Patient erholt sich rasch. Der zurückbleibende Defekt reinigt sich bald, granuliert sauber und epidermisiert sich vom Rande her.

Von Wichtigkeit ist es, von Anfang an die noch gesunde umgebende Haut vor Neuinfektionen zu schützen. Am besten erreicht man das durch Bestreichen mit grauer Salbe oder besser noch mit 10$^0/_0$igem Formalin-Alkohol.

4. Das teleangiektatische Granulom.

Vielbeschäftigte Ärzte bekommen gar nicht so übermäßig selten kleine, erbsen- bis haselnußgroße, himbeerrot und ganz leicht höckerig aussehende Geschwülstchen (Abb. 98) der Haut zu Gesicht, die im Laufe weniger Wochen entstanden sind und ihren Trägern nur dadurch lästig fallen, daß sie außerordentlich leicht bluten. Mit besonderer Vorliebe sind diese Knötchen auf der Gesichtshaut in der Umgebung des Mundes zu finden; aber auch der Schleimhaut von Lippen, Wange und Zunge können sie aufsitzen, meistens zwar kurz, aber deutlich gestielt („Granuloma pediculatum").

Auf dem Durchschnitt sind schon bei Lupenvergrößerung Hohlräume zu erkennen, welche erweiterten Blutgefäßen entsprechen und die ganze Geschwulst durchsetzen; im übrigen besteht das Gewebe aus granulierendem Bindegewebe.

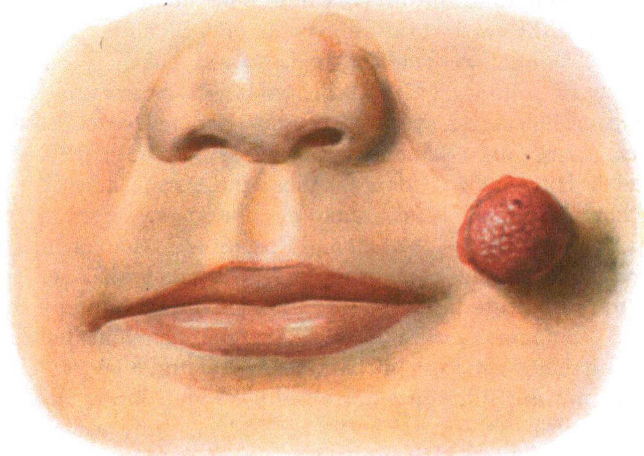

Abb. 98. Teleangiektatisches Granulom der Gesichtshaut. (Eigene Beobachtung.)

Es darf wohl als sicher gelten, daß diese Granulationsgeschwülstchen ihre Entstehung Infektionen verdanken, die kleine durch Verletzung entstandene Wunden der Oberfläche als Eintrittspforte benützt haben. Nur über die Natur des Erregers gehen die Ansichten noch auseinander; denn einige glauben die Erkrankung als „menschliche" Botryomykose (— eine beim Pferde vorkommende spezifische Erkrankung —) auffassen zu müssen, während andere (Küttner) eine schleichende Infektion mit Staphylokokken anschuldigen.

Sicher ist jedenfalls, daß man es hier nicht mit echten Geschwülsten zu tun hat — eine Ansicht, zu der die geschwulstartige Form verleiten könnte —, sondern mit dem Produkt einer Entzündung.

Nicht zu verwechseln sind die Granulome mit manchmal ähnlich aussehenden kleinen umschriebenen kavernösen Angiomen; aber hauptsächlich die rasche Entstehung des Granuloms läßt dieses von dem meist von Geburt an vorhanden gewesenen Angiom leicht unterscheiden.

Zur Beseitigung der Granulome kommt die Excision oder die Kauterisation mit dem Glühstift in Lokalanästhesie in Betracht. Rezidive pflegen nicht aufzutreten.

5. Entzündung der Lymphdrüsen (Lymphadenitis).

a) Akute Lymphdrüsenentzündung. Wenn von einem primären eitrigen Entzündungsherde (z. B. Gesichtsfurunkel, Angina) aus dessen Infektionserreger in die Lymphspalten eingedrungen sind, sich hier vermehrten und mit dem Lymphstrom zentralwärts fortgeschwemmt wurden, so bleibt zunächst der größte Teil von ihnen in den zu passierenden regionären Lymphdrüsen hängen. Auf diese Keiminvasion reagiert die Drüse mit Vergrößerung und Schmerzhaftigkeit entweder sofort oder erst nach einiger Zeit — je nach Zahl und Virulenz der eindringenden Infektionserreger; und meist sind es die gewöhnlichen Erreger der Wundinfektion, Staphylo- und Streptokokken, die eine solche akute Lymphadenitis erzeugen.

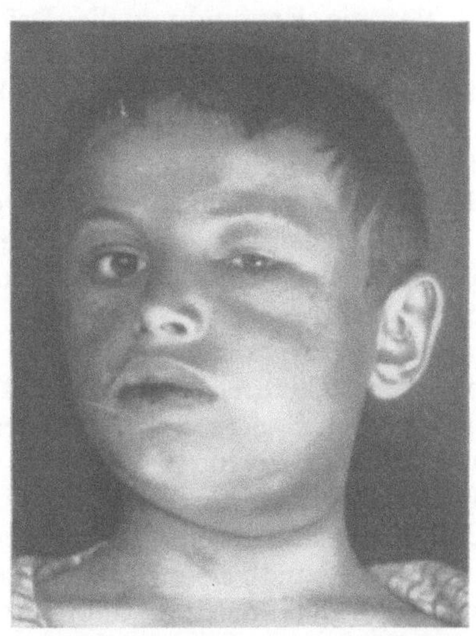
Abb. 99. Heißer Absceß am Unterkieferrand, ausgegangen von submaxillärer Lymphdrüse.

Die am häufigsten erkrankenden Lymphdrüsen des Körpers sind sicherlich die Halsdrüsen, da ja jeder der im Bereich der Mundhöhle so außerordentlich oft vorkommenden akuten Entzündungsprozesse mit Drüsenschwellungen einherzugehen pflegt. Im Anfang sind die entlang dem unteren Unterkieferrand und dem M. sternocleidomastoideus gelegenen Lymphknötchen dann als rundliche, derbe, erbsen- bis walnußgroße, schmerzhafte, bewegliche Knoten zu fühlen. Eine — die zuerst infizierte — Drüse pflegt größer zu sein als die übrigen; aber stets liegen sie in Gruppen beieinander.

Diese harmlose Form der „Lymphadenitis simplex“ bildet sich gewöhnlich rasch zurück, wenn der im Wurzelgebiet der zuführenden Lymphbahnen gelegene primäre Infektionsherd im Abheilen begriffen ist und damit die Zufuhr von Bakterien aufhört. Handelt es sich aber um sehr virulente Keime, so reichen die Schutzkräfte der Drüsen nicht aus, um alle Eindringlinge zu vernichten; und es kommt zu einer eitrigen Entzündung, welche die Drüsenkapsel bald durchbricht und auch die Umgebung entzündlich infiltriert. Damit ist zu der „Lymphadenitis purulenta“ die „Perilymphadenitis“ hinzugetreten, und meist sind es Streptokokken, die diese ernsteren Entzündungsprozesse hervorrufen.

Klinisch macht sich das durch größere Schmerzhaftigkeit, höheres Fieber und ausgedehntere diffusere Schwellung bemerkbar. Bald sind die einzelnen Drüsenknoten nicht mehr beweglich und voneinander abzugrenzen, und schließlich wird zunächst die Drüse, dann das ganze Infiltrat von konfluierenden Eiterherden durchsetzt, bis ein rasch größer werdender „Drüsenabsceß“ durch das Zeichen der Fluktuation nachweisbar ist (vergl. Abb. 99).

Die äußere Haut beteiligt sich bei oberflächlich liegenden Drüsen sehr bald an der Erkrankung durch Verlust der Verschieblichkeit und entzündliche Rötung. Wird der Absceß nicht entleert, so brechen selbst tief gelegene Eiteransammlungen schließlich spontan nach außen durch.

Pflegt auch gewöhnlich mit der Entleerung des Eiters der Entzündungsprozeß sich zurückzubilden, so zeigt manchmal trotzdem die Erkrankung eine Neigung zum Fortschreiten — und aus dem Drüsenabsceß wird eine Drüsenphlegmone, die auf den Mundboden übergreifen, sich nach dem Halse zu entwickeln und lebensgefährliche Zustände (Glottisödem) heraufbeschwören kann.

Therapeutisch ist in erster Linie die Quelle der Drüseninfektion zu verstopfen, d. h. der primäre Infektionsherd zu beseitigen bzw. günstig zu beeinflussen. Außerdem werden aber bei der Lymphadenitis simplex warme feuchte Verbände angenehm und schmerzlindernd empfunden — und zweifellos wirkt die feuchte Wärme durch Erzeugung aktiver Hyperämie auf den Ablauf des Prozesses beschleunigend ein.

Hat die Entzündung die Drüsenkapsel durchbrochen, und haben wir es also zunächst noch mit einer umschriebenen Phlegmone zu tun, so kann man durch Kataplasmen (heiße Umschläge) die meist nicht mehr zu umgehende Erweichung beschleunigen. Abscesse werden möglichst früh incidiert und drainiert, und auch die fortschreitende Phlegmone des Mundbodens oder des Halses kann gar nicht früh genug mit dem Messer angegangen werden.

Die Prognose ist im allgemeinen günstig, wenn auch jeder eitrige Prozeß — also auch die eitrige Drüsenentzündung — die Gefahr der Allgemeininfektion in sich birgt.

b) Chronisch verlaufende Lymphdrüsenentzündungen. Auf das plötzliche Eindringen größerer Mengen virulenter Keime reagiert also, wie wir gesehen haben, die Lymphdrüse mit akut entzündlichen Erscheinungen. Wenn nun aber durch den von der Peripherie herkommenden Lymphstrom Bakterien von geringerer Virulenz, in kleinerer Zahl und in Intervallen längere Zeit hindurch hereingeschleppt werden, so wird die Drüse zwar auch schließlich in einen entzündlichen Abwehrzustand versetzt, der aber ausgesprochen chronisch verläuft und meistens subjektive Beschwerden nicht hervorzurufen pflegt = „chronische (unspezifische) Lymphadenitis“.

Die einzelnen Lymphknoten einer Gruppe werden langsam größer, nehmen schließlich eine derbe Konsistenz an — bleiben aber beweglich! Perilymphadenitis und Abscedierung kommen nur in Ausnahmefällen vor und Druckschmerz fehlt völlig.

Solche chronisch indurierten Drüsen findet man in der Umgebung der oberen Halsregion und der Unterkiefergegend bei Leuten, die z. B. viel unter Nasen- und Rachenkatarrhen oder Anginen gelitten haben. Besonders regelmäßig sind sie vorhanden bei skrofulösen Kindern mit chronischen Schleimhautkatarrhen, Ekzemen und Rhagaden der äußeren Haut.

Schwierig ist es manchmal, solche durch Eiterbakterien hervorgerufenen („pyogenen“) Drüsenveränderungen von der beginnenden Tuberkulose der Lymphdrüsen zu unterscheiden. Besonders bei der Skrofulose der Kinder ist man nie sicher, ob nicht schon Tuberkelbacillen den Weg in die Drüse ge funden haben. Jedenfalls steht fest, daß die Skrofulose durchaus nicht gleichbedeutend ist mit Drüsentuberkulose, daß aber tuberkulöse Veränderungen in den Drüsen skrofulöser Kinder in einem hohen Prozentsatz der Fälle gefunden werden; denn die kranken Haut- bzw. Schleimhautbezirke sind ja nicht nur für die gewöhnlichen Eiterbakterien, sondern auch für Tuberkelbacillen besonders leicht passierbar.

Die unspezifische chronische Lymphadenitis bedarf keiner Behandlung außer der Beseitigung der Infektionsquelle.

Zu den chronisch verlaufenden Formen der Lymphadenitis gehören auch die sogenannten „spezifischen" Entzündungen, deren weitaus häufigste und chirurgisch wichtigste wir in der Lymphdrüsentuberkulose (Lymphadenitis tuberculosa) vor uns haben. Wiederum sind es die Lymphdrüsen des Halses, besonders die Submaxillardrüsen, die für die Ansiedlung der von den Schleimhäuten der Mund-, Nasen- und Rachenhöhle her einwandernden Keime besonders günstige Verhältnisse bieten. Und es ist experimentell nachgewiesen, daß diese Schleimhäute bei Verabreichung infizierten Futters auch im gesunden Zustande von den Tuberkelbacillen passiert werden können. Dabei dringen sie in die Lymphspalten des Gewebes ein und werden vom Lymphstrom in die nächste Drüse hinein verschleppt, von wo aus mit der Zeit auch die benachbarten Drüsen eine nach der anderen infiziert werden.

Einmal in die Drüsen hineingelangt, siedeln die Tuberkelbacillen sich in deren Gewebe an und rufen hier durch die von ihnen ausgeschiedenen Toxine eine Abwehrreaktion des Körpers hervor, wodurch um den Bacillus herum Zellen angehäuft werden, die eine gewisse Ähnlichkeit mit Epithelzellen haben und deshalb „Epitheloidzellen" genannt werden. Diese Epitheloidzellkomplexe sind mit einzelnen LANGHANSschen Riesenzellen durchsetzt und peripher von einem Lymphocytenwall umgeben. Immer mehr Tuberkel entstehen und immer größer wird das einzelne Knötchen, dessen Zentrum nach und nach nekrotisch wird — „verkäst". In anderen Fällen entwickelt sich ein großzelliges „Granulationsgewebe", das die ganze Drüse durchsetzt und zur sog. „großzelligen Hyperplasie" führt. Im weiteren Verlauf kommt es zur diffusen Verkäsung und später zur Erweichung. Schließlich wird die ganze, sich stark vergrößernde, Drüse von epitheloidem „Granulationsgewebe" durchsetzt, das sich teilweise oder gänzlich in Käse umwandeln kann und schließlich vereitert = „tuberkulöser (kalter) Drüsenabsceß" (s. Abb. 101).

Der angesammelte, nur (!) Tuberkelbacillen enthaltende Eiter perforiert dann die verdünnte und gerötete Haut und entleert sich nach außen. An der Stelle der Perforation bleibt eine Fistel bestehen, aus der dauernd Eiter und Käsebröckel ausfließen und deren Mündung gewöhnlich die Merkmale eines tuberkulösen Hautgeschwürs aufweist: die Hautränder sind stark verdünnt, blaurot („livide") verfärbt und unterminiert. Gern beteiligt sich auch die Cutis in größerer Ausdehnung an der tuberkulösen Erkrankung in der Nachbarschaft erkrankter Drüsen, indem sich unter der etwas emporgehobenen Epidermis spezifisches Granulationsgewebe flächenhaft entwickelt, was den ergriffenen Hautpartien eine blau-rötliche Verfärbung verleiht von charakteristischem Aussehen = „Scrofuloderm" (s. Abb. 152).

Doch nicht immer müssen alle diese Stadien bis zur Abscedierung durchlaufen werden. Der Prozeß kann jederzeit Halt machen, um langsam in Rückbildung überzugehen. Die granulierende Drüse verwandelt sich dabei in einen derben, viel Bindegewebe enthaltenden, Knoten und verkäste Gewebspartien heilen aus unter Verkalkung.

Klinisch sind tuberkulös infizierte Lymphdrüsen im Anfangsstadium der Erkrankung als vergrößerte, derbe, völlig unempfindliche Knollen von Erbsen- bis Walnußgröße nachzuweisen, die besonders häufig in der Regio submaxillaris zu finden sind = „tuberkulöse Lymphome“ (Abb. 100). Die zunächst noch vorhandene Verschieblichkeit der einzelnen Drüsenknollen verschwindet bald infolge des oft schon frühzeitig entstehenden perilymphadenitischen Infiltrates, das von Drüse zu Drüse übergreift und schließlich ganze Drüsengruppen fest miteinander verkittet. Man redet in solchen Fällen von „Drüsenpaketen“, die gewöhnlich geschwulstartig über das Niveau der Halskonturen hervorragen, und bei tiefem Sitz wegen ihrer höckerig knolligen Oberfläche den Eindruck bösartiger Tumoren erwecken können. Derartige Zweifel in der Diagnose werden gewöhnlich erst gelöst, wenn der Tumor zu erweichen (abscedieren) beginnt und nun an irgend einer Stelle der Geschwulst Fluktuation auftritt. In der

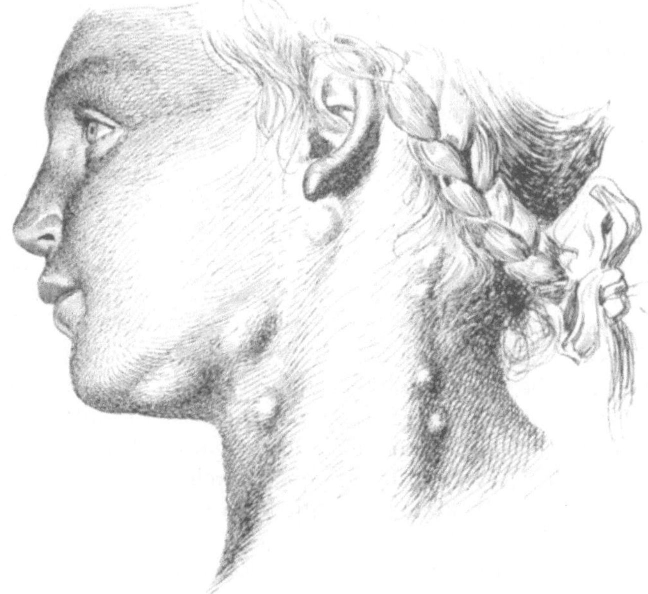

Abb. 100. Beginnende Tuberkulose der Halslymphdrüsen.

Umgebung sind fast immer einzelne, noch völlig bewegliche Drüsenknoten vorhanden, so daß gewöhnlich alle Stadien der Drüsenerkrankung nebeneinander nachgewiesen werden können. Und das gerade ist charakteristisch für die tuberkulöse Lymphadenitis und wichtig für die Unterscheidung gegen Lymphosarkom und Lymphogranulomatose!

Diagnostisch von größter Wichtigkeit ist ferner die relative Schmerzlosigkeit, die auch bei erfolgter Erweichung nicht zuzunehmen braucht. Ein heißer Absceß von derselben Größe würde unter allen Umständen viel heftigere Schmerzen und ein größeres schmerzhaftes Infiltrat in der Umgebung erzeugen.

Die Prognose der Halsdrüsentuberkulose ist im allgemeinen gut, so lange die Erkrankung auf die Drüsen beschränkt bleibt. Aber über jedem Patienten mit verkäsenden Lymphdrüsen schwebt die Gefahr des Durchbruchs in eine Vene und damit die Überschwemmung des Körpers mit Tuberkelbazillen — ein Ereignis, das andere Organe tuberkulös infizieren oder eine unbedingt tödliche allgemeine „Miliartuberkulose“ zur Folge haben kann.

Die Behandlung der Halsdrüsentuberkulose bestand noch vor 15—20 Jahren ganz allgemein in der operativen Exstirpation einzelner Drüsen oder ganzer Drüsenpakete, ein im Bereich des Halses oft riesiger Eingriff, der ebenso mühsam und schwierig auszuführen, als gefährlich und nutzlos für den Patienten war. Daher war es eine Entdeckung von ungeheuerer praktischer Bedeutung, als man fand, daß tuberkulöse Drüsen durch Röntgenbestrahlung beseitigt werden konnten; und heute sind diese Drüsenoperationen aus den Operationssälen so gut wie verschwunden.

Am besten werden durch Röntgenstrahlen die noch im ersten Stadium der Erkrankung befindlichen Drüsen beeinflußt, die sich rasch verkleinern, bis sie nicht mehr nachweisbar sind. Verkäste Drüsen pflegen oft nach der Bestrahlung zu erweichen, so daß die so entstandenen kalten Abscesse entleert und zur Heilung gebracht werden können. Zu diesem Zwecke werden tuberkulöse Abscesse „punktiert“ (s. Operationslehre), nicht incidiert (!), um die Mischinfektion mit pyogenen Bakterien (Staphylo- und Streptokokken) zu verhüten und damit neben anderen Nachteilen die Ausheilung unter Bildung entstellender Narben zu vermeiden.

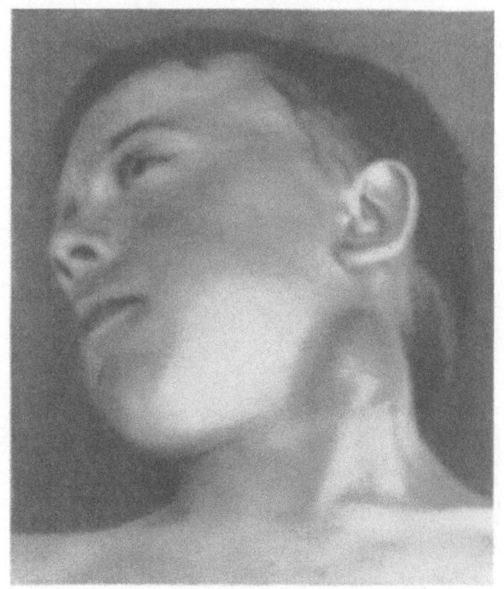

Abb. 101. Tuberkulöser („kalter“) Halsdrüsenabsceß.

Tuberkulöse Drüsenfisteln, die sich nicht schließen wollen, kann man auskratzen oder ebenfalls mit Röntgenstrahlen behandeln.

Gleichzeitig mit der örtlich einwirkenden Therapie sollte in jedem Falle von Tuberkulose eine energische und konsequent durchzuführende Allgemeinbehandlung einsetzen; gute Ernährung (Milch, Lebertran), Ruhe, frische Luft und Sonnenbäder sind nötig, um den Körper zu kräftigen und ihn instand zu setzen, den Kampf gegen die Tuberkulose erfolgreich zu bestehen.

Große Ähnlichkeit mit dem klinischen Bilde der Halsdrüsentuberkulose kann eine andere chronisch-entzündliche Drüsenentzündung haben — wenigstens im Beginn —: die „Lymphogranulomatose“ (malignes Lymphom, HODGKINsche Krankheit).

Wie bei der Tuberkulose werden auch hier meistens zunächst die Halsdrüsen ergriffen, in denen sich ein spezifisches Granulationsgewebe entwickelt, bestehend aus epitheloiden Zellen, spindelförmigen Fibroblasten und STERNBERGschen Riesenzellen (mit zentral gelagerten Kernen). Die Folge ist eine Vergrößerung zunächst einzelner Drüsen, dann einer größeren Drüsengruppe und schließlich sämtlicher Drüsen einer Halsseite. Mächtige, stark prominierende Tumoren pflegen sich zu entwickeln, welche die Beweglichkeit des Kopfes einschränken und zu Zwangshaltungen führen können (Abb. 102). Diese Tumoren bestehen — und das unterscheidet die Lymphogranulomatose von der Tuberkulose und dem Lymphdrüsensarkom! — aus zahlreichen einzelnen, gegeneinander leicht verschieblichen (!) weichen bis derben Knollen. Die Drüsenkapsel wird also im allgemeinen nicht durchbrochen von dem Entzündungsprozeß, wie das bei der tuberkulösen Lymphadenitis sehr häufig der Fall ist, so daß also ein die einzelnen Drüsen miteinander verbackendes Infiltrat nicht erzeugt wird.

Häufig bleibt der Prozeß nicht auf den Hals beschränkt, sondern greift auf die anderen Drüsengruppen des Körpers, sowie auf Milz, Leber und Knochenmark über, bis alle lymphatischen Organe erkrankt sind.

Entsprechend der Ausdehnung der Drüsenerkrankungen leidet der Allgemeinzustand und unter gelegentlich auftretendem hohem Fieber, Schmerzattacken und allgemeiner Kachexie endet die schwere Krankheit in der Regel mit dem Tode.

Daß es sich bei der Lymphogranulomatose um eine Infektionskrankheit handelt, ist mit großer Bestimmtheit anzunehmen, wenn wir auch den Erreger noch nicht sicher kennen. FRAENKEL und MUCH glauben granulierte stäbchenförmige, dem Tuberkelbacillus nahestehende, Keime gefunden zu haben, die sie als spezifisch für Lymphogranulomatose ansprechen. Andere halten die Lymphogranulomatose nur für eine Abart der Tuberkulose.

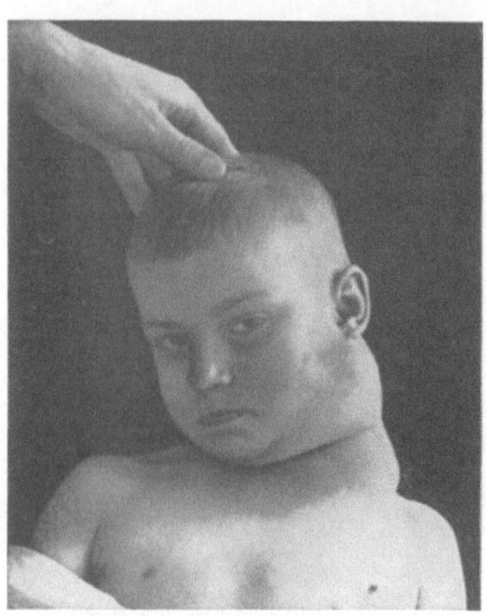

Abb. 102. Lymphogranulomatose der Halsdrüsen.

Eine wirksame, zu dauernder Heilung führende Behandlung gibt es nicht, wenn auch mit Röntgenbestrahlungen bei den oberflächlich liegenden Tumoren vorübergehende, scheinbar glänzende, Erfolge zu erzielen sind. Leider ist aber das Übergreifen der Erkrankung auf andere tiefergelegene Drüsengruppen und der schließliche Exitus letalis auch auf diese Weise nicht zu verhindern.

Chronisch entzündliche Veränderungen in den Lymphdrüsen können auch durch die Syphilis hervorgerufen werden, ohne aber praktisch größere Bedeutung zu erlangen; es handelt sich immer nur um Nebenbefunde. In seltenen Fällen kann die Differentialdiagnose gegen Tuberkulose eine Rolle spielen.

Der Erreger der Syphilis, die von SCHAUDINN entdeckte Spirochaeta pallida, dringt nach 8—14 Tagen von dem Primäraffekt aus in die regionären Lymphdrüsen ein und erzeugt hier eine zellige Hyperplasie, die mit schmerzloser Vergrößerung der Drüsen einhergeht und die Drüsen in erbsen- bis haselnußgroße, derbe, beweglich bleibende Knollen umwandelt = „indolente Bubonen". Da der Primäraffekt sich durchaus nicht ausschließlich an den Genitalien entwickelt, sondern gelegentlich auch an den Lippen, der Zunge usw. seinen Sitz haben kann, so können von da an auch die submaxillaren Lymphdrüsen sowie die Halsdrüsen infiziert werden.

Ganz ähnliche Drüsenveränderungen entstehen, wenn im Beginn des Sekundärstadiums der ganze Körper von Spirochäten überschwemmt wurde, und nun gleichzeitig mit dem Hautausschlag eine allgemeine Lymphdrüsenanschwellung, darunter auch an den Kopf-, Nacken- und Halsdrüsen auftritt.

Die Diagnose der luetischen Drüsenschwellung ist nicht schwer zu stellen, wenn man sie nur in Erwägung zieht. Die Anamnese, noch vorhandene äußerlich sichtbare anderweitige Zeichen der Syphilis und die WASSERMANNsche Reaktion lassen das Richtige erkennen.

Auf antisyphilitische Kuren bilden sich auch die Drüsen zurück, wenn auch außerordentlich langsam.

6. Entzündung der Speicheldrüsen (Sialoadenitis).

Das Eindringen von Infektionserregern in das Gewebe einer Speicheldrüse kann auf drei Wegen vor sich gehen; Einmal von der mit Keimen aller Art überladenen Mundhöhle aus durch den Ausführungsgang der Drüse, zweitens auf dem Blutwege und schließlich durch die Lymphgefäße von benachbarten Eiterherden aus; den beiden erstgenannten Infektionsarten kommt die größere Bedeutung zu.

Betrachten wir zunächst die den Mundhöhlenkeimen gegebene Möglichkeit, durch den Ausführungsgang in die Drüse aufzusteigen, so ist es klar, daß besondere Umstände vorhanden sein müssen, um die Entstehung einer solchen Infektion zu erleichtern. Unter normalen Verhältnissen sorgt der stets reichlich fließende Speichelstrom dafür, daß in die Ausführungsgänge eingedrungene Keime wieder hinausgeschwemmt werden. Ist aber die Speichelsekretion herabgesetzt oder versiegt sie gar vollständig, so ist das dem Aufsteigen der Keime sich entgegenstellende Haupthindernis fortgefallen. So z. B. setzen Krankheiten, die mit hohem Fieber einhergehen, den Speichelfluß herab und trocknen den Mund aus; auch gewisse Nervenkrankheiten schädigen die sekretorische Tätigkeit der Drüsen. Zieht man dann noch in Betracht, daß bei diesen Leiden meistens die Mundpflege sehr vernachlässigt wird, so ist die Anreicherung der Bakterienflora erklärlich.

Begünstigt wird der Eintritt einer in die Speicheldrüsen aufsteigenden Infektion natürlich auch, wenn in der Nähe der Mündungsöffnung innerhalb der Mundhöhle entzündliche Prozesse vorhanden sind, die virulente Eitererreger in großer Menge beherbergen. Schleimhautgeschwüre bei Stomatitis ulcerosa, cariöse Zahnhöhlen und ähnliche Veränderungen können auf diese Weise eine Brutstätte bilden für pathogene Keime und die Ursache abgeben für die Entstehung einer Sialoadenitis.

Wenn Infektionskeime während des Ablaufes allgemeiner Infektionskrankheiten oder lokaler infektiöser Erkrankungen in die Blutbahn gelangten und im Blute kreisen, so können sie in dem Gewebe der Speicheldrüsen hängen bleiben, sich hier ansiedeln eine Entzündung hervorrufen. Typhus, Influenza, Scharlach, Sepsis, oder Bakteriämie sind z. B. solche primäre Erkrankungen, die auf diese Weise gern sekundär zu einer Sialoadenitis führen. Dieser Infektionsmodus scheint nach neueren Untersuchungen viel häufiger vorzukommen, als man bisher dachte — vor allen Dingen auch bei der im Anschluß an Operationen auftretenden und so gefürchteten Parotitis; doch ist es in den meisten Fällen mit Sicherheit schwer zu entscheiden, ob die Infektion von der Mundhöhle aus oder auf dem Blutwege vor sich ging.

Klarer liegen in dieser Beziehung die Verhältnisse, wenn vor Entstehung der Speicheldrüsenentzündung in unmittelbarer Nachbarschaft des Drüsenkörpers ein Eiterherd, z. B. ein Lymphdrüsenabsceß, eine Osteomyelitis usw., vorhanden war. In solchen Fällen wird man nicht fehlgehen, wenn man ein Übergreifen des eitrigen Prozesses auf die Speicheldrüse durch Vermittlung der Lymphbahnen annimmt.

Wenn es in erster Linie die Parotis ist, welche entzündlichen Erkrankungen, besonders den akuten, unterworfen ist, so spielt hier sicherlich die außerordentlich starke Durchblutung und auch die Größe dieser als Ausscheidungsorgan tätigen Drüse eine wichtige Rolle. Im Blute vorhandene körperfremde Stoffe — so z. B. auch Quecksilber bei antisyphilitischen Kuren — werden gern mit dem Speichel ausgeschieden; und so gelangen wohl auch Bakterien mit dem Blutstrom in die sezernierenden Zellen hinein und bleiben hier hängen.

Daß die Glandula submaxillaris weniger häufig akut-entzündlich erkrankt als die Parotis, liegt vielleicht, außer an der geringeren Blutversorgung und Ausdehnung, auch an dem Mucingehalt ihres Sekretes, der möglicherweise einen gewissen Schutz gegen bakterielle Schädigungen gewährt.

a) Die Entzündung der Speicheldrüsen-Ausführungsgänge (Sialodochitis). Wenn Infektionen vom Munde aus in die Hauptausführungsgänge eindringen, so erreichen sie nicht in jedem Fall die Speicheldrüse selbst, sondern machen manchmal schon vorher Halt und rufen eine Entzündung (eitrigen Katarrh) nur des Ganges hervor. Meist ist es der Ductus parotideus, an dem solche Prozesse gelegentlich zu beobachten sind.

Dem Patienten kommt die Erkrankung nur von Zeit zu Zeit zum Bewußtsein, nämlich dann, wenn ein aus Eiter und Fibringerinnseln bestehender Sekretpfropf den Gang verstopft und das Ausfließen des Speichels behindert. Da die Speicheldrüsen natürlich in normaler Weise weiter funktionieren, so kommt es gelegentlich, meist während des Essens, zu Speichelstauungen, die zu einer Anschwellung der Wange bzw. der Speicheldrüse (= „Tumor salivalis") führen und durch Auftreten von Schmerzen („Speichelkolik") lästig fallen. Erreicht der Speicheldruck hinter dem Pfropf eine gewisse Höhe, so wird das Gerinnsel ausgestoßen, und eine Menge klaren Speichels fließt hinter ihm her.

Erkennbar ist eine solche Sialodochitis auch an dem geröteten und geschwollenen Orificium und daran, daß sich durch Ausstreifen mit dem Finger meist ein Tröpfchen eitrigen Sekrets entleeren läßt.

Therapeutisch empfehlen sich zur Beseitigung der Entzündung Injektionen schwach adstringierender Lösungen, etwa von Kalium permanganicum, Zincum sulf., mittels einer feinen stumpfen Kanüle in den Ductus. Während der Speichelstauung wirken feuchte warme Verbände lindernd auf die Schmerzen ein, und durch Sondierung des Ganges mit feiner Knopfsonde gelingt es manchmal, den Sekretpfropf zu lockern und durch den nachdrängenden Speichel zur Ausstoßung zu bringen. Hilft das alles nichts, so wird der Gang über einer eingeführten Sonde gespalten, worauf die Beschwerden gewöhnlich dauernd verschwinden.

b) Die epidemische Speicheldrüsenentzündung (Parotitis epidemica; Mumps). Unter heftigen Backenschmerzen, bei mäßigem Fieber, schwillt zunächst im Laufe eines Tages die eine Parotis an, fast immer aber nach einigen weiteren Tagen auch die andere; Submaxillaris und Sublingualis können sich gelegentlich beteiligen. Da die Schwellung oft enorme Ausmaße annehmen kann, so ist die durch sie bedingte Entstellung meist sehr in die Augen fallend. Die Haut über der vergrößerten, druckempfindlichen, derben Parotis sieht gespannt und glänzend aus, ist aber meist nicht gerötet.

Nach 1—4 Wochen pflegt die ungefährliche, aber ansteckende und meist jugendliche Individuen ergreifende, Erkrankung abgelaufen zu sein, ohne Folgen zu hinterlassen.

Der Erreger der epidemischen Parotitis ist unbekannt, und ebenso kennt man nicht sicher den Infektionsweg, auf dem die Erreger in die Drüse hineingelangen. Da aber kurz vor Beginn der Erkrankung stets eine Stomatitis nachzuweisen ist, muß man wohl diese als das Primäre annehmen und die Parotitis als eine von der Mundschleimhaut über die Ausführungsgänge fortgeleitete Entzündung ansprechen.

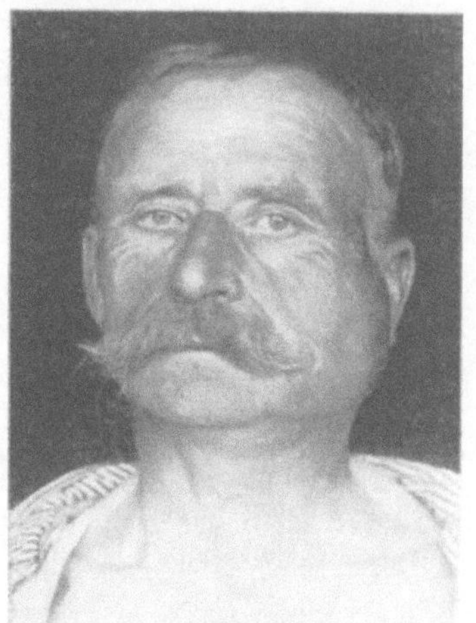

Abb. 103. Akut entstandene Vergrößerung der Parotis durch Entzündung.

Chirurgisch erlangt die Erkrankung Bedeutung in den seltenen Fällen, in denen in der vergrößerten und entzündlich infiltrierten Drüse Eiterherde auftreten, die an umschriebener Erweichung und Fluktuation zu erkennen sind und durch Incision möglichst frühzeitig eröffnet werden sollten. Im übrigen ist der Verlauf der Krankheit durch therapeutische Maßnahmen nicht zu beeinflussen.

Als höchst unangenehme Komplikation stellt sich gelegentlich eine sehr schmerzhafte, manchmal abscedierende Hodenentzündung (Orchitis) ein.

c) Die akute Speicheldrüsenentzündung (Sialoadenitis acuta). Da es fast immer nur die Parotis ist, die akut entzündlich erkrankt, so sei hier nur der Krankheitsablauf an dieser Drüse beschrieben.

Wie bei der Mumps, vergrößert sich die Parotis unter heftigen Wangen- und Kopfschmerzen, Fieber und Krankheitsgefühl, wobei der Höhepunkt der Schwellung in der Nähe des Ohrläppchens zu liegen pflegt, weil hier die Parotis nicht mehr von der starken Fascia parotidea bedeckt ist und sich infolgedessen besonders stark ausdehnen kann. Das dabei sich einstellende Abstehen des Ohrläppchens vom Schädel ist sehr charakteristisch für alle mit Vergrößerung einhergehenden Parotiserkrankungen überhaupt. Eine entzündliche Kieferklemme ist stets sehr ausgeprägt, und auch Sprache, Schluckart und Atmung können durch die am Mundboden und an den Rachenweichteilen auftretenden Schwellungen lästig behindert sein (s. Abb. 103).

Nicht lange dauert es, bis der entzündliche Prozeß an die äußere Haut heranreicht und eine Rötung derselben erzeugt.

Nach mehreren Tagen zunehmender Beschwerden, hohen Fiebers mit öfter sich einstellenden Delirien, fängt das äußerst schmerzhafte derbe Infiltrat an, zu erweichen, und der sich bildende Eiter bricht gewöhnlich spontan in den äußeren Gehörgang hinein durch. Weniger häufig bildet sich der Prozeß ohne Eiterung zurück und ist dann nach 1—2 Wochen abgelaufen. Kommt es aber zur Eiterung, so stoßen sich meist ganze, nekrotisch gewordene Abschnitte der Drüse ab, und auch der Facialis wird nicht selten unreparierbar beschädigt.

In anderen Fällen kommt es von der Parotis aus zur Entstehung einer gefährlichen fortschreitenden Phlegmone mit drohender Meningitis oder mit Glottisödem oder auch zu allgemeiner Sepsis.

Ein hoher Prozentsatz der an eitriger Parotitis leidender Patienten geht zugrunde, vor allem auch deshalb, weil diese Erkrankung stets einen schon durch andere vorhergegangene Krankheiten geschwächten Körper trifft; denn die akute Parotitis ist eine sekundäre Erkrankung, die während des Verlaufs oder kurz nach dem Ablauf der oben genannten allgemeinen Infektionskrank-

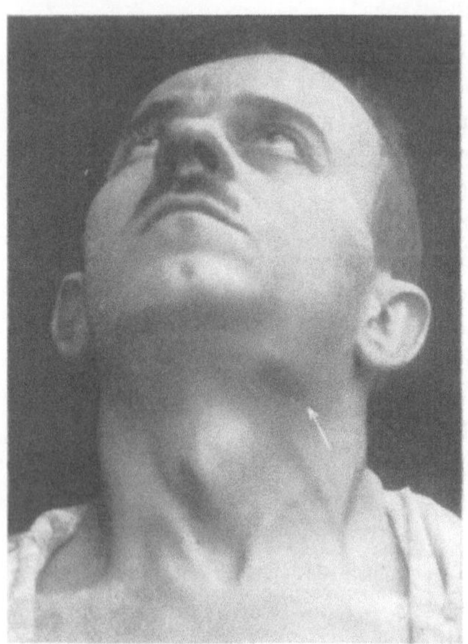

Abb. 104. Vergrößerung der Submaxillaris bei Entzündung.

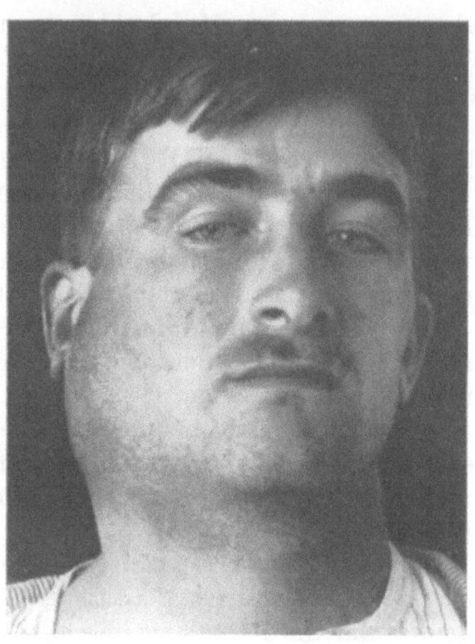

Abb. 105. Chronisch entstandene Vergrößerung der Parotis durch Entzündung.

heiten oder besonders auch nach Operationen sich einzustellen pflegt. Bei allen solchen Krankheiten sollte deshalb prophylaktisch eine sorgfältige Mundpflege durchgeführt werden.

Ist die Parotitis aber einmal ausgebrochen, so kann die Behandlung durch feuchte Verbände Linderung der starken Schmerzen bringen. Zeigt der Prozeß nach 3—4 Tagen immer noch Neigung zum Fortschreiten, so eröffne man die Drüsenkapsel durch Incision, auch wenn Fluktuation noch nicht nachgewiesen werden kann; denn die dicke und straff gespannte Fascie läßt eine Erweichung erst spät erkennen! Dabei incidiere man nur die Haut und bohre dann mit der Kornzange stumpf in die Tiefe, bis man auf den Eiter stößt, um den Facialis nicht zu verletzen.

d) Chronisch verlaufende Speicheldrüsenentzündungen (Sialoadenitis chronica). Nicht immer verläuft eine Speicheldrüsenentzündung unter so stürmischen Erscheinungen, wie das z. B. bei der oben beschriebenen akuten Parotitis der Fall ist. Es gibt ausgesprochen chronisch und ohne erhebliche subjektive Beschwerden ablaufende Formen, die dem Eindringen wenig virulenter Infektionserreger vom Munde her ihre Entstehung verdanken.

Allmählich, im Verlauf von Wochen und Monaten, vergrößert sich die Drüse — von der unspezifischen chronischen Sialoadenitis wird am häufigsten die Submaxillaris befallen —, ohne nennenswerte Schmerzen und ohne Fieber zu erzeugen. Ein gleichmäßig sich ausbreitendes derbes Infiltrat durchsetzt die ganze Drüse, histologisch als interstitielle Entzündung mit Vermehrung des Bindegewebes und sekundärer Atrophie der sezernierenden Drüsenzellen erkennbar. Nicht allzu selten sind es Speichelsteine, die sich innerhalb der Drüse entwickelt haben und eine chronische Entzündung des Drüsenparenchyms unterhalten. In jedem Falle von chronischer Sialoadenitis ist deshalb nach einem Stein zu fahnden, da durch dessen operative Entfernung die Entzündungserscheinungen zurückzugehen pflegen (vgl. Abb. 104—105).

Kommt ein Stein nicht in Betracht, so gelingt es manchmal, durch Auflegen von Kataplasmen (Hyperämie!) im Verlauf von Wochen eine Besserung zu erzielen. Bleiben alle therapeutischen Maßnahmen wirkungslos, und handelt es sich um die Submaxillaris, so exstirpiert man am besten die ganze Drüse; bei der Parotis kommt das natürlich, schon des Facialis wegen, nicht in Frage.

Eine besondere Form der unspezifischen chronischen Sialoadenitis wurde von KÜTTNER unter der Bezeichnung „entzündlicher Tumor“ beschrieben, die meist die Parotis, aber auch die übrigen Speicheldrüsen ergreifen kann. Dabei entwickelt sich unter der intakt bleibenden äußeren Haut eine derbe hühnerei- bis apfelgroße Geschwulst, die sich wenig verschieben läßt und große Ähnlichkeit besitzt mit einem malignen Tumor oder der Speicheldrüsentuberkulose.

Obwohl histologisch die Zeichen der chronisch interstitiellen Entzündung mit enormer Lymphocyteninfiltration nachzuweisen sind, und die Geschwulst sich öfters durchsetzt zeigt mit Granulationsherden und kleinen Abscessen, bleibt die bakteriologische Untersuchung auf Infektionserreger gewöhnlich ergebnislos.

Heilung wurde bisher nur durch Exstirpation der erkrankten Drüse erzielt.

e) Die Tuberkulose der Speicheldrüse gehört ebenfalls zu den chronischen Formen der Speicheldrüsenentzündung. Nach meinen Erfahrungen kommt sie nicht so außerordentlich selten vor, wie vielfach angenommen wird. Ob die Infektion der Speicheldrüsen mit dem Tuberkelbacillus vom Munde her durch den Ausführungsgang, auf dem Blut-, oder auf dem Lymphwege zustande kommt, ist vielfach nicht zu entscheiden. In vielen Fällen scheint aber der primäre Herd nicht in der Drüsensubstanz selbst zu sitzen, sondern in einer unmittelbar benachbarten Lymphdrüse, von wo aus der Prozeß als perilymphadenitisches Infiltrat sekundär auf die Speicheldrüse übergreift.

Die tuberkulöse Entzündung bleibt häufig beschränkt auf umschriebene Abschnitte der Drüse, kann aber auch das ganze Organ ergreifen, erzeugt dann zunächst äußerlich ein Bild, das der unspezifischen chronischen Entzündung gleicht und ist im Anfangsstadium meist schwer von dieser oder auch von einem malignen Tumor zu unterscheiden; öfters sieht man aber auch, besonders an der Parotis, ganz umschriebene Knoten von Walnuß- bis Pflaumengröße, die schließlich erweichen und fluktuieren.

Wie überhaupt bei der Tuberkulose, entwickeln sich auch hier alle Erscheinungen langsam und schleichend, ohne stärkere Beschwerden und meistens ohne Fieber. Nur gelegentlich klagen die Patienten über neuralgiforme Schmerzen im Trigeminusgebiet, und in seltenen Fällen ist schon der Facialis dauernd geschädigt worden.

Die äußere Haut beteiligt sich schließlich an der Erkrankung, verliert ihre Verschieblichkeit und rötet sich gewöhnlich an der Stelle, an der zuerst Fluktuation als Zeichen der beginnenden Abscedierung nachzuweisen war. Das ganze Bild ähnelt außerordentlich dem der oben beschriebenen tuberkulösen Lymphadenitis (vgl. Abb. 106).

Zwecks Behandlung der Speicheldrüsentuberkulose kann man an der Submaxillaris und Sublingualis die Exstirpation der erkrankten Drüse vornehmen, wenn der Prozeß noch nicht zu weit auf die Nachbarschaft übergegriffen hat. An der Parotis beschränkt man sich immer auf Incision und Auskratzung des tuberkulösen Gewebes mit dem scharfen Löffel und nachfolgender Röntgenbestrahlung — was in den meisten Fällen zur schließlichen Ausheilung führen wird.

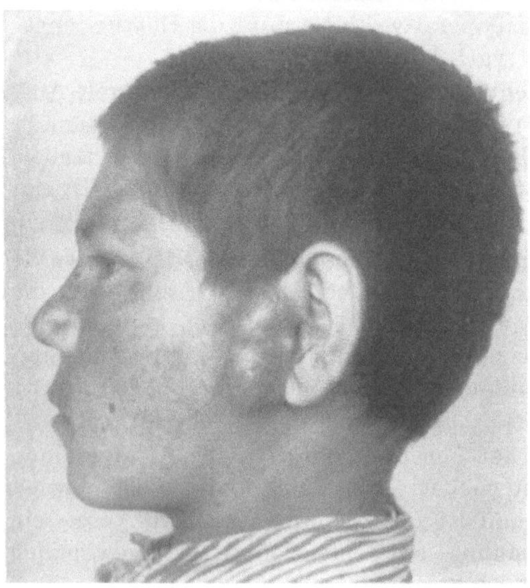

Abb. 106. Kalter Absceß bei Tuberkulose der Parotis.

Auch Aktinomykose in den Speicheldrüsen wird beobachtet, und zwar als primärer Herd z. B. dann, wenn ein mit dem Strahlenpilz behaftetes Stück einer Getreidegranne durch den Ausführungsgang in die Drüse eindrang. Viel häufiger aber kommt die Erkrankung sekundär durch Übergreifen von der Nachbarschaft her zustande, nachdem die Erreger von der Mundhöhlenschleimhaut aus in die Weichteile hineingelangten.

Da die Aktinomykose einer Speicheldrüse der häufigeren Erkrankung der umgebenden Weichteile gegenüber nichts Besonderes bietet, so sei hier auf die weiter unten folgende allgemeine Beschreibung verwiesen.

Die Syphilis der Speicheldrüsen spielt praktisch kaum eine Rolle, kann aber in zwei Formen auftreten: einmal während des frühen Sekundärstadiums in Form einer subakuten Sialoadenitis — am häufigsten an der Parotis — und zweitens als langsam an Größe zunehmender gummöser Knoten im tertiären Stadium der Lues. Auch Nekrose, Erweichung und Perforation nach außen kommt hierbei vor.

Die Diagnose wird manchmal nicht leicht zu stellen sein und Verwechslungen mit Tuberkulose oder malignen Geschwülsten sind möglich. Der Erfolg einer bei Verdacht auf Lues einzuleitenden antiluetischen Therapie ist als beweiskräftig anzusehen.

Zu den chronisch entzündlichen Prozessen gehört wahrscheinlich auch die unter dem Namen „MIKULICZsche Krankheit“ bekannte symmetrisch-doppelseitige derbe Vergrößerung der Speicheldrüsen, an der sich auch die Tränendrüsen gelegentlich beteiligen. Die Parotisdrüsen können Faustgröße erreichen und im Verein mit den Anschwellungen der übrigen Drüsen eine hochgradige Entstellung erzeugen (vgl. Abb. 107).

Ganz langsam, im Verlaufe von Monaten und Jahren, entwickelt sich das Leiden ohne subjektive Beschwerden — außer denen, die auf die rein mechanischen Momente der Geschwulstbildung zurückgeführt werden können. Da, wie bei der Lymphogranulomatose der Lymphdrüsen, die Erkrankung nicht über die Drüsenkapsel hinausgeht, so bleibt, wie bei dieser, die Verschieblichkeit des Organs stets erhalten, was für die Differentialdiagnose gegen Tuberkulose und maligne Geschwulst zu verwenden wäre, wenn nicht schon das symmetrische Auftreten die Erkennung sicherte.

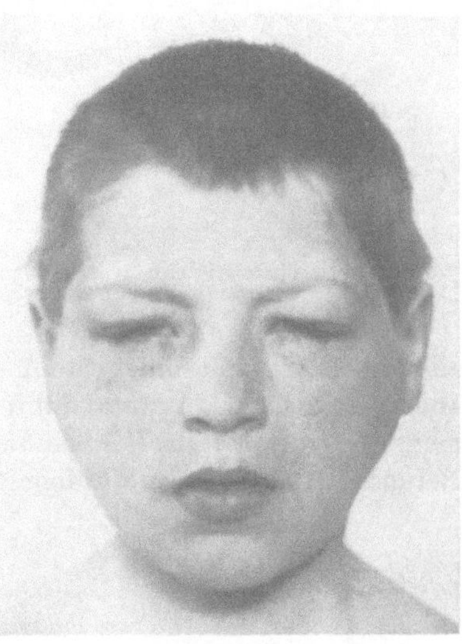

Abb. 107. MIKULICZsche Krankheit. (Sammlg. d. Tüb. Chir. Klinik.)

Histologisch sind die mit Rundzellinfiltraten und Bindegewebswucherung einhergehenden Zeichen der chronischen Entzündung nachzuweisen.

Da die Prognose quoad vitam gut ist — wenn auch der Verlauf außerordentlich hartnäckig zu sein pflegt —, so kommt die radikale Maßnahme der Totalexstirpation erkrankter Drüsen nur als äußerste Maßregel in Betracht. Mit Jodkali und Arsen wurden öfters Erfolge erzielt, und so kann man diese Medikamente innerlich verabreichen. Als das wirksamste Verfahren ist aber die Röntgenbestrahlung anzusehen und in allen Fällen zur Anwendung zu bringen.

f) Speichelsteine (Sialolithiasis). Bei Entzündungsvorgängen, akuten oder chronischen, in den Speicheldrüsen und ihren Ausführungsgängen werden gelegentlich rundlich oder oval geformte Konkremente festgestellt, die man früher ganz selbstverständlich als die die Entzündung auslösende Ursache ansah. Heute kann es als sichergestellt gelten, daß Speichelsteine die Folge (!) einer Sialoadenitis sind in der Weise, daß sich um ein Eiterklümpchen herum oder um ein Konglomerat abgestoßener Epithelzellen phosphor- und kohlensaure Kalksalze niederschlagen, die sich durch fortwährende Neuanlagerung bis zu dem Umfange einer Pflaume vergrößern können.

Aus der Tatsache, daß aus normal zusammengesetztem Speichel innerhalb gesunder Speichelwege Ausfällungen von Kalksalzen nicht zustande kommen können, hat man geschlossen, daß das Ausfallen dieser Salze durch bakterielle Einflüsse ausgelöst werde. oder infolge einer durch die Drüsenentzündung veränderten Zusammensetzung des Speichels eintreten müsse.

Die Regel pflegt zu sein, daß das Konkrement als „Drüsenstein“ innerhalb des Drüsenparenchyms in seinen Anlagen gebildet und erst sekundär in den

Ausführungsgang hineingestoßen wird, wo es als „Gangstein" lange liegen bleiben und weiter wachsen kann (vgl. Abb. 108).

Am meisten disponiert zu Steinbildung ist die Submaxillaris und ihr Ausführungsgang; doch auch in der Parotis und der Sublingualis kommen Steinbildungen nicht so sehr selten vor.

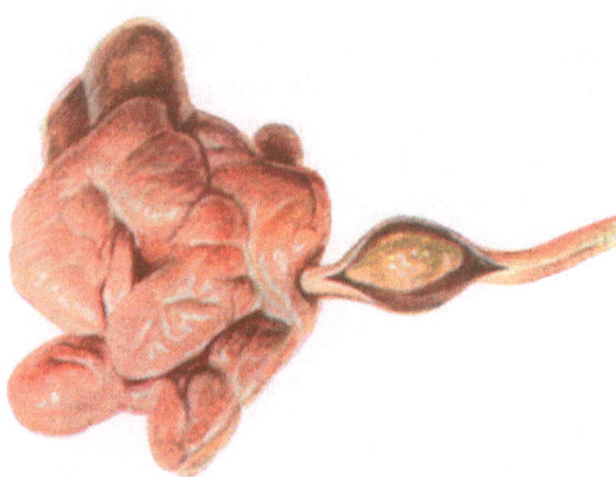

Abb. 108. Speichelstein im Ausführungsgang der Glandula submaxillaris.

Als Ausnahme ist es anzusehen, wenn der Stein primär im Ausführungsgang entsteht; immerhin scheint das gelegentlich der Fall zu sein unter dem Einflusse eines in den Ductus eingedrungenen Fremdkörpers, der zunächst eine Entzündung erzeugt und dann den Kern des Konkrementes abgibt. In der überwiegenden Mehrzahl der Fälle wird nur ein einziger Stein gefunden; doch sind auch schon mehrere Konkremente gleichzeitig festgestellt worden.

Daß ein längere Zeit im Ausführungsgang lagernder und sich allmählich vergrößernder Stein schließlich von sich aus zu pathologischen Veränderungen der Gangwand führen muß, ist verständlich: Erweiterung des Lumens, Ulcerationen der Schleimhaut und Verdickungen der Wand sind regelmäßige Befunde. Auch Absceßbildungen in der Umgebung eines Konkrementes werden beobachtet mit Spontanperforation des Eiters nach außen oder nach innen und Zurückbleiben einer Speichelfistel.

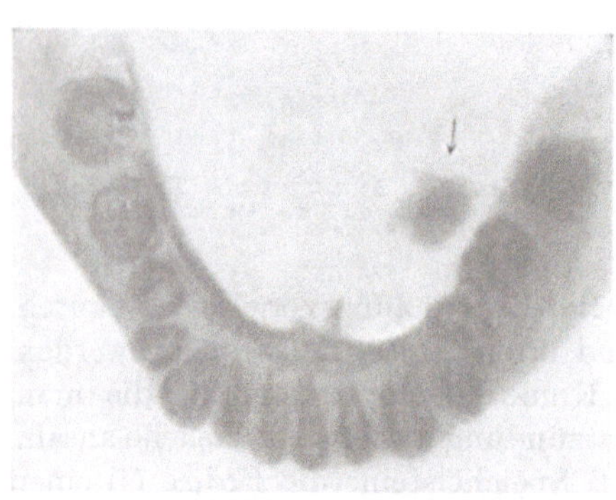

Abb. 109. (Röntgenbild.) Speichelstein im Ausführungsgang der Submaxillaris. (Sammlg. d. Tüb. Chir. Klinik.)

Die Beschwerden, die einem Steinträger erwachsen, können außerordentlich lästig werden und erklären sich einmal aus dem Vorhandensein einer Entzündung, und in besonders unangenehmer Weise aus dem Auftreten von Speichelstauungen. Meist während der Mahlzeiten stellen sich heftige Schmerzen („Speichelkoliken") ein, die mit Anschwellung der Drüse und ihrer Umgebung einhergehen („Tumor salivalis"). Oft sind die Erscheinungen nach wenigen Stunden abgeklungen, halten manchmal aber tagelang an; und bei manchen Patienten treten diese Anfälle nur alle paar Wochen oder Monate einmal auf, bei anderen fast bei jeder Mahlzeit. Sitzt der Stein in der Parotis, so pflegt dabei regelmäßig Kieferklemme sich einzustellen.

In diagnostischer Beziehung ist schon die Anamnese außerordentlich charakteristisch, und sehr häufig ist der Stein bei sorgfältigem Abtasten des Ganges und der Drüse deutlich zu fühlen. Manchmal ist aber nur eine haselnuß- bis walnußgroße druckempfindliche, nicht übermäßig scharf abgrenzbare

Geschwulst nachzuweisen, die durch ein den Stein umgebendes entzündliches Infiltrat erzeugt wird, in dessen Mitte der Stein liegt. Bei Sondierung des Ganges ist in manchen Fällen der Stein direkt zu fühlen; im übrigen aber kann er durch eine geschickt ausgeführte Röntgen- (Film-) Aufnahme gewöhnlich nachgewiesen werden (s. Abb. 109).

Therapeutisch ist natürlich die Exstirpation des Steins anzustreben, was durch Incision in Lokalanästhesie — wegen der drohenden Gefahr der Speichelfistel nach Möglichkeit vom Munde aus! — auszuführen ist. Drüsensteine der Parotis oder der Submaxillaris müssen allerdings wohl von außen entfernt werden; doch pflegt eine Speichelfistel am häufigsten nur nach Eröffnungen des Ganges zu persistieren.

Fremdkörper können in ganz ähnlicher Weise, wie Speichelsteine und wie ja auch schon die einfache eitrig-fibrinöse Entzündung des Ausführungsganges (siehe unter Sialodochitis), Speichelkoliken erzeugen. Abgebrochene Zahnbürsten-Borsten, kleine Fruchtkerne, Stücke von Getreidegrannen dringen infolge eines unglücklichen Zufalls gelegentlich in die Mündung des Ausführungsganges — meistens der Submaxillaris — ein und arbeiten sich weiter hinauf. Die Diagnose ist in solchen Fällen schwer zu stellen, da der Nachweis eines kleinen Fremdkörpers in den meisten Fällen kaum mit Sicherheit zu erbringen ist.

7. Die chronischen Granulome.

a) Tuberkulose und Syphilis des Gesichtes.

Jedes einzelne der drei wichtigsten chronischen Granulome (Tuberkulose, Syphilis, Aktinomykose) spielt im Gesicht eine bedeutende Rolle. Die tuberkulösen und syphilitischen Erkrankungen der äußeren Haut sind aber so sehr in das Sondergebiet der Dermatologie übernommen worden, daß hier auf eine Beschreibung verzichtet und auf die Lehrbücher der Haut- und Geschlechtskrankheiten verwiesen sei. Nur kurz soll erwähnt werden, daß die mit Geschwürsbildung einhergehenden Formen der Haut-Tuberkulose und -Syphilis nicht selten auch für den Chirurgen differentialdiagnostische Bedeutung erlangen können, z. B. gegenüber den verschiedenen Formen des Hautkrebses (s. d.), weshalb die genaue Kenntnis dieser Affektionen von jedem sich mit Chirurgie Beschäftigenden verlangt werden muß.

b) Die Aktinomykose des Gesichtes.

Der Erreger der Aktinomykose ist der Strahlenpilz (Actinomyces), der Heu- und Getreideteilen als Schmarotzer anhaftet und sowohl beim Rinde (Bollinger 1877), als auch beim Menschen (Israel 1878) chronische Entzündungsprozesse von besonderer Eigenart hervorzurufen imstande ist.

Im Gewebe tritt dieser Pilz auf in Gestalt der sog. „Drusen" — runden, gelblich aussehenden Körnern von weniger als Stecknadelkopfgröße —, die im Eiter aktinomykotischer Abscesse ziemlich regelmäßig nachzuweisen sind. Zur Untersuchung bringe man ein verdächtig aussehendes Körnchen mit der Nadelspitze auf einen Objektträger, spüle den anhaftenden Eiter durch Herumschwenken in einigen Tropfen Wasser ab, bedecke es unter ganz leichtem Quetschen mit einem Deckgläschen, und besichtige es bei mäßiger Vergrößerung unter dem Mikroskop. Man erkennt dann manchmal ein Gewirr von Pilzfäden (Mycelium), an deren peripheren Enden radiär gestellte kolbige Auftreibungen

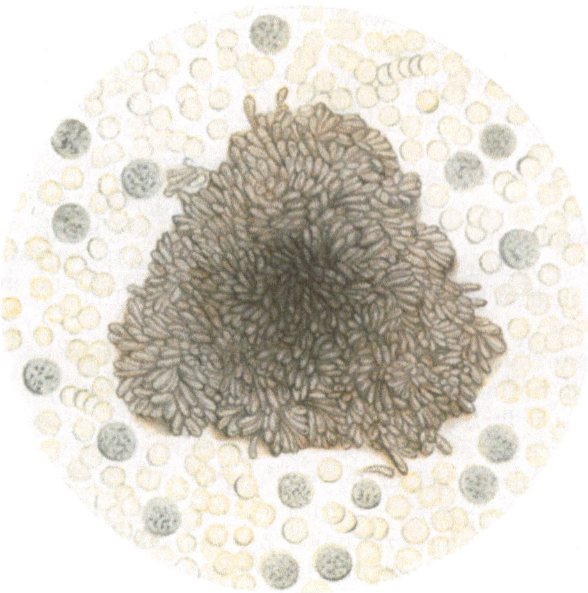

Abb. 110. Actinomyces-Druse, aus dem Eiter eines Abscesses isoliert.

in Form eines „Strahlenkranzes" zu sehen sind, die der Druse das charakteristische Aussehen verleihen. Durch Färbung nach GRAM lassen sich die blaugefärbten Fäden von den roten Kolben sehr schön abheben (vgl. Abb. 110 u. 111).

Die Infektion des Menschen erfolgt in der überwiegenden Mehrzahl der Fälle von der Mundhöhle aus, nachdem Pilzteile entweder in Oberflächendefekte der Schleimhaut eindringen konnten, oder pilzbeladene Fremdkörper sich in die Mundweichteile einspießten.

Da als Keimträger in erster Linie Getreidegrannen und Strohhalme in Betracht kommen, so sind es meist Landleute, die an Aktinomykose erkranken. Die Gewohnheit mancher Leute, Getreideähren, Heu- und Strohhalme durch den Mund zu ziehen, gibt die Veranlassung zur Infektion; doch können auch beim Dreschen Strohstückchen in die Mundhöhle hineingeschleudert werden. Besonders gefährlich sind die mit Widerhäkchen besetzten Grannen der Gerste, die sich in die Schleimhaut einspießen und sich infolge der Muskelbewegungen immer tiefer in das Gewebe hinein vorschieben; aber auch die Höhlen cariöser Zähne nehmen häufig den Strahlenpilz auf und lassen ihn in die Tiefe des Kieferknochens, und weiter durch ihn hindurch in die benachbarten Weichteile, gelangen.

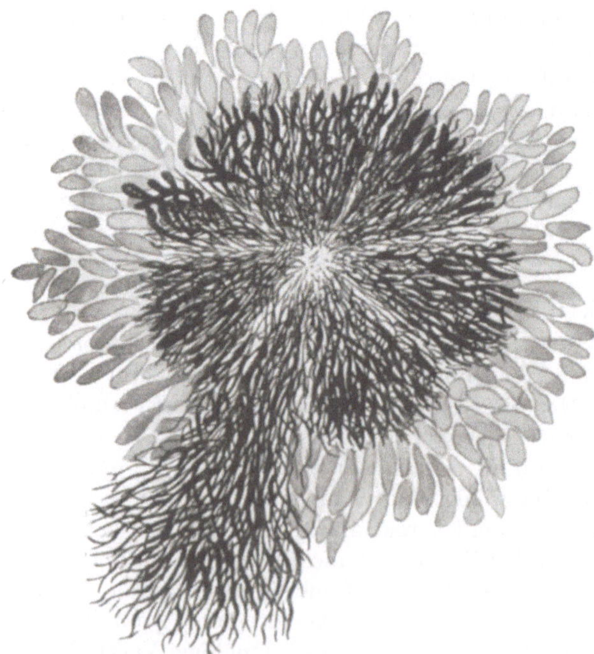

Abb. 111. Actinomyces-Druse auf dem Durchschnitt. (Nach CRANWELL.)

Der Körper reagiert auf die Infektion durch Bildung eines Leukocytenwalles und von Granulationsgewebe und ist bestrebt, sich durch Eiterung des Fremdkörpers zu entledigen (Abb. 112). Aber er kann meistens nicht verhindern, daß der Prozeß sich ausdehnt und oft ausgesprochene Wanderungen antritt, überall ein sehr derbes („bretthartes"), wenig empfindliches Infiltrat erzeugend, das von kleinen Abscessen durchsetzt ist. Die Regel ist, daß die Abscesse sich schließlich bis zur äußeren Haut hindurcharbeiten, diese perforieren und ihren drusenhaltigen Eiter nach außen entleeren. An der Durchbruchstelle bleiben

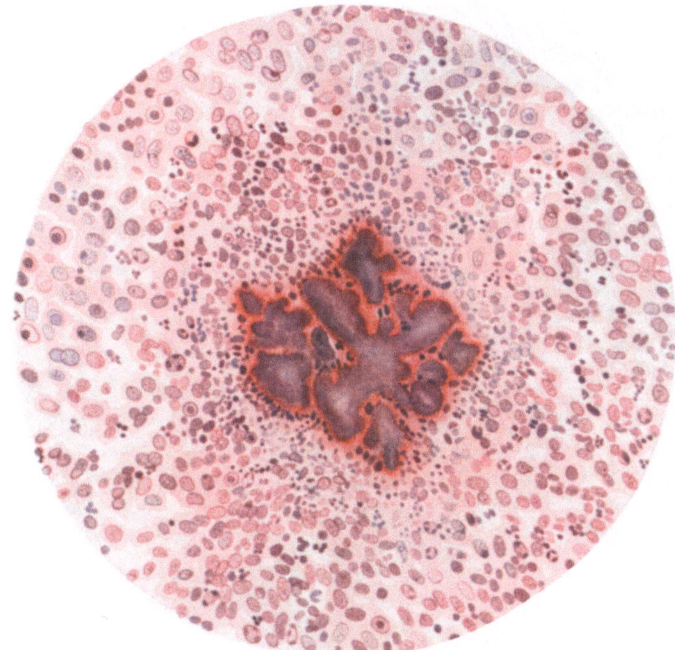

Abb. 112. Aktinomykotisches Granulationsgewebe. (Drusen inmitten eines Leukocytenwalles; beginnende Abscedierung.)

Fisteln bestehen, die noch eine Zeitlang sezernieren, dann aber Neigung zum Ausheilen zeigen (vgl. Abb. 112).

Klinisch tritt die Aktinomykose etwa folgendermaßen in die Erscheinung: In manchen leicht verlaufenden Fällen macht sich eines Tages ein sehr derber, langsam wachsender Knoten von Walnuß- bis Hühnereigröße in der Tiefe der Wangenweichteile, z. B. vor dem Masseter, bemerkbar, ohne Schmerzen zu machen oder sonstige Beschwerden zu erzeugen. Langsam, im Verlauf von Wochen, rückt das derbe Infiltrat bis an die äußere Haut vor, erweicht, wandelt sich in einen fluktuierenden Absceß um, der schließlich spontan nach außen perforiert. Die zurückbleibende eiternde Fistel versiegt schließlich und heilt unter Zurücklassung einer trichterförmig eingezogenen Narbe und eines in die Tiefe hinein zu verfolgenden derben Stranges aus.

In anderen Fällen aber dehnt sich das Infiltrat aus und tritt unter von Zeit zu Zeit sich bildenden und sich entleerenden umschriebenen Erweichungsherden seine Wanderung an nach der Schläfengegend hinauf oder abwärts nach dem Halse zu (vgl. Abb. 113 u. 114).

Relativ häufig sieht man folgendes: Das Infiltrat nimmt im Beginn von der unmittelbaren Nachbarschaft des Unterkiefers seinen Ausgang, zunächst als schmerzlose Auftreibung des Knochens imponierend und mit ihm breit zusammenhängend. Ohne wesentliche Schmerzen wird die in der Tiefe sitzende Schwellung langsam größer und greift besonders nach der Hautoberfläche zu um sich, in die Fossa retromandibularis und nach dem Hals zu übergreifend. Die Haut

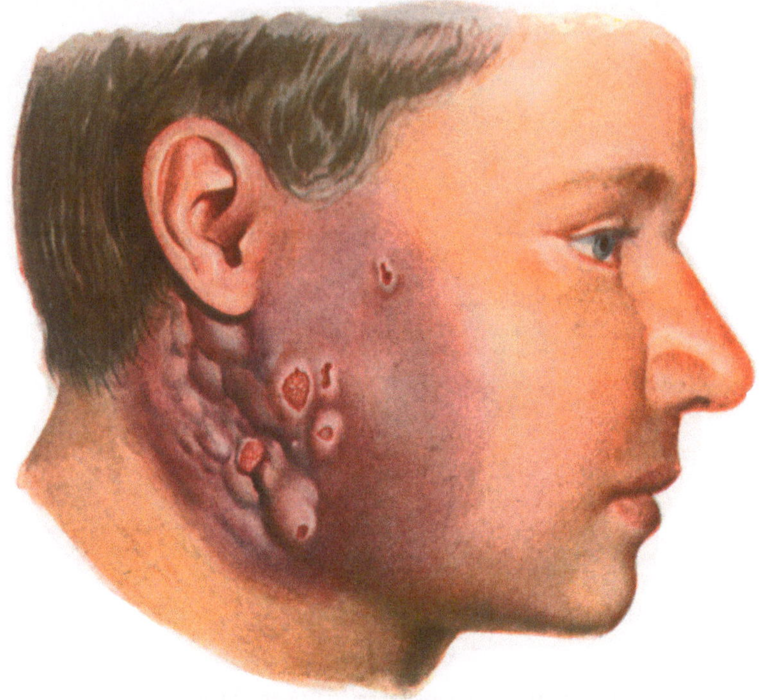

Abb. 113. Typisches Bild einer Aktinomykose der Hals- und Wangenweichteile. (Sammlg. d. Tüb. Chir. Klinik.)

wird in mehr oder weniger großer Ausdehnung in Mitleidenschaft gezogen, wobei sie eine charakteristische blau-braunrote Farbe annimmt, sich faltet und weiterhin von zahlreichen Fistelöffnungen durchbrochen wird. Bei älteren Prozessen sind alte eingezogene Narben neben frischen Fisteln nachweisbar, und der ganze Prozeß nimmt ein so typisches Aussehen an, daß in diesem Stadium auf den ersten Blick die richtige Diagnose gestellt werden kann (vgl. Abb. 113 u. 114).

Kieferklemme fehlt selten, ist sogar meist sehr hochgradig entwickelt.

Aber nicht nur nach außen schreitet der Prozeß fort; auch der Mundboden kann ergriffen werden, und besonders gefährdet sind die Orbita und die Schädelbasis. Unter Zerstörung des Knochens wächst das aktinomykotische Infiltrat in die Schädelhöhle hinein, um zu schweren, meist tödlich endigenden Hirnschädigungen Anlaß zu geben.

Fieber pflegt in der Regel zu fehlen, solange die Aktinomykose geschlossen bleibt. Sind aber Fisteln aufgebrochen, so daß die Sekundärinfektion eindringen konnte — oder hat eine Mischinfektion den Weg von der Mundhöhle nach der aktinomykotischen Infiltration gefunden —, so nehmen die Beschwerden des Patienten rasch zu und Fieber, Schmerzen und Kräfteverfall stellen sich ein.

Die Lymphdrüsen beteiligen sich an der Aktinomykose nur ausnahmsweise und vergrößern sich gewöhnlich erst unter dem Einflusse der sekundären Infektion.

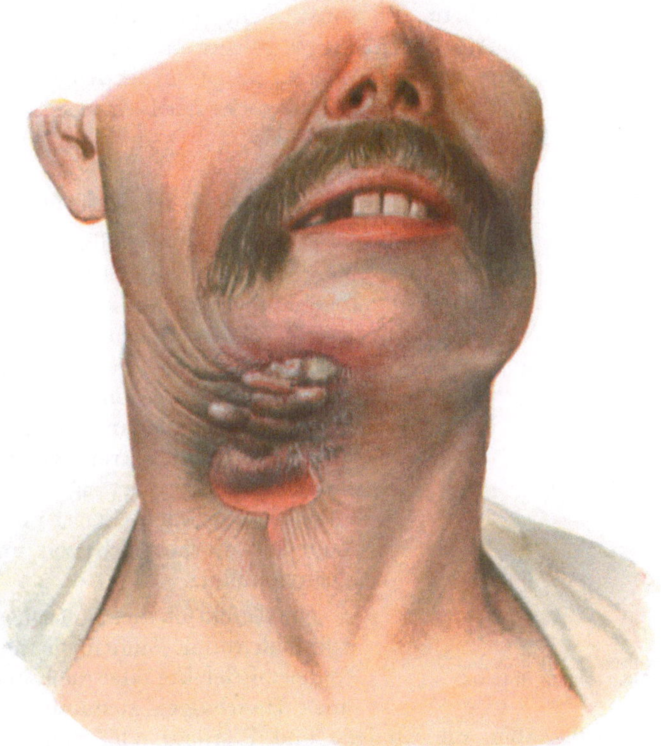

Abb. 114. Aktinomykose der Halsweichteile. (Beobachtung der Tüb. Chir. Klinik.)

Diagnostisch ist es gelegentlich von Wichtigkeit und nicht leicht, eine solche Überlagerung der aktinomykotischen Krankheitserscheinungen durch akut entzündliche Symptome zu erkennen; aber wenn der Verdacht auf Aktinomykose einmal da ist, so wird sorgfältiges Suchen nach Drusen im Eiter schließlich zum Ziele führen.

Im übrigen machen sich diagnostische Schwierigkeiten nur im Anfangsstadium bemerkbar, weil ein in der Tiefe der Halsweichteile sitzendes Infiltrat mit einer Drüsentuberkulose oder auch mit einem Drüsensarkom verwechselt werden kann. Ebenso wird eine dem Unterkiefer breit aufsitzende derbe Geschwulst manchmal für eine subakut verlaufende Parulis oder für ein Kiefersarkom gehalten. In späteren Stadien der Erkrankung macht die Erkennung, wie gesagt, kaum noch Schwierigkeiten. Das Bild ist so charakteristisch und prägt sich so ein, daß jeder es wiedererkennt, der es einmal sah.

Die Prognose ist ohne Therapie immerhin zweifelhaft. Wanderungen nach dem Körperinnern können zu ernsthaften und tödlichen Komplikationen führen; aber andererseits sind Spontanheilungen gar nicht selten. Unterstützen kann man die Ausheilung durch innerliche Gaben von Jodkalium (2—5mal täglich 1,0) und durch Eröffnen und Auskratzen der immer wieder auftretenden Abscesse; doch ist zu bedenken, daß häßliche Narben nach solchen Eingriffen zurückbleiben müssen. Es war deshalb als außerordentlicher Fortschritt zu begrüßen, als die Röntgenbestrahlung der aktinomykotischen Infiltrate zu Resultaten führte, die sonst nicht im entferntesten zu erreichen waren: Die verhältnismäßig oberflächlich gelegenen Infiltrate im Bereich des Gesichtes und Halses sind so gut wie stets zu prompter Abheilung zu bringen in besonders auch kosmetisch befriedigender Weise.

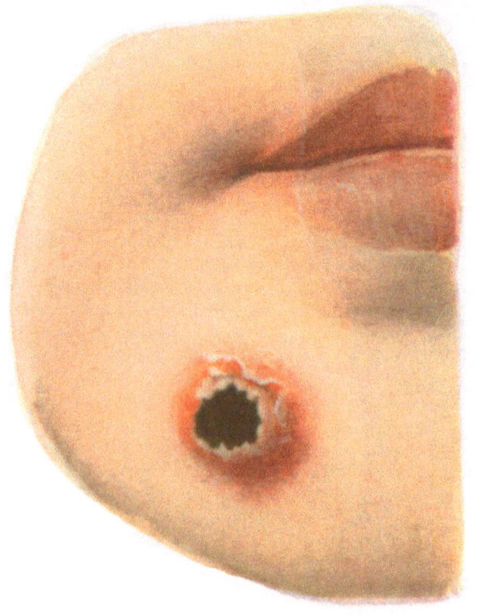

Abb. 115. Typischer Milzbrandkarbunkel der Haut. (Nach MORAL.)

8. Milzbrand des Gesichtes (Anthrax).

Der Erreger des Milzbrandes ist ein stäbchenförmiger Bacillus (R. KOCH 1876), der regelmäßig, zu charakteristisch aussehenden langen Ketten verbunden, in den spezifischen Krankheitsherden mit Leichtigkeit nachgewiesen werden kann. Zu diesem Zweck entnimmt man mit der Platinöse ein Tröpfchen Wundsekret, verstreicht es auf einem Objektträger, läßt den Ausstrich lufttrocken werden, fixiert ihn durch kurzes nicht zu starkes Erhitzen und färbt mit Methylenblau.

Die Infektion des Menschen kommt gewöhnlich durch Eindringen des Erregers in Epidermisdefekte oder auch in die Mündung eines Haarbalges zustande, meistens bei Leuten, die berufsmäßig mit Rindern und Pferden, oder von diesen abstammenden Produkten, zu tun haben; besonders gefährdet sind deshalb Metzger und Gerber.

An der Infektionsstelle entwickelt sich im Laufe eines oder mehrerer Tage ein Entzündungsprozeß, der zuerst als umschriebene juckende Hautrötung in die Erscheinung tritt, in deren Mitte sich bald darauf ein mit blutig-seröser Flüssigkeit gefülltes und als „Pustula maligna“ bezeichnetes, blaurot aussehendes, Bläschen entwickelt. Das umgebende, intensiv gerötete Gewebe schwillt durch Bildung eines entzündlichen Infiltrates rasch an und wandelt sich in ein furunkel- oder karbunkelartig aussehendes Gebilde um, dessen Zentrum schließlich leicht eingedellt erscheint und von dem zu mißfarbenem Schorf umgewandelten Bläschen bedeckt wird. Dieser Schorf nimmt gewöhnlich an Umfang zu und kann die Größe eines Talers erreichen (vgl. Abb. 115).

Die weitere Umgebung eines Milzbrandkarbunkels schwillt manchmal infolge einer ödematösen Durchtränkung des Gewebes stark an („Milzbrandödem“), die im Gesicht besonders an Augenlidern und Lippen zu entstellenden Verunstaltungen führt. Die Haut über diesen ödematös gequollenen Gewebspartien sieht häufig intensiv gerötet aus und ist manchmal ebenfalls mit Bläschen, bzw. scharf abgegrenzten dunklen Schorfen, bedeckt.

Die regionären Lymphdrüsen vergrößern sich bald und wandeln sich in schmerzhafte, leicht tastbare Knoten um. Manchmal werden die Krankheitserscheinungen von Fieber begleitet, doch pflegt es in der Mehrzahl der Fälle zu fehlen.

Gefährlich wird der Milzbrand dadurch, daß in einem beträchtlichen Prozentsatz der Fälle die Bacillen in den Kreislauf gelangen, den ganzen Körper überschwemmen und eine Sepsis hervorrufen. Übergreifen auf den Hals kann außerdem zu Schluckstörungen mit folgender Aspirationspneumonie, oder auch zu Glottisödem führen.

Die Diagnose ist infolge des beschriebenen charakteristischen Bildes nicht schwierig, sollte aber in jedem Falle durch Nachweis der Bacillen im Bläschen-Inhalt, oder im Wundsekret, gesichert werden.

Was die Behandlung anbetrifft, so überläßt man am besten den örtlichen Prozeß vollkommen der Selbstheilung, um nicht durch irgendwelche Manipulationen Lymph- oder Blutbahnen zu öffnen, und das Eindringen der Bacillen in den Kreislauf zu erleichtern; Bedecken mit Salbeläppchen genügt.

Bei Sepsis kommt Serumbehandlung in Frage, die manchmal Erfolge zu zeitigen scheint.

9. Wundstarrkrampf (Tetanus).

Der 1884 von Nikolaier entdeckte Tetanusbacillus ist ein Stäbchen, das an einem Ende eine knopfförmige Verdickung (Spore) trägt und in der Erde von kultivierten Äckern und Gärten sehr häufig nachzuweisen ist. Zweifellos gelangt er dorthin durch Vermittlung des Düngers, da der Starrkrampferreger im Darmkanal von Pferden, Rindern und Schafen vorzüglich gedeiht und mit deren Kot ausgeschieden wird.

In buchtigen Wunden, die mit bacillenhaltiger Erde verschmutzt werden, siedelt sich der Tetanusbacillus an unter Luft-(Sauerstoff!)Abschluß ohne tiefer in den Körper einzudringen. Aber seine Toxine gelangen auf einem noch nicht sicher bekannten Wege (Blutbahn, oder entlang den Nervensträngen?) an das Zentralnervensystem heran, gehen offenbar mit dem Protoplasma der mit motorischen Funktionen ausgestatteten Ganglienzellen eine chemische Bindung ein und lösen dadurch Reizzustände dieser Zellen aus, die sich klinisch in Krämpfen der Körpermuskulatur äußern.

Uns interessiert im Rahmen dieses Buches das Krankheitsbild vor allem aus dem Grunde, weil die ersten Anzeichen der äußerst zu fürchtenden Erkrankung sich gewöhnlich an den Muskeln des Gesichtes offenbaren. Eines Tages fällt dem Patienten auf, daß er den Mund nicht mehr so gut öffnen kann wie früher, weil sich eine zunehmende Kieferklemme entwickelt hat; die Kautätigkeit wird dadurch natürlich beeinträchtigt. Diese „neurogene“ Kieferklemme wird durch einen anhaltenden („tonischen“) und schmerzhaften Krampfzustand der Masseteren erzeugt und ist unter dem Namen „Trismus“ bekannt; sie muß stets den Verdacht auf beginnenden Tetanus erwecken, wenn eine örtliche Ursache für die Kieferklemme auszuschließen ist.

Bald darauf beteiligt sich auch die mimische Gesichtsmuskulatur durch tonische Contracturen an dem Krankheitsbild, indem sie ihre Beweglichkeit einbüßt und zu eigenartigen Verziehungen der Mundwinkel und Augenlider Anlaß gibt. Die Folge ist gewöhnlich ein starr-lächelnder Gesichtsausdruck, bekannt unter dem Namen „sardonisches Lächeln" („Risus sardonicus"). Auch Schlingbeschwerden als Folge von Bewegungsbeschränkungen der Schlundmuskulatur und häufiges „Verschlucken" machen sich oft schon frühzeitig bemerkbar; ebenso ein geringer Grad von Nackenstarre, wobei das Vornüberbeugen des Kopfes Schwierigkeiten macht.

Diese ersten Symptome des Tetanus stellen sich zum erstenmal etwa 1 bis 2 Wochen nach der Infektion ein, manchmal aber auch viel später, und können, langsam zunehmend, wochenlang die einzigen Anzeichen der drohenden Krankheit bleiben. Gewöhnlich steigern sich die Erscheinungen aber schon nach mehreren Tagen, indem anfallsweise auftretende krampfartige Kontraktionen der Rückenmuskulatur unter heftigen Schmerzen eine bogenförmige Verkrümmung der Wirbelsäule nach hinten („Opisthotonus") hervorrufen, die zunächst nur kurze Zeit bestehen bleiben, sich dann aber mit zunehmender Häufigkeit wiederholen. Gegen Geräusche, Berührung und Licht sind Tetanuskranke sehr empfindlich, und jedes unvorsichtige Öffnen der Tür z. B. kann einen Anfall auslösen.

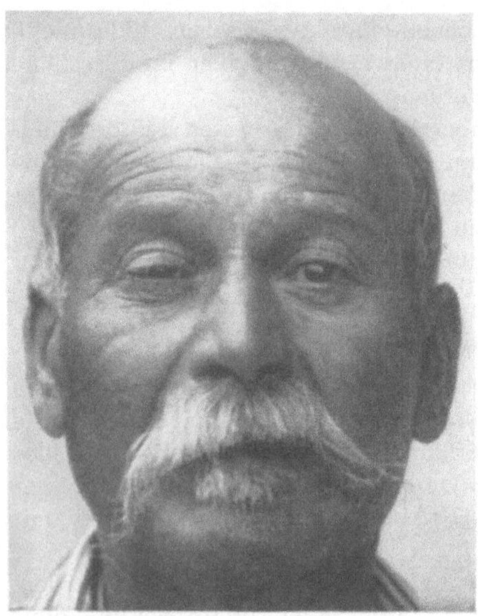

Abb. 116. Rechtsseitiger Gesichts-Tetanus.

In schweren Fällen werden nacheinander sämtliche Muskelgruppen des Körpers ergriffen, bis auch die Atemmuskulatur (Thoraxmuskeln und Zwerchfell) funktionsunfähig werden, und bei vollem Bewußtsein unter entsetzlichen Qualen der Tod die bedauernswerten Kranken erlöst.

Geht die Krankheit in Heilung aus, was in etwa 20 Prozent der Fall sein dürfte, so werden die in schweren Fällen alle paar Minuten sich einstellenden Krampfanfälle allmählich seltener und schmerzloser, bis gewöhnlich erst nach vielen Wochen sämtliche Beschwerden verschwunden sind.

In seltenen Fällen kommt es im Gegensatz zu dem beschriebenen Krankheitsbilde des „allgemeinen Tetanus" zur Entstehung eines nur „lokalen Tetanus", indem nur diejenigen Muskelgruppen von toxischen Krampfzuständen befallen werden, in deren Gebiet die Infektionsquelle ihren Sitz hat. So zeigt die Abb. 116 einen Patienten mit nur rechtsseitigem Risus sardonicus, während die andere Gesichtshälfte und der übrige Körper verschont blieben. Die Eintrittspforte der Infektion war hier in Form einer kleinen eiternden Wunde an der Schnurrbartgrenze noch nachzuweisen.

In diagnostischer Beziehung mache man es sich zur Regel, stets an Tetanus zu denken, wenn bei bestehender Kieferklemme das Auffinden einer Ursache Schwierigkeiten macht! Man wird dann sofort nach einer Wunde oder nach frischen Narben an den Händen suchen, um durch Auffinden der Eintrittspforte den bestehenden Verdacht zu stärken.

Die Behandlung kommt bei ausgebrochenem Tetanus gewöhnlich zu spät, um den Patienten retten zu können. Seruminjektionen können das Fortschreiten der Erkrankung nicht mehr aufhalten und man beschränkt sich deshalb am besten darauf, durch schmerzlindernde und die Nervenerregbarkeit herabsetzende Mittel (Morphium, Chloral, Magnesium sulfuricum) die Qualen zu lindern und die Zahl der Anfälle herabzusetzen.

Aber Hervorragendes leistet die Prophylaxe, die seit dem Weltkriege in der Weise durchgeführt wird, daß jedem Träger einer frischen, mit Erde verschmutzten Wunde 20 Immunisierungseinheiten des Tetanusantitoxins subcutan injiziert werden. Rechtzeitig gespritzte Patienten sind nahezu sicher vor der Erkrankung. Ist die als Infektionsquelle anzusprechende Wunde noch nicht verheilt, so brennt man sie mit dem Glüheisen aus und macht damit die etwa noch vorhandenen Tetanuskeime unschädlich.

C. Entzündliche Erkrankungen der inneren Weichteile.

1. Akute Entzündungen.

Von den zahlreichen Formen akut auftretender entzündlicher Schleimhauterkrankungen der Mundhöhle erlangen hauptsächlich nur 3 (a—c) gelegentlich chirurgische Bedeutung dadurch, daß sie in die tieferen Gewebsschichten eindringen und zu Vereiterungen und Zerstörungen führen können — wodurch ihnen teilweise eine ernste Prognose zukommt. Infektionserreger der verschiedensten Art üben dabei ihren krankmachenden Einfluß aus — meistens aber, ohne daß es möglich wäre, einen bestimmten Bacillus als den im Einzelfalle schuldigen Übeltäter ansprechen zu können. Die Mundhöhle wird ständig und bei allen Menschen von einer so großen Zahl differenter Keime bewohnt, daß in jedem mit dem Innern der Mundhöhle zusammenhängenden Entzündungsprozeß massenhaft verschiedenste Stäbchen, Kokken und Spirillen nachzuweisen sind. Immerhin glaubt man doch einigen von ihnen eine führende Rolle zuweisen zu können, weil man sie besonders regelmäßig und in größeren Mengen in den Belägen und dem Gewebe aller geschwürigen Prozesse vorfindet. Das ist einmal der „Bacillus fusiformis“, ein leicht gekrümmtes spindelförmiges, 6—12 μ langes Stäbchen, die „Spirochaete Vincenti“, die größte der verschiedenen Mundhöhlen-Spirillen; meist kommen sie nebeneinander und gleichzeitig vor, weshalb man auch an eine Symbiose gedacht hat, welcher diese Keime erst ihre pathogenen Eigenschaften verdankten. Immerhin steht die Rolle dieser Keime in pathogenetischer Hinsicht durchaus noch nicht fest.

Staphylo- und Streptokokken sind aber ebenfalls in ihrer Bedeutung für die akuten Prozesse der Mundhöhlenpathologie nicht zu unterschätzen; denn bei allen tiefer greifenden akut-eitrigen Prozessen, und besonders bei Drüsenabscessen, spielen sie zweifellos die ausschlaggebende Rolle.

a) Die „Stomatitis ulcerosa“

ist von den drei uns hier interessierenden Krankheitsbildern wohl das am häufigsten vorkommende. Ihre klinische Erscheinungsform ist immerhin so typisch, daß man sie wohl als besondere Erkrankung auffassen darf — wenn auch eine einheitliche Ätiologie kaum angenommen werden kann.

Interessant sind die Beobachtungen, daß ganze Familien an Stomatitis ulcerosa leiden können — ich selbst sah z. B. zwei Eheleute gleichzeitig erkrankt —, so daß mit einer gelegentlich vorkommenden Übertragbarkeit des infektiösen Virus gerechnet werden muß.

Vieles spricht dafür, daß die Entzündung mit Vorliebe ihren Ausgang nimmt von den Zahnfleischtaschen am Hals cariöser Zähne, weil die ersten Anfänge häufig in unmittelbarer Nachbarschaft eines kranken Molaren zu beobachten sind, und die Erkrankung bei zahnlosem Kiefer gar nicht vorkommt. Dabei rötet sich das Zahnfleisch, blutet leicht und schmerzt bei Druck. Durch die gleichzeitig einsetzende Schwellung und Auflockerung des Gewebes kann der obere Rand der Zahnfleischtasche bis nahezu zur Kaufläche des Zahns hinaufverschoben werden. Diese Veränderungen können auf einen Abschnitt des Kiefers, meist den hinteren, beschränkt bleiben, wandern aber manchmal dem ganzen Alveolarfortsatz entlang, auf Mundboden, Zungenrand und Wangenschleimhaut übergreifend.

Ein charakteristisches Aussehen erlangen die Veränderungen durch einen aus Detritus (Speisereste, abgestoßene Epithelien, Eiter, Fibrin und Bakterien) bestehenden, schmutzig graugrün aussehenden, Saum am oberen Zahnfleischrande, entlang den Zähnen. Wischt man diesen leicht auf der Unterlage festhaftenden Belag ab, so liegt die ihres Oberflächenepithels beraubte Schleimhaut blutend frei.

Ihren Namen verdankt die Erkrankung der Neigung zu Geschwürsbildung, die im Bereich des Zahnfleisches, des seitlichen Zungenrandes, der Wangenschleimhaut und besonders auch der den aufsteigenden Unterkieferast bekleidenden Schleimhaut zur Auswirkung kommt. Die linsen- bis fingernagelgroßen Ulcerationen sind unregelmäßig umrissen, mit schmutzig aussehenden, speckigen Belägen bedeckt und von einem aufgequollenen, intensiv geröteten Rande umgeben.

Die regionären Lymphdrüsen in der Submaxillargegend schwellen regelmäßig an, schmerzen und vereitern gelegentlich.

Stinkender Geruch der Ausatmungsluft ist eine regelmäßige Begleiterscheinung und um so schwerer zu beseitigen, als bei tiefergreifenden Entzündungen meist Kieferklemme besteht, die das Reinhalten des Mundes unmöglich macht.

Da in solchen Fällen auch sämtliche Weichteile des Mundes aufgeschwollen sind, so werden Sprache und Schluckfähigkeit beeinträchtigt — was im Verein mit dem bestehenden Fieber, der nie fehlenden Appetitlosigkeit und den Schmerzen den körperlichen Zustand der Patienten oft stark herabsetzt.

Abscesse in der Nachbarschaft, sowie umschriebene Knochenentzündungen mit folgender Sequestrierung werden gelegentlich während bzw. nach dem Ablauf einer ulcerösen Stomatitis beobachtet.

Alle diese Erscheinungen können in genau derselben Weise durch Quecksilbervergiftung nach antiluetischen Schmierkuren usw. hervorgerufen werden („Stomatitis mercurialis"), wobei eine chemische Schädigung der Schleimhäute durch das von den Speicheldrüsen ausgeschiedene Hg als auslösendes Moment anzusehen ist.

Der Verlauf dehnt sich gewöhnlich über eine Reihe von Wochen aus, ist aber durch geeignete Behandlung abzukürzen. Zunächst ist einmal die Ursache zu beseitigen, wenn eine solche erkennbar ist; cariöse Zähne müssen extrahiert, Schmierkuren sofort abgebrochen werden. Nach Möglichkeit ist die Mundhöhle durch häufige Spülungen mit lauwarmen, leicht adstringierenden Lösungen (Borax 1 : 30), am besten aber mit $^1/_2{}^0/_0$iger Wasserstoffsuperoxydlösung sauber zu halten. Die schmierigen Beläge und der sonstige Detritus müssen durch öfters zu wiederholendes Auswischen entfernt werden. Betupfen mit Salvarsanpulver, oder auch Salvarsan intravenös, soll in schweren Fällen gute Erfolge geben. Auch Austupfen der Ulcerationen und erkrankten Schleimhautpartien mit Jodoformbrei ist recht wirksam. Abscesse sind zu incidieren, Sequester nach Demarkierung operativ zu entfernen.

b) Die Stomatitis „gangraenosa“ (Noma, Wasserkrebs) wird vielfach nur für eine besonders schwere Form der Stomatitis ulcerosa gehalten, weil, wie bei dieser, in dem von der Noma befallenen Gewebe fusiforme Bacillen und Spirillen in großen Mengen gefunden zu werden pflegen. Aber noch eine ganze Reihe anderer Keime wurde angeschuldigt, für Noma spezifisch zu sein — so vor allem eine von PERTHES gefundene Streptothrix-Art, die dem Erreger der Aktinomykose nahesteht; doch ist es bis heute noch nicht gelungen, mit einem rein gezüchteten Keim Noma zu erzeugen. Ansteckungsgefahr scheint nicht zu bestehen.

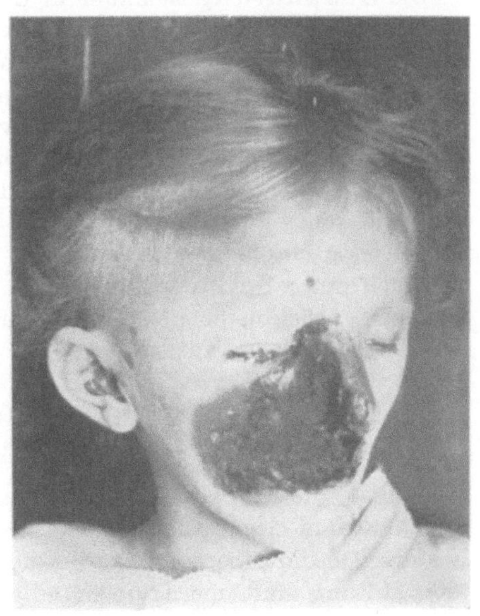

Abb. 117. Noma.

Sicher ist aber, daß der Ausbruch der äußerst bösartigen Krankheit an bestimmte prädisponierende Momente geknüpft ist, und daß vor allen Dingen elende, schlecht gepflegte und durch Krankheit heruntergekommene Kinder im Alter bis zu 12 Jahren ergriffen werden; in späteren Jahren wird die heute sowieso schon sehr selten gewordene Erkrankung kaum gesehen. Masern, Typhus, Rachitis und Skrofulose spielen in diesem Sinne häufig eine vorbereitende Rolle. In den Küstengebieten Hollands soll die Noma früher besonders häufig beobachtet sein.

Die Krankheit beginnt mit den Erscheinungen einer gewöhnlichen Stomatitis, darunter Speichelfluß und Foetor ex ore. Sehr bald lokalisiert sich der Prozeß aber an umschriebener Stelle der Wangenschleimhaut, in der Umgebung eines Mundwinkels oder auch am Zahnfleisch des Alveolarfortsatzes gegenüber einem cariösen Zahn (PERTHES). Hier bildet sich ein dunkel durchscheinendes Bläschen, dessen Umgebung in rasch wachsender Ausdehnung derb infiltriert wird. Die Wange wird schließlich von dem bretthartten Infiltrat völlig durchsetzt, erscheint stark geschwollen und eigentümlich blaß, wachsfarben aussehend.

Aus dem Schleimhautbläschen wird eine schwarze Platte, aus gangränösem Gewebe bestehend; und bald erscheint auch an der dem Bläschen gegenüberliegenden Stelle der äußeren Wangenhaut ein blauroter Fleck, von einem roten Entzündungshof saumartig umgeben. Erschreckend rasch wandeln sich die ganze Wange, schließlich auch die Lippen, Nase und Augenlider in eine braun-schwarz gefärbte Zerfallshöhle um, in der die Kieferknochen bloßliegen (vgl. Abb. 117).

Von Anfang an wird der Gewebszerfall begleitet von einem unerhört aashaft riechenden Gestank, der nach allen Beschreibungen etwas für die Noma Charakteristisches an sich hat. Hohes Fieber mit Schüttelfrösten ist im vorgeschrittenen Stadium die Regel.

Geht die Krankheit in Heilung über, was nur in etwa 30% der Fall ist, so stoßen sich die gangränösen Gewebsfetzen ab und der zurückbleibende Gewebsdefekt granuliert und epidermisiert sich schließlich unter Abstoßung von Kiefersequestern. Die übrigen 70% gehen oft schon in wenigen Tagen, spätestens aber in zwei Wochen, an Marasmus (allgemeiner Erschöpfung), Nieren- und Lungenentzündung, sowie anderen Komplikationen, zugrunde.

Die Behandlung ist kaum in der Lage, den Ablauf der äußerst malignen Erkrankung irgendwie günstig zu beeinflussen. Des Gestankes wegen ist der Kranke zu isolieren. Spülungen mit Wasserstoffsuperoxydlösung müssen häufig vorgenommen werden und vermindern den Gestank wenigstens auf kurze Zeit. Der Verband ist mehrmals am Tage zu wechseln. Frühzeitige operative rücksichtslose Exstirpation des Gangränherdes führt leider meistens auch nicht zum Ziel, da der Prozeß an den Rändern des so gesetzten Defektes weiterfrißt und, wie sonst auch, erst nach völliger Zerstörung der Wange Halt macht. Am meisten empfiehlt sich wohl das Ausbrennen alles nekrotischen Gewebes, eventuell unter Spaltung der Wange, mit dem Glüheisen (PERTHES). Die gewöhnlich zurückbleibenden ausgedehnten Gewebsdefekte sind durch plastische Operationen wieder auszufüllen.

c) Die „Stomatitis erysipelatosa“

ist nichts anderes, als die gewöhnliche durch Streptokokken hervorgerufene, Wundrose, die an der Mundschleimhaut ebenso vorkommen kann, wie an der äußeren Haut des Gesichts (siehe Gesichtsrose). Von kleinen Epitheldefekten aus dringen die Streptokokken in die Mucosa ein und erzeugen hier eine intensive Rötung und meist hochgradige ödematöse Schwellung. Nicht wenige dieser Infektionen nehmen ihren Ausgang von der Schleimhaut des Naseneinganges, durch die Choanen hindurch auf Rachen und Mund weiterwandernd; doch nur in seltenen Fällen greift ein Gesichtserysipel von außen her um die Lippen herum auf die Mundschleimhaut über.

Wie auf der Cutis, so wandert auch hier die Erkrankung fort, gewöhnlich nach dem Rachen zu; doch ist das andere Charakteristikum der Wundrose, die scharfrandige Abgrenzung gegen das noch gesunde Gewebe, an der mehr diffus geschwollenen und geröteten Schleimhaut nicht erkennbar. Weicher Gaumen, Zäpfchen und Rachenweichteile können so stark geschwollen sein, daß Sprechfähigkeit, Schluckakt und Atmung behindert sind.

Wenn auch das Erysipel der Mundschleimhaut gewöhnlich ohne Eiterung zurückzugehen pflegt, so kann die Entzündung gelegentlich doch einmal tiefer greifen und zu einer Phlegmone führen („Stomatitis phlegmonosa“), die sich in den Muskelinterstitien bzw. in den mit lockerem Bindegewebe ausgefüllten perivisceralen Räumen nach dem Halse und dem Mediastinum zu ausbreiten und damit lebensgefährliche Komplikationen schaffen kann.

Klinisch stehen neben den lokalen Symptomen der trockenen schmerzhaften Schleimhautschwellung sowie der intensiven Rötung dieselben Allgemeinerscheinungen im Vordergrunde, welche die Wundrose der Cutis zu komplizieren pflegen: Krankheitsgefühl, Kopfschmerzen und hohes Fieber bis 41°.

Diagnostisch sind vor allem die so häufigen anginösen Entzündungen der Rachenschleimhäute von der Stomatitis erysipelatosa abzugrenzen.

Die Therapie hat sich auf Linderung der Beschwerden zu beschränken durch Erleichterung der Nahrungszufuhr (flüssige Kost!) und regelmäßige Mundspülungen mit $^1/_2{}^0/_0$iger H_2O_2-Lösung. Bei drohender Erstickungsgefahr rechtzeitige Tracheotomie! Phlegmonöse Prozesse müssen frühzeitig incidiert und drainiert werden.

d) Entzündung der Zunge (Glossitis).

Entzündungsvorgänge der Zungenoberfläche verschiedenster Art sind nichts Seltenes, beanspruchen aber kaum eigentlich chirurgisches Interesse. Oft sind sie nur Teilerscheinung einer einfachen Stomatitis und wir fassen sie am besten zusammen unter der Bezeichnung „Glossitis superficialis".

Um so wichtiger sind dem Chirurgen die in den tieferen Gewebsschichten lokalisierten, akut oder subakut auftretenden Entzündungsprozesse, da sie in der Regel operatives Eingreifen erfordern und wegen der häufig mit ihnen verbundenen Beschwerden, sowie auch der vielfach bestehenden Gefahr für das Leben, ein dankbarer Gegenstand der Behandlung sind. Wir reden in solchen Fällen von „Glossitis profunda suppurativa".

Die Infektion, in Gestalt von Staphylo- oder Streptokokken, meist durch Mischinfektion mit anderen Mundhöhlenkeimen verunreinigt, dringt wohl häufig durch Defekte der Zungenoberfläche in die Zunge ein; aber wohl ebenso häufig entsteht eine eitrige Glossitis sekundär dadurch, daß die Vereiterung einer im Mundboden gelegenen Lymphdrüse, oder auch eine sonstwie entstandene Entzündung des Mundbodens, auf die Zunge übergreift.

Zuerst fallen dem Patienten gewöhnlich Schmerzen beim Schlucken auf. Bald schwillt die Zunge unter Schmerzen an — oft zunächst nur einseitig — und der Zungenrücken erscheint emporgehoben. Die Beweglichkeit leidet Not, so daß die Nahrungsaufnahme erschwert wird und die Sprache einen kloßigen Beiklang annimmt.

Bei hoher Virulenz der Erreger können die Erscheinungen sich sehr stürmisch und bedrohlich weiterentwickeln; gar nicht selten jedoch nehmen die Beschwerden subjektiv und objektiv recht langsam zu, so daß der Verlauf sich über Wochen erstrecken kann. Auf alle Fälle ist es gut, wenn man bei weniger akut auftretenden Mundboden- und Zungenabscessen immer auch an die Möglichkeit einer Aktinomykose oder einer Tuberkulose denkt.

Bei der phlegmonösen Glossitis kann die Schwellung der Zunge ein solches Ausmaß annehmen, daß der ganze Mund bis zu den Zahnreihen und zum Gaumen ausgefüllt ist, wobei an den Rändern der Zunge tiefe Zahneindrücke entstehen. Die Beweglichkeit ist in solchen Fällen vollständig aufgehoben, das Sprechen ebenso unmöglich gemacht wie das Einnehmen von Nahrung. Atembeschwerden sind dabei etwas ganz Gewöhnliches und werden einmal durch das Anlegen der Zungenoberfläche an die hintere Rachenwand, die Zuschwellung des Kehlkopfeinganges, oder auch durch Glottisödem, hervorgerufen. Bei den Phlegmonen des hinteren Zungenabschnittes kann die Erstickungsgefahr jederzeit akut werden (vgl. Abb. 118).

Manchmal schon nach wenigen Tagen fängt das die Zunge durchsetzende derbe Infiltrat an zu erweichen und der so entstehende Absceß kann durch die Palpation schon bald nachgewiesen werden. Liegt er aber tiefer, so kann das Auffinden des immer noch von infiltrierten Gewebslagen umgebenen Abscesses Schwierigkeiten machen, so daß eine diagnostische Probepunktion zu Hilfe genommen werden muß — womit man nicht zu lange warte!

Daß die submaxillären Lymphdrüsen vergrößert und schmerzhaft sind, gelegentlich auch vereitern, ist selbstverständlich. Merkwürdig ist nur, daß das Fieber oft wenig ausgesprochen sein kann, vor allem bei den subakut verlaufenden Fällen. Bei stürmischem Ablauf der Entzündungserscheinungen steigt die Temperatur unter schwerem Krankheitsgefühl stets hoch an.

Was die Therapie betrifft, so sind fluktuierende Abscesse da zu spalten, wo sie am nächsten an die Oberfläche heranreichen. Tiefe Abscesse eröffnet man am besten im Chloräthylrausch vom Mundboden aus, indem man eine Incision durch die Schleimhaut macht, dann aber stumpf mit der Kornzange nach dem Zentrum der am stärksten geschwollenen und indurierten Stelle zu vorstößt.

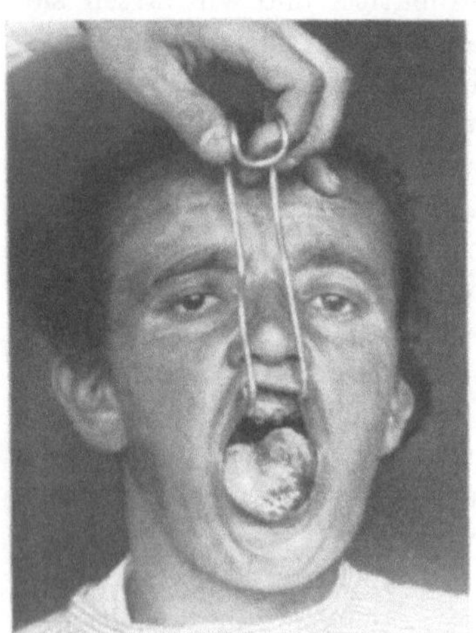

Abb. 118. Zungenabsceß.

Auf diese Weise kommt man nach meiner Erfahrung auch bei den weiter hinten gelegenen Abscessen in der Regel und auf relativ ungefährliche Weise zum Ziel, ohne vom Zungenrücken her durch tiefe Incisionen eine gefährliche starke Blutung (Aspiration!) erzeugt zu haben.

Nach Entleerung des Eiters bilden sich Schwellung, Schmerzen und Funktionsstörungen rasch zurück; auch schließt sich die Incisionswunde bei der vorzüglichen Heilungstendenz aller Zungenwunden in kurzer Zeit, oft in wenigen Tagen.

Die Prognose ist bei rechtzeitiger und richtig durchgeführter Behandlung nicht gerade schlecht; doch kommen immerhin auch nicht wenige Todesfälle vor an Sepsis, Erstickung, Schluckpneumonie und anderen Komplikationen.

e) Die Phlegmone des Mundbodens („Angina Ludovici").

Eine Grenzlinie zwischen der eitrigen Glossitis und der Phlegmone des Mundbodens ist keineswegs scharf zu ziehen, und Übergänge von der einen zur anderen sieht man relativ oft. Auch in Beziehung auf Entstehung und Verlauf haben beide Erkrankungen viel Gemeinsames, so daß in der Hauptsache auf das oben über die phlegmonöse Glossitis Gesagte verwiesen werden kann. Besonders hervorzuheben ist aber, daß für die Angina Ludovici in erster Linie wohl die Zahncaries verantwortlich zu machen ist insofern, als es sehr häufig Unterkieferentzündungen sind, die sich in die Weichteile des Mundbodens hineinsenken und dort zu Abscedierungen oder fortschreitenden Phlegmonen führen. Gewöhnlich sind es Backzähne, die als Urheber in Betracht kommen — besonders, wenn sie lingualwärts gerichtete Wurzelspitzen haben. In vielen Fällen ist es aber nicht möglich, die Eintrittspforte der Infektion nachzuweisen, nachdem einmal die Symptome der Mundbodenphlegmone sich entwickelt haben.

Unter Schmerzen, Krankheitsgefühl und ansteigendem Fieber macht sich schon früh eine zunehmende Vorwölbung der Regio submentalis zwischen Kinn und Zungenbein bemerkbar, die sich auch nach dem Innern der Mundhöhle zu durch Emporheben des Mundbodens und der Zunge auswirkt; denn das sich entwickelnde Infiltrat und der spätere Absceß haben ihren Sitz zwischen Mundbodenschleimhaut und dem M. mylohyoideus — meist median gelegen, manchmal aber auch mehr seitlich in der Umgebung der Submaxillaris (vgl. Abb. 119).

Wie bei der Glossitis profunda verliert die Zunge ihre Beweglichkeit, wodurch Kauakt und Sprache Not leiden; auch eine Behinderung der Mundöffnung ist bei schwereren Fällen regelmäßig festzustellen.

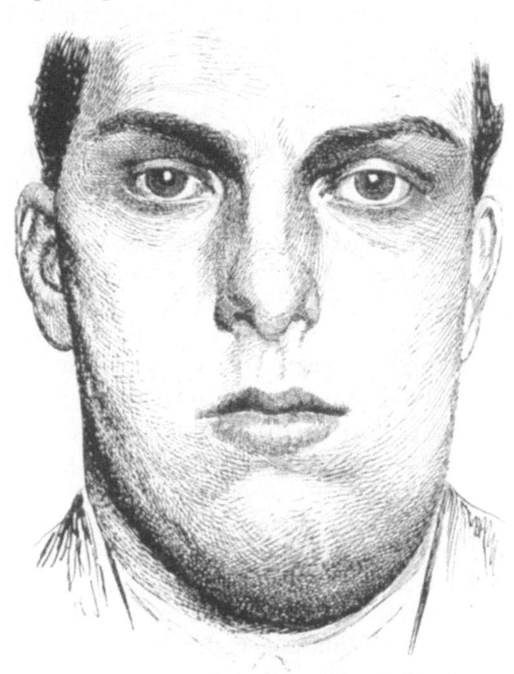

Abb. 119. Vorwölbung der Submentalgegend bei Mundbodenabsceß. (Gez. nach einer Abb. WILLIGERs.)

Häufiger aber noch als bei der eigentlichen Glossitis zeigt der entzündliche Prozeß Neigung, sich nach dem Halse zu auszubreiten, so daß in einem höheren Prozentsatz, als bei dieser, die durch Glottisödem, Mediastinitis usw. heraufbeschworene Gefahr das Leben des Patienten bedroht.

Und so ist denn auch die Prognose der Mundbodenphlegmone zwar nicht gerade als ungünstig zu bezeichnen — wie das nach den alten Statistiken geschehen mußte —, aber immerhin geht ein beträchtlicher Teil der an Angina Ludovici Leidenden zugrunde, besonders auch an allgemeiner Blutvergiftung (Sepsis), die oft schon in den ersten Tagen unter Schüttelfrost einsetzt.

Die Diagnose stößt bei dem ausgeprägten Krankheitsbilde auf keinerlei Schwierigkeiten; doch versuche man nach Möglichkeit auch herauszubringen, von wo die Infektion ausgegangen ist, um daraus auf die Lage des Abscesses schließen zu können — wenn sie, wie oft, ohne weiteres nicht erkennbar ist. Bei Periodontitis z. B. wird der Prozeß mit seinem Erweichungszentrum häufig mehr lateral gelegen sein, während bei Zungen- oder Mundbodendefekten ein mehr medianer Sitz in Frage kommt. Meist gibt die Lage der stärksten Prominenz unterhalb des Kinns oder am Mundboden innerhalb der Mundhöhle einen Hinweis auf die Lokalisation des Abscesses.

Die Behandlung hat in möglichst frühzeitiger Eröffnung des Abscesses zu bestehen, der bei ausgeprägten Symptomen immer schon vorhanden ist, auch wenn er sich dem Fluktuationsnachweis entzieht. Es kann sich nur um die Entscheidung der Frage handeln, ob man von außen oder von innen incidieren soll, und da empfehle ich, sich von der Lokalisation der stärksten Prominenz leiten zu lassen: Ist die Regio submentalis sehr stark vorgewölbt, so incidiere man von hier aus durch die äußere Haut hindurch; überwiegt aber die Prominenz des Mundbodens gegen die Zunge, so dringe man von hier aus vor. Dabei durchtrenne man scharf nur die Haut bzw. die Schleimhaut, um mit der geschlossenen Kornzange stumpf weiter in die Tiefe durchzustoßen. Unter Spreizen der Zangenarme entleere man den Eiter und lege ein Gummidrain ein. Ist die Phlegmone nach dem Halse zu fortgeschritten, so ist sie manchmal noch durch breite und tiefe Incisionen von der Halsseite aus aufzuhalten — sehr häufig kommt dann aber schon jede Therapie zu spät.

f) Angina und peritonsillärer Absceß (Angina phlegmonosa).

Entzündungen der Mandeln faßt man unter dem Namen „Angina" zusammen. Mit Ausnahme der mehr chronisch verlaufenden Angina luetica sind es immer akute Prozesse, die durch Schmerzen, Fieber und Schluckbeschwerden lästig fallen und gelegentlich schwere Krankheitsbilder hervorrufen. Dabei wird, wahrscheinlich unter der vorbereitenden Einwirkung einer „Erkältung", den ja innerhalb der Mundhöhle und vor allem auch in den Krypten der Tonsillen stets massenhaft vorhandenen Infektionskeimen verschiedenster Art Gelegenheit gegeben, ihre krankmachenden Eigenschaften zu entfalten.

Von den alltäglich zu beobachtenden Formen der akuten Angina ist die „A. catarrhalis" die häufigste. Bei Fieber, Kopf- und besonders Schluckschmerzen sind die Gaumenmandeln gerötet und geschwollen, aber ohne Beläge.

Schwerere Erscheinungen macht schon die „A. lacunaris", mit Schüttelfrost und hohem Fieber, schwerem Krankheitsgefühl, Kopf- und Halsschmerzen einhergehend. Wie bei der katarrhalischen Angina sind die Tonsillen vergrößert und gerötet, aber außerdem noch mit weißen inselförmigen Belägen besetzt, die von den Mündungen der Krypten ihren Ausgang nehmen, sich rasch vergrößern und auch konfluieren können. Von den bei der „A. diphtherica" auftretenden Belägen unterscheiden sie sich durch die Abwischbarkeit — während sie bei der Diphtherie auf der Unterlage festhaften und häufig auch über die Grenzen der Tonsillen hinauswachsen und auf Gaumenbogen und Uvula übergreifen, was bei der lacunären Angina niemals der Fall ist.

Unter dem Namen „A. ulcero-membranacea" oder auch „Plaut-Vincentsche Angina" schließlich ist eine Form der Tonsillitis bekannt, bei der sich die Tonsille mit einem dicken, schmutzig grauweißen Belag bedeckt, nach dessen Entfernung eine Ulceration sichtbar wird. Da man regelmäßig den Geschwürsgrund von dem Bacillus fusiformis und der Spirochaete Vincenti durchsetzt findet, so wird vielfach dieses Krankheitsbild als spezifisch aufgefaßt. Man kann dabei aber sehr häufig gleichzeitig ähnliche Veränderungen, wie auf den Tonsillen, auch an der Schleimhaut des aufsteigenden Kieferastes, dem Zahnfleisch usw. feststellen, so daß eine scharfe Abgrenzung gegen die Stomatitis ulcerosa nicht möglich erscheint.

Alle diese in der Hauptsache den inneren Mediziner interessierenden Anginen können aber eines Tages plötzlich chirurgische Bedeutung erlangen dadurch, daß die Infektion die Tonsillarkapsel durchbricht, in das peritonsilläre Gewebe eindringt und hier ein phlegmonöses Infiltrat erzeugt, das sehr zu Abscedierung neigt.

Aber neben den Anginen als auslösende Ursache für die Bildung eines peritonsillären Abscesses muß noch eine andere Ursache erwähnt werden — und das sind die in den tiefen buchtigen Krypten der Gaumenmandeln liegenden und aus Speiseresten, abgestoßenen Epithelien und vielerlei Bakterien bestehenden gelblich aussehenden aashaft stinkenden „Pfröpfe“.

Die Beschwerden setzen gelegentlich während des Abklingens einer Angina plötzlich und sehr heftig von neuem ein. Unter rasch zunehmenden, Schlingbewegungen zur Qual machenden, Schmerzen, die häufig nach dem Ohr zu ausstrahlen können, nimmt die Sprache einen kloßigen Klang an. Kieferklemme ist regelmäßig nachzuweisen, und der Patient fühlt sich schwer krank.

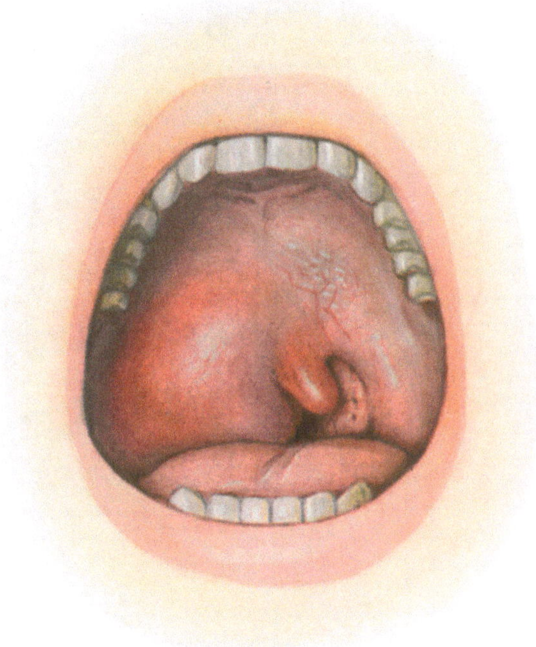

Abb. 120. Peritonsillärer Absceß, Gaumenbogen und Uvula verdrängend.

Besichtigt man den Rachen, was gewöhnlich durch die Kieferklemme erschwert wird, so sieht man auf einer Seite die Tonsille stark nach der Mittellinie des Rachenraumes vorgeschoben, den vorderen Gaumenbogen stark verbreitert und die umgebenden Weichteile, besonders die Uvula, glasig gequollen. Die Schwellung kann so hochgradig werden, daß die Atmung behindert wird. Die stärkste Vorwölbung pflegt sich nach einiger Zeit gewöhnlich oben und außen von der Tonsille auszubilden, und hier tritt auch in der Regel der Absceß in die Erscheinung, den man an dieser Stelle bei ausgesprochener Prominenz immer mit großer Sicherheit vermuten kann (vgl. Abb. 120).

Überläßt man den Prozeß sich selbst, so tritt manchmal an dieser Stelle, häufiger aber durch die oberen Mandelkrypten hindurch, ein spontaner Durchbruch des Eiters nach der Mundhöhle ein.

Es empfiehlt sich aber, dieser Spontanperforation zuvorzukommen, um den äußerst unangenehmen Krankheitsverlauf abzukürzen. Zu diesem Zwecke kann man zunächst versuchen, von einer der oberen Mandeltaschen aus mit einer rechtwinklig abgebogenen Knopfsonde in den Absceß durchzustoßen. Gelingt das nicht, so macht man eine Stichincision an der stärkst prominierenden Stelle des vorderen Gaumenbogens oben und außen von der Tonsille, 1—2 cm tief eindringend. Führt das auch noch nicht zum Ziel, so stoße man mit einer Kornzange von der Stichincision aus weiter stumpf in die Tiefe oder seitlich ein, bis der Eiter abfließt.

Nach Entleerung des Abscesses klingen alle Erscheinungen rasch ab, die Heilung läßt gewöhnlich nicht lange auf sich warten.

Die Prognose ist im allgemeinen gut; doch sind fortschreitende Phlegmonen mit allen ihren Gefahren, sowie auch die Entstehung einer Sepsis, nicht so übermäßig selten.

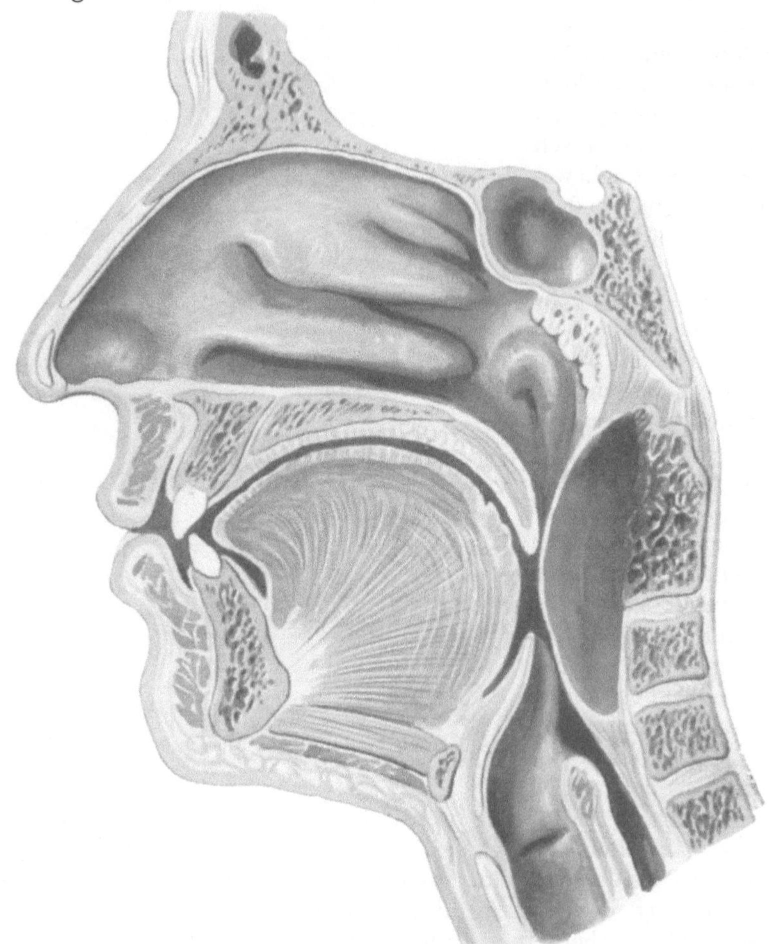

Abb. 121. Retropharyngealabsceß bei Tuberkulose der Halswirbelsäule.

g) Der retropharyngeale (prävertebrale) Absceß.

Im Anschluß an Anginen, Diphtherie, Erysipel, Scharlach — kurz, nach allen mit pyogener Mischinfektion einhergehenden Affektionen der Mundhöhle oder deren Umgebung — können gelegentlich Eitererreger in die den Weichteilen der hinteren Rachenwand eingelagerten Lymphdrüsen hinein verschleppt werden mit allen ihren bei der akuten Lymphadenitis besprochenen Folgen. Besonders bei Kindern ist die Abscedierung dieser Drüsen keine Seltenheit, so daß sich ein zwischen Rachenschleimhaut und Halswirbelsäule gelegener Absceß entwickelt, der unter dem Namen „akuter retropharyngealer Absceß" bekannt ist.

Dabei erscheint die hintere Rachenwand gerötet und vorgewölbt, für den palpierenden Finger weich und fluktuierend, mit Schmerzempfindung auf Druck.

Das erste Zeichen sind Schluckschmerzen; die Sprache nimmt einen gaumigen Charakter an, und schließlich kann die Atmung durch mechanische Verlegung des Kehlkopfeinganges oder durch Glottisödem ernstlich behindert und das Leben gefährdet sein.

Die Diagnose bietet keine Schwierigkeiten, da die Schwellung der hinteren Rachenwand ohne weiteres ins Auge fällt. Nur ist daran zu denken, daß ein retropharyngealer Absceß auch von der so häufig vorkommenden tuberkulösen Ostitis der Halswirbelsäule („prävertebraler Absceß" bei Spondylitis tuberculosa) ausgehen kann; aber der chronische Verlauf und die geringe Schmerzhaftigkeit des kalten Abscesses sind leicht richtig zu deuten (vgl. Abb. 121).

Die Behandlung des akuten Retropharyngealabscesses besteht in Entleerung des Eiters durch Stichincision — ein Eingriff, der in lokaler Anästhesie (Bepinselung mit 20%iger Cocainlösung) vorzunehmen ist, um eine Aspiration zu vermeiden.

Bei den tuberkulösen prävertebralen Eiteransammlungen im retropharyngealen Gewebe hüte man sich, eine Eröffnung und Entleerung von der Rachenhöhle aus vorzunehmen. Die dann unweigerlich rasch eintretende Sekundärinfektion bildet eine ernste Komplikation. Diese kalten Abscesse sind von der seitlichen Halsgegend aus durch Punktion oder durch operativen Eingriff auszuräumen, ohne daß dabei die infektiöse Rachenhöhle eröffnet wird.

2. Chronische Entzündungen.

An praktischer Bedeutung bleiben die an den Mundhöhlen-Weichteilen sich abspielenden chronisch verlaufenden Entzündungsvorgänge hinter den oben besprochenen akuten Prozessen weit zurück.

Wenn auch — im Gegensatz zu den eitrigen Entzündungen — eine direkte Bedrohung des Lebens durch sie nur in den seltensten Fällen in Frage kommt, so können doch auch sie auf die Dauer recht lästig fallen durch ihre Lokalisation eben in der gegen alle Abweichungen von der Norm subjektiv so empfindlichen Mundhöhle.

Häufig sind es spezifische Entzündungsvorgänge, die hier in Betracht zu ziehen sind; doch gibt es auch gelegentlich unspezifische, mit chronisch entzündlicher Induration und Ulceration einhergehende rein lokale Erkrankungen, die in der Praxis des Zahnarztes verhältnismäßig häufig eine Rolle spielen und daher dessen reges Interesse besonders in diagnostischer Beziehung beanspruchen müssen. Es handelt sich in erster Linie um das

a) „Decubitalgeschwür".

Wenn die Schleimhaut des Mundes an irgend einer umschriebenen Stelle dauernd mechanischer Irritation (Reibung, Druck) ausgesetzt ist, so verliert sie an dieser Stelle ihr Oberflächenepithel. Die Mundbakterien können eindringen und eine entzündliche Infiltration hervorrufen, die sich deutlich verhärtet („Induration") anfühlt und schließlich an der Oberfläche ulceriert. Solche durch mechanische Momente entstandene Gewebsschädigungen bezeichnet man als „Decubitus".

Da am häufigsten die scharfen Ecken und Kanten cariöser Zähne in diesem Zusammenhange von Bedeutung sind, so haben Decubitalgeschwüre ihren Sitz meist am seitlichen Zungenrande oder an der Wange; aber auch abnorm prominierende Vorsprünge an künstlichen Gebissen, Prothesen aller Art usw. erzeugen nicht selten durch ständigen Druck gegen sich ihnen anlagernde Schleimhautstellen Infiltration und Geschwürsbildung.

Der Patient pflegt zuerst durch eine geringe Schmerzhaftigkeit aufmerksam zu werden, die beim Essen regelmäßig an derselben Stelle wiederkehrt, allmählich zunimmt und sich schließlich auch bei den Schlingbewegungen bemerkbar machen kann. Betastet er die schmerzende Stelle, so findet er zunächst ein kleines derbes Knötchen, das gegen Berührung empfindlich ist. Langsam, durch Wochen und Monate, vergrößert sich das Knötchen, das sich immer mehr in ein von derben, manchmal etwas erhabenen Rändern umsäumtes flaches Geschwür umwandelt, dessen Grund je nach Sitz der Ulceration mit mehr oder weniger schmutzig gelblich aussehenden Sekretmassen bedeckt zu sein pflegt.

Der behandelnde Arzt hat möglichst rasch zu entscheiden, ob es sich um ein gutartiges Decubitalulcus handelt, oder etwa um ein Carcinom. Die Differentialdiagnose kann recht schwierig sein, da ein solches Druckgeschwür rein äußerlich von einem Schleimhautkrebs gelegentlich nicht zu unterscheiden ist. Wenn man aber nur an die Möglichkeit einer Druckschädigung denkt, so ist die Ursache in Gestalt eines cariösen Zahnes usw. meist leicht festzustellen. Immerhin ist zu bedenken, daß auch Decubitalulcera, die längere Zeit bestanden haben, malign degenerieren und sich in Carcinome umwandeln können!

Im allgemeinen aber kann man annehmen — und wird damit meist das Richtige treffen —, daß ein gewöhnliches Druckgeschwür vorliegt, wenn eine Ursache für mechanische Irritationen gegenüber der Ulceration nachzuweisen ist. Gesichert wird die Diagnose aber erst, wenn nach Beseitigung dieser Ursache das Ulcus zur raschen Abheilung (6—10 Tage) kommt! Ein Carcinom dagegen wird sich nicht zurückbilden, sondern weiterwachsen.

Deshalb muß ein cariöser Zahn plombiert oder extrahiert, eine mangelhaft konstruierte Prothese korrigiert werden.

Bleiben dann immer noch Zweifel bezüglich der Diagnose bestehen, so darf mit einer Probeexcision und histologischer Untersuchung nicht mehr gezögert werden.

b) Die Leukoplakie (Leukoplakia buccalis lingualis).

Wenn auch die Leukoplakie selbst keine eigentlich chirurgische Erkrankung ist, so wird sie es leider häufig durch Umwandlung in bösartige Folgezustände, die möglichst frühzeitig operatives Eingreifen erfordern. Die genaue Kenntnis dieser Erkrankung ist deshalb für jeden chirurgisch Interessierten unerläßlich. Das Wesen der Leukoplakie besteht in einer sich oft über lange Jahre erstreckenden Proliferation des Oberflächenepithels, wodurch an umschriebenen Stellen leicht ins Auge fallende typische Veränderungen erzeugt werden. Gewöhnlich ist es der vordere Teil des Zungenrückens oder auch die Wangenschleimhaut in Höhe der Zahnreihen, an der im Beginn der Erkrankung leicht milchig getrübte Flecken auftreten, die langsam an Weiße zunehmen, bis sie sich schließlich in derbe und leicht erhabene Platten von außerordentlich wechselnder Gestalt umwandeln. Haben diese Gebilde ein gehöriges Alter erreicht, so liegen sie wie Knorpelplättchen der Schleimhautoberfläche auf, scharf umschrieben und manchmal von einem sehr schmalen roten Entzündungshof umgeben (vgl. Abb. 122).

Je dicker die weiße Schwarte wird, um so mehr neigt sie zum Aufwerfen der Ränder, bis sie schließlich abgerissen wird und eine leicht blutende, von kleinen Rhagaden durchzogene Wundfläche hinterläßt.

Merkwürdig ist, daß histologisch nur in einem Teil der Fälle entzündliche Infiltrate, erweiterte Gefäße, sowie Vergrößerung und Vermehrung der filiformen Zungenpapillen unter den Epithelschollen gefunden werden, während in der Mehrzahl der Fälle nichts, als eine Verdickung der Plattenepithelschicht mit Verhornung der oberflächlichen Schichten nachzuweisen ist (v. Bergmann).

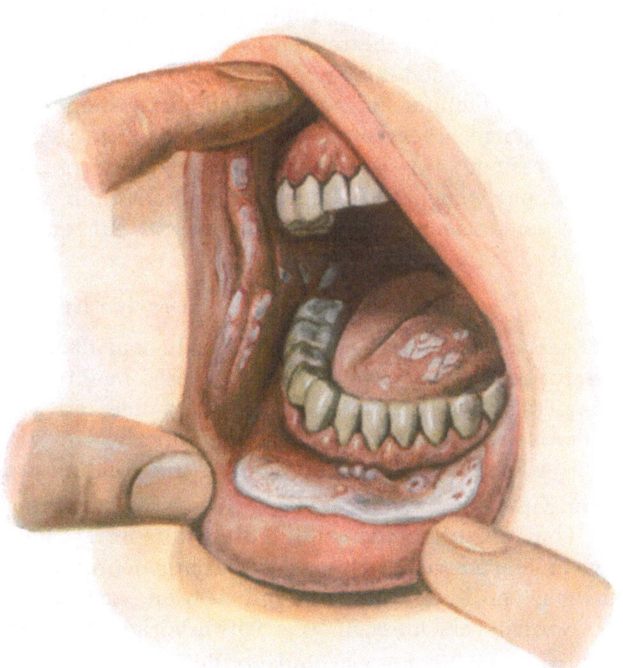

Abb. 122. Leukoplakie der Mund- und Zungenschleimhaut. (Sammlg. d. Tüb. Chir. Klinik.)

Die Ätiologie der Leukoplakie ist immer noch ungeklärt, wenn man auch heute mit einiger Wahrscheinlichkeit übertriebenes Tabakrauchen, vielleicht im Verein mit überstandener Syphilis als prädisponierendes Moment ansprechen darf. Frauen werden deshalb nur ausnahmsweise befallen.

Beschwerden in Form von Steifigkeitsgefühl und Schmerzen macht die Erkrankung gewöhnlich nur in schwereren Fällen, wenn mehrere Flecken nebeneinander stehen oder von entzündeten Rhagaden durchsetzt sind.

Diagnostisch können eigentlich nur im Anfangsstadium Schwierigkeiten entstehen gegenüber den dann ähnlich aussehenden „Plaques muqueuses", des Sekundärstadiums der Syphilis. Da aber diese weich bleiben, die leukoplakischen Flecken sich aber schon frühzeitig ausgesprochen hart anfühlen, so ist schon darum eine Verwechslung leicht zu vermeiden.

In 30% der Fälle (Fournier) wird aus der Leukoplakie ein Carcinom, und deshalb ist jede einmal festgestellte Leukoplakie auf das Sorgfältigste zu beobachten auf abnorme Wucherungsvorgänge und sofort zu beseitigen, sowie auch nur der Verdacht aufkommt auf maligne Entartung. Bei weitem das

Beste ist aber, von vornherein jeden Flecken in Lokalanästhesie zu excidieren oder abzukratzen und mit dem Thermokauter leicht zu verschorfen. Nebenher ist unter allen Umständen das Rauchen dauernd zu verbieten, um den Prozeß zum Aufhalten zu bringen und die Neubildung von Flecken hintanzuhalten.

Chronische Entzündung der Mandeln. Im Gegensatz zu den akuten Entzündungen der Tonsillen (Anginen, s. d.), denen, außer bei peritonsillärem Absceß, chirurgische Bedeutung nicht zukommt, werden chronisch entzündete Gaumen- und Rachenmandeln außerordentlich häufig Gegenstand chirurgischer Therapie.

Gewöhnlich schon im Kindesalter nehmen die lymphatischen Organe des Nasenrachenraumes, bestehend aus Rachenmandel, Gaumen- und Zungenmandeln, sowie den kleinen, über die Rachenweichteile verstreuten Lymphknoten an Volumen zu, anscheinend unter dem Einfluß chronischer Entzündungsvorgänge, über deren Art und Ursachen aber die Akten noch nicht geschlossen sind. Da es sich um eine Organvergrößerung durch Vermehrung der lymphatischen Zellen handelt, so redet man von „Hyperplasie" der Tonsillen; auch als „adenoide Vegetationen" hat man diese Veränderungen bezeichnet.

c) Hyperplasie der Rachenmandel.

Die Rachenmandel sitzt bekanntlich dem oberen Teil der Hinterwand des Nasenrachenraumes breit auf als flaches, buchtenreiches und sich weich anfühlendes Organ, das in normalem Zustande nur als verdickte und von lymphoidem Gewebe durchsetzte Schleimhautwülste imponiert und in späteren Lebensjahren spontaner und völliger Rückbildung anheimfällt.

Im Zustande der Hyperplasie aber wölbt sich die Rachenmandel weit vor, wird von tiefen Taschen und Falten durchsetzt und kann einen solchen Umfang annehmen, daß der ganze Nasenrachenraum von ihr ausgefüllt und die Choanen von hinten her verstopft werden; auch die Mündungen der Ohrtrompete werden verschlossen, was Schwerhörigkeit auslösen kann (vgl. Abb. 123).

Wenn auch Schmerzen vollständig fehlen, so machen sich die Folgen doch subjektiv und objektiv deutlich bemerkbar: die Nasenatmung wird zunächst stark behindert, dann völlig aufgehoben, so daß der stets offene Mund den Kindern ein charakteristisches blödes Aussehen verleiht, und die Mundatmung während des Schlafes Schnarchen erzeugt. Katarrhe und Pneumonien sind infolge Wegfalls genügender Luftvorwärmung und -durchfeuchtung an der Tagesordnung. Interessant ist, daß der knöcherne Gaumen solcher Kinder mit adenoiden Vegetationen eine hochgewölbte und schmale Form annimmt, die häufig auch Abnormitäten der Zahnstellung im Gefolge hat (s. bei Kieferdeformitäten).

Die körperliche und geistige Entwicklung dieser „Lymphatiker" pflegt Not zu leiden, so daß die Rachenmandelhyperplasie in schweren Fällen nicht als gleichgültiges Leiden angesehen werden darf.

Die Diagnose ist häufig schon auf den ersten Blick zu stellen und geht aus dem mangelhaften, oder aufgehobenen Durchstreichen der Atmungsluft durch die Nase bei geschlossenem Munde ohne weiteres hervor. In Zweifelsfällen überzeugt man sich von dem Vorhandensein einer vergrößerten Rachenmandel durch die Rhinoskopie, oder dadurch, daß man den Patienten vor sich auf einen Stuhl setzt, den Kopf mit dem linken Arm umschlingt und mit dem rechten Zeigefinger rasch und energisch durch den Mund hindurch um den weichen Gaumen herum in den Nasenrachenraum hinauffährt. Dabei sind die adenoiden Vegetationen als weiche, sich eng um den Finger legende wulstige und zerklüftete Massen zu fühlen.

Als Therapie kommt nur die Exstirpation der lymphoiden Massen in Betracht, die nach Cocainbepinselung oder im Chloräthylrausch mittels eines Ringmessers in typischer Weise vorzunehmen ist (siehe Operationslehre).

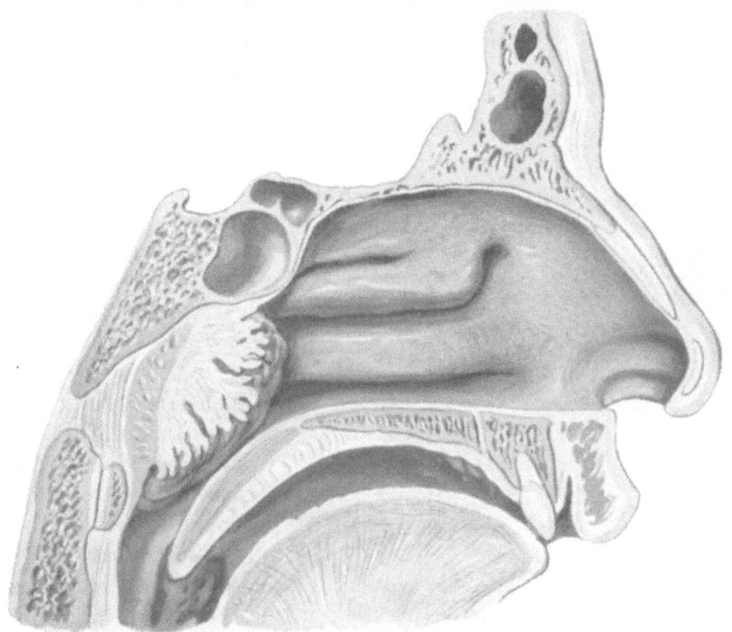

Abb. 123. Hyperplasie der Rachenmandel.

d) Hyperplasie der Gaumenmandeln.

Die normale Größe der Gaumenmandeln ist erheblichen individuellen Schwankungen unterworfen. Von „Hyperplasie“ kann man erst reden, wenn das zwischen den beiden Schenkeln des Gaumenbogens eingeklemmte weiche und buchtenreiche Organ in stärkerem Maße aus der Nische zwischen den beiden Schenkeln des Gaumenbogens herauswächst und mit kugelig gewölbter Oberfläche deutlich nach der Mittellinie des Rachens zu prominiert. Jedenfalls beginnt häufig hiermit die Tonsille erst, eigentliche Beschwerden zu verursachen (vgl. Abb. 124).

Diese werden einmal dadurch bedingt, daß Patienten mit vergrößerten Gaumenmandeln häufiger, als andere Leute, von Anginen und deren Folgen befallen zu werden pflegen, weil offenbar die hyperplastischen Tonsillen als Eintrittspforte für Infektionen besonders geeignet sind. Möglicherweise ist aber sowohl die Hyperplasie als auch die Anfälligkeit für Infektionen ein Zeichen allgemeiner konstitutioneller Minderwertigkeit.

Andererseits sind es rein mechanische Momente, die durch Raumbeengung im Isthmus faucium Schling- und Atembeschwerden hervorrufen können; denn die Vergrößerung der Tonsillen kann bis zur Berührung in der Mittellinie fortschreiten (vgl. Abb. 124).

Gewöhnlich nimmt die hyperplastische Gaumenmandel eine graurote Farbe an und bietet mit ihren flachen, grubenförmigen Vertiefungen an der Oberfläche ein recht charakteristisches und selbst vielen Laien bekanntes Bild.

Die Behandlung hat entweder nur eine Verkleinerung der vergrößerten Tonsillen, oder ihre totale Exstirpation zum Ziele — je nachdem, ob die Beschwerden rein mechanisch durch Raumbeengung bedingt sind, oder aber häufig rezidivierende Entzündungen die restlose Entfernung des Tonsillargewebes erwünscht erscheinen lassen. Die Verkleinerung des zu voluminös gewordenen Organs erreicht man durch die „Tonsillotomie", indem man mittels eines Knopfmessers oder des FAHNESTOCKschen Tonsillotoms die prominierende Kuppe abschneidet. Will man aber die Tonsille in toto entfernen, die „Tonsillektomie" ausführen, so muß die Gaumenmandel aus ihrer Kapsel ausgeschält werden. Das kann geschehen, wie ich es angab, im Chloräthylrausch durch Enukleation mit dem Finger — eine Methode, die bei Kindern und beim Fehlen von Verwachsungen zwischen vorderem Gaumenbogen und Tonsille nicht schwierig und mit vollem Erfolge ausgeübt werden kann. Bei Erwachsenen präpariert man aber besser der fast immer vorhandenen Narben und Verwachsungen wegen die Tonsillen mit der gebogenen Schere heraus (siehe Operationslehre).

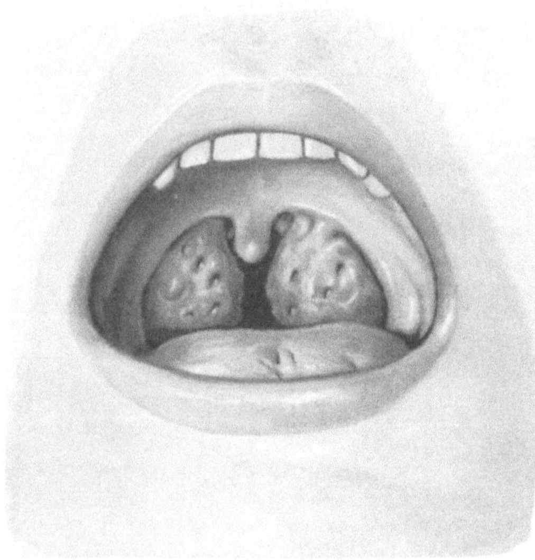

Abb. 124. Hyperplasie der Gaumenmandeln.

Als Anästhesie genügt für die Tonsillotomie Bepinselung mit 10—20%iger Cocainlösung; für die Tonsillektomie ist gründliche Lokalanästhesie durch Umspritzung mit 1%iger Novocainlösung nötig.

e) Tuberkulöse Entzündungen der Mundhöhlenweichteile.

Für unsere Kenntnisse über die Entstehung der Mundhöhlentuberkulose war es von Bedeutung, als experimentell nachgewiesen wurde, daß auch die mit intaktem Plattenepithelbelag versehene Schleimhaut von Tuberkelbacillen passiert werden kann. Immerhin besteht kein Zweifel darüber, daß derart zustandegekommene Infektionen zu den Ausnahmen gehören, obwohl Tuberkelbacillen mit der Nahrung (Milch!) usw. häufig in die Mundhöhle hineingeraten. Im allgemeinen wird man daran festhalten dürfen, daß Epitheldefekte notwendig sind, um eine „Inokulations"-Tuberkulose an der Eintrittspforte zu erzeugen.

Solche primären Tuberkuloseherde der Mundschleimhaut sind, wie gesagt, selten zu beobachten; bei weitem am häufigsten finden sich tuberkulöse Veränderungen des Mundes sekundär entstanden bei Leuten, die an schwerer offener Lungentuberkulose leiden und dauernd bacillenhaltigen Auswurf durch den Mund hindurch nach außen entleeren. Hier gehört der KOCHsche Bacillus direkt zum ständigen Bewohner der Mundhöhle, und es ist leicht zu verstehen, wie es schließlich zur Infektion einer immer einmal sich einstellenden Schleimhautläsion kommen kann. Trotzdem ist in allen solchen Fällen nie mit Bestimmtheit auszuschließen, daß die Verschleppung der Keime von der Lunge her auf dem Blutwege erfolgte.

Aber noch auf eine andere Weise ist die tuberkulöse Infektion der Mundschleimhaut möglich, nämlich durch Übergreifen des ja gewöhnlich an der Nase beginnenden Lupus der äußeren Gesichtshaut um die Lippe herum; auch nach hinten durch die Nase hindurch kann der Lupus vom Naseneingang aus weiter wandern und am weichen Gaumen als Schleimhautlupus in die Erscheinung treten.

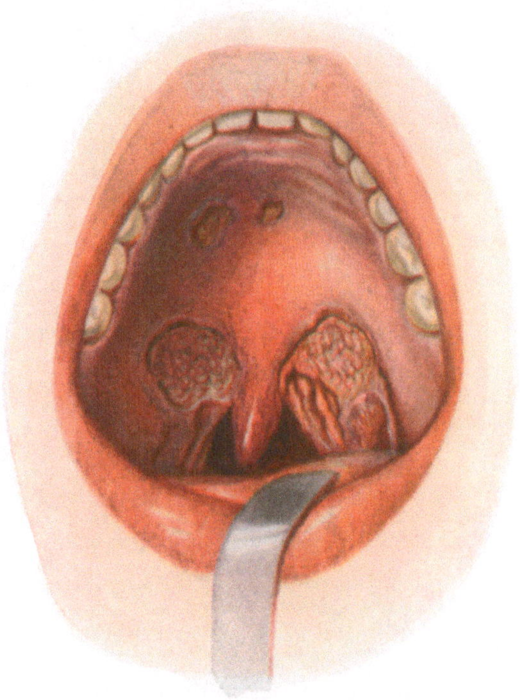

Abb. 125. Tuberkulöse Schleimhautgeschwüre bei einem Phthisiker. (Sammlg. d. Tüb. Chir. Klinik.)

Tuberkulöse Veränderungen können überall in der Mundhöhle lokalisiert sein — an der Zunge, dem Zahnfleisch, den Tonsillen, der Wangenschleimhaut —, und kaum kann man von einem bevorzugten Sitz sprechen.

Auch die äußere Form, unter der eine Mundtuberkulose sich zeigt, kann recht variabel sein: einmal beobachten wir einen derben, submukös gelegenen solitären Knoten, der langsam und schmerzlos sich vergrößert, und der zunächst ebensogut eine unspezifische Induration (siehe Decubitalulcus), ein Gumma, eine Aktinomykose oder ein Carcinomknoten sein könnte. Am häufigsten sehen wir diese Form am Rande der Zunge auftreten, solitär oder multipel. Aber nach einiger Zeit zerfällt der Knoten und das Aussehen des dann entstehenden Geschwürs ist so charakteristisch, daß ein Zweifel an der Diagnose kaum noch möglich ist: es bildet sich eine schlitzförmige Öffnung, deren bläulich-rot aussehende verdünnte Ränder unterminiert (!) sind und die in einen tiefen, mit tuberkulösen Granulationen ausgekleideten Wundspalt hineinführt = „tuberkulöse Rhagade“ (vgl. auch Abb. 126).

Aus der spaltförmigen Rhagade wird bei weiterem Umsichgreifen des Prozesses ein mehr flächenhaftes Geschwür, das aber immer die so charakteristischen

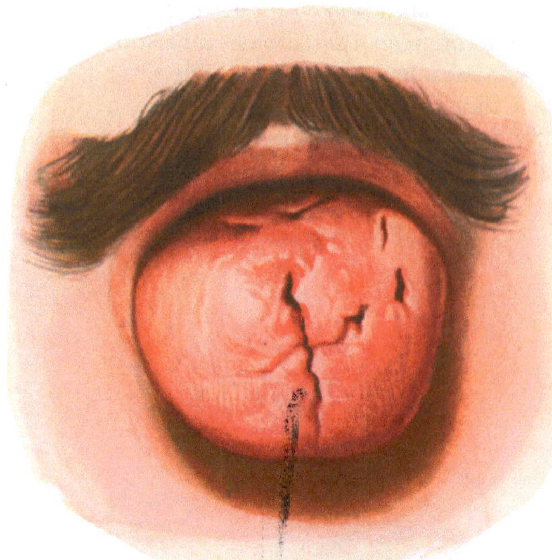

Abb. 126. Tuberkulöse Rhagaden der Zunge. (Sammlg. d. Tüb. Chir. Klinik.)

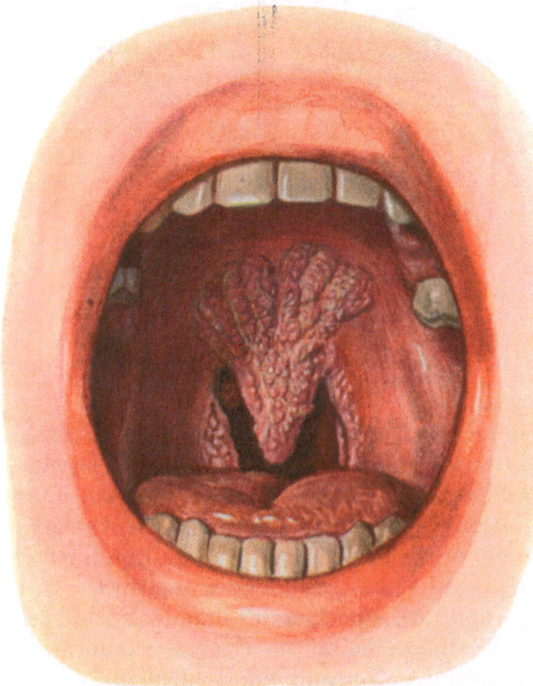

Abb. 127. Granulierende Tuberkulose (Lupus) des weichen Gaumens. (Sammlg. d. Tüb. Chir. Klinik.)

dünnen, blauroten und unterminierten Ränder beibehält; selbst bei den tiefergreifenden buchtigen tuberkulösen Ulcerationen der Tonsillen sind die Ränder gewöhnlich, zum mindesten stellenweise, in diesem Sinne verändert (vgl. Abb. 125 u. 126).

Beim Schleimhautlupus entstehen aus kleinen nebeneinander liegenden derben Knötchen zunächst multiple kleine und flache Geschwürchen, die konfluieren und ein zusammenhängendes Ulcus bilden können. Lupöse Ulcerationen an der Mundschleimhaut sind aber durchaus nicht immer ohne weiteres als solche zu erkennen und häufig nur durch das gleichzeitige Bestehen eines Gesichtslupus zu diagnostizieren. Besonders an der Rückfläche der Lippen, am Zahnfleisch des Alveolarbogens und am weichen Gaumen kann man gelegentlich flache, mit dünnem Eiter bedeckte, Granulationsflächen sehen, aus denen unregelmäßig gezackte Zapfen emporragen. Aber auch diese Erscheinungsform der Schleimhauttuberkulose hat ein charakteristisches und keiner anderen Erkrankung zukommendes Gepräge — nur sollte man sie einmal gesehen haben, um sie als tuberkulös ansprechen zu können (vgl. Abb. 127).

Bemerkenswert ist noch, daß das tuberkulöse Geschwür der Mundschleimhaut in der Regel seinem Träger starke Schmerzen verursacht, so daß je nach Sitz des Geschwürs jedes Öffnen des Mundes, jede Bewegung der Zunge und jede Zufuhr von Nahrung Pein verursacht und nach Möglichkeit ängstlich vermieden wird. Es ist klar, daß solche bedauernswerten Patienten körperlich und psychisch rasch herunterkommen.

Die Diagnose ergibt sich nach dem Gesagten aus dem charakteristischen Aussehen und der meistens nachzuweisenden Tatsache, daß anderweitige tuberkulöse Herde im Körper vorhanden sind.

Die Therapie richtet sich nach Sitz, Ausdehnung und Form des tuberkulösen Prozesses. Nach Möglichkeit sollte alles erkrankte und verdächtige Gewebe zerstört werden, was bei weitem am einfachsten und schonendsten durch die Kauterisation mit dem Glühstift erreicht werden kann. Die zurückbleibenden Defekte werden rasch durch Granulationen ausgefüllt und heilen ab. Auch Ätzungen der Geschwürsflächen mit konzentrierter Milchsäure können Heilung bringen, während ein Erfolg mit Röntgen- und Radiumbestrahlungen, die beim Lupus immerhin versucht werden können, nie mit Sicherheit vorauszusehen, aber möglich ist.

Die Aussicht auf Dauerheilung ist gut bei den seltenen primären Mundtuberkulosen. Bei den sekundär entstandenen Formen ist die Prognose, besonders auch quoad vitam, von vornherein viel ernster zu stellen, weil sie mehr von der gewöhnlich vorhandenen schweren Lungentuberkulose abhängt, als von den Ulcerationen im Munde. Stets sind die tuberkulösen Geschwüre der Mundhöhle bei gleichzeitiger Lungenerkrankung ein Signum mali ominis! Sehr hartnäckig pflegt auch der Schleimhautlupus oft jeder Behandlung zu trotzen.

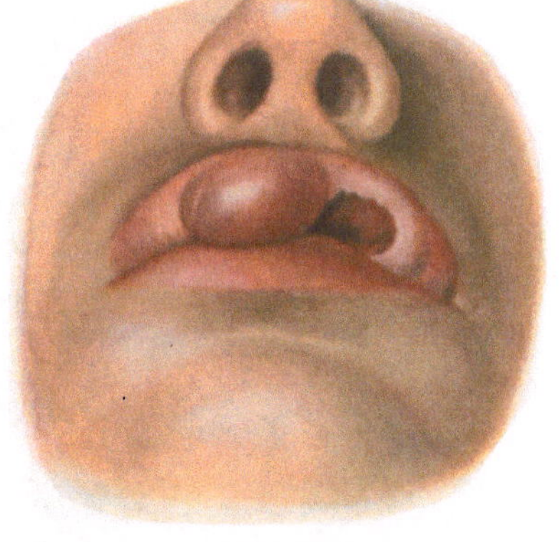

Abb. 128. Syphilitischer Primäraffekt der Oberlippe. (Nach einer Moulage der Tüb. Hautklinik.)

f) Syphilis der Mundhöhlenweichteile.

Sämtliche, so variable Formen, aller drei Stadien der Syphilis spielen in der Chirurgie eine größtenteils nur differentialdiagnostisch wichtige Rolle. Es sei deshalb auf die Lehrbücher der Dermatologie verwiesen.

Nur kurz will ich erwähnen, daß der „Primäraffekt“ gar nicht so selten seinen Sitz hat an den Lippen oder an der Zungenspitze. Verwechslungen mit Carcinom sind leicht möglich, da der luetische Primäraffekt sämtliche Charakteristica aufweisen kann, die für den Schleimhautkrebs typisch sind, besonders den derben wallartigen Rand des Geschwürs. In manchen Fällen ist erst durch die Probeexcision oder den Erfolg einer antiluetischen Therapie die Diagnose zu sichern (vgl. Abb. 128 und auch 183).

Im zweiten („Sekundär“-) Stadium der Syphilis sind es die papulösen Flecken („Plaques muqueuses“), die durch ihre Erhabenheit und milchige Farbe eine gewisse Ähnlichkeit mit der chirurgisch so wichtigen Leukoplakie (s. d.) aufweisen können. Die Anamnese, die Prüfung der WASSERMANNschen Reaktion und vor allem der Konsistenzunterschied beider Affektionen schützen vor Irrtümern; denn luetische Papeln fühlen sich weich, samtartig an, während ein Leukoplakieflecken eine hornartig derbe Oberfläche besitzt.

Am häufigsten aber geben die Produkte der Spätsyphilis („Tertiär“-Stadium) Anlaß zu Verwechslungen, da sie in Form von später erweichenden und ulcerierenden derben Knoten in die Erscheinung treten, die im submucösen Gewebe oder auch mitten in der Muskulatur, besonders der Zunge, ihren Sitz haben = „Gummiknoten“ (vgl. Abb. 129).

Auch Carcinomknoten können, bevor sie ulcerieren, ähnlich aussehen — ebenso wie decubitale oder beginnende aktinomykotische Infiltrate. Nur treten Gummiknoten häufig multipel auf, während carcinomatöse, decubitale und

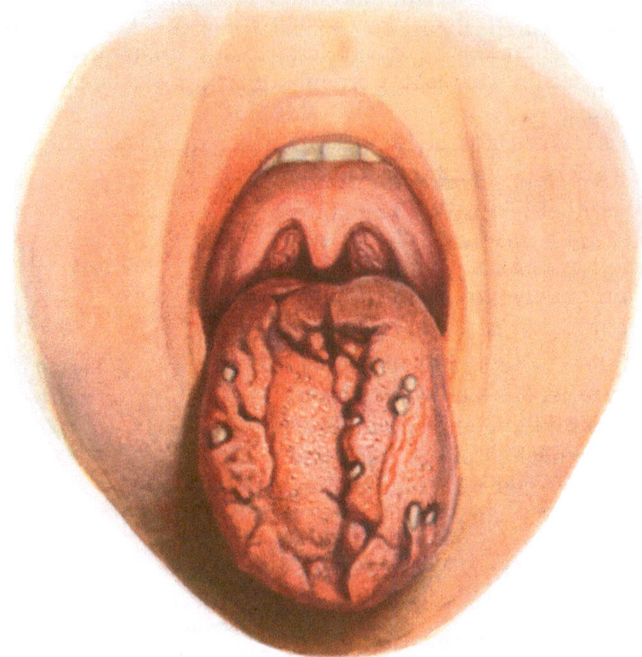

Abb. 129. Tertiäre Syphilis der Zunge in Form multipler gummöser Geschwüre und tief eingezogener Narbenfurchen. (Sammlg. d. Tüb. Chir. Klinik.)

aktinomykotische Geschwülste stets solitär bleiben; und das Gumma sitzt gewöhnlich auf dem Zungenrücken und an der Zungenspitze, das Carcinom mit großer Regelmäßigkeit am Rande und weiter hinten. Auch, wenn das Gumma geschwürig zerfallen ist, bleibt manchmal eine gewisse Ähnlichkeit mit einer carcinomatösen Ulceration bestehen. Der schmierig-speckige Belag und die steil abfallenden, scharf abschneidenden Ränder sind typisch für gummöses Ulcus, fehlen aber bei Carcinom (vgl. Abb. 129).

Die Hauptsache ist, daß man bei allen Erkrankungen der Mundhöhlenschleimhaut und der übrigen Mundhöhlenweichteile stets auch an die Möglichkeit der gerade hier so häufig lokalisierten und so ungeheuer formreichen Lues denkt! — dann pflegt die Unterscheidung von anderen Erkrankungen allzu große Schwierigkeiten nicht mehr zu machen.

g) Aktinomykose der Mundhöhlenweichteile.

Wie gelegentlich der ausführlichen Beschreibung der Aktinomykose an den äußeren Weichteilen (s. d.) schon hervorgehoben wurde, hat die Eintrittspforte des Strahlenpilzes ihren Sitz im Bereich des Mundhöhleninnern, wo sie durch die Vermittlung von Getreidegrannen, Holzsplittern, oder auch von cariösen Zähnen den Weg in die Tiefe des Gewebes hinein findet.

Ganz regelmäßig bildet sich dann das erste spezifische Infiltrat um den in den Weichteilen liegenden Fremdkörper herum in Gestalt eines sich derb anfühlenden, ziemlich schmerzlosen Knotens, der häufig gar nicht beachtet wird.

Wenn auch dieses Ausgangsinfiltrat je nach der Eintrittspforte an beliebiger Stelle der Mundhöhle lokalisiert sein kann, so findet es sich doch als solitärer Knoten besonders gern auch in der Zunge —wahrscheinlich, weil es hier empfindlichere Störungen macht und leichter nachzuweisen ist als in allen anderen Gegenden des Mundes.

Hat es Haselnuß- bis Walnußgröße erreicht, so prominiert es deutlich halbkugelig, erweicht schließlich zentral und imponiert dann als ein von blaurot verfärbter Schleimhaut überzogener Absceß, der weiterhin spontan perforiert und in seinem Eiter die so charakteristischen sandkorn- bis stecknadelkopfgroßen gelben „Drusen“ enthält. Es bleibt an der Perforationsstelle eine Fistel zurück, deren Mündung nach einiger Zeit durch Vernarbungsvorgänge trichterförmig eingezogen erscheint und schließlich abheilt.

Bei ausgedehnten Infiltraten der äußeren Weichteile findet man manchmal die ganze Dicke der Mundhöhlenwandung mit ergriffen, und Fistelöffnungen sondern ihren Eiter sowohl nach außen als nach innen ab. Im allgemeinen pflegt das initiale Infiltrat an der Mundhöhlenschleimhaut aber schon abgeheilt zu sein, wenn die Aktinomykose an der äußeren Haut in die Erscheinung tritt.

Diagnostisch beachte man die Ähnlichkeit vor allem mit Gummiknoten (s. d.), und im fistulösen Stadium auch mit fistelnder Tuberkulose.

Die Therapie entspricht völlig der oben schon besprochenen und für alle Formen von Aktinomykose gültigen — in der Hauptsache bestehend in Röntgenbestrahlung, eventuell bei gleichzeitiger Verabreichung von Jodkalium.

h) Die Entzündung der Hirnhäute (Meningitis).

Von der Meningitis ist in diesem Buche häufig die Rede, gewöhnlich unter dem Hinweis, daß dieselbe eine sehr zu fürchtende Komplikation aller möglichen chirurgischen Erkrankungen im Bereich des Kopfes darstelle. Und in der Tat schwebt ja die eitrige Hirnhautentzündung als Damoklesschwert über allen Patienten, die mit schweren akut-eitrigen Entzündungsprozessen am Kopf behaftet sind. So sei erinnert an die vereiterten Frakturen und die Osteomyelitis des Schädeldaches, an die Schädelbasisbrüche, an die „malignen“ Furunkel und das Erysipel des Gesichts, die perimaxillären Phlegmonen, die eitrige Mittelohrentzündung u. a. m.

Wenn in diesem Zusammenhange von Meningitis gesprochen wurde, so war damit stets die akute eitrige Entzündung der weichen Hirnhaut (Leptomeningitis) gemeint; die entzündlichen Veränderungen der harten Hirnhaut (Pachymeningitis) spielen praktisch nur eine sehr untergeordnete Rolle. Deshalb soll hier ausschließlich die erstgenannte Form der Meningitis berücksichtigt werden, wenn auch die weiche Hirnhaut noch von andersartigen Entzündungsprozessen heimgesucht werden kann, deren Bedeutung aber hinter der eitrigen Leptomeningitis zurücksteht. So kennen wir u. a. noch eine tuberkulöse, eine syphilitische Meningitis; und auch auf die unter dem Namen „Genickstarre" bekannte hochinfektiöse und epidemisch auftretende Cerebrospinalmeningitis sei hingewiesen.

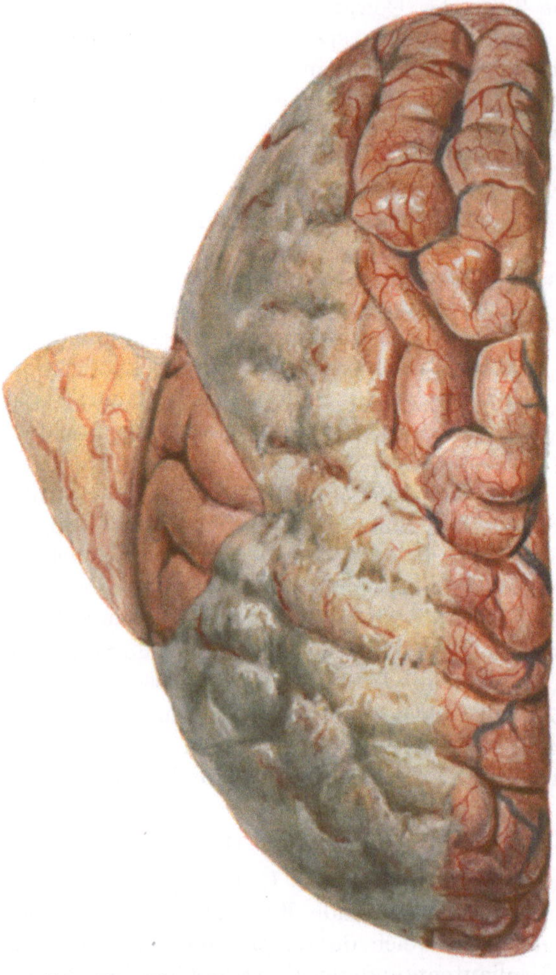

Abb. 130. Umschriebene eitrige Leptomeningitis. (Sammlg. d. Tüb. Chir. Klinik.)

Die akute eitrige Hirnhautentzündung (Leptomeningitis acuta purulenta). Die praktisch äußerst wichtige und wissenschaftlich interessante Frage nach dem Wege, auf dem die Infektion die weiche Hirnhaut erreicht, kann erst seit einigen Jahren als völlig gelöst angesehen werden. Galt es früher als ausgemacht, daß die Eitererreger ausschließlich durch direkte Fortleitung von einem benachbarten eitrigen Prozeß oder aber von einer fortgeleiteten eitrigen Thrombose der venösen Blutleiter (Sinus) des Gehirns aus auf die Meningen übergreifen könnten, so wissen wir jetzt, daß daneben der Weg über die mit Liquor gefüllten Hirnventrikel eine Rolle spielt. Dabei wird zunächst ein Ventrikel infiziert, z. B. von einer die Ventrikelwand von außen her perforierenden bakterienhaltigen Wunde (z. B. Schußkanal) oder auch von einem in der benachbarten Hirnsubstanz gelegenen Eiterherd (Encephalitis, Hirnabsceß [vgl. Abb. 131]) aus. Da alle Hirnventrikel untereinander und durch die Fissura transversa hindurch mit dem Subarachnoidealraum der Hirnoberfläche in Verbindung stehen, so durchläuft die Infektion einen Ventrikel nach dem anderen, erreicht dann zunächst die Basis des Gehirns (Basilarmeningitis) und breitet sich dann meistens auch noch auf die Konvexität aus.

Der Liquor wird trübe bis eitrig, weil er massenhaft Leukocyten enthält, und auch die lockeren Maschen der weichen Hirnhaut selbst werden von einem eitrigen Exsudat durchsetzt, das der Hirnoberfläche, besonders entlang den in den Furchen liegenden Gefäßen, eine gelb-grünliche Farbe verleiht. Durch ödematöse Aufquellung der Hirnrinde verbreitern sich die einzelnen Windungen und platten sich ab (vgl. Abb. 130).

Als Infektionserreger kommen in erster Linie Staphylo- und Streptokokken in Betracht.

Klinisch setzen die Erscheinungen meist plötzlich ein mit heftigsten Kopfschmerzen, sehr hohem Fieber und manchmal Erbrechen; auch Muskelkrämpfe

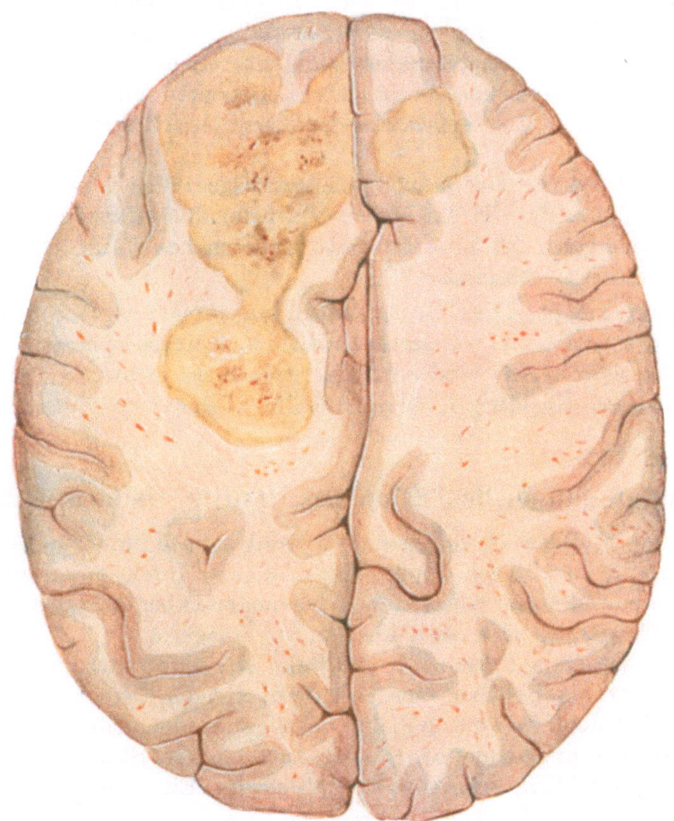

Abb. 131. Hirnabsceß. (Sammlg. d. Tüb. Chir. Klinik.)

sind gelegentlich zu beobachten. Wegen ausgesprochener sensibler Überempfindlichkeit der Haut werden Berührungen unangenehm empfunden, und Druck auf die Muskeln oder Bewegungen der Extremitäten lösen intensive Schmerzen aus.

Die Reflexe pflegen im Bereich des ganzen Körpers gesteigert zu sein.

Schon bald nach dem Einsetzen der Erkrankung wird der Patient motorisch unruhig, spricht verwirrt und deliriert. Der Bauch wird kahnförmig eingezogen, der Kopf infolge einer Dauerkontraktion der Nackenmuskeln („Nackenstarre") in charakteristischer Weise nach hinten gebeugt und in das Kissen gebohrt. Passives Vornüberbeugen des Kopfes stößt auf das Hindernis der starr verkürzten Nackenmuskeln, und beim Aufrichten aus der liegenden in die sitzende

Stellung werden die Beine im Hüftgelenk gebeugt und an den Leib gezogen (KERNIGsches Zeichen).

Unter zunehmender Bewußtlosigkeit tritt in der Regel der Tod ein — oft schon nach 24 Stunden, gewöhnlich aber erst nach einigen Tagen. Kommt der Patient ausnahmsweise mit dem Leben davon, so kann nur eine umschriebene Meningitis vorgelegen haben, die durch die Abwehrkräfte des Organismus zur Ausheilung gebracht wurde.

Die Diagnose ist im allgemeinen leicht zu stellen. Schwierigkeiten ergeben sich aber gelegentlich im Beginn der Erkrankung, wenn noch anderweitige Affektionen des Gehirns das Krankheitsbild komplizieren. Gesichert wird die Diagnose durch den Nachweis zahlreicher Leukocyten und Infektionserreger im Liquor cerebrospinalis, der durch Punktion des Rückenmarkkanales gewonnen wurde.

Wichtig zu wissen ist, daß es auch eine gutartige, ohne Eiterung ablaufende Form der Meningitis gibt, die mit einer vermehrten Liquorabsonderung einhergeht und klinisch ganz ähnliche Erscheinungen machen kann, wie die eitrige Meningitis (= „seröse Meningitis").

Therapeutische Maßnahmen kommen bei einmal ausgebrochener Meningitis fast immer zu spät. In vereinzelten Fällen sind durch operatives Vorgehen wohl schon Erfolge erzielt worden; doch reichen sie nicht aus, um die sehr schlechte Prognose der eitrigen Meningitis im allgemeinen günstig zu beeinflussen.

D. Entzündungen des Knochens (Ostitis, Osteomyelitis).

Wie in allen anderen Gewebsarten, so werden auch im Knochen Entzündungsvorgänge in der Regel durch eingedrungene Infektionserreger hervorgerufen, die sich meistens im Knochenmark, manchmal aber auch in der Knochensubstanz der Corticalis, oder auch im Periost, ablagern.

In der überwiegenden Mehrzahl der Fälle ist es der Staphylococcus pyogenes aureus, der als Urheber einer akuten eitrigen Osteomyelitis, Ostitis, Periostitis in Betracht kommt und der auch ganz allgemein als der Erreger einer Osteomyelitis angesehen wird; aber auch andere Staphylokokkenarten, wie auch Streptokokken, werden gelegentlich im Eiter ostitischer Prozesse nachgewiesen.

Außer diesen eigentlichen Eiterbakterien sind spezifische Erreger, wie z. B. der Typhusbacillus und der Pneumoniekokkus, ebenfalls imstande, eitrige Knochenentzündungen zu erzeugen — wenn auch solche Fälle zu den Ausnahmen gehören.

Nicht immer aber führen Infektionen mit Staphylokokken usw. am Knochen zu akut und stürmisch ablaufenden Prozessen; in Ausnahmefällen können sich ausgesprochen chronische Ostitiden entwickeln — wenn nämlich die Virulenz der die Entzündung verursachenden Keime gering ist; doch haben auch diese Prozesse im Beginn gewöhnlich ein, wenn auch kurzes, akutes Stadium durchgemacht.

Im übrigen sind es wieder die spezifischen Erreger der Tuberkulose, Lues und Aktinomykose, welche ihrer Gewohnheit nach einen stets chronischen Verlauf der von ihnen hervorgerufenen Knochenerkrankungen bedingen.

Die Wege, auf denen die Infektion den Knochen erreicht, sind mannigfacher Art: Keime, die von irgend einer eiternden Körperstelle her in den Kreislauf gelangt sind und also zu einer Bakteriämie geführt haben, können in dem Capillarnetz des Knochens hängen bleiben und wiederum Eiterung erzeugen. Ein Panaritium, ein Furunkel usw. spielen in diesem Sinne nicht selten eine Rolle — besonders dann, wenn ein Trauma (Stoß, Schlag) die Knochensubstanz geschädigt und so gewissermaßen vorbereitet hat für die Aufnahme und die Weiterentwicklung der Bakterien. In derartigen Fällen reden wir von „hämatogener Osteomyelitis".

Für die so häufige Osteomyelitis der **Kiefer** kommt gewöhnlich ein anderer Entstehungsmodus in Betracht, der durch direkte Fortleitung benachbarter Entzündungen auf die Kieferknochen seine Wirkungen entfaltet: die Zahncaries schafft den Infektionen breite Eintrittspforten und leitet sie auf direktem Wege tief in den Knochen hinein.

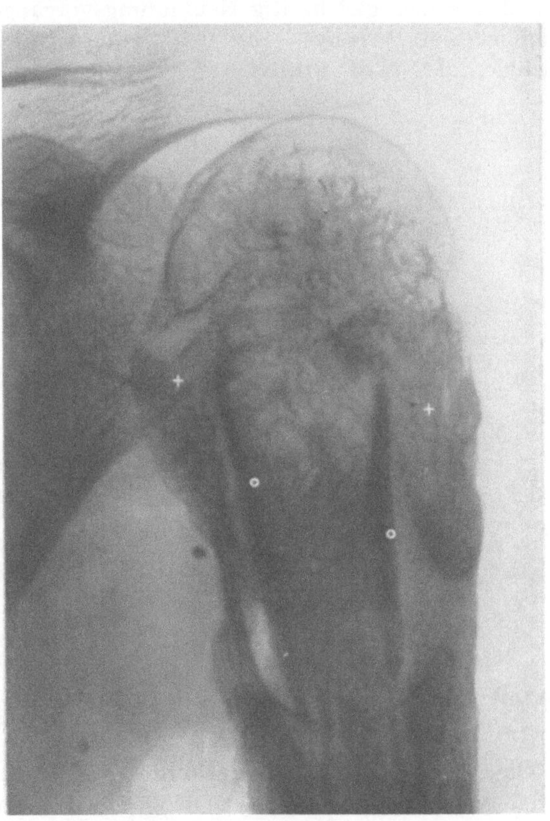

Abb. 132. Bildung einer „Totenlade" (+) um einen großen Sequester (○) am Oberarmknochen. (Beob. d. Tüb. Chir. Klinik.)

Osteomyelitis durch Fortleitung aus der Nachbarschaft sieht man aber auch gelegentlich entstehen, wenn eine infizierte Wunde oder ein Furunkel in der Nähe des Kiefers ihren Sitz haben.

Eine der häufigsten Begleiterscheinungen jeder Knochenentzündung ist das Absterben von Knochenteilen. Einerseits ruft die eitrige Entzündung eine Thrombosierung der vom Knochenmark und vom Periost her eindringenden und den Knochen ernährenden Gefäße hervor, wodurch die Blutzufuhr ins Stocken gerät; andererseits hebt der subperiostale Absceß die Knochenhaut vom Knochen ab, was nur unter Zerstörung der zum Knochen führenden und allerdings wohl meist schon durch Thrombose verschlossenen Blutgefäße möglich ist. Diese Vorgänge können örtlich begrenzt bleiben, in anderen Fällen aber große Strecken des Knochens in Mitleidenschaft ziehen; am Unterkiefer z. B. kann es auf diese Weise zur Nekrose einer oder beider Kieferhälften kommen.

Der am Leben gebliebene Knochen bildet an der Grenze der Nekrose Granulationen, bis schließlich rings um den sich lockernden „Sequester" herum ein mit Granulationsgewebe und Eiter gefüllter „Demarkationsgraben" vorhanden ist. Diese Demarkierung geht mit Einschmelzung und Annagung des Sequesters einher, wodurch dieser ein charakteristisches Aussehen erhält, von Löchern durchsetzt wird und wie angefressen aussieht. Nicht eher hören diese mit ständiger Eiterabsonderung verbundenen Bestrebungen des Körpers, sich des Sequesters zu entledigen, auf, als bis der Fremdkörper spontan ausgestoßen ist oder extrahiert wurde.

Während sich diese Rückbildungsprozesse am nekrotischen Knochen abspielen, setzen gleichzeitig Neubildungsvorgänge ein von seiten des lebensfähig gebliebenen Periostes. Um den Sequester herum bildet sich eine Knochenschale, die „Totenlade“, welche die durch Sequestrierung teilweise oder

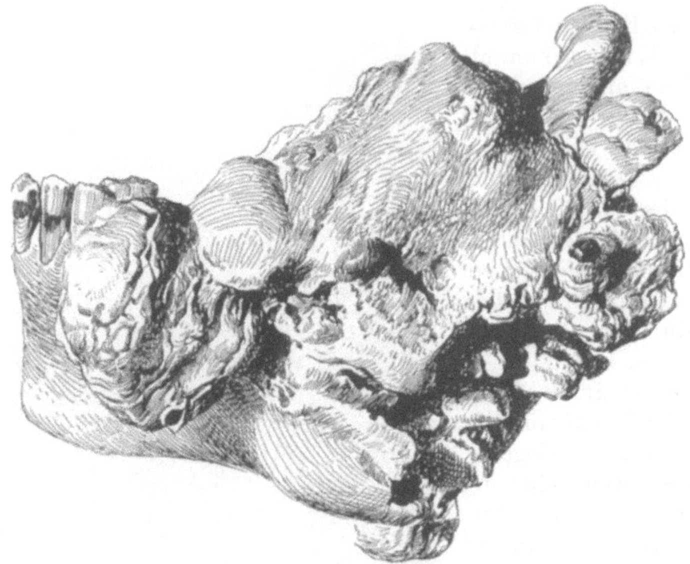

Abb. 133. Entzündliche Hyperostose mit Kloakenbildung nach Osteomyelitis des Unterkiefers. (Präp. d. Tüb. Chir. Klinik.)

völlig verlorengegangene Kontinuität des Knochens wieder herstellt — in ganz analoger Weise, wie das in der beigegebenen Abbildung einer osteomyelitischen Humerusnekrose zu sehen ist (vgl. Abb. 132). Da hierbei häufig Knochen im Überschuß neugebildet wird, so sieht man gelegentlich, besonders am Unterkiefer, monströse Knochengeschwülste entstehen, deren Oberfläche aber wild und grotesk zerklüftet aussieht. Kraterartige Öffnungen in der Wandung (= „Kloaken“), aus denen der Eiter sich entleert, weisen den Weg nach dem zentral liegenden Sequester hin (vgl. Abb. 133).

1. Akute eitrige Knochenentzündungen (Ostitis, Osteomyelitis purulenta).

a) Parulis.

Als Parulis wird heute ausschließlich diejenige Form der Kieferentzündung bezeichnet, die im allgemeinen ohne Caries bzw. Pulpagangrän eines benachbarten Zahnes nicht denkbar ist und die der Laie deswegen „Zahngeschwür“ getauft hat.

Pathologisch-anatomisch entwickeln sich die Erscheinungen dieses praktisch so wichtigen und recht typischen Krankheitsbildes etwa folgendermaßen: Die cariöse Höhle im Zahn nimmt schließlich einen solchen Umfang an, daß auch die Wand des Wurzelkanals zerstört wird, die in der cariösen Höhle massenhaft vorhandenen Eitererreger eindringen und eine Pulpagangrän erzeugen. Durch das Foramen apicale hindurch greift die eitrige Entzündung auf die Wurzelhaut über, zunächst Hyperämie und ödematöse Quellung hervorrufend, um dann zur Bildung verstreuter Eiterpünktchen zu führen, die schließ-

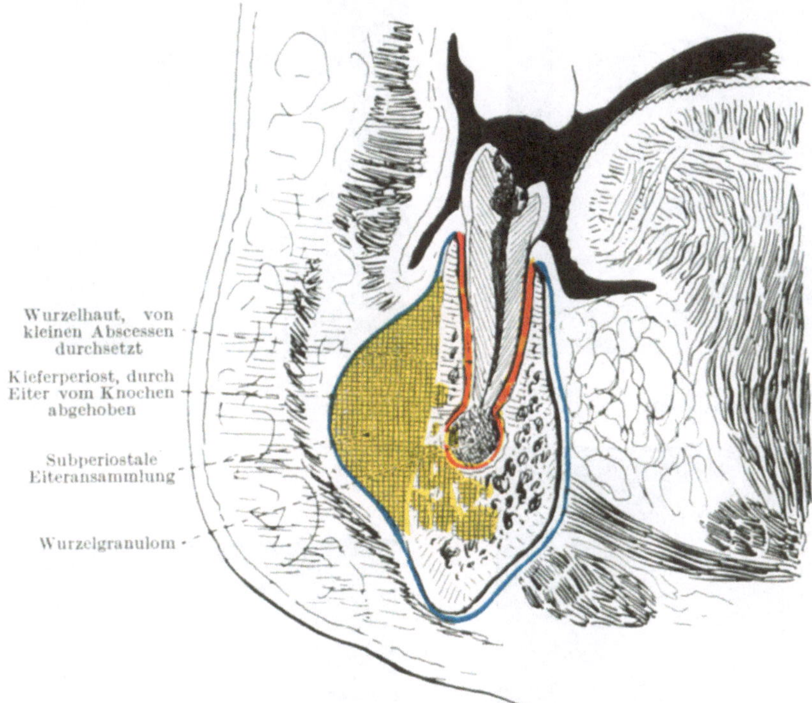

Abb. 134. Schematische Darstellung der Entstehung einer Parulis.

lich konfluieren und eine Eiteransammlung zwischen Wurzeloberfläche und Alveolarwand im Gefolge haben (Periodontitis purulenta).

Bricht der in der Alveole unter hohem Druck stehende Eiter am Zahnhals entlang in die Mundhöhle durch, so kann zunächst die Gefahr eines Eindringens in den Kieferknochen abgewendet sein. Gelingt ihm das nicht, so sucht er sich einen Ausweg durch die Alveolarwand hindurch in den Kieferknochen hinein, wo er nun eine meist umschrieben bleibende Osteomyelitis und Ostitis erzeugt und auf dem Wege über die Haverschen Kanäle bis unter das Periost gelangt. Dieser Durchbruch kann nach der Außenfläche des Kiefers erfolgen, kann aber auch nach der Innenseite zu vor sich gehen — je nach der Lage der Zahnwurzel; der kürzeste Weg wird gewöhnlich bevorzugt (vgl. Abb. 134).

Das Periost beteiligt sich an der Entzündung und verdickt sich, bis es durch den zwischen ihm und dem Knochen sich bildenden Eiter von der Unterlage abgehoben wird und damit ein „subperiostaler Absceß“ entsteht, der bestrebt ist, sich nach der Mundhöhle zu oder durch die äußere Haut hindurch nach außen zu entleeren. Ist die Perforation und damit der Abfluß des Eiters erfolgt, so bleibt manchmal an der Durchbruchsstelle eine **Fistel** zurück, aus der sich immer ein wenig eitriges Sekret entleert, deren Mündung mit der Zeit durch

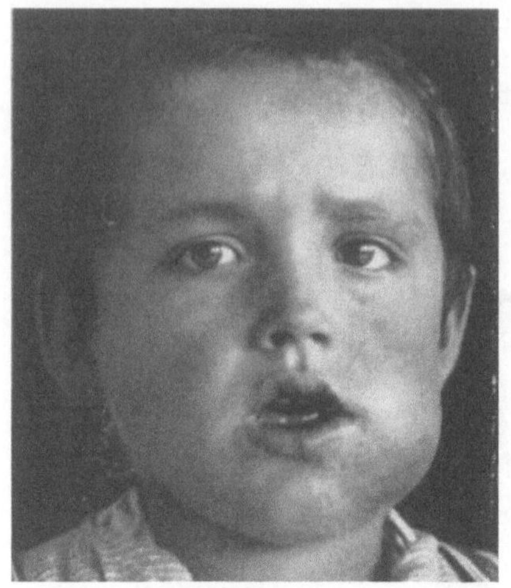

Abb. 135. Parulis, ausgehend von seitlichem Unterkieferzahn.

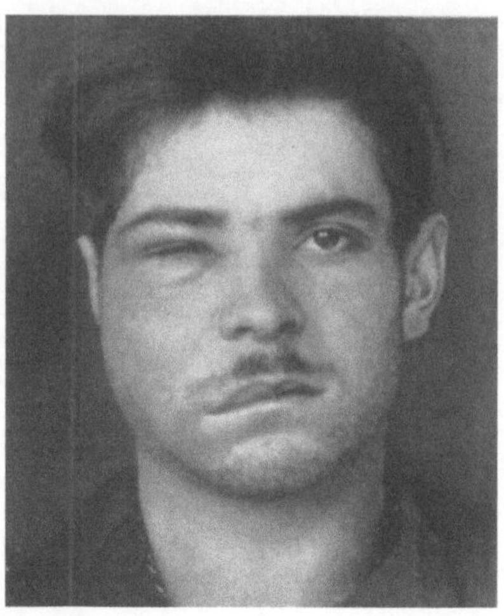

Abb. 136. „Dicke Backe" bei akuter Parulis mit ödematöser Schwellung der Augenlider.

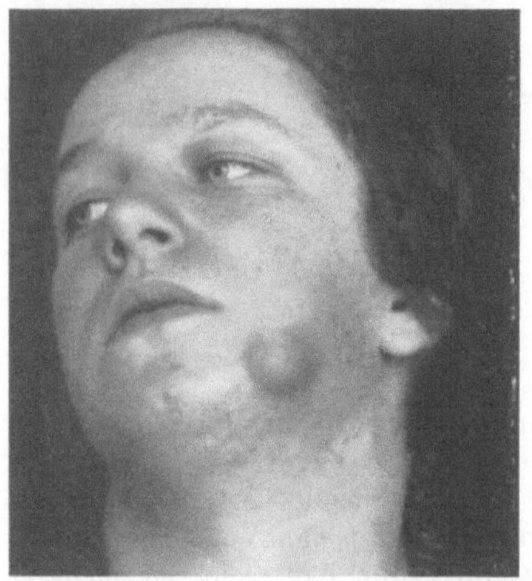

Abb. 137. Subakute umschriebenere Parulis mit entzündlicher Rötung der Haut (dicht vor der spontanen Perforation).

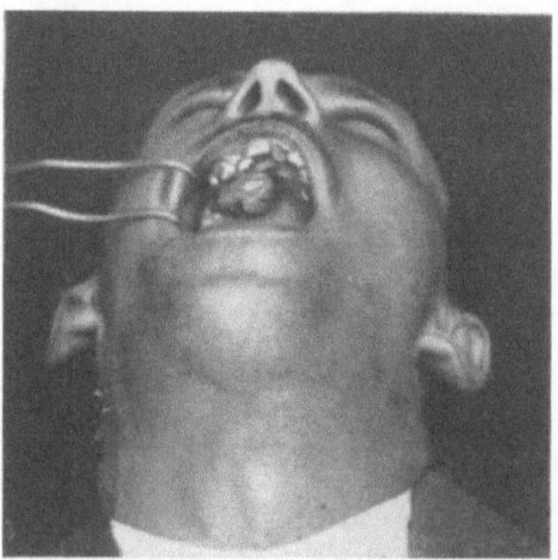

Abb. 138. Palatinaler Absceß, ausgegangen von linkem oberen Prämolaren.

Vernarbungsvorgänge trichterförmig eingezogen wird und in der Regel von einem kleinen Granulationspfropf bedeckt ist — ein ganz typisches Bild.

Diese Fisteln können sowohl in der äußeren Haut (= „äußere Zahnfisteln") als auch am Zahnfleisch, am Gaumen bzw. am Mundboden (= „innere Zahnfisteln") endigen und jahrelang bestehen bleiben. Geht ein solcher Fistelgang von den unteren Schneidezähnen aus, so pflegt seine Mündung im

Bereiche des Kinns zu sitzen und „Kinnfistel“ genannt zu werden (vgl. Abb. 139–141).

Nicht immer aber kommt es zur Bildung eines subperiostalen Abscesses. Gar nicht so selten entsteht nur ein derbes periostales Infiltrat, das sich spontan wieder zurückbildet, aber öfters rezidivieren kann, bis eines Tages doch die Vereiterung eintritt — wenn nicht die Ursache inzwischen beseitigt wurde. Überhaupt kann der geschilderte Verlauf einer Parulis vor der Abscedierung in jeder Phase Halt machen, ohne das Endstadium zu erreichen. Besonders, wenn der schuldige Zahn als Ausdruck einer seit längerer Zeit bestehenden chronischen Periodontitis an der Spitze ein Granulom („Fungosität“) trägt,

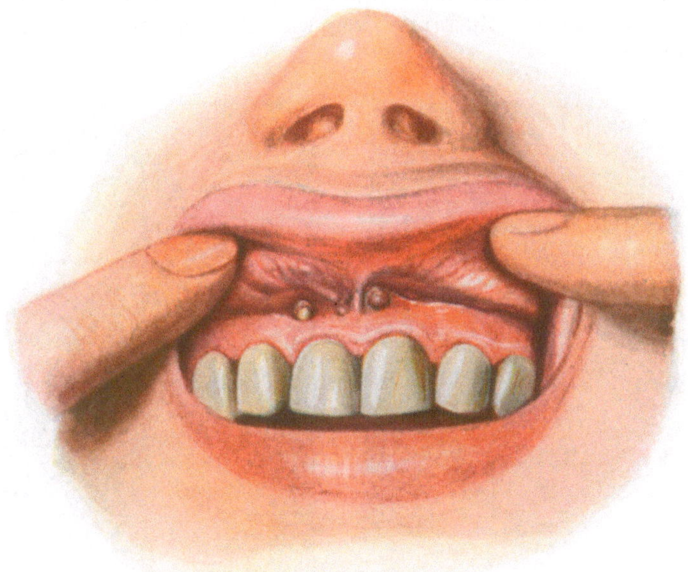

Abb. 139. Zahnfleischfisteln nach Parulis, ausgehend von den Schneidezahnwurzeln.

pflegen sich die Erscheinungen der Parulis öfters subakut, ja sogar subchronisch zu entwickeln und in zeitlich voneinander getrennten „Schüben“ aufzutreten.

Nach dem bisher Gesagten ist also die Parulis nichts anderes, als eine im allgemeinen umschrieben bleibende und ungefährliche Form der Kieferosteomyelitis bzw. -Ostitis. Aber es gibt Ausnahmen, in denen der aus der Alveole durchgebrochene und mit hochvirulenten Keimen beladene Eiter die Markhöhle des Kieferknochens auf größere Strecken überschwemmt und damit zu stürmischen Erscheinungen Anlaß gibt, die denen der durchweg viel schwerer verlaufenden hämatogenen Kieferosteomyelitis gleichen (und dort nachgelesen werden mögen).

Um den Ablauf der klinischen Erscheinungen zu schildern, sei ein besonders typischer Fall herausgegriffen: Im unmittelbaren Anschluß an im cariösen unteren ersten Molaren empfundene Zahnschmerzen entwickelt sich eine „dicke Backe“. Zuerst erscheint die Gegend der Submaxillaris diffus geschwollen und im Verlauf der nächsten Tage breitet sich die durch entzündliches Ödem bedingte weiche Schwellung nach dem Halse zu und wangenwärts weiter aus. Tastet man beim ersten Auftreten des Ödems die Außenfläche des Unterkieferknochens ab, so findet man einen „apikalen Druckschmerz" an umschriebener Stelle, die der Wurzel des ersten Molaren entspricht.

Am nächsten Tage oder in den Tagen darauf ist inmitten der weichen diffusen Schwellung ein derbes, druckempfindliches Infiltrat nachzuweisen, das dem Unterkiefer breit aufsitzt und sich rasch vergrößert.

In dieser Zeit fällt dem Patienten auf, daß das Öffnen des Mundes nach und nach immer weniger weit möglich wird, bis die Kaufähigkeit weitgehend eingeschränkt und die Aufnahme fester Nahrung ernstlich behindert wird; die Zahnreihen sind im Bereiche der Schneidezähne nur mehr 1 cm voneinander zu entfernen. Das ist ein Zustand, den wir als „Kieferklemme" schon kennen gelernt haben.

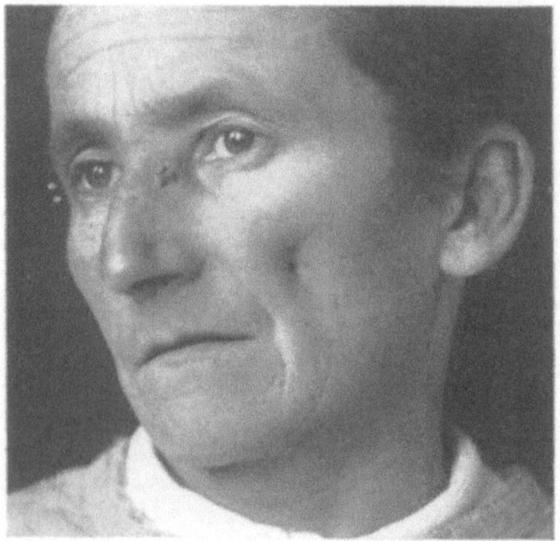

Abb. 140. Äußere Zahnfistel nach Oberkieferparulis.

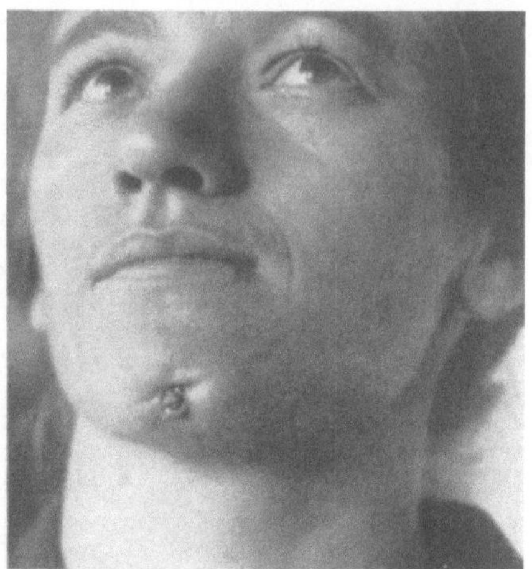

Abb. 141. Äußere Zahnfistel (Kinnfistel) nach einer von den unteren Schneidezähnen ausgegangenen Parulis.

Das zuerst nur in der Tiefe unter verschieblicher äußerer Haut tastbare entzündliche Infiltrat dehnt sich rasch bis zur Oberfläche aus, rötet die Haut und läßt nun deutlich Fluktuation erkennen. Schließlich entwickelt sich im Mittelpunkt der geröteten Partie eine umschriebene Hautnekrose, durch die der Eiter eines Tages sich plötzlich entleert — worauf sämtliche Beschwerden rasch zurückgehen (vgl. Abb. 135—138).

Die Körpertemperatur pflegt von Anfang an gesteigert zu sein, oft besteht hohes Fieber bis 39 und 40 Grad, und Schmerzen, Fieber und Toxinämie sorgen dafür, daß der Allgemeinzustand des Patienten stark leidet und der Patient einen elenden Eindruck macht.

Die Diagnose ist in diesen akut verlaufenden Fällen meist klar und bedarf kaum weiterer Betrachtung. Wichtig ist vor allem der Nachweis eines kranken Zahnes; doch muß auch an die Möglichkeit eines noch im Kiefer steckenden Wurzelrestes gedacht werden.

Diagnostische Schwierigkeiten entstehen erst, wenn, wie manchmal, die Parulis sich langsamer heranbildet und ohne dem Patienten ernstere Beschwerden zu machen oder eine Erhöhung der Körpertemperatur zu erzeugen. Verwechslungen mit Sarkom des Kiefers, Aktinomykose oder auch einer anderen Kiefergeschwulst sind nicht immer zu vermeiden, wenn man nicht das gesamte diagnostische Rüstzeug einer Klinik zur Verfügung hat. In solchen Fällen erhebe man eine besonders sorgfältige Anamnese und forsche nach früher schon durchgemachten ähnlichen Erscheinungen an derselben Stelle — was bei Bejahung die Annahme einer Parulis außerordentlich stützen würde.

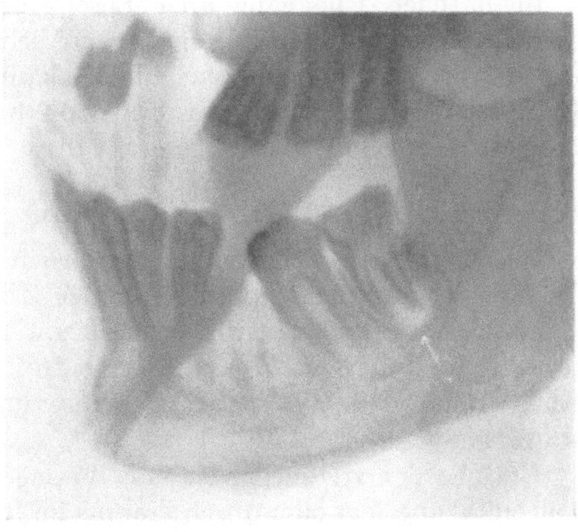

Abb. 142. (Röntgenbild.) Wurzelgranulom. (Sammlg. d. Tüb. Chir. Klinik.)

Wertvolle diagnostische Dienste kann eine gute Röntgenaufnahme leisten, die einerseits ein Wurzelgranulom, andererseits eine Kiefergeschwulst in der Regel zu erkennen gestattet. Aktinomykose dagegen pflegt am Knochen selten sichtbare Veränderungen zu erzeugen und auch ein periostales Sarkom verändert die äußeren Konturen des Knochens gewöhnlich erst sehr spät.

Es ist zu beachten, daß sowohl äußere als auch innere Zahnfisteln manchmal von äußerlich gesund aussehenden Zähnen unterhalten werden können. Fast immer sind es Schneidezähne, deren Pulpa infolge eines Trauma nekrotisch wurde und zur Entstehung einer Kinn- oder Zahnfleischfistel Anlaß gibt, ohne daß eine Caries oder ein Wurzelgranulom nachgewiesen werden könnte. Der schuldige Zahn ist ohne weiteres oft nicht leicht festzustellen; erst eine Filmaufnahme nach Wismutfüllung des Fistelganges oder die Prüfung der Empfindlichkeit mittels faradischen Stromes führt zur Erkennung des Ausgangspunktes (vgl. Abb. 142 u. 143). Diese Fälle werden vielfach am besten mit Wurzelspitzen-Resektion behandelt.

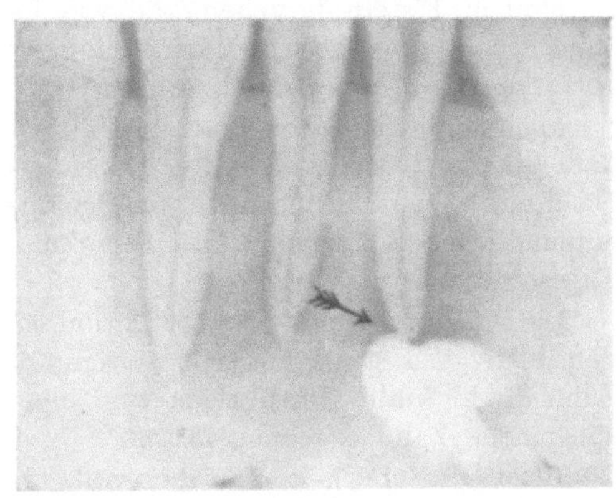

Abb. 143. (Röntgenbild.) Kinnfistel, mit Wismutbrei gefüllt, in das Foramen einer Zahnwurzelspitze mündend. (Eigene Beobachtung.)

Die Therapie der Parulis soll möglichst frühzeitig in Angriff genommen werden, und zwar zunächst vom Zahnarzt. Selbst noch im Stadium der eitrigen Periodontitis wird es durch Trepanation, Wurzelspitzenresektion und ähnliche Maßnahmen vielfach noch möglich sein, den schuldigen Zahn zu erhalten. Das sicherste Mittel aber ist die Extraktion, bei der oft der Eiter direkt hinter dem Zahn hergeflossen kommt.

Durch heiße feuchte Verbände erreicht man im Stadium des derben Infiltrates Erleichterung der Schmerzen und Beschleunigung der Erweichung. Ist aber Fluktuation deutlich nachzuweisen, so incidiere man an der Stelle, die der Oberfläche, je nach Lage des Abscesses innen oder außen, am nächsten liegt.

Bleibt nach Rückgang aller Beschwerden eine Fistel zurück, so hat das eine Ursache, die in einer ungenügend behandelten oder mit einem Granulom besetzten Wurzelspitze zu suchen sein kann, manchmal aber auch durch einen Sequester bedingt wird. Nicht eher heilt eine Zahnfistel endgültig aus, als bis diese sie unterhaltende Ursache beseitigt ist!

b) Entzündungsprozesse, die von retinierten Zähnen ausgehen.

Ein Zahn, der nicht zum Durchbruch gekommen ist, wird „retiniert" — ein Ereignis, das bei jedem Zahn der Zahnreihe eintreten kann, wenn auch Weisheitszähne und obere Eckzähne am häufigsten betroffen sind. Der retinierte Zahn fehlt entweder in der betreffenden Zahnreihe, oder er ist „überzählig" und wird erst bemerkt, wenn durch ihn krankhafte Störungen ausgelöst werden.

Ursache der Retention ist eine Verlagerung des Zahnkeimes, die entweder kongenital angelegt oder durch Trauma im jugendlichen Alter zustande gekommen sein kann.

Entzündungen können sowohl am retinierten Zahn selbst ablaufen in Form einer Pulpitis, die sich dann auf die Umgebung fortzupflanzen pflegt — oder aber es kommt auf andere Weise zu einer Invasion von Eitererregern in die den Zahn unmittelbar umgebenden Gewebe. In beiden Fällen bildet sich zwischen Zahn und Weichteilen ein Absceß, der schließlich durch das Zahnfleisch hindurch nach der Mundhöhle durchbricht. Im Anschluß daran bleiben gewöhnlich Fisteln bestehen, die wie Parulisfisteln aussehen und lange Zeit mit solchen verwechselt werden, weil der ganze Prozeß klinisch wie eine Parulis abläuft.

Auch wenn der Zahn nur zur Hälfte das bedeckende Zahnfleisch perforiert hat, wie das beim erschwerten Durchbruch des Weisheitszahnes öfters zu beobachten ist, sind Eiterungen aus dem periodontalen Raum mit schmerzhafter entzündlicher Schwellung des den Zahn umgebenden Zahnfleisches an der Tagesordnung.

Die Diagnose auf Zahnretention kann durch Einführen einer Sonde in den Fistelgang geklärt werden, wenn man dabei, wie oft, den verborgenen Zahn direkt fühlt. Im übrigen wird eine Filmaufnahme stets den in der Tiefe steckenden Zahn erkennen lassen.

Therapeutisch kommt bei völlig retinierten Zähnen nur die Freilegung und Extraktion des Übeltäters in Betracht, während z. B. bei nur zur Hälfte noch von einer Zahnfleischfalte bedeckten Weisheitszähnen häufig schon die Spaltung der Falte Besserung bringt.

c) Die eitrige Entzündung des Knochenmarks und Knochens an den Kiefern (Kieferostitis bzw. -Osteomyelitis).

Obwohl, wie gesagt, auch die Parulis nichts anderes ist als eine Osteomyelitis bzw. Ostitis der Kiefer, so pflegt man doch die schweren Formen der

Knochenentzündung, besonders die hämatogen entstandenen, im Auge zu haben, wenn von „Kieferosteomyelitis bzw. -Ostitis“ die Rede ist. Das ist zugleich diejenige Form der Osteomyelitis, die mit wenigen Ausnahmen im jugendlichen Alter (8—17 Jahre) auftritt und sich auch dadurch von der öfter im vorgeschritteneren Alter entstehenden Parulis unterscheidet. Bemerkenswert ist, daß der Unterkiefer sehr viel häufiger befallen wird als der Oberkiefer.

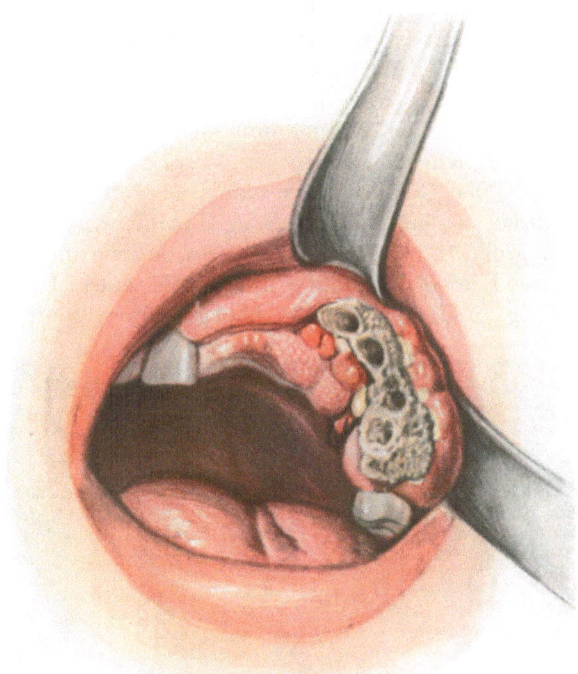

Abb. 144. In granulierendes, eiterabsonderndes Gewebe eingebetteter Sequester nach Oberkieferosteomyelitis. (Sammlg. d. Tüb. Chir. Klinik.)

Anamnestisch kann man als Infektionsquelle oft eine vor kurzem durchgemachte Angina, einen abgeheilten Furunkel, ein Panaritium ausfindig machen; auch nach Masern und Scharlach werden Kieferknochenentzündungen beobachtet.

Ist ein schwereres Trauma kurz voraufgegangen, das mit einer Kontusion des Kieferknochens verbunden war, so wird man nicht fehlgehen, den durch die Verletzung geschaffenen „Locus minoris resistentiae“ als auslösende Ursache zu beschuldigen.

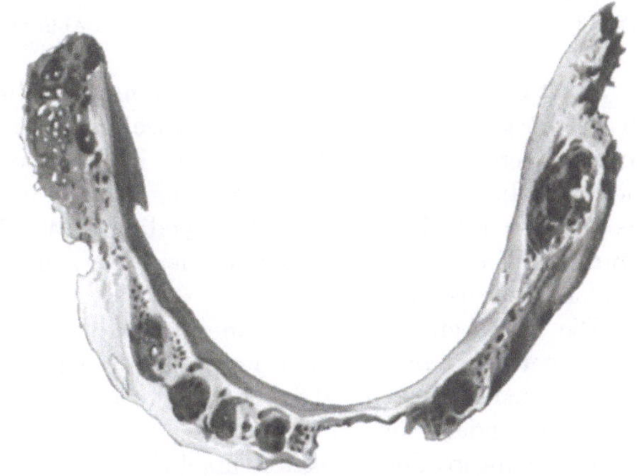

Abb. 145. Kindlicher Totalsequester nach Unterkieferosteomyelitis. (Präp. d. Tüb. Chir. Klinik.)

Wichtig zu wissen ist es ferner, daß die in der Praxis so oft zu beobachtende Ulceration des Zahnfleischlappens bei erschwertem Durchbruch des Weisheitszahnes eine Kieferosteomyelitis nach sich ziehen kann.

Die Entzündungserscheinungen bei der Kieferosteomyelitis treten viel plötzlicher auf und breiten sich rascher aus, als das bei der von den Zähnen ausgehenden Ostitis im allgemeinen der Fall zu sein pflegt.

Wenn, wie meistens, zuerst das Knochenmark durch den Staphylococcus pyogenes aureus infiziert wird, so breitet sich die Eiterung rapid über größere Abschnitte der Markhöhle aus, greift durch die HAVERSschen Kanäle hindurch auf das Periost über und erzeugt eine Periostitis mit subperiostalem Absceß. Da dieser in der Ausdehnung der Markvereiterung die ernährende Knochenhaut vom Knochen abhebt, und nun also die Knochenwandung unter Thrombosierung der Gefäße von außen und von der Markhöhle her durch Eiter umspült ist, so kommen regelmäßig Knochennekrosen (Sequester) zustande — oft von großer Ausdehnung. Die Sequestrierung einer Unterkieferhälfte oder des ganzen Kiefers ist nichts so überaus Seltenes. Doch das sind Dinge, die in der Einleitung zu diesem Kapitel nachgelesen werden mögen (vgl. Abb. 144 u. 145).

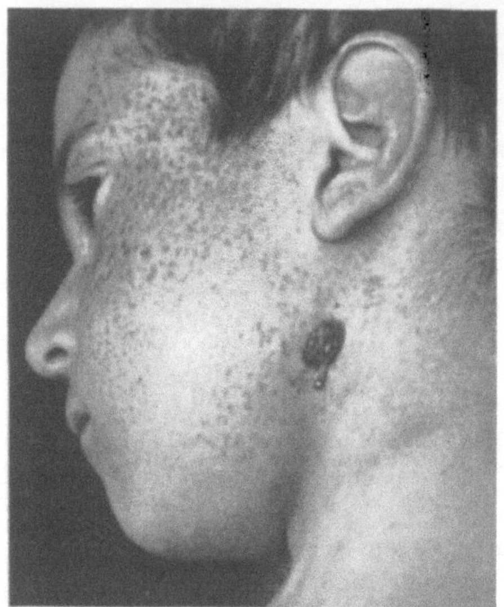

Abb. 146. Eiternde Fistel nach Unterkieferosteomyelitis.

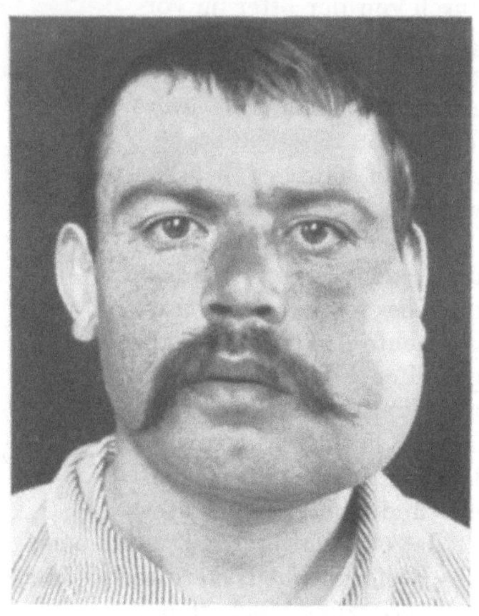

Abb. 147. Hyperostose des Unterkiefers nach Osteomyelitis. (Sammlg. d. Tüb. Chir. Klinik.)

Im Vordergrund des Interesses stehen im Beginn der Kieferosteomyelitis in der Regel die schwer und stürmisch sich entwickelnden klinischen Erscheinungen: unter Schüttelfrost und hochbleibendem Fieber (39—41°) stellen sich plötzlich äußerst heftige Schmerzen im befallenen Knochenteil ein und bald schon ist eine durch Ödem bedingte Weichteilschwellung über dem erkrankten Kieferabschnitt zu erkennen, die sich aber rasch über die ganze Gesichtshälfte ausdehnt.

Die Knochenoberfläche erscheint in diesem Stadium durch die Periostitis leicht verdickt und ist sehr empfindlich gegen Druck; doch kann im ersten Beginn noch jedes objektiv wahrnehmbare Zeichen der Erkrankung fehlen. Aber das ändert sich rasch.

Die Schwere der Infektion macht sich bald auch dadurch bemerkbar, daß der Patient motorisch und psychisch unruhig wird, indem er sich hin und her wirft, verwirrt und aufgeregt redet — deliriert.

An der allgemeinen Anschwellung der den erkrankten Knochen umgebenden Weichteile beteiligt sich auch das Zahnfleisch, das bis zur Kaufläche der Zähne hinaufwachsen kann. Die Zähne beginnen sich zu lockern und eine Kieferklemme wird selten vermißt.

Der den Knochen umspülende Eiter ist oft schon nach einigen Tagen inmitten eines derben, sehr druckempfindlichen Infiltrates nachzuweisen, und schließlich bricht er spontan nach außen oder nach der Mundhöhle zu durch.

Damit kann zwar manchmal der Höhepunkt der akuten Erscheinungen überschritten sein, sehr häufig aber auch nicht, und die Erkrankung ist damit noch keineswegs erledigt. Wenn auch das Fieber abfallen, die Schmerzen nachlassen und das Befinden sich bessern kann, so beginnt nun das Stadium der Fisteleiterungen, der Demarkierung des Sequesters und der Reparationsvorgänge — die Krankheit tritt in ihr chronisches Stadium ein. Gewöhnlich bleiben mehrere Fisteln zurück, die den Eiter nach innen und nach außen weiterhin aus der Tiefe herausleiten (vgl. Abb. 146).

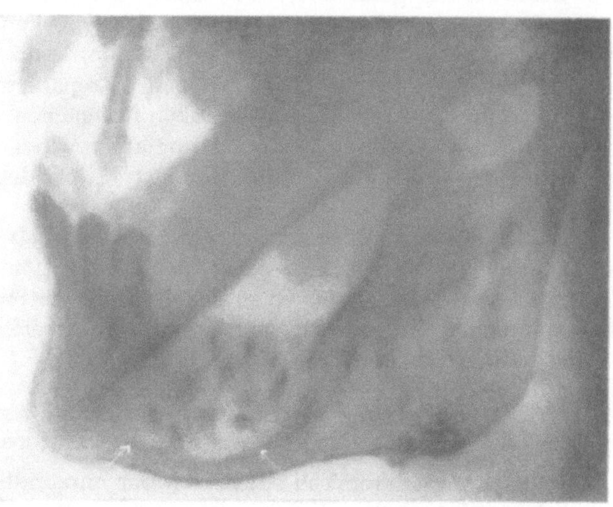

Abb. 148. (Röntgenbild.) Umschriebene Osteomyelitis des Kieferkörpers mit Sequestern. (Sammlg. d. Tüb. Chir. Klinik.)

Mit dem Abklingen der akuten Entzündungssymptome nimmt auch die durch Ödem und entzündliches Infiltrat bedingt gewesene Weichteilschwellung ab; doch langsam entwickelt sich von neuem eine Schwellung, die nun aber durch Knochenverdickung infolge periostitischer Wucherungsvorgänge hervorgerufen wird, und die sich oft erst nach Jahren teilweise wieder zurückbildet.

Daß die Osteomyelitis der Kiefer akut beginnt und zur Sequestrierung mehr oder weniger ausgedehnter Knochenteile führt, ist die Regel. In seltenen Fällen aber setzt der Prozeß unmerklich ein, verläuft von Anfang an chronisch, schleichend und ohne erhebliche Beschwerden, führt aber durch periostale Knochenapposition zu oft enormer Verdickung der Kiefer, „Entzündliche Hyperostosen" genannt, in deren Mitte meistens kleinere Absceßhöhlen mit Sequestern gefunden werden. Eiterung und Fisteln treten manchmal auf, können aber auch vollständig fehlen (vgl. Abb. 147).

Die Prognose quoad vitam kann im allgemeinen günstig gestellt werden, wenn auch gelegentlich fortschreitende Eiterungen nach dem Halse zu oder im retromaxillären Raum das Krankheitsbild komplizieren. Solche „perimaxilläre Phlegmonen" sind recht ernst zu nehmen, können sie doch einmal durch Glottisödem oder Fortschreiten nach der Brusthöhle, ein anderes Mal durch Übergreifen auf die Schädelbasis und die Hirnhäute höchste Lebensgefahr mit sich bringen. Auch Sepsis und Pyämie sind nach Kieferosteomyelitis nicht so sehr selten zu beobachten.

Die Diagnose der Kieferosteomyelitis begegnet kaum irgendwelchen Schwierigkeiten. Nur in weiter vorgeschrittenen Fällen wäre eine Verwechslung mit Mundboden- oder anderweitigen Weichteilphlegmonen manchmal möglich. Eine Röntgenaufnahme läßt während des akuten Stadiums noch keine Knochenveränderungen erkennen, zeigt aber in späteren Wochen der Erkrankung sehr schön die Ausdehnung des Prozesses — wenigstens am Unterkiefer.

Den Behandlungsmöglichkeiten ist bei der Kieferosteomyelitis insofern eine Grenze gesetzt, als es kaum gelingt, die Ausdehnung des Prozesses einzudämmen. Man kann nichts Anderes tun, als perimaxilläre Abscesse, sowie solche nachzuweisen sind, durch Incision zu entleeren. Dadurch wird ein Teil der Beschwerden gemildert, doch bleibt meistens das Fieber zunächst noch weiter bestehen, weil in der Markhöhle des Knochens immer noch Eiter unter Druck steht. Um auch hier Luft zu schaffen, kann man mit dem Hohlmeißel in die äußere Wand ein Loch schlagen („trepanieren") und damit dem eingeschlossenen Eiter den Weg nach außen freimachen. Im übrigen ist die Lockerung der Sequester durch Demarkierung abzuwarten — was nach 2—3 Monaten geschehen zu sein pflegt — bis die Extraktion derselben ausgeführt werden kann.

Kann ein Zahn mit einiger Sicherheit als Urheber einer schwereren Kieferentzündung angesprochen werden, so extrahiert man ihn rücksichtslos. Gelockerte Zähne sind zunächst zu erhalten, da sie meistens wieder fest werden und nur endgültig verloren sind, wenn der betreffende Teil des Alveolarfortsatzes total nekrotisch wurde.

d) Die Entzündung des Knochens bzw. Knochenmarkes an den platten Schädelknochen.

Pathologisch-anatomisch spielt sich der entzündliche Prozeß bei der Osteomyelitis der Schädelknochen in ganz analoger Weise ab, wie das für die Osteomyelitis der Kiefer beschrieben wurde. Immerhin bringt die andere Lokalisation einige Einzelheiten mit sich, die bemerkenswert sind und eine kurze Würdigung notwendig machen.

Der Transport der als Infektionserreger gewöhnlich in Betracht kommenden Staphylo- und Streptokokken in das Mark der Diploe hinein kann hämatogen erfolgen, ausgehend von Eiterherden an anderen Körperstellen. In der Regel aber dringen die Keime von oberflächlichen Schürfwunden des Schädeldaches aus, die durch Stoß oder Fall entstanden sind, in die Tiefe, infizieren zunächst das meistens vorhandene subcutane Hämatom und bringen anschließend den darunter liegenden Knochen zur Vereiterung. Von höchster Bedeutung ist es, daß der sich dabei entwickelnde Absceß nicht nur an der Außenfläche des Schädelknochens gelegen ist, sondern auch im Innern der Schädelkapsel nach Abdrängung der Dura vom Knochen in die Erscheinung zu treten pflegt, so daß der platte Knochen also außen und innen von Eiter umspült ist, und dementsprechend die Sequestrierung eine erhebliche Ausdehnung annehmen muß.

Das Wesentliche der endokraniellen Absceßentwicklung aber ist die Einwirkung auf das Gehirn, die auf zweierlei Weise Symptome und Gefahren auslösen kann: Einmal durch Raumbeschränkung, wodurch örtliche und allgemeine Kompressionserscheinungen (s. unter „extradurales bzw. intradurales

Hämatom") ausgelöst werden können, und zweitens durch Übergreifen der eitrigen Entzündung auf die Hirnhäute.

Die Prognose der meist im kindlichen Alter beobachteten akuten eitrigen Schädelosteomyelitis ist also stets ernst zu stellen.

Das klinische Bild ähnelt zunächst dem der schweren Kieferosteomyelitis, besonders auch in bezug auf die schweren sensorischen Störungen. Wenige Tage nach dem Trauma setzen die Symptome plötzlich unter Schüttelfrost und hohem Fieber ein, bei kleinem frequenten Puls und schwerem Krankheitsgefühl. Die Umgebung der gequetschten Schädelpartie schwillt an, rötet sich und tut auf Druck intensiv weh. Auch im Nacken werden Schmerzen empfunden, die durch die rasch sich beteiligenden Lymphdrüsen (Lymphadenitis acuta, s. d.) bedingt sind.

Wird das Gehirn in Mitleidenschaft gezogen, so kann sich das durch Erbrechen, lokale oder allgemeine Muskelkrämpfe bemerkbar machen.

Übersteht der Patient das akute Stadium, so ist die Hauptgefahr, besonders in bezug auf die Beteiligung des Gehirns, vorüber, und allmählich erfolgt der Übergang in das hcronische Stadium, das schließlich mit der Abstoßung eines größeren Sequesters endet.

Da die Regenerationsfähigkeit der platten Schädelknochen gering ist, so bleiben manchmal Defekte zurück, die palpatorisch und an der Pulsation der mit der Haut verwachsenen Gehirnoberfläche erkennbar sind.

Was die Diagnose angeht, so ist es manchmal nicht ganz leicht und überhaupt nicht möglich, mit Sicherheit zu entscheiden, ob man es nur mit einer Phlegmone der Schädelweichteile zu tun hat, oder mit einer Osteomyelitis bzw. Ostitis; im allgemeinen ist man stets geneigt, zunächst das erste anzunehmen.

Da die Therapie in beiden Fällen sich vorerst deckt, so entstehen daraus kaum ernste Folgen; sowie Eiter durch Fluktuation nachzuweisen ist, soll incidiert werden. Stößt man dabei in der Tiefe auf von Periost entblößten Knochen, so hat man eine Beteiligung des Knochens anzunehmen und zu trepanieren, um dem an der Innenfläche zu vermutenden Eiter Abfluß nach außen zu verschaffen. Dabei muß man sich hüten, die etwa noch intakte Dura zu verletzen, um nicht dadurch eine Infektion der darunterliegenden weichen Hirnhaut und damit eine tödliche eitrige Leptomeningitis zu verursachen.

Der in jedem Fall sich bildende Sequester ist nach abgeschlossener Demarkation zu extrahieren.

2. Chronische Knochenentzündungen (Ostitis bzw. Osteomyelitis chronica).

Wenn wir von der unspezifischen, durch Staphylo- und Streptokokken hervorgerufenen Knochenentzündung, die ja auch manchmal ausgesprochen chronisch verlaufen kann, absehen, so ist außer den streng spezifischen Knochenentzündungen noch eine andere Form der Ostitis zu erwähnen, die zwar früher auch bei uns eine wichtige Rolle spielte, heute aber in Deutschland so gut wie völlig verschwunden ist:

a) Die sog. „Phosphornekrose" der Kiefer.

Dieser Erkrankung sind Leute ausgesetzt, die beruflich mit weißem oder gelbem Phosphor zu tun haben. In der Hauptsache handelt es sich um Arbeiter in Zündholzfabriken, in denen weißer Phosphor verarbeitet wird. Seitdem 1907 in Deutschland die Verwendung des weißen Phosphors für die Herstellung von Zündhölzern untersagt wurde, gelangt nur noch der ungiftige rote Phosphor zum Verbrauch mit dem Erfolge, daß die 1845 zuerst von LORINSER beschriebene Phosphorostitis nicht mehr zur Beobachtung kommt.

Durch die innige Berührung der Arbeiter mit dem Phosphor beim Kochen der Masse und beim Eintauchen der Holzstäbchen werden die giftigen Dämpfe durch die Atmung in den Körper aufgenommen, oder aber es wird der an den Händen haftende Phosphor mit der Nahrung in Magen und Darm transportiert und von hier aus in den Kreislauf hinein resorbiert.

Da auf diese Weise stets eine chronische Vergiftung des ganzen Körpers zustande kommt, so sind die charakteristischen Veränderungen nicht nur an Kieferknochen, sondern am ganzen Skelett nachzuweisen. Nur durch das so häufige Hinzutreten einer von den Zähnen ausgehenden Infektion tritt die Erkrankung an den Kiefern besonders häufig und schwer in die Erscheinung — so häufig, daß in manchen Fabriken bis zu 12% der Arbeiter befallen werden.

Die ersten Stadien der Krankheit spielen sich in der Hauptsache im Periost ab, das unter der Einwirkung des Phosphors in den Zustand einer chronischen Reizung versetzt wird und in abnormer Weise porösen Knochen neubildet. Hierdurch wird Knochengewebe dem Kiefer schalenartig angelagert, der Knochen im ganzen verdickt und seine Oberfläche rauh und höckerig gemacht. Es bildet sich also ein Zustand aus, den wir als „Hyperostose" schon kennen gelernt haben.

Soweit verläuft der Prozeß ohne wesentliche lokale Beschwerden für den Patienten. Tritt nun aber eine von einem cariösen Zahn ausgehende Infektion hinzu, so kommt es, wie bei der Parulis, zur Bildung eines subperiostalen Abscesses, dessen Eiter den ganzen Kiefer umspülen kann und schließlich eine Nekrotisierung eines Kieferabschnittes oder auch des ganzen Kiefers im Gefolge hat. Der Eiter sucht sich einen Weg nach außen, bricht unter Fistelbildung an mehreren Stellen durch und schafft dadurch einen Zustand, wie wir ihn im chronischen Stadium einer gewöhnlichen eitrigen Osteomyelitis der Kiefer (s. d.) zu sehen gewöhnt sind.

Das durch den Eiter abgehobene Periost bleibt aber lebensfähig, proliferiert auch weiterhin Knochen und umgibt den Sequester mit einer Totenlade.

Unter profuser jauchender Eiterung stößt sich schließlich der Sequester ab, nachdem der Allgemeinzustand gewöhnlich weitgehend reduziert worden ist. Der sich über viele Monate, oft Jahre, erstreckende Krankheitsverlauf gibt Gelegenheit zur Entstehung interkurrenter Krankheiten, denen ein nicht kleiner Teil der Patienten erliegt. Chronische Sepsis, Pneumonien und Lungentuberkulose sind solche am häufigsten beobachteten Komplikationen.

Die Behandlung hat natürlich in erster Linie für Beseitigung der Ursache zu sorgen dadurch, daß der Patient dem Phosphoreinfluß völlig entzogen wird. Im übrigen kann man unter Absceßspaltung, Mundspülung bei guter Ernährung die Demarkation des Sequesters abwarten; doch ist die Empfehlung der sog. „Frühresektion" ein zweifellos einleuchtender Vorschlag, wodurch das ganze der Nekrose verfallene Knochengebiet reseziert wird unter Erhaltung des Periostes. Dadurch kürzt man dem Patienten die sonst lang dauernde Eiterung ab und beseitigt die damit verbundenen Qualen und Gefahren.

b) Die tuberkulöse Knochenentzündung (Ostitis bzw. Osteomyelitis tuberculosa).

Die Ansiedlung von Tuberkelbacillen im Knochengewebe geht in der Regel auf dem Blutwege vor sich, und zwar in der Weise, daß ein anderswo im Körper gelegener Herd seine Keime in den Kreislauf hinein entsendet.

Da es unter den Organen die Lymphdrüsen sind, welche weitaus am häufigsten primär durch von außen kommende Bacilleninvasionen tuberkulös erkranken (s. u. Lymphdrüsentuberkulose), so geht man wohl nicht fehl in der Annahme, daß meistens von ihnen aus die Tuberkelbacillen auf dem Lymphwege über den Ductus thoracicus oder manchmal wohl auch durch direkten Einbruch in eine Vene in die Blutbahn hineingelangen. In Form bacillenhaltiger Käsebröckel oder auch reiner Bacillenhäufchen bleiben sie in den Endarterien des Knochens haften, siedeln sich an und rufen eine Knochentuberkulose hervor.

Infolge der Bedeutung, die hiernach den Endarterien beim Zustandekommen der Knochentuberkulose zukommt, wird das jugendliche Alter besonders bevorzugt, weil nach Abschluß des Knochenwachstums die Endarterien seltener werden durch Anastomosenbildung mit benachbarten Gefäßen.

Es kann auf diese Weise zur Entstehung nur eines einzelnen („solitären") Herdes, oder aber auch mehrerer benachbarten („multipler") Herde kommen.

Ein beginnender tuberkulöser Knochenprozeß besteht aus Granulationsgewebe, das von miliaren Tuberkelknötchen durchsetzt ist, zunächst graurötlich aussehend, später durch Verkäsung eine gelbliche Färbung annehmend. Unter zunehmender Zerstörung von Knochengewebe bildet sich ein Knochendefekt aus, der bei Lage mitten im Knochen zu einer Höhle wird, an der Knochenoberfläche dagegen nur eine grubenförmige Vertiefung erzeugt = „Caries" des Knochens, vom Laien „Knochenfraß" genannt.

In anderen Fällen kommt es nicht zum völligen Zerfall des erkrankten Knochens, sondern zur Abgrenzung eines Sequesters, der von Granulationsgewebe umgeben ist und der Form und Größe des späteren Defektes zu entsprechen pflegt.

In dem größeren Teil der Fälle tritt sowohl bei reiner Caries, als auch bei Sequestrierung, Eiterung auf, was zunächst zur Bildung eines Knochenabscesses, nach Durchbruch desselben in die Weichteile hinein zur Entstehung eines von außen durch Fluktuation nachweisbaren „kalten" Abscesses führt.

Hat der Knochenherd in der Nachbarschaft des Kiefergelenks gesessen, so kann er in dieses hinein perforieren und eine tuberkulöse Gelenkentzündung erzeugen.

Ein kalter Abszeß, der nicht rechtzeitig und kunstgerecht entleert wird, bricht schließlich nach außen durch, und es bleibt an der Perforationsstelle eine ständig eiternde Fistel zurück, deren Mündung das typische Aussehen eines tuberkulösen Geschwürs annimmt und an der lividen Verfärbung, sowie der Unterminierung ihrer Ränder meist ohne weiteres als tuberkulös anzusprechen ist.

Solange der Prozeß auf den Knochen beschränkt bleibt, pflegt eine deutliche Schwellung der Umgebung zu fehlen, da das Periost sich nur zögernd beteiligt. Erst wenn der Durchbruch in die Weichteile hinein zur Entwicklung kommt, macht sich das durch eine äußerlich wahrnehmbare Schwellung bemerkbar.

Im Bereich des Kopfes gibt es Gegenden, die ganz besonders disponiert erscheinen für die Lokalisierung einer Knochentuberkulose, und zwar sind das am Schädeldach die Scheitel-, Schläfen- und Stirnbeine, an den Kiefern die Gegend des unteren Orbitalrandes und das Jochbein. Außerdem kann sich natürlich, wenn auch weniger häufig, an jeder beliebigen anderen Stelle der Schädelknochen eine tuberkulöse Ostitis entwickeln.

Am Schädeldach tritt die Tuberkulose gewöhnlich als solitärer umschriebener Herd auf, der häufig zu einer die ganze Dicke des platten Knochens durchsetzenden Knochennekrose führt, so daß nach Herausnahme des Sequesters ein rundlicher Defekt zurückbleibt, in dem die Dura pulsierend freiliegt. Man redet deshalb von einer „perforierenden Tuberkulose" des Schädeldaches.

Neben dieser umschriebenen Form der Schädeldachtuberkulose gibt es aber auch noch eine andere, die den Knochen auf weitere Strecken ergreift und besonders die Diploe mit käsigen Massen durchsetzt. Im ganzen Bereich einer solchen Erkrankung pflegt die Dura durch Granulationen und Käsemassen von der Innenfläche des Schädeldaches abgehoben zu sein. An der Lage meist mehrerer nach außen führender Fisteln ist die Ausdehnung des Prozesses zu erkennen.

Klinisch tritt ein solcher Prozeß am Schädeldach in der Form eines subcutan liegenden kalten Abscesses in die Erscheinung, der die Kopfhaut an umschriebener Stelle halbkugelig nach außen vorwölbt und gelegentlich riesige Dimensionen annehmen kann. Fehlt eine Eiteransammlung, so kann man in der Regel eine umschriebene druckempfindliche Verdickung des Periosts nachweisen, in deren Mitte manchmal eine durch verkäste Granulationen erzeugte weichere Delle fühlbar wird (vgl. Abb. 149).

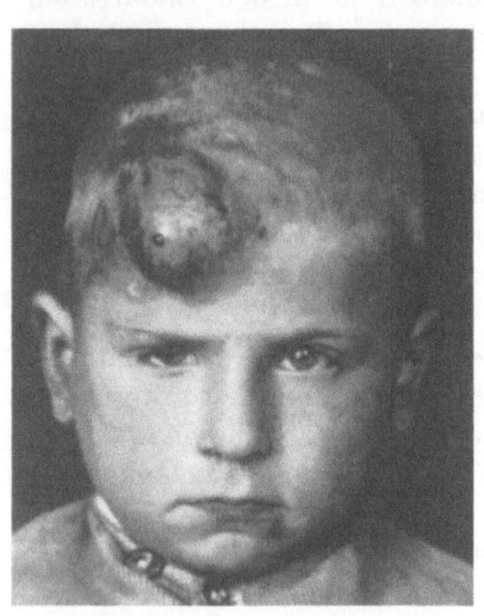

Abb. 149. Subcutaner kalter Absceß bei Tuberkulose des Schädeldaches.

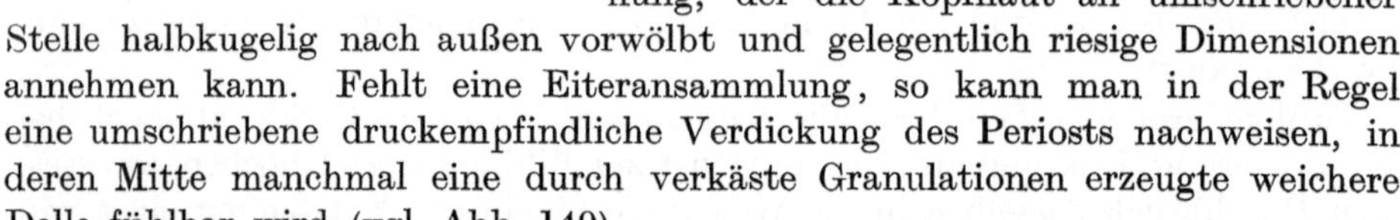

Besteht bereits eine Fistel, so führt die eingeführte Sonde auf rauhen periostlosen Knochen.

In seltenen Fällen kann auch die Dura durchbrochen werden und eine meist tödlich verlaufende tuberkulöse Meningitis die Folge sein.

Diagnostisch könnte gelegentlich eine Schädeldachtuberkulose mit einer gummösen Ostitis verwechselt werden; doch denke man daran, daß die Tuberkulose des Schädels meistens jugendliche Individuen, das Knochengumma dagegen gewöhnlich ältere Erwachsene heimsucht.

Die Therapie geht am besten von vornherein radikal vor durch breite Incision der Haut über dem Absceß und Freilegung der ganzen erkrankten Schädelstelle. Vorhandene Sequester werden extrahiert, die außen und innen am Knochen sitzenden Granulationen sauber ausgekratzt, wozu eventuell eine Erweiterung des Schädeldefektes durch Abkneifen mit der Luerschen Zange notwendig wird. War eine Fistel noch nicht vorhanden, eine Sekundärinfektion also noch nicht eingedrungen, so kann die Incisionswunde durch Naht völlig geschlossen werden; sonst ist zu tamponieren und offen zu lassen. Die zurückbleibenden Knochendefekte werden, im Gegensatz zu denjenigen nach akuteitriger Osteomyelitis, meistens spontan durch neugebildeten Knochen verschlossen. Ist das nicht der Fall, so bleibt ein pulsierender Defekt zurück, der später durch Schädelplastik zu decken ist.

Am Oberkiefer fühlt man als erstes objektiv wahrnehmbares Symptom der Knochentuberkulose — wiederum meist bei Jugendlichen, am häufigsten dicht unterhalb des unteren Augenhöhlenrandes, aber auch weiter seitlich im

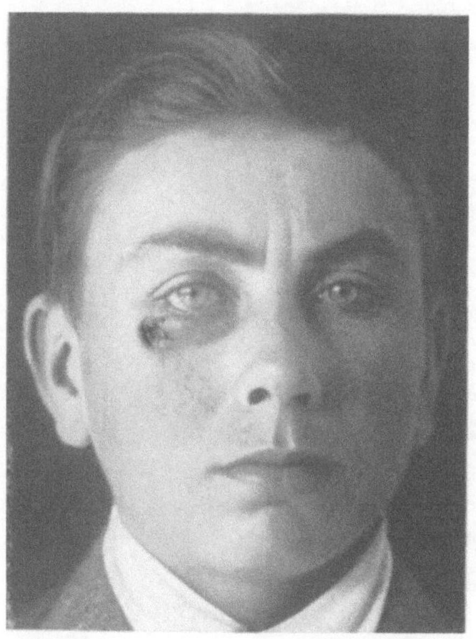

Abb. 150. Typischer Sitz der Oberkiefertuberkulose am unteren Augenhöhlenrande.

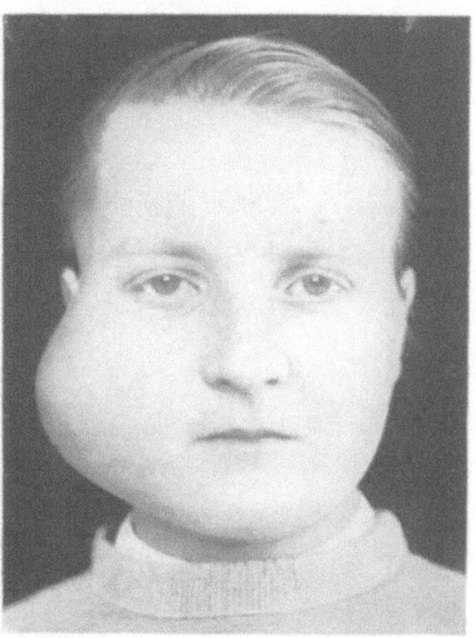

Abb. 151. Kalter Absceß bei tuberkulöser Ostitis des Jochbeins. (Sammlg. d. Tüb. Chir. Klinik.)

Bereich des Jochbeins — eine leichte umschriebene, kaum empfindliche Auftreibung des Periostes, die sich im Verlauf einiger Wochen zu einem derben Infiltrat vergrößert. Die bedeckende Haut rötet sich schließlich und wird von dem inzwischen durch Fluktuation in die Erscheinung getretenen Absceß durchbrochen.

Die persistierende Fistel sondert dauernd wenig dünnflüssiges eitriges Sekret ab und nach längerem Bestehen wandeln sich die Wandungen des Fistelganges in derbes Narbengewebe um, so daß eine trichterförmige Einziehung der Mündung zustande kommt (vgl. Abb. 150 u. 151).

Solange die äußere Haut sich an dem Prozeß noch nicht beteiligt, ist die Auftreibung des Knochens und das manchmal tumorartig entwickelte chronisch-entzündliche Infiltrat mit einem beginnenden Oberkiefersarkom zu verwechseln, so daß eine Probeincision notwendig werden kann.

Therapie: Allgemeinbehandlung mit guter Ernährung, Aufenthalt in frischer Luft und Besonnung. Lokal wird incidiert und alles Erkrankte mit dem scharfen Löffel entfernt.

Ist die Aussicht auf Wiederherstellung bei der Tuberkulose des Schädeldaches und des Oberkiefers im allgemeinen gut, so ist die Tuberkulose des Unterkiefers wesentlich ernster zu nehmen. Vor allen Dingen wird gewöhnlich ein größerer Abschnitt des Kiefers ergriffen, so daß die Zerstörung des Knochens manchmal einen erheblichen Umfang annehmen kann (Spontanfrakturen sind öfters beobachtet). Das Leiden entwickelt sich in verhältnismäßig kurzer Zeit — wenigen Wochen — erkennbar an einer oft recht hochgradigen Schwellung der unteren Wangen- und Unterkiefergegend, in deren

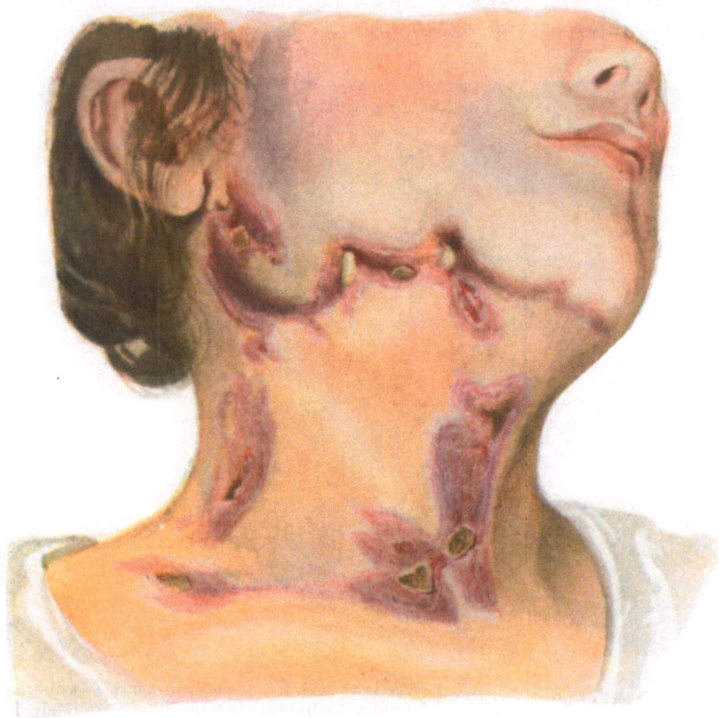

Abb. 152. Fistelnde Tuberkulose des Unterkiefers mit Scrophuloderm der Halshaut. (Beob. d. Tüb. Chir. Klinik.)

Bereich eines Tages fluktuierende Abscesse nachzuweisen sind. Der aufsteigende Kieferast scheint besonders häufig erkrankt zu sein, wobei eine Kieferklemme sich regelmäßig zu entwickeln pflegt. Bei Sitz der Tuberkulose im aufsteigenden Ast kann auch das Kiefergelenk in Mitleidenschaft gezogen werden dadurch, daß die Tuberkulose auf die Gelenkkapsel und die Gelenkinnenfläche übergreift (vgl. Abb. 152).

Auch der Alveolarfortsatz ist nicht so selten Sitz einer Caries tuberculosa, besonders bei Phthisikern, ausgegangen in der Regel von tuberkulösen Geschwüren des Zahnfleisches. Bemerkt wird die Erkrankung gewöhnlich erst nach Durchbruch eines kalten Abscesses durch das Zahnfleisch, und nachdem eine typisch aussehende Durchlöcherung der den Alveolarfortsatz bedeckenden Schleimhaut vorhanden ist. Die ganz dünnen Ränder der Perforationsöffnungen sehen leicht blaurot verfärbt aus, sind deutlich weit unterminiert und umrahmen manchmal aus der Tiefe herauswachsende tuberkulöse Granulationen. Ganze Abschnitte des Alveolarfortsatzes können durch den cariösen Prozeß zerstört werden.

Die Diagnose ist oft im Anfang schwierig, wird aber klar, sowie Fisteln entstehen, deren Mündung die charakteristischen Zeichen des tuberkulösen Hautgeschwürs erkennen lassen.

Therapeutisch kommt neben der Allgemeinbehandlung breite Incision und Ausräumung des kranken Gewebes in Betracht. Manchmal läßt sich eine ausgedehnte Unterkieferresektion nicht umgehen, so daß große Defekte entstehen können, die durch Implantation entsprechend geformter Knochenstücke ausgefüllt werden müssen — aber erst, nachdem eine völlige und endgültige Ausheilung der Wunde und des tuberkulösen Prozesses mit Sicherheit angenommen werden kann.

c) Die syphilitische Knochenentzündung (Ostitis gummosa).

Das Knochengumma ist im allgemeinen in ausgesprochener Weise eine Erscheinungsform des Spät- („tertiären") Stadiums der Syphilis, kann aber bei angeborener Lues schon im frühen Kindesalter zur Beobachtung kommen.

Beim Erwachsenen beginnt die Erkrankung entweder im Periost oder im Knochenmark, greift aber auch ausnahmsweise einmal von den Weichteilen aus sekundär auf den Knochen über; denn das gummöse Infiltrat hat, wie das Carcinom, die Eigenschaft, vor keiner Gewebsgrenze Halt zu machen.

Wie bei der Tuberkulose, sind es auch bei der Lues bestimmte Gegenden des Schädelskelettes, an denen gummöse Ostitiden besonders häufig gefunden werden: vom Schädeldach kommen in erster Linie Stirn- und Scheitelbein in Betracht, von den Gesichtsknochen das Nasenbein und der harte Gaumen. Andersartige Lokalisationen sind natürlich nicht ausgeschlossen.

Am Schädeldach tritt die luetische Periostitis gewöhnlich an scharf umschriebenen Bezirken auf, solitär oder auch multipel. Ohne stärkere Beschwerden zu machen — manchmal völlig unbemerkt — bilden sich rundliche, erhabene, sich derb-elastisch anfühlende Platten, die dem Knochen fest anhaften, und deren Größe zwischen der Ausdehnung eines Fingernagels und einer Taschenuhr schwanken kann. Manchmal produziert auch das frühe Sekundärstadium der Lues schon solche Prozesse, die dann aber rasch entstehen, ausgesprochen schmerzhaft sind und nach kurzer Zeit sich spontan zurückbilden. Die Kopfhaut bleibt meist verschieblich und unverändert.

Im Spätstadium dagegen pflegen nach Abheilung der Entzündung plattenförmige Knochenverdickungen zurückzubleiben, die nach Form und Größe der anfänglich vorhanden gewesenen periostalen Infiltration entsprechen.

In anderen Fällen wieder geht aus der flach-erhabenen Periostplatte eine geschwulstartige Bildung hervor, die kegelstumpfförmig über das Niveau der Schädeloberfläche hervorragt und als „Tophus" bezeichnet wird.

Findet, wie nicht selten, eine eitrige Infektion den Weg in das Gewebe eines solchen Tophus, so zerfällt derselbe innerlich, fluktuiert und läßt nach Durchbruch seines Inhaltes eine von unterminierten Rändern umrahmte Ulceration zurück, deren Wandungen steil abfallen, scharf begrenzt sind und wie ausgestanzt aussehen; im Grunde eines solchen Geschwürs liegt nekrotischer Knochen zutage.

Auch das eigentliche Knochengumma kann aus einer solchen im Beginn rein periostalen Veränderung hervorgehen, wenn der Prozeß von hier aus sekundär auf den Knochen übergreift. Gewöhnlich aber entsteht der Gummiknoten primär in der Diploe, dringt entlang den Gefäßen nach außen und innen durch die Lamina externa bzw. interna hindurch, die Foramina nutritia allmählich erweiternd. Weiterhin breitet sich das gummöse Granulationsgewebe subperiostal und extradural aus, zerstört den Knochen durch Arrosion und verleiht seiner Oberfläche ein charakteristisches Aussehen: wie angefressen, von Löchern und Gängen mit zernagten Wandungen durchsetzt (vgl. Abb. 153).

Daneben treten aber Neubildungsvorgänge am Knochen in Wirksamkeit, die inselförmig zwischen den Oberflächendefekten, besonders aber am Rande

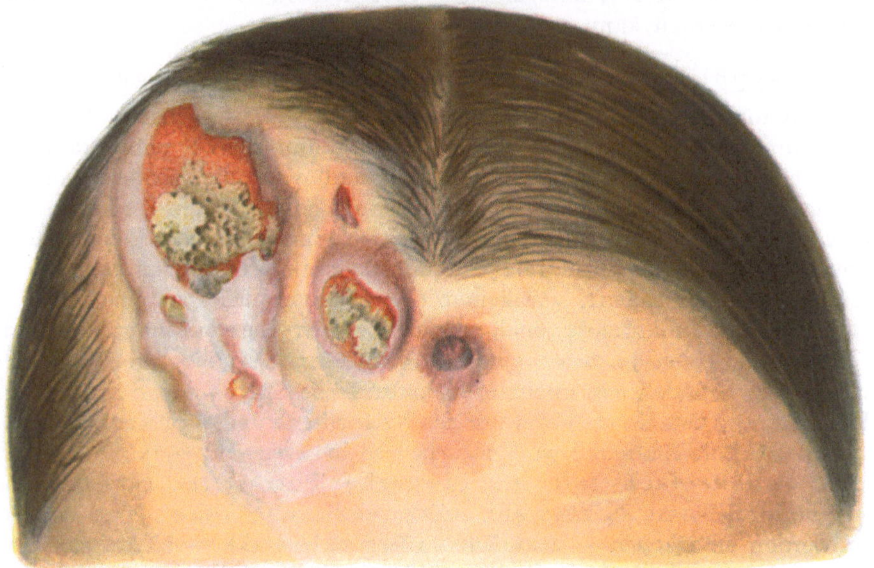

Abb. 153. Gummöse Ostitis des Schädeldaches mit in Abstoßung begriffenen Sequestern. (Sammlg. d. Tüb. Chir. Klinik.)

der erkrankten Knochenabschnitte dicke, aus sklerotischem Knochen bestehende, Wülste und Höcker erzeugen.

In schweren Fällen können große Flächen des Schädeldaches in der geschilderten Weise verändert werden. Bemerkenswert ist, daß im Bereich der Erkrankung die Behaarung der Kopfhaut zugrunde geht.

Tritt Ausheilung ein, so verfällt das überall in den Löchern sitzende Granulationsgewebe der fettigen Degeneration und Verkäsung und wird schließlich resorbiert; doch bleiben stets Unebenheiten der Schädeloberfläche zurück.

Der ganze Prozeß kann ohne jede Eiterung ablaufen, kann aber auch durch Sekundärinfektion kompliziert werden, worauf die Kopfhaut von vielen Fisteln durchbrochen zu werden pflegt. Die Folge dieser Infektion ist die Bildung von Sequestern, die sehr wenig Neigung zeigen, sich zu demarkieren und abzustoßen.

Die Prognose ohne Behandlung ist schlecht, da der Allgemeinzustand immer elender wird, und schließlich in vielen Fällen infolge Meningitis, Hirnabsceß, Encephalitis oder Amyloid der inneren Organe der Tod eintritt.

Was die Diagnose angeht, so liegen häufig noch andere Zeichen von Lues vor, so daß schon darum in diesen Fällen die Erkennung leicht ist. Gegen Verwechslung mit eitriger Osteomyelitis im chronischen Stadium schützt das bei dieser im Beginn unter heftigen Beschwerden und hohem Fieber durchgemachte akute Stadium. Außerdem ist die eitrige Osteomyelitis, wie auch die Tuberkulose des Schädeldaches, eine Erkrankung vorwiegend des jugendlichen Alters, während Gummata mit relativ spärlichen Ausnahmen im allgemeinen erst in vorgeschritteneren Jahren beobachtet werden. Die WASSERMANNsche Reaktion wird meistens positiv ausfallen.

Die Behandlung der gummösen Entzündung des Schädeldaches hat in antiluetischen Kuren zu bestehen; besonders Jodkalium in Verbindung mit

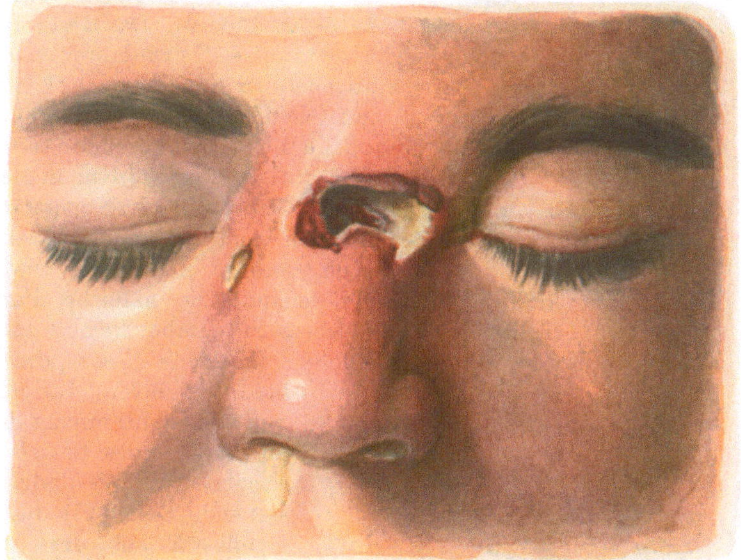

Abb. 154. Syphilitisch-ulceröser Prozeß an der Nasenwurzel, zur luetischen Sattelnase führend. (Nach Moulage der Tüb. Hautklinik.)

Salvarsan leistet häufig ausgezeichnete Dienste. Wesentlich ist, daß diese Therapie so früh wie möglich in Angriff genommen wird, um schwereren Zerstörungen des Knochens zuvorzukommen. Durch die spezifische Therapie pflegt die örtliche syphilitische Entzündung in jedem Stadium kupiert zu werden, wenn auch immer wieder einmal Fälle vorkommen, die auf antiluetische Mittel nur zögernd oder gar nicht reagieren.

Aber auch chirurgisch gibt es manchmal etwas zu tun: so werden erweichte Gummata am besten gespalten und ausgekratzt. Besonders aber bedürfen die vereiterten Schädelnekrosen chirurgischer Behandlung, um Phlegmonen, Meningitis zu verhüten und den sich sonst oft über Jahre erstreckenden Heilungsprozeß abzukürzen. Fistelgänge sind zu spalten und auszukratzen, Sequester müssen extrahiert werden.

Das knöcherne und knorpelige Gerüst der Nase wird um so häufiger als Sitz eines gummösen Prozesses beobachtet, als dessen Folgezustände äußerlich stark ins Auge zu fallen pflegen (vgl. Abb. 154).

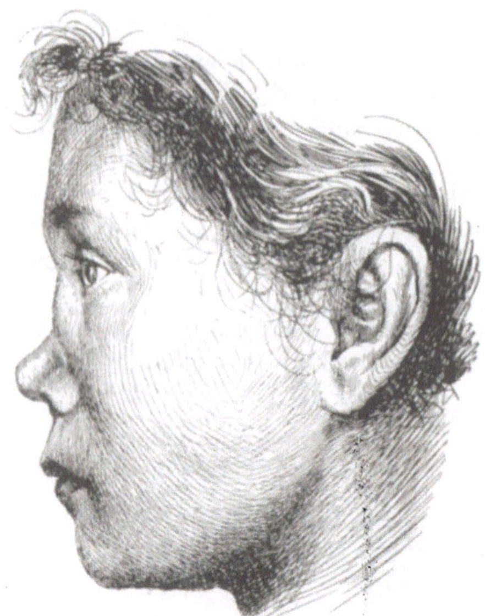

Abb. 155. Luetische Sattelnase. (Sammlung d. Tüb. Chir. Klinik.)

Die wohl meist als umschriebene gummöse Periostitis im Bereich des Nasenseptums entstehende Erkrankung erzeugt luetische Infiltrate und Granulationen, welche auch die dicht anliegende Schleimhaut in Mitleidenschaft ziehen und ulcerieren. Die stets hinzutretende Eiterung begünstigt die Nekrotisierung und Sequestrierung der dünnen benachbarten Knochenplatten, so daß ein Einsinken des Nasenrückens im Bereich der Nasenbeine regelmäßig zu beobachten ist. Das Resultat ist die „luetische Sattelnase", die bei angeborener Lues schon im Kindesalter entstehen kann (vgl. Abb. 155).

Als Therapie kommt in erster Linie eine antisyphilitische Kur in Betracht, unterstützt durch lokale operative Maßnahmen vom Naseninnern aus. Erst nach völliger Ausheilung und reaktionsloser Vernarbung kann man daran denken, die häßliche Form der Nase durch plastische Operationen zu verbessern. Dabei kommt es darauf an, die durch Narbenschrumpfung nach oben verzogene Nasenspitze wieder herunterzuholen, was erst nach querer Durchtrennung der Nase im Bereich des Sattels zu erreichen ist. Der dadurch entstehende Defekt ist durch Lappenplastik aus der Stirn zu ersetzen, möglichst unter gleichzeitiger Schaffung einer Knocheneinlage. Näheres darüber ist im Abschnitt der Operationslehre nachzulesen.

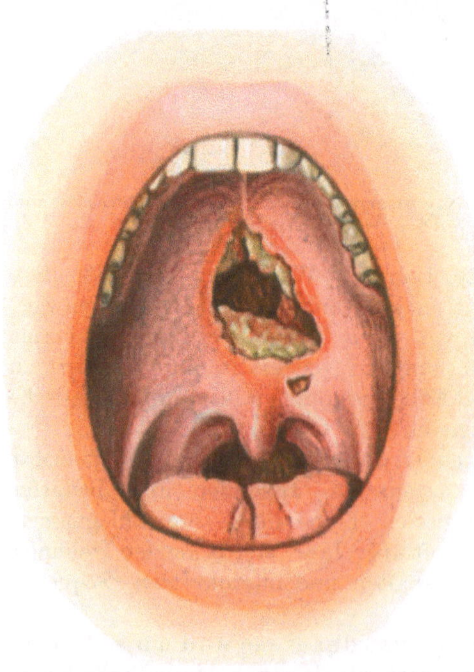

Abb. 156. Luetische Perforation des harten Gaumens. (Sammlung d. Tüb. Chir. Klinik.)

Im Bereich des Gaumens kommt es unter ganz analogen Bedingungen, wie sie für die Nase geschildert wurden, zu Defektbildungen, die eine direkte Kommunikation zwischen Mund und Nasenhöhle im Gefolge haben. Diese „luetischen Gaumendefekte" (im Gegensatz zu den „traumatischen Gaumendefekten" nach Fraktur) verdanken ihre Entstehung meistens einer gummösen, primär am Periost lokalisierten und sekundär infizierten Entzündung mit Sequestrierung, kommen manchmal aber auch schon im Sekundärstadium der Lues vor, wenn ein Ulcus der Schleimhaut bis auf den Knochen des harten Gaumens reicht, ihn von Periost entblößt und damit Anlaß gibt zur Abstoßung eines Sequesters. Die durch das Vorhandensein eines Gaumendefektes hervorgerufenen Störungen können den Patienten in hohem Maße belästigen — vor allen Dingen dadurch, daß während der Nahrungsaufnahme besonders Flüssigkeiten in die Nasenhöhle eindringen und durch die Nasenlöcher wieder ausfließen. Auch die Sprache erhält einen nasalen Beiklang (vgl. Abb. 156).

Der Behandlung fällt die Aufgabe zu, den Defekt zu verschließen, was aber erst nach Abschluß der antiluetischen Kuren und nach völliger Abheilung

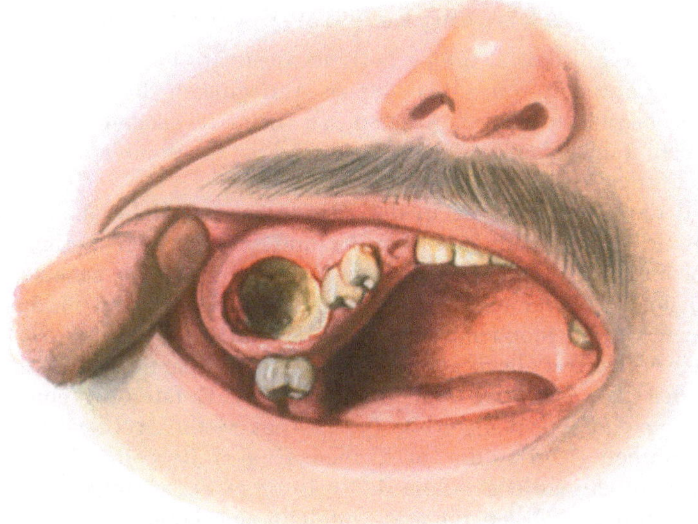

Abb. 157. Ulceriertes Gumma des Alveolarfortsatzes. (Sammlung d. Tüb. Chir. Klinik.)

aller Entzündungsvorgänge in Frage kommt. Bei weitem am besten wird dem Patienten gedient, wenn es gelingt, das Loch durch eine örtliche Lappenplastik operativ dauernd zu beseitigen (s. Operationslehre), was aber manchmal wegen starker narbiger Veränderung der das Loch umgebenden Weichteile auf Schwierigkeiten stößt; denn das schlecht ernährte Narbengewebe darf zur Ausführung von Plastiken wegen Nekrosegefahr nicht benutzt werden. Eventuell kann das Deckungsmaterial von einem dem Hals entnommenen und durch den Mundboden hindurch seitlich in die Mundhöhle eingeführten Hautlappen (Perthes) abgetrennt werden. Besteht irgend ein Gegengrund gegen den operativen Verschluß, so muß eine Gaumenprothese als Notbehelf dienen.

Auch an den Kiefern können durch gummöse Entzündungsprozesse höchst unangenehme Zustände erzeugt werden, indem sich zunächst diffuse Verdickung eines Kieferteils ohne erhebliche Beschwerden entwickelt, bis durch die vom Munde aus eindringende Infektion Ulceration des Zahnfleisches, Eiterung und Sequestrierung mehr oder minder großer Teile des Alevolarfortsatzes, der Oberkiefervorderwand usw. eintritt. Aber auch hier braucht die Eiterung sich nicht unbedingt einzustellen; manchmal kommt es unter intakter Weichteilbedeckung nur zur Bildung von Hyperostosen (vgl. Abb. 157).

Die Zähne pflegen im Bereich des erkrankten Kieferabschnittes sich zu lockern und auszufallen, wenn die antiluetische Therapie nicht rechtzeitig einsetzt, oder der die Zähne tragende Alveolarfortsatz nekrotisch wird.

Bei der Diagnose hüte man sich, besonders im Beginn, vor Verwechslungen mit Parulis, Aktinomykose oder Kiefersarkom.

Als Behandlung kommt wiederum in erster Linie eine antiluetische Kur mit Jodkalium und Salvarsan in Betracht. Die jauchende Eiterung bei Ulcerationen ist mit H_2O_2-Spülung zu behandeln und später sind eventuell Sequesterextraktionen auszuführen.

d) Die Aktinomykose der Kieferknochen.

Abgesehen davon, daß aktinomykotische Infiltrate in den dem Knochen benachbarten Weichteilen von außen her zu Annagungen der Corticalis mit Bildung kleiner Sequester führen können, ist beim Menschen in weniger zahlreichen Fällen auch eine zentrale Aktinomykose, besonders am Unterkiefer beobachtet worden.

Während die Aktinomykose in der überwiegenden Mehrzahl der Fälle von den Weichteilen der Mundhöhle ausgeht und im weiteren Verlaufe meistens auf die Weichteile des Kopfes und Halses beschränkt bleibt, scheint doch auch das Eindringen des Strahlenpilzes durch einen cariösen Zahn hindurch in den Kieferknochen hinein möglich zu sein, so daß auf diese Weise das Zustandekommen eines zentral beginnenden aktinomykotischen Prozesses zwanglos erklärt werden kann. Dabei kann es einmal zur Entstehung einer einfachen Einschmelzung von Knochengewebe (= „Caries actinomycotica") in geringem Umfange kommen, worauf der in kleinen Höhlen liegende Eiter sich durch Fisteln nach außen entleert, ohne daß schwerere Zerstörungen des Knochens eintreten; in anderen Fällen dagegen entsteht eine langsam zunehmende Auftreibung des Kiefers, die einen enormen Umfang annehmen kann und diagnostisch oft schwer von einer cystischen Knochengeschwulst oder einem myelogenen Kiefersarkom abzutrennen ist. Auch Verwechslungen mit Knochengumma, Kiefertuberkulose oder Parulis liegen im Bereich der Möglichkeit.

Die Diagnose wird erst gesichert, wenn die sandkorn- bis stecknadelkopfgroßen „Drusen" im Eiter oder im Granulationsgewebe nachgewiesen werden können.

Als Behandlung kommt nach den an der Tübinger chirurgischen Klinik erzielten guten Erfolgen heute in erster Linie die Röntgenbestrahlung in Betracht. Sollte diese ausnahmsweise nicht zum Ziele führen, so muß auf die früher geübte operative Behandlung zurückgegriffen, der erkrankte Knochenteil freigelegt, eröffnet, ausgekratzt und tamponiert werden.

Es empfiehlt sich, auf jeden Fall gleichzeitig Jodkalium innerlich (2—5 g pro Tag) in von Woche zu Woche steigenden Dosen zu verabreichen.

Näheres über Aktinomykose ist unter dem Abschnitt „Entzündungen der äußeren Weichteile" zu finden.

IV. Geschwülste (Tumoren).

A. Einleitendes aus der allgemeinen Chirurgie.

Mit den Geschwülsten hat sich unter allen Sonderfächern der Medizin die Chirurgie am meisten zu befassen; besonders die Behandlung derselben liegt fast ausschließlich in den Händen des Chirurgen.

Wenn auch der Ausdruck „Geschwulst" in der klinischen Nomenklatur vielfach nicht in dem strengen Sinne verwendet wird, den die pathologische Anatomie ausschließlich den Blastomen („echten" Geschwülsten) zuweist, so neigt doch der moderne und korrekte Kliniker erfreulicherweise immer mehr dazu, seine Ausdrucksweise in dieser Beziehung der des Pathologen anzupassen. Aber auch heute noch hört man oft Bezeichnungen wie „Geburtsgeschwulst", „Blutgeschwulst", „Zahngeschwulst" (Parulis) usw., obwohl es sich hier nur um „Schwellungen" vorübergehender Natur handelt, die in Wirklichkeit mit echten Geschwülsten nicht das Geringste zu tun haben.

Eine Geschwulst ist eine von umschriebener Stelle ausgehende, sich selbständig fortbildende, Gewebsneubildung von atypischer Struktur, die sich gewissermaßen als Schmarotzer auf Kosten des Organismus entwickelt, und deren Wachstum im allgemeinen unbegrenzt ist — das heißt, nur durch den Tod ihres Trägers unterbrochen werden kann.

Jede Art von Körpergewebe kann den Boden abgeben für die Entstehung einer ihr eigentümlichen Geschwulst; denn gewöhnlich pflegt das Geschwulstgewebe die Merkmale des Mutterbodengewebes, wenn auch in atypischer Form, beizubehalten.

Es sind deshalb in der Hauptsache zu unterscheiden:

1. Geschwülste, die vom Bindegewebe oder verwandten Gewebsarten ausgehen:
   a) Das Fibrom, bestehend aus fertigen spindeligen Bindegewebszellen.
   b) Das Lipom, bestehend aus Fettgewebszellen.
   c) Das Osteom, bestehend aus Knochengewebe.
   d) Das Chondrom, bestehend aus Knorpelgewebe.
   e) Das Sarkom, bestehend aus unreifen, noch embryonalen Charakter tragenden, Bindegewebszellen.
2. Geschwülste, die vom Muskelgewebe ausgehen = Myome.
   a) Das Rhabdomyom, bestehend aus quergestreiften Muskelfasern.
   b) Das Leiomyom, bestehend aus glatten Muskelfasern.
3. Geschwülste, die von den Gefäßen ausgehen = Angiome.
   a) Das Hämangiom, bestehend in der Hauptsache aus Blutgefäßen.
   b) Das Lymphangiom, bestehend in der Hauptsache aus Lymphgefäßen.

4. Geschwülste, die vom Nervengewebe ausgehen:
   a) Das Neurom, bestehend aus Elementen der peripheren Nerven.
   b) Das Gliom, bestehend aus Elementen des zentralen Nervensystems.
5. Geschwülste, die vom Epithelgewebe ausgehen:
   a) Das Adenom, bestehend in der Hauptsache aus fertigen reifen Drüsenbestandteilen.
   b) Das Carcinom, bestehend in der Hauptsache aus unreifen, embryonalen Charakter tragenden, epithelialen Elementen.
   c) Fibroepitheliale Geschwülste, bestehend aus fertigem Bindegewebe und Epithelzellen (Warzen, Papillome usw.).
6. Geschwülste, die von Endothelzellen ausgehen = Endotheliome.
7. Mischgeschwülste, bestehend aus Kombinationen obiger Gewebsarten.

Dies alles sind solide Geschwülste, im Gegensatz zu den eigentlich nicht mehr zu den Blastomen gehörenden cystischen oder kurzweg

8. Cysten benannten Geschwülsten, die in der Hauptsache aus einem oder mehreren Hohlräumen bestehen und mit flüssigem oder breiigem Inhalt gefüllt sind. Ihre Wandung besteht aus einer der Bindegewebsreihe angehörenden Stützsubstanz (fibrilläres Bindegewebe, Knochen), innen ausgekleidet mit einem epithelialen Überzug.

Die Art des Wachstums einer Geschwulst interessiert den Chirurgen ganz außerordentlich, hängt doch von ihr das Schicksal des Patienten ab. Am günstigsten liegen die Verhältnisse in jeder Beziehung bei jenen Tumoren, die in jedem Stadium ihres Daseins in sich geschlossen bleiben, gewöhnlich mit einer Kapsel versehen sind und nur durch Verdrängung der umgebenden Gewebe krankhafte Erscheinungen hervorrufen. Alle solche, mit nur „expansivem“ Wachstum begabte, Geschwülste sind klinisch verhältnismäßig harmlos und werden infolgedessen als „gutartig“ oder „benign“ bezeichnet. Hierher gehören in erster Linie die Fibrome und Lipome, sowie die meisten Cysten.

Anders steht es damit aber bei den Geschwulstarten, die „infiltrierend“ wachsen in der Weise, daß sie aus Geschwulstzellen bestehende Fortsätze in die Umgebung hineinsenden, die das benachbarte Gewebe durchsetzen und zerstören, immer weiter vordringen und vor keiner Gewebsgrenze Halt machen und Haut, Fascien, Muskelgewebe ebenso durchfressen, wie Knochen. Das sind die „bösartigen“ oder „malignen“ Tumoren, deren Hauptrepräsentanten wir in dem vom Bindegewebe ausgehenden Sarkom und dem epithelialen Carcinom vor uns haben. Diese beiden Geschwulstarten werden unter dem Namen „Krebse“ zusammengefaßt.

Eine weitere Eigentümlichkeit dieser Krebse ist es, daß sie bei Erreichung einer gewissen Größe im Zentrum oder an der Oberfläche teilweise nekrotisch werden und ulcerieren. Das Eindringen von Eitererregern in die Geschwulstmasse läßt dann natürlich nicht lange auf sich warten, und nun setzen Entzündungsvorgänge ein, die sich vor allen Dingen durch Absonderung eines jauchenden stinkenden Eiters bemerkbar machen und den eingeleiteten Zerfall beschleunigen.

Die Bösartigkeit der Krebse ist aber mit ihrer gewebszerstörenden Eigenschaft noch nicht erschöpft. Hinzu kommt noch, daß maligne Tumoren im allgemeinen sehr rasch zu wachsen pflegen — wovon es aber gelegentlich Ausnahmen gibt — und vor allem, daß sie imstande sind, „Metastasen“ zu bilden.

In der Einleitung zum Entzündungsabschnitt haben wir gesehen, wie von einem primären Eiterherde aus Infektionserreger in den Kreislauf gelangen und auf dem Blutwege in andere Körpergegenden verschleppt werden können, bis sie irgendwo im Capillarnetz des Gewebes hängen bleiben, sich ansiedeln und „metastatische Eiterungen" hervorrufen.

In ganz analoger Weise kann ein bösartiger Tumor Metastasen erzeugen dadurch, daß Geschwulstzellen den Weg in die Lymph- oder Blutbahn hinein finden, durch den Lymph- oder Blutstrom weiterbefördert werden und nun an der Stelle des Organismus, an der sie im Gefäßnetz hängen bleiben, durch Weiterwucherung neue Geschwülste vom selben Typ erzeugen. Bemerkenswert ist, daß das Sarkom mit Vorliebe auf dem Blutweg metastasiert, so daß also die in das Venensystem eingebrochenen Zellen nach Passage des rechten Herzens in die Lungen hineingelangen; deshalb sucht man beim Sarkom immer nach Lungenmetastasen, wenn, wie meistens, Drüsenmetastasen fehlen.

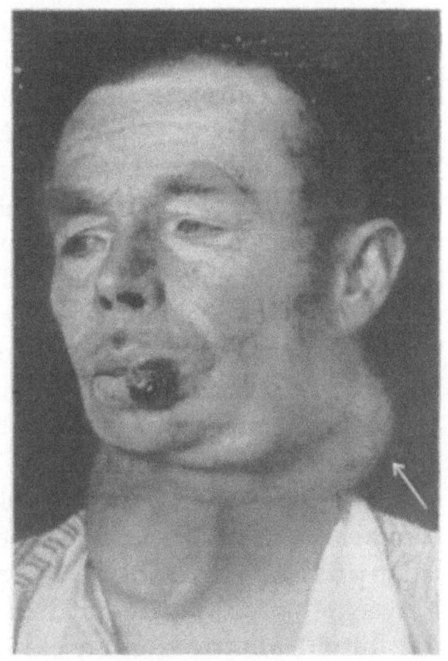

Abb. 158. Carcinom der Unterlippe mit großen (seitlichen) Drüsenmetastasen am Hals. Vorn in der Mitte Kropf.

Das Carcinom dagegen bricht gewöhnlich in die Lymphgefäße ein und setzt sich zunächst in den regionären Lymphdrüsen fest, die sich infolgedessen vergrößern, eine sehr derbe Konsistenz annehmen und später, nach Durchbruch durch die Haut, ulcerieren können. Das Fahnden nach solchen Drüsenmetastasen darf auf keinen Fall versäumt werden (vgl. Abb. 158).

Von höchster Bedeutung ist ferner die leider sehr ausgesprochene Neigung der Krebsgeschwülste, „Rezidive" zu bilden, d. h. trotz scheinbar radikaler operativer Exstirpation an der Stelle des früheren Sitzes wiederum Tumoren derselben Art zu erzeugen. Diese Rezidive gehen aus von Krebszellen, die schon weiter in die gesunde Nachbarschaft des Primärtumors vorgedrungen waren, als man erkennen konnte, und die bei der Operation zurückgelassen wurden.

Was die Ätiologie der Geschwulstbildung angeht, so ist sie uns letzten Endes unbekannt. Wir wissen immer noch nicht, aus welcher Veranlassung heraus eine einzelne Zelle oder ein umschriebener Zellkomplex plötzlich anfängt, zu wuchern und Geschwülste zu erzeugen. Immerhin hat die Erfahrung uns mit einer Reihe von Tatsachen bekannt gemacht, die wenigstens ein gewisses Licht in das Dunkel der Geschwulstgenese gebracht haben: So wissen wir, daß Gewebskeime, die während der embryonalen Entwicklungsperiode aus dem normalen Zusammenhang mit ihrer Umgebung herausgerissen wurden und an abnormer Stelle liegen blieben, mit Vorliebe zur Geschwulstbildung Anlaß geben, sei es schon vor der Geburt, kurz nach der Geburt, oder auch erst im späteren Leben. Aus solchen „örtlichen Gewebsmißbildungen" entstehen z. B. die Dermoidcysten, deren Mutterboden von einem versprengten Hautkeim gebildet wird. Auch Angiome pflegen kongenital angelegt zu sein in der Weise, daß ein winziges Knäuel von Capillarschlingen den normalen Zusammenhang mit den Gefäßen der Umgebung verloren hat und nun ein selbständiges Dasein führt, nur durch ein einzelnes zuführendes und ein abführendes Gefäß in Verbindung bleibend mit der Nachbarschaft.

Diese Gebilde können lange Zeit stationär bleiben, bis sie plötzlich eines Tages aus unbekannten Gründen anfangen zu wachsen; manchmal allerdings scheint ein Trauma den Anlaß zum Beginn der Wucherung abgeben zu können.

Wenn also für eine Reihe von Geschwülsten die Entstehung aus embryonal versprengten Gewebskeimen sichergestellt ist, so lassen sich doch gegen die von COHNHEIM aufgestellte Theorie, daß sämtliche Geschwulstarten solchen Keimen ihre Entstehung verdankten, gewichtige Einwände erheben, und selbst in der von RIBBERT stammenden Erweiterung der COHNHEIMschen Theorie, nach der solche zur Geschwulstbildung neigende Gewebskeime auch im späteren Leben noch durch Entzündungsprozesse, Traumen usw. aus ihrem normalen Zusammenhang mit dem Nachbargewebe gerissen und selbständig gemacht werden könnten, kann eine Lösung der schwierigen Fragen nicht erblickt werden.

Wissen wir also einmal, daß für manche Geschwülste in der Tat kongenital angelegte Gewebskeime verantwortlich zu machen sind, so sehen wir weiter, wie Tumoren gern entstehen an solchen Stellen des Organismus, deren Gewebszellen längere Zeit hindurch entzündlichen, chemischen oder mechanischen Reizungen ausgesetzt waren; besonders die Carcinome suchen sich mit Vorliebe solche Körperstellen aus. Auf diese Weise entsteht häufig der Hautkrebs des Gesichtes auf chronisch-ekzematösen Flecken der Epidermis („Alterswarzen"), oder auch in Narben, die nach Gesichtslupus zurückgeblieben sind („Lupuscarcinom"). Das Carcinom der Wangenschleimhaut oder der Zunge entwickelt sich häufig auf dem Boden einer Leukoplakie oder auch an Stellen, die durch scharfe Kanten cariöser Zähne chronisch lädiert wurden. Auch der Lippenkrebs wählt sich seinen Sitz manchmal dort, wo seit langen Jahren eine Pfeife getragen wurde. Alle diese der malignen Entartung günstigen örtlichen Gewebsveränderungen faßt man unter dem Namen der „präcancerösen" Veränderungen zusammen.

Ob Infektionserreger imstande sind, echte Geschwülste zu erzeugen (= „parasitäre Theorie" der Geschwulstgenese), muß nach dem Ergebnis der zahllosen über diese Frage angestellten Untersuchungen für sehr unwahrscheinlich gelten; wenn auch heute immer noch einzelne Stimmen laut werden, die sich als Anhänger dieser Theorie bekennen.

Eigentümlich ist, daß sich in manchen Fällen Vererbungsvorgänge nachweisen lassen, ohne daß es bisher möglich gewesen wäre, sie gesetzmäßig festzulegen. Solche Dinge kommen vor z. B. besonders oft bei Angiomen und Naevi, aber manchmal auch beim Carcinom; doch wird meistens nur die Disposition zur Bildung der betreffenden Geschwülste vererbt, so daß also in solchen Fällen beim Descendenten der Tumor durchaus nicht unbedingt an derselben Stelle wieder zum Vorschein kommen muß, was allerdings gelegentlich auch beobachtet werden kann.

Echte primäre Geschwülste pflegen „solitär" aufzutreten, d. h. an jedem Patienten nur in Form eines einzigen Exemplars. Von dieser Regel gibt es einige Ausnahmen, deren Kenntnis von Wichtigkeit ist: so sieht man öfters die „cartilaginären Exostosen", manchmal auch Lipome, „multipel" auftreten;

und auch das Carcinom der Gesichtshaut kann sich auf dem Boden der ja oft über das ganze Gesicht verstreuten Alterswarzen gelegentlich an mehreren Stellen gleichzeitig oder nacheinander entwickeln.

Wenn auch die **Diagnose** einer Geschwulst häufig keinen erheblichen Schwierigkeiten begegnet, so gibt es doch auch wieder Fälle, in denen die Unterscheidung zwischen echter Geschwulst oder einer aus anderen Ursachen entstandenen Schwellung nur nach Erschöpfung aller diagnostischen Hilfsmittel zu treffen ist — namentlich, wenn der Prozeß sich in der Tiefe des Gewebes entwickelt. Deshalb empfiehlt es sich, besonders für den Anfänger oder weniger Geübten, in jedem irgendwie zweifelhaften Falle dem Gang der Untersuchung ein gewisses System zugrunde zu legen.

Da das klinische Bild geschwulstähnlicher Veränderungen außer durch echte Tumoren und Cysten nur noch durch Entzündungsprozesse zustande gebracht werden kann, so hat der untersuchende Arzt zunächst zu entscheiden:

a) Geschwulst oder Entzündung?

Was zunächst die Art derjenigen Entzündungsprozesse betrifft, die gelegentlich Anlaß geben könnten zu Verwechslungen mit Tumoren, so kommen hierfür akute Entzündungen kaum in Betracht. Diese sind ja ohne weiteres zu erkennen an dem plötzlichen Beginn und der raschen Entwicklung in Stunden oder wenigen Tagen, an der sich rasch unter heftigen Schmerzen entwickelnden Schwellung und dem Auftreten von Fieber.

Also hierdurch werden Schwierigkeiten in der Diagnose in der Regel nicht bedingt. Aber es gibt umschriebene entzündliche Prozesse, die ebenfalls durch die gewöhnlichen Eitererreger erzeugt werden, bei denen aber die wichtigen Entzündungssymptome Schmerz und Fieber fehlen — und diese sind es, vor deren Verwechslung mit Geschwülsten wir uns hüten müssen!

Es sei daran erinnert, wie manchmal eine Parulis langsam und symptomlos sich entwickeln kann, bis eines Tages der Patient selbst oder seine Umgebung eine äußerlich wahrnehmbare Schwellung bemerkt. Und wenn man dann die Kieferoberfläche abtastet, so fühlt man eine mehr oder weniger umschriebene Auftreibung des Knochens von einer Beschaffenheit, die in ähnlicher Weise durch ein periostales Sarkom hervorgerufen sein könnte.

Häufiger aber, als die gewöhnlichen Eitererreger, sind es die spezifischen Infektionskeime der Tuberkulose, der Aktinomykose und der Syphilis, die zu ausgesprochen chronisch verlaufender Ostitis und Periostitis führen und im Beginn der Erkrankung ebenfalls klinisch deutlich hervortretende Entzündungssymptome vermissen lassen. Natürlich meistens nur dann, wenn die spezifischen Infektionserreger auf dem Blutwege in die Tiefe des Gewebes hineingelangt sind und nun von innen heraus ihre örtlichen Krankheitserscheinungen entwickeln.

Um zunächst die Tuberkulose zu erwähnen, so erzeugt sie z. B. manchmal in besonders typischer Weise kleinere tumorartige umschriebene Verdickungen an der Vorderfläche des Oberkiefers in der Nähe des unteren Orbitalrandes. Ein beginnendes Sarkom könnte ganz genau ebenso in die Erscheinung treten. Oder aber die Tuberkulose tritt auf am Unterkiefer in Form einer Auftreibung des Knochens, die in ganz gleicher Weise durch eine echte Geschwulst, eine gutartige oder eine bösartige, bedingt sein könnte. Schreitet der tuberkulöse

Prozeß weiter, so wird uns freilich eines Tages die Diagnose erleichtert, weil tuberkulöser Eiter nach außen durchbricht und sich von nun ab ständig durch eine charakteristisch aussehende Fistelöffnung nach außen entleert. Aber im Beginn ist die Unterscheidung oft recht schwierig!

Die Aktinomykose beschränkt sich beim Menschen ja meistens auf die Weichteile der Kieferumgebung, indem sie hier ein außerordentlich hartes Infiltrat erzeugt. Aber auch dabei ist manchmal die Abgrenzung von einem Sarkom ohne weiteres nicht durchzuführen, weil das tumorartige Infiltrat breit auf den Knochen übergegriffen hat und sich nun objektiv nicht mehr feststellen läßt, ob der ganze Prozeß etwa primär vom Knochen ausgegangen ist.

Man muß aber wissen, daß die Aktinomykose gelegentlich auch zentral im Kieferknochen entstehen und zu Auftreibung des Knochens führen kann: z. B. dann, wenn der infizierende Strahlenpilz durch einen cariösen Zahn hindurch in das Knochenmark eindrang.

Schließlich bleibt noch die Lues übrig, die ja im tertiären Stadium geschwulstartige Gewebsneubildungen zu produzieren pflegt, die wir als Gummiknoten bezeichnen, und die an den Kiefern mit besonderer Vorliebe im Bereiche des harten Gaumens auftreten, ulcerieren und schließlich den Gaumen nach der Nase zu perforieren. Weniger häufig macht die tertiäre Lues umschriebene oder diffuse Verdickungen der Kieferknochen, die dann allerdings recht häufig mit echten Kiefergeschwülsten verwechselt werden. Wenn man aber an Lues denkt, so ist die Differentialdiagnose in den meisten Fällen zu stellen.

Alle diese im Beginn — wie die echten Geschwülste — häufig symptomarm verlaufenden spezifischen und nichtspezifischen chronischen Entzündungen gilt es auszuschließen, wenn man glaubt, eine echte Geschwulst diagnostizieren zu müssen.

Aber das Wichtigere und oft Schwierigere steht noch bevor, wenn es sich darum handelt, die Bösartigkeit etwa eines Schleimhautgeschwürs, einer beginnenden Knochenverdickung oder eines ausgebildeten Tumors rechtzeitig zu erkennen. Es ist also zu entscheiden:

b) Gutartige Geschwulst oder bösartige?

Als „absolut bösartig“ sind hauptsächlich nur die Carcinome und die Sarkome anzusehen, weil sie unbedingt zum Tode führen, wenn man ihrem unbegrenzt fortschreitenden Wachstum nicht frühzeitig Einhalt gebietet. Als „relativ bösartig“ bezeichnen wir jene Geschwülste, denen die gefürchtete Eigenschaft der Carcinome und Sarkome, Metastasen an anderen Körperstellen zu bilden, zwar abgeht, die aber höchst lästig werden, weil sie mit großer Hartnäckigkeit immer weitere gesunde Gewebspartien ergreifen, wenn sie nicht radikal exstirpiert werden. Hierher rechnen wir z. B. das Riesenzellensarkom des Alveolarfortsatzes — die „Epulis“ — und vor allem das Adamantinom, das am häufigsten in seiner cystischen Form als sogenanntes „multilokuläres Cystom“ am Unterkiefer auftritt. Gewisse Formen der im allgemeinen als gutartig anzusehenden Osteome gehören ebenfalls hierher. Aber auch die als „absolut gutartig“ bezeichneten Geschwülste (Fibrome, Zahncysten) können — und das sei besonders hervorgehoben — manchmal schon frühzeitig recht unangenehm werden: nämlich dann, wenn sie zentral im Kieferknochen entstehen und nun die Festigkeit des Knochens mehr und mehr untergraben, indem sie ihn durch Druck von innen heraus langsam zum Schwinden bringen.

Also von „Gutartigkeit“ einer Geschwulst kann man in solchen Fällen nur insofern reden, als Gefahr für das Leben durch sie in der Regel nicht bedingt wird; sie brauchen also nicht so eilig in radikale Behandlung genommen zu werden, wie das bei den bösartigen Tumoren der Fall ist.

Für die Bösartigkeit einer Geschwulst pflegt man folgende Merkmale anzuführen:

1. Ein bösartiger Tumor wächst rasch, ein gutartiger langsam.

2. Ein bösartiger Tumor grenzt sich nicht scharf gegen seine gesunde Umgebung ab, wie das bei einem gutartigen der Fall ist, weil der bösartige Tumor „infiltrierend“ wächst und nicht „expansiv“ wie der gutartige. Infolgedessen ist auch die Oberfläche einer bösartigen Geschwulst viel häufiger höckerig, während sich eine gutartige öfters glatt und eben anfühlt.

3. Ein bösartiger Tumor bildet Metastasen, ein gutartiger nicht.

Leider gibt es aber eine ganze Reihe von Umständen, welche die diagnostische Verwendung dieser Regel erschweren; deshalb empfiehlt es sich für die Praxis, zunächst alles als bösartig anzusprechen, was nicht mit Bestimmtheit als gutartig zu erkennen ist.

Ist man sich aber über die Bösartigkeit eines Prozesses einmal klar geworden, so ist vielfach die weitere Unterscheidung, ob Carcinom oder Sarkom, nicht schwer, wenn man sich folgendes überlegt:

Ein Carcinom kann nur da entstehen, wo Epithelzellen vorhanden sind; es wird also von der Oberfläche der Haut oder der Schleimhäute seinen Ausgang nehmen und sich rasch flächenhaft und nach der Tiefe zu ausbreiten. Infolge seiner Lage an der Oberfläche pflegt ein Carcinom schon frühzeitig zu zerfallen und Geschwüre zu bilden, die an dem wallartig aufgeworfenen und sich hart anfühlenden Rand in der Regel leicht als carcinomatös zu erkennen sind.

Alles das ist anders beim Sarkom. Ein Sarkom entwickelt sich meistens aus der Tiefe des Gewebes heraus; es erreicht in der Regel eine beträchtliche Größe, bevor es Haut bzw. Schleimhaut erreicht, oder gar durchbricht, und dann geschwürig zerfällt. Auszunehmen hiervon sind die seltenen Fälle, in denen ein Sarkom von der Haut ausgeht.

Mit einiger Richtigkeit kann man also sagen: Findet man im Bereich des Gesichtes oder der Mundhöhle eine oberflächlich sitzende, sich rasch flächenhaft ausdehnende und in die Tiefe hineinwachsende, frühzeitig geschwürig zerfallende Geschwulst, so hat man ein Carcinom vor sich. Ist der Tumor aber in der Tiefe, vor allem im oder am Knochen entstanden, rasch gewachsen, ohne aber an der Oberfläche Geschwürsbildung aufzuweisen, so hat man es wahrscheinlich mit einem Sarkom zu tun. Nur eine Ausnahme ist zu beachten, und die betrifft das zentral im Oberkieferknochen entstandene Carcinom der Kieferhöhle, das vom Schleimhautepithel der Highmorshöhle ausgeht und auch von innen nach außen sich ausdehnt.

Geschwülste, die vom Knochen ausgehen, sind meistens durch Röntgenaufnahme sichtbar zu machen, und so werden wir die Röntgenplatte regelmäßig zur Klärung der Diagnose mit heranziehen. Deutlich erkennt man dabei die glattwandigen Hohlräume gutartiger Knochencysten, während bösartige Geschwülste unregelmäßig konturierte und wie angenagt aussehende Löcher und Defekte in den Knochen hineinfressen. Beim Carcinom der Highmorshöhle erscheinen die Umrisse der erkrankten Kieferhöhle verwaschen und die Höhle selbst verschattet, weil ihre knöchernen Wandungen zerstört und ihr lufthaltiger Hohlraum durch Tumormassen ausgefüllt wurde.

Den intensivsten Schatten geben Osteome und Odontome, weil sie aus besonders stark verdichteten kalkhaltigen Gewebsmassen zusammengesetzt sind.

Bringt uns aber auch die Röntgenplatte nicht die zuverlässige Aufklärung über die Art des Tumors, so steht als letztes, aber unfehlbares Mittel noch die Probeincision und -excision eines Geschwulststückchens zur Verfügung. Die mikroskopische Untersuchung behebt dann gewöhnlich jeden Zweifel über die Art des Tumors.

Für die **Behandlung** der Geschwülste gilt im allgemeinen als oberster Grundsatz die operative Exstirpation, die möglichst schon in einem Entwicklungsstadium vorzunehmen ist, in dem die Umgebung der Geschwulst noch nicht zu sehr in Mitleidenschaft gezogen wurde oder durch den Eingriff in Mitleidenschaft gezogen werden muß. Für bösartige Geschwülste hat das viel mehr Geltung als für gutartige; ja, bei den bösartigen hängt meistens das Leben des Patienten davon ab, daß der Tumor weit im Gesunden abgetragen wird, was sich im Bereich des Kopfes nur bei geringer Ausdehnung der Geschwulst durchführen läßt. Je frühzeitiger der Tumor ausgerottet wird, um so besser sind die Aussichten auf dauernde Heilung!

Von vornherein aussichtslos muß die Operation erscheinen, wenn maligne Tumormassen schon bis in die unmittelbare Nachbarschaft lebenswichtiger Organe vorgedrungen sind oder schon zahlreiche Metastasen nachgewiesen werden können. Sind nur die regionären Lymphdrüsen in mäßiger Zahl vergrößert, so sucht man der nach Exstirpation des Primärtumors von ihnen aus drohenden Gefahr dadurch zu begegnen, daß man alle erreichbaren Drüsen der betreffenden Körpergegend ausräumt.

Die Hoffnungen, welche die Strahlenbehandlung der Krebsgeschwülste hat entstehen lassen, sind leider nur zum geringen Teil erfüllt worden. Zweifellos wirken Röntgen- und Radiumstrahlen zerstörend auf das Tumorgewebe ein und sind oft imstande, große Geschwulstabschnitte zum Absterben zu bringen. Meistens aber bleibt noch so viel lebendes Geschwulstgewebe zurück, daß von ihm aus nach mehr oder weniger langer Zeit von neuem Geschwülste entstehen.

Nur in ganz vereinzelten Fällen ist es gelungen, Schleimhautcarcinome der Mundhöhle zu länger dauernder Ausheilung zu bringen, während die Carcinome der äußeren Haut besser ansprechen und häufiger der Dauerheilung zugeführt werden können. Aber auch diese sind der Behandlung durch das Messer zu unterziehen, sowie ein- oder zweimalige Röntgenbestrahlung einen deutlichen Erfolg vermissen läßt.

Gelegentlich wird auch die Kauterisation mit dem Glüheisen zur Zerstörung bösartiger Geschwülste herangezogen; im allgemeinen aber nur, wenn es sich um inoperable, geschwürig zerfallende und jauchende Tumoren handelt, besonders wenn sie im Bereich des Mundhöhleninnern ihren Sitz haben.

B. Geschwülste der äußeren Weichteile.

1. Fibrome.

Die Fibrome sind vom Bindegewebe ausgehende und aus Bindegewebe bestehende Geschwülste, die langsam wachsen, ausgesprochen gutartig sind und eine mehr oder weniger rundliche Form mit meist glatter Oberfläche besitzen. Je nach ihrer Konsistenz unterscheidet man weiche und harte Fibrome.

Da überall im Körper Bindegewebe vorhanden ist und alle Organe von ihm durchsetzt sind, so gibt es tatsächlich keine Körperregion, in der nicht Fibrome sich entwickeln könnten. Immerhin haben die Fibrome, ebenso wie die meisten übrigen Geschwülste, ausgesprochene Lieblingssitze, an denen sie besonders häufig in die Erscheinung treten. Ganz besonders ist es die äußere Haut, die ja zum größten Teil aus straffem Bindegewebe aufgebaut ist (Cutis), und der eine ausgesprochene Neigung zur Bildung von Bindegewebsgeschwülsten eigen ist.

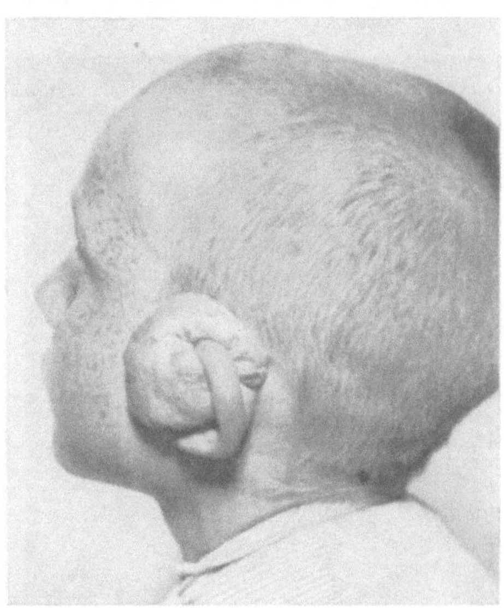

Abb. 159. Keloid am Ohr. (Sammlung der Tüb. Chir. Klinik.)

Unter dem Namen „Fleischwarze“ ist auch dem Laien jenes häufig zu beobachtende Gebilde bekannt, das in Form eines graurötlich aussehenden, erbsen- bis bohnengroßen, sich weich anfühlenden Knötchens der Haut des Gesichtes oder des Nackens breit aufsitzt und öfters eine gerunzelte Oberfläche erkennen läßt. Nicht selten sind ihrer mehrere auf den Wangen, dem Kinn, den Lidern nachzuweisen, manchmal mit einem Büschel Haare besetzt und immer unschön wirkend. Sie entwickeln sich aus kleinsten Knötchen, die meist schon mit auf die Welt gebracht wurden und nun im Laufe des Lebens ganz langsam an Größe zunahmen, ohne ihrem Träger je Beschwerden verursacht zu haben. Ihren Ausgang nehmen diese Geschwülstchen von der bindegewebigen Scheide der Hautnerven.

Das „harte Fibrom“ der Haut kann ganz ähnlich aussehen, wie die weiche Fleischwarze, und sich von ihr manchmal nur durch die Konsistenz unterscheiden. In anderen Fällen dagegen verändert der im Beginn breitbasige Knoten bei langsam fortschreitendem Wachstum seine Gestalt, indem sich ganz allmählich ein Stiel entwickelt, der die Geschwulst zunächst pilzförmig, schließlich aber als ein an dünnem Stiele hängender Beutel (Fibroma pendulum) erscheinen läßt. Auf dem Durchschnitt sehen diese harten Fibrome perlmutterartig weißglänzend aus, die weichen Fibrome dagegen graurötlich.

Zur Behandlung der kleinen umschriebenen Hautfibrome findet am besten die Exzision mittels spindelförmigen Schnittes (siehe Operationslehre) in Lokalanästhesie Verwendung.

Keloide sind ebenfalls reine Bindegewebsgeschwülste, die fast immer auf dem Boden einer Hautnarbe entstehen, z. B. im Anschluß an Verwundungen, oder nach Operationen, tiefgreifenden Verbrennungen usw. Nach abgeschlossener Wundheilung sieht man dann, wie die frische Narbe sich verbreitert, mehr und mehr prominiert und unförmiger wird, bis in manchen Fällen knollige, grotesk geformte, rötlich glänzend aussehende und gegen Berührung unempfindliche (!) Geschwülste entstehen.

Hat das Keloid eine bestimmte Größe erreicht, so stellt es spontan das weitere Wachstum ein, oder es bildet sich sogar teilweise zurück. Eigentümlich ist das abweichende Verhalten der Keloide bei verschiedenen Individuen, indem es Leute gibt, die grundsätzlich mit Keloidbildung auf Vernarbungsprozesse an beliebiger Körperstelle reagieren, während andere ihr Keloid nur in bestimmten Regionen der Körperoberfläche bekommen. Immer aber zeigt es ausgesprochene Neigung zum Rezidivieren, auch wenn es noch so gründlich excidiert wurde!

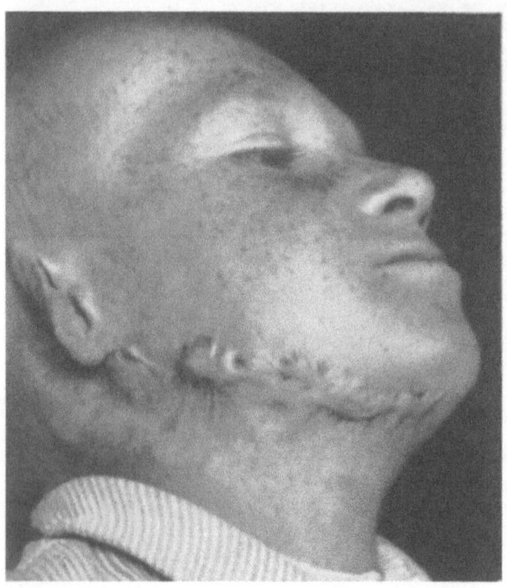

Abb. 160. Hypertrophische Hautnarbe am Unterkieferrand.

Bemerkenswert ist, daß es außer den beschriebenen „Narbenkeloiden“ auch sogenannte „spontane Keloide“ gibt, die sich zwar ohne äußeren Anlaß zu bilden scheinen, aber doch wohl nur an solchen Orten der Haut entstehen, die irgend einem unbeachtet gebliebenen Trauma ausgesetzt waren; denn auch eine bloße Quetschung der Haut kann schon zur Keloidbildung Anlaß geben.

Keloide haben ein so charakteristisches Aussehen, daß die Diagnose wohl nur selten auf Schwierigkeiten stoßen dürfte. Höchstens die Abgrenzung von dem Bilde der „hypertrophischen Narbe“ könnte gelegentlich Zweifel auslösen; doch ist meist leicht zu erkennen, daß es sich im einen Fall (Keloid) um echte Geschwulstbildung, im anderen nur um Verbreiterung und mäßige Verdickung einer sonst normal konfigurierten Narbe handelt, deren rötliches Gewebe gegen Berührung empfindlich (!) zu sein pflegt und mit der Zeit größtenteils wieder schwindet.

Als Behandlung der echten Keloide kommt heute in erster Linie die Radiumbestrahlung in Betracht, mit der sich Dauererfolge manchmal erzielen lassen. Die Wirkung der Röntgenstrahlen dagegen ist höchst unsicher, während alle anderen Behandlungsmethoden — vor allen Dingen die Excision! — wenig aussichtsreich sind. —

Zu den Bindegewebsgeschwülsten der Gesichtshaut kann man auch das unter dem Namen „Rhinophym“ (Pfundnase, Weinnase) bekannte Krankheitsbild rechnen, bei dem es auf dem Boden einer Acne rosacea zu knotigen und knolligen, grotesk geformten Verdickungen der Nasenhaut kommt; besonders stark pflegen die Nasenspitze und die Nasenflügel verändert zu sein.

Immer sind es ältere Männer, häufig Alkoholiker, bei denen die Gesichtshaut im Bereich der Nase, der ihr benachbarten Wangenteile, der Stirn und des Kinns anfänglich fleckige Rötungen aufweist, aus denen langsam erhabene, weiche, von erweiterten Gefäßen durchsetzte Platten hervorgehen. Diese durch Bindegewebswucherung zustande kommenden Hyperplasien der Cutis nehmen an der Nasenspitze die höchsten Grade an und führen hier zu den bekannten, ihrem Träger sehr lästigen, Verunstaltungen. Die Oberfläche des Rhinophyms ist zerklüftet, von den stark erweiterten Mündungen der Hautfollikel durchsetzt, in denen sich schwarz aussehende, oft vereiterte, riesenhafte Comedonen festgesetzt haben (vgl. Abb. 161).

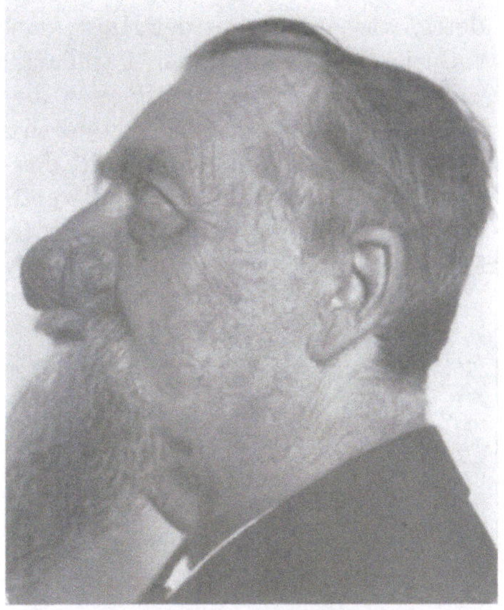

Abb. 161. Rhinophym. (Sammlung der Tüb. Chir. Klinik.)

Mikroskopisch sieht man die Talgdrüsen mitsamt ihren Ausführungsgängen enorm erweitert, diese letzten durch Sekret verstopft und die Umgebung entzündlich infiltriert.

Therapeutisch lassen sich nur durch operativen Eingriff Erfolge erzielen, indem das überschüssige Gewebe mit dem Messer abgetragen, die stark blutende Wunde mit dem Thermokauter

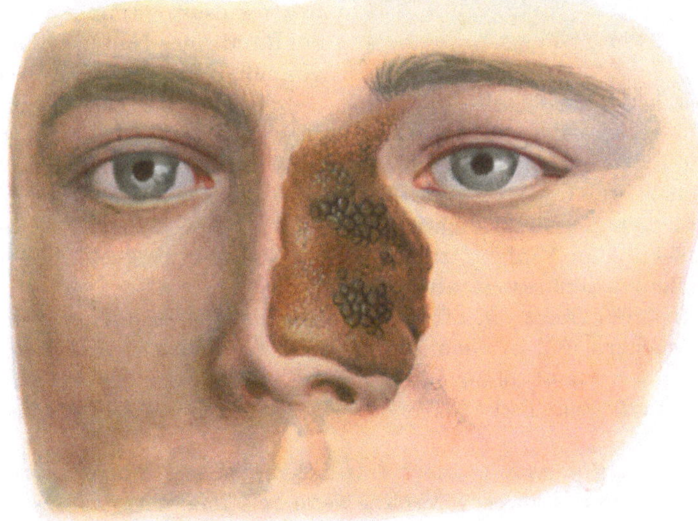

Abb. 162. Naevus pigmentosus verrucosus. (Sammlung der Tüb. Chir. Klinik.)

leicht verschorft und unter aufgelegten Salbenläppchen der spontanen Heilung überlassen wird. Die Epidermisierung geht von den tief einschneidenden und in der Wundfläche teilweise zurückgebliebenen Talgdrüsenausführungsgängen aus vor sich. Rezidive sind freilich häufig.

Das Pigment-Mal (Naevus pigmentosus) ist nach Borst ebenfalls nichts anderes, wie ein Fibrom der Haut, da es aus einer bindegewebigen Wucherung der Cutis, besonders deren Papillarkörpers, hervorgeht. Neben dem Bindegewebe beteiligt sich aber oft auch die Epidermis durch Verdickung ihrer Zellschichtung an der Wucherung, und so zeigen manche Formen im histologischen Aufbau gewisse Ähnlichkeit mit den fibro-epithelialen Neubildungen, deren Typ z. B. die gewöhnliche Hautwarze darstellt.

Eigentümlich ist den Naevi ihr Gehalt an Pigment, das ihnen eine gelbbräunliche bis schwarzbraune Farbe verleiht, und das hauptsächlich in den Zellen der Keimschicht der Epidermis in Form feiner brauner Körnchen abgelagert ist.

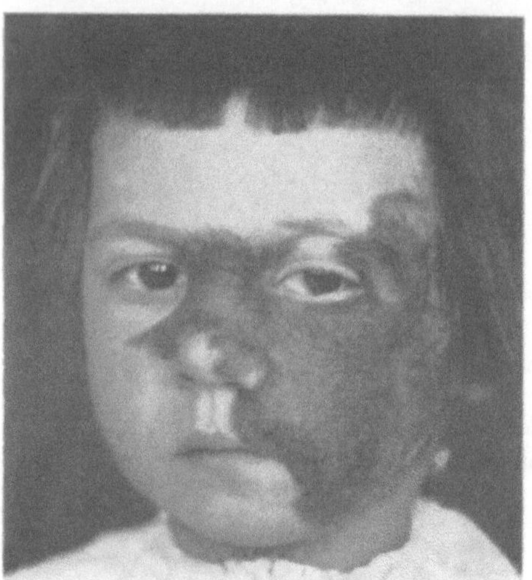

Abb. 163. Ausgedehnter Naevus pigmentosus der linken Gesichtsseite.

Sie kommen in vielfachen Formen und allen nur denkbaren Größen vor; so treten sie in Erscheinung einmal als „Sommersprossen“, deren Pigmentierung mit der Einwirkung des Sonnenlichtes zu- bzw. abnimmt. Der „Linsenfleck“ ist ein etwas größerer ganz flacher Naevus, während ausgedehntere Pigment-Mäler gern beetartig erhaben, mit warzenartigen Verdickungen versehen, oder mit Haaren besetzt sein können (N. p. verrucosus bzw. pilosus). Immer aber setzt sich der Rand eines Naevus scharf gegen die gesunde Haut ab (vgl. Abb. 162 u. 163).

Der Naevus gehört zu den Geschwülsten, denen eine kongenitale Anlage mit Sicherheit zuzusprechen ist, weil sie mit großer Regelmäßigkeit schon bei der Geburt vorgefunden werden, oder aber bald nachher in die Erscheinung treten. Ganz langsam können sie dann im Laufe der ersten zwei Lebensjahrzehnte an Umfang zunehmen, bis sie mit abgeschlossenem Körperwachstum ihr stationäres Stadium erreicht haben.

Nur manchmal fängt ein oft unbeachtet gebliebener Pigmentnaevus plötzlich an zu wuchern und in allen Dimensionen zu wachsen: Aus dem harmlosen Naevus ist über Nacht ohne erkennbare Ursache eine der bösartigsten und meist unbedingt zum Tode führende Geschwulst geworden — das Melanosarkom (s. d.).

Die Beseitigung eines Naevus wird, aus kosmetischen Gründen, vom Patienten im allgemeinen nur dann gewünscht, wenn er seinen Sitz im Gesicht hat, und da ist die Excision der den Pigmentfleck tragenden Cutis das einzig Erfolg versprechende Verfahren. Ist der zurückbleibende Hautdefekt so groß, daß er durch direkte Naht nicht geschlossen werden kann, so ist die Deckung durch vom Hals entnommene gestielte, oder auch durch freitransplantierte Hautlappen vorzunehmen.

2. Lipome.

Zu den Bindegewebsgeschwülsten im weiteren Sinne gehören auch die vom Fettgewebe ausgehenden Lipome, die, wie die Fibrome, ausgesprochen gutartig sind, sehr langsam wachsen und meist scharf begrenzt bleiben. Da sie in der Hauptsache aus, wenn auch abnorm strukturiertem, Fettgewebe bestehen, so fühlen sie sich in der Regel weich an; doch gibt es alle Übergänge bis zu derber Konsistenz, je nachdem, ob wenig, ob viel Bindegewebszüge die Geschwulstmasse durchsetzen.

Charakteristisch für das Lipom ist vor allen Dingen eine bei größeren Geschwülsten und oberflächlicher Lage sehr ausgesprochene und deutlich tastbare Lappung der Oberfläche. Diese kommt zustande durch bindegewebige Scheidewände, welche von der dünnen, ebenfalls aus Bindegewebe bestehenden Kapsel in die Geschwulst hineinziehen und sie gewissermaßen einteilen in eine Reihe von Zellen, die mit Fettträubchen angefüllt sind.

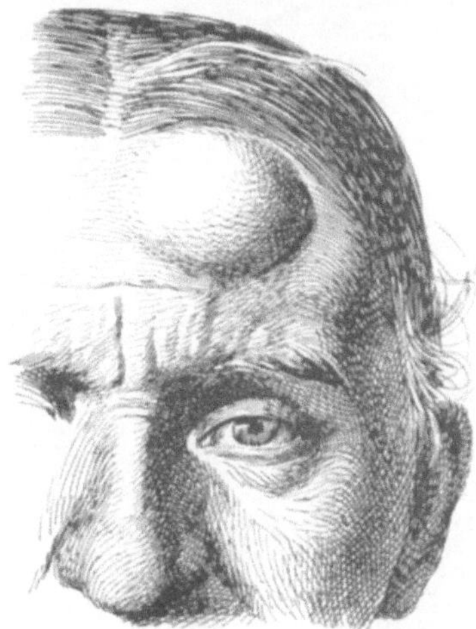

Abb. 164. Subcutanes Lipom der Stirn.

Lipome nehmen ihren Ausgang am häufigsten vom subcutanen Fettgewebe, können aber auch unter den Fascien und Aponeurosen des Gesichtes gelegen sein und selbst im Interstitium der Muskulatur, z. B. der Zunge (s. d.), entstehen, in der sie dann mit fingerförmigen Fortsätzen sich langsam ausbreiten.

Meist finden sie sich bei Leuten zwischen 30 und 50 Jahren, kommen gelegentlich aber auch im jugendlichen Alter vor. Interessant ist, daß sie nicht an Umfang abnehmen, wenn auch das sie tragende Individuum noch so stark abmagert — ein Beweis für die durchaus selbständige Natur nicht nur der Lipome, sondern auch der anderen echten Geschwülste.

Beschwerden pflegen Lipome im allgemeinen nicht zu verursachen, außer eventuell durch ihre Größe oder durch gelegentlich auftretende Verdrängungserscheinungen. Im Bereich des Gesichtes sieht man Lipome am häufigsten an der Stirn, wo sie als kleine rundliche, weiche und platte Geschwülstchen in die Erscheinung treten — manchmal mehrere nebeneinander — über denen die Haut verschieblich ist. Die charakteristische Lappung läßt sich hier gewöhnlich nur bei größerem Umfang der Geschwulst durchtasten, da die Lipome an der Stirn unter der Aponeurose, mit dem Periost verwachsen, gelegen sind. In ähnlicher Weise sieht man sie oft im subcutanen Gewebe der Wange sitzen, wo sie dann aber — im Gegensatz zu den Lipomen der Stirn — auf der Unterlage leicht verschoben werden können. Tieferliegende Lipome der Wange gehen vom subfascial liegenden Fettkörper aus (vgl. Abb. 164).

Weniger harmlos sind diejenigen Fettgewebsgeschwülste, die im retrobulbären Fettgewebe der Augenhöhle gelegen sind und durch ihren Umfang schon frühzeitig zu Verdrängung (Protrusio) des Augapfels mit Auftreten von Doppelbildern beim Sehen führen können.

Die Diagnose eines Lipoms im Gesicht ist manchmal gar nicht so einfach zu stellen: so kann ein Atherom (s. d.) ganz ähnlich aussehen, wie ein kleines subcutanes Lipom; doch läßt sich über dem Atherom die äußere Haut nicht in Form einer Falte abheben, wie das beim Lipom immer der Fall ist. Ein kleiner kalter Absceß an der Stirn kann sich wie ein Lipom anfühlen — im Zweifelsfalle ist zu punktieren! Am schwierigsten kann es aber sein, eine z. B. supraorbital sitzende Dermoidcyste von einem ebenfalls auf der Unterlage festhaftenden Stirnlipom abzutrennen, und oft ist die Unterscheidung erst nach erfolgter Exstirpation bzw. während der Operation möglich.

Als Therapie kommt nur die operative Entfernung in Betracht, die gewöhnlich leicht auszuführen ist, da das Lipom sich gut ausschälen läßt. Rezidive sind kaum zu befürchten.

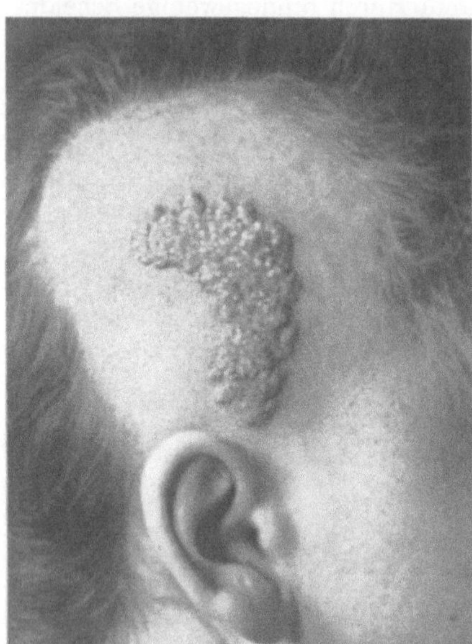

Abb. 165. Flächenhaftes Papillom der Kopfhaut.

3. Fibroepitheliale Neubildungen der Gesichtshaut.

Die „harte Warze“ (Verruca vulgaris) findet sich am häufigsten an den Händen, tritt aber gar nicht selten auch im Gesicht auf, besonders bei älteren Leuten.

Im Beginn eine rundliche, plattenförmig erhabene, umschriebene Verdickung der Haut von der Größe etwa einer Linse mit leicht rissiger Oberfläche, nimmt ihre Prominenz allmählich zu, wobei die Risse sich immer mehr vertiefen und das ganze Gebilde schließlich einen ausgesprochen zerrissenen und zerklüfteten Bau annimmt.

Die Wucherung betrifft zunächst nur den Papillarkörper der Cutis, dessen einzelne Papillen an Länge zunehmen und sich verästeln, bis aber auch die Epidermis sich verdickt und die verästelten Papillen schließlich mit einer dicken Hornschicht überzieht.

Durch neuere Untersuchungen wurde die Übertragbarkeit der Warze am selben Individuum festgestellt, so daß von Manchen an eine infektiöse Ursache gedacht wird.

Die Behandlung wird am wirksamsten durch spindelförmige Excision ausgeführt. Auch mehrmaliges Betupfen mit ätzenden Flüssigkeiten (rauchende Salpetersäure, Trichlor-Essigsäure) kann zum Ziele führen. Bei multiplen Warzen lohnt sich oft ein Versuch mit Röntgenbestrahlung, wodurch manchmal Rückbildung und Abfall erzielt werden kann.

Als „Hauthorn“ (Cornu cutaneum) bezeichnet man ein Gebilde, das bei älteren Leuten in Form eines konischen Zapfens an der Haut des Gesichtes (Nase, Lippe, Ohr, Stirn) oder des behaarten Kopfes hervorwächst und, sich spiralig oder widderhornartig windend, eine Länge bis zu 30 cm erreichen kann. Da die Außenseite des Zapfens aus verhornter Epidermis besteht, so ist die

Konsistenz hornartig hart, meist mit Längsriffelung versehen, die Farbe graubräunlich bis schwarz. Die die Basis des Horns umgebende Haut ist oft rings um den Zapfen herum entzündlich gerötet, ohne aber stärker geschwollen zu sein. Sieht man aber die Haut an der Basis des Horns sich wallartig erheben und verdicken, so wird man mit der Annahme nicht fehlgehen, daß sich infolge des dauernden chronisch entzündlichen Reizes ein Carcinom entwickelt hat, dem der Hornzapfen zentral aufsitzt (vgl. Abb. 166).

Da die Hauthörner aus anfänglich flachen, gewöhnlich wie Warzen aussehenden Verdickungen der Cutis hervorgehen, so lassen sich histologisch häufig Wucherungen des Papillarkörpers der Cutis nachweisen, welche in die Basis des Zapfens hineinreichen.

Die einzig mögliche Therapie besteht in spindelförmiger Excision des das Horn tragenden Hautteiles, wobei bei Verdacht auf krebsige Entartung der Basis die Schnitte mindestens 1 cm vom Rande entfernt geführt werden müssen.

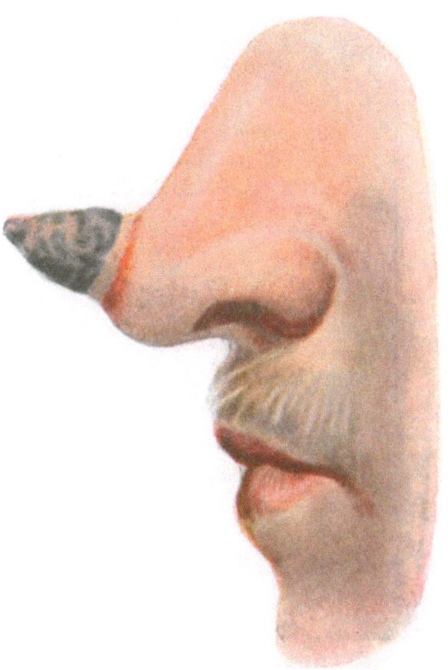

Abb. 166. Hauthorn an der Nasenspitze. (Sammlung der Tüb. Chir. Klinik.)

4. Atherome.

Diese dem Laien unter dem Namen „Grützbeutel" bekannten Geschwülste sind mit Talgdrüsensekret und Epidermisschollen angefüllte cystische Bildungen der Haut. Sie entstehen, wenn die Mündung eines Haarbalges durch Schmutz oder einen Sekretpfropf (Comedo, Mitesser) verstopft wird und das Sekret der hinter diesem Pfropf in den Haarbalg einmündenden Talgdrüse sich anstaut. Dabei muß es mit der Zeit zu einer kugelförmigen Auftreibung des Haarbalges kommen, in die auch der Drüsenausführungsgang mit hineinbezogen wird. Alles zusammen bildet schließlich eine in der Cutis liegende scharf konturierte Cyste, deren Wand aus Bindegewebe besteht und deren Hohlraum innen mit geschichtetem Plattenepithel ausgekleidet ist; auch Reste der Talgdrüse sind in der Wand zu finden. Ganz allgemein bezeichnen wir solche durch Verhaltung von Drüsensekret entstandenen Geschwülste als „Retentionscysten".

Zunächst nur als kleiner, runder, sehr derber Knoten in der Haut fühlbar, können Atherome nach sehr langsamem, jahrelangem Wachstum die Größe eines Gänseeies erreichen, ohne andere Beschwerden zu verursachen, als Unbequemlichkeit durch ihren Sitz. Bei fortschreitender Vergrößerung dehnen sich die Atherome natürlich bald nach innen und nach außen über das Niveau der Cutis hinaus aus, so daß sie zum Teil in die Subcutis hinein, zum Teil nach außen, prominieren und schließlich als knollige Geschwülste imponieren, denen eine glatte, mit grubigen Vertiefungen versehene Oberfläche, und pralle lastische Konsistenz eigen ist.

Am häufigsten trifft man Atherome auf der Kopfhaut älterer Leute an, wo sie nicht selten in mehreren Exemplaren gefunden werden — ein ganz typisches und nicht zu verkennendes Bild. Aber auch die Gesichtshaut bringt Atherome recht häufig hervor; doch pflegen sie hier nicht so stark zu prominieren, wie das auf dem Kopf der Fall ist. Nur da, wo sie dicht unter der Haut auf eine knöcherne Unterlage stoßen — also an der Nasenwurzel, unterhalb des Ohres usw. — treten sie mehr nach außen vor (vgl. Abb. 167 u. 168).

Da die Atherome infolge ihres Sitzes und ihrer Prominenz leicht kleinen Verletzungen ausgesetzt sind, so sieht man öfters Entzündungserscheinungen an ihnen ablaufen, wenn Eitererreger durch Epidermisdefekte hindurch eingedrungen sind. Alle Zeichen der akuten Entzündung — Rötung, Schmerz-

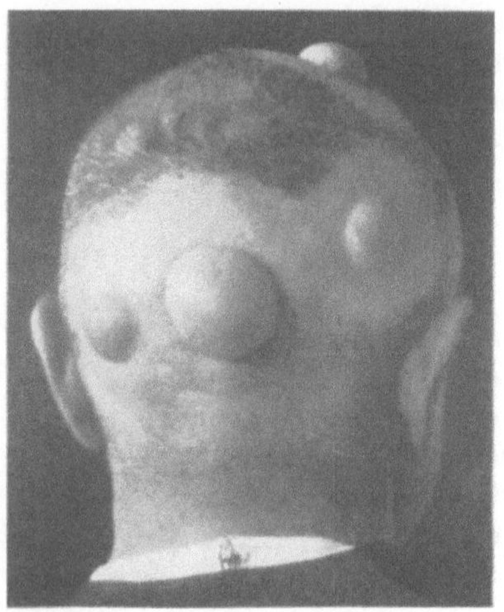

Abb. 167. Multiple Atherome der Kopfhaut.

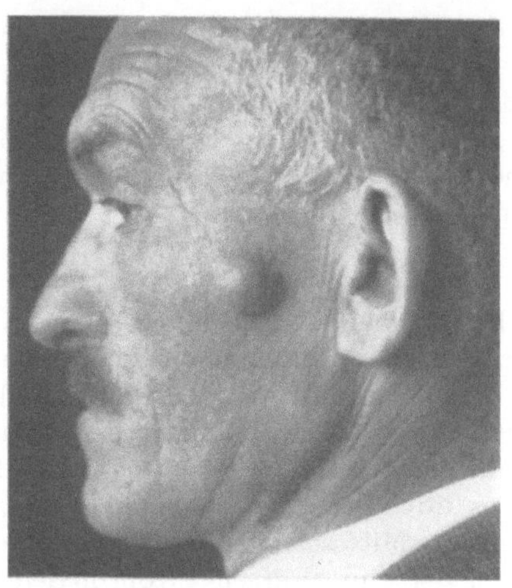

Abb. 168. Atherom der Gesichtshaut.

haftigkeit usw. — sind dann nachzuweisen, und im Anschluß daran kann es zum spontanen Durchbruch des vereiterten Cysteninhaltes nach außen kommen.

Die Erkennung eines Atheroms ist meist leicht, da die äußere Haut sich über ihm nicht in Form einer Falte abheben läßt, wie das bei den gelegentlich mit einem Atherom zu verwechselnden, aber an der äußeren Haut nicht festhaftenden, Lipomen und Dermoidcysten der Fall ist. Vereiterte Atherome können das Bild eines gewöhnlichen Abscesses vortäuschen, doch ergibt eine sorgfältige Anamnese das richtige.

Als Behandlung kommt nur die operative Ausschälung des Cystenbalges in Lokalanästhesie in Betracht, wobei zweckmäßig ein spindelförmiges Stück der bedeckenden Haut mitentfernt werden muß, um eine kosmetisch befriedigende Narbe zu erzielen. Bleibt ein Stückchen des Cystenbalges zurück, so gibt es ein Rezidiv.

5. Dermoid- und Epidermoidcysten. Epithelcysten.

Wenn während des embryonalen Lebens am Foetus die Spalten, Furchen und Gruben sich zu schließen bzw. auszugleichen beginnen, kann es vorkommen, daß Reste des äußeren Keimblattes (Ektoderm) in der Tiefe hängen bleiben und abgeschnürt werden, worauf über ihnen durch das sich zurückziehende Ektoderm die Körperoberfläche in normaler Weise gebildet wird. Diese versenkten Hautkeime gehen synchron mit dem übrigen Ektoderm ihren Entwicklungsgang zu Ende, bis sie die normale Struktur der äußeren Haut erreicht haben und infolgedessen auch deren sämtliche Elemente, wie Papillarkörper, Haarbälge mit Haaren, Talg- und Schweißdrüsen enthalten.

Schon im Laufe der ersten Lebensjahre wandeln sich diese versprengten Hautteile in langsam an Größe zunehmende, sich scharf gegen die Nachbarschaft absetzende, cystische Geschwülste um, deren Wand aus äußerer Haut besteht („Dermoidcysten"), wobei die Epidermis die Innenauskleidung des kugeligen Hohlraumes bildet, Haare in das Lumen hineinragen und die Hautdrüsen ihr Sekret in die Cyste hinein entleeren. Dementsprechend besteht auch der Inhalt einer Dermoidcyste aus einem mehr oder weniger flüssigen Brei, in dem verfettete Epidermiszellen, Haare, Talg und Schweiß zu finden sind.

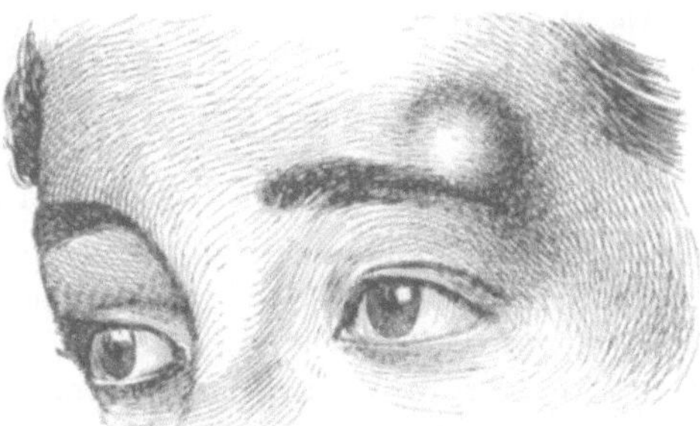

Abb. 169. Dermoidcyste am oberen Augenhöhlenrand.

Da im Bereich des Gesichtes wegen der zahlreichen Spalten die beste Gelegenheit für die Abschnürung von Ektodermteilen gegeben ist, so werden Dermoidcysten hier auch bei weitem am häufigsten angetroffen: besonders in der Umgebung der Orbita (Einstülpung des Ektoderms zur Bildung der Linse — Spalte zwischen Stirnfortsatz und Oberkieferfortsatz usw.) haben sie ihren Lieblingssitz, und zwar meistens am oberen Augenhöhlenrande und an der Nasenwurzel, gelegentlich auch im retrobulbären Gewebe der Orbita; im Mundboden (s. d.) kommen sie ebenfalls vor (vgl. Abb. 169).

Liegen die Dermoidcysten, wie das z. B. am oberen Orbitalrande stets der Fall ist, dem Knochen dicht auf, so pflegen sie fest mit ihm verwachsen zu sein und in der Regel tiefe Dellen in den wachsenden Knochen hineingedrückt zu haben. Sie können sogar den Knochen ganz durchdringen und durch eine Knochenlücke hindurch in Form eines Zwerchsackes mit einem innerhalb der Schädelkapsel liegenden Cystenteile in Verbindung stehen.

Bemerkt werden die Dermoide häufig schon bei geringer Größe in den ersten Lebensjahren, zumal sie gewöhnlich im subcutanen Gewebe gelegen sind und frühzeitig nach außen prominieren — anfangs als kugelige, später als halbkugelige, Geschwülste von prallelastischer Konsistenz mit glatter Oberfläche, über der die Haut leicht verschieblich ist und abgehoben werden kann.

Beschwerden pflegen die Dermoide der äußeren Gesichtsweichteile nur zu verursachen, wenn sie, was gelegentlich vorkommt, vereitern und sich dann wie ein Absceß verhalten. Bricht der vereiterte Cysteninhalt nach außen durch, so bleibt eine Fistel bestehen, aus deren Mündung gelegentlich Haare heraushängen und die Diagnose verraten.

Mit Lipomen und Atheromen könnten die Dermoidcysten des Gesichts verwechselt werden, wenn nicht das meist jugendliche Alter der Patienten und der typische Sitz die Erkennung derselben erleichterten. Sitzen sie an der Glabella, so können sie Hirnbrüchen (s. d.) ähnlich sehen.

Die als „Epidermoidcysten“ bezeichneten Gebilde entsprechen in bezug auf ihre Entstehung, ihr klinisches Verhalten usw. genau den Dermoiden, nur der Aufbau ihrer Wandung weicht insofern ab, als Haare und Drüsen fehlen.

Genetisch verschieden von diesen kongenital angelegten Geschwülsten sind Cysten, deren Wandung aus Bindegewebe besteht, das innen mit geschichtetem Plattenepithel (ohne Papillarkörper!) ausgekleidet ist. Diese „traumatischen Epithelcysten“ entstehen während des späteren Lebens im Anschluß an Verletzungen, wobei ein winziger Fetzen Epidermis von der Hautoberfläche abgetrennt, in die Tiefe hineingetrieben wird, hier einheilt und zur Cystenbildung durch Abstoßen von Epidermiszellen Veranlassung gibt; deshalb findet sich stets eine Narbe auf der die Cyste überziehenden Haut. Auch im Gesicht, besonders an der Stirn, kann man gelegentlich Epithelcysten beobachten.

Als Behandlung aller dieser Cysten empfiehlt sich die möglichst frühzeitige totale Ausschälung, die in Lokalanästhesie leicht auszuführen ist, nur bei den Dermoiden gelegentlich auf geringe Schwierigkeiten stoßen kann.

6. Hämangiome.

Hämangiome sind aus Blutgefäßen hervorgegangene, und in der Hauptsache aus Blut führenden Räumen bestehende, echte Geschwülste, die in drei mehr oder weniger ineinander übergehenden Formen aufzutreten pflegen: deren eine ist das „einfache“ Hämangiom, eine weitere das „cavernöse“ Hämangiom und die dritte das „Rankenangiom“.

Das Hämangiom gehört zu denjenigen Geschwülsten, bei denen mit größter Wahrscheinlichkeit örtliche kongenitale Entwicklungsstörungen als Ursache angenommen werden müssen, und zwar scheint ihr Mutterboden aus in sich abgeschlossenen, nur durch eine zuführende Arterie und eine abführende Vene mit Blut versorgten, Gefäßbezirken zu bestehen, die als abnorm angelegte Bildungen innerhalb sonst normal entwickelter Umgebung gelegen sind.

Solche Gefäßverbildungen haben ihren Sitz am häufigsten in der Cutis oder Subcutis des Gesichts, können aber auch in jeder anderen Stelle und in jedem anderen Organ des Körpers vorkommen und zu Angiomentstehung Anlaß geben. Im Gesicht sitzen sie mit Vorliebe in der Nachbarschaft der während des embryonalen Lebens vorhanden gewesenen Spalten („fissurale“ Angiome“), um sich später häufig über größere Teile des Gesichtes auszudehnen. Auch die Schleimhäute der Mundhöhle (s. d.) sind nicht selten Sitz von Angiomen. Wenn auch das Wachstum der Hämangiome nicht als eigentlich bösartig angesprochen werden kann, so sind diese doch imstande, alle ihnen im Wege stehenden Gewebsarten, selbst Knochen, zu durchdringen und zum Schwund zu bringen. Daß schon dadurch gerade im Bereich des Kopfes Gefahren heraufbeschworen werden können, ist ohne weiteres verständlich; doch ist als das häufiger gefährliche Symptom die Neigung zu schweren Blutungen anzusehen, besonders beim cavernösen Angiom, wenn die oft sehr dünne äußere Wandung größerer Bluträume durch Verletzungen eröffnet wird.

Von so entstandenen Oberflächendefekten gehen manchmal Entzündungsvorgänge aus, die sich über Teile der Geschwulst ausdehnen und zu Gerinnung des in deren Gefäßmaschen befindlichen Blutes Anlaß geben können. Die dann gebildeten Thromben werden von den Wandungen aus von Bindegewebe durchwachsen, wodurch schließlich eine Verödung der früher mit Blut gefüllten Räume, und damit eine Art Ausheilung der Geschwulst, angebahnt wird.

Diagnostisch wichtig ist, daß die Hämangiome sich durch Druck verkleinern lassen, um aber bei Nachlassen der Kompression sofort wieder anzuschwellen; auch blaßt dabei die rote bzw. blaurote Farbe der Hämangiome stark ab, was durch Kompression mit einem Glasspatel sichtbar gemacht

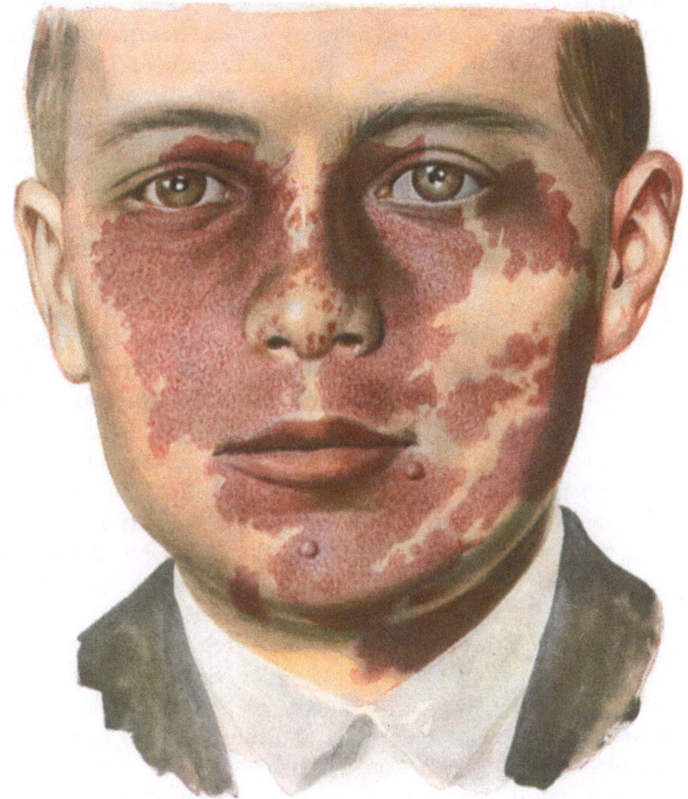

Abb. 170. „Feuermal“ (Haemangioma simplex) des Gesichts. (Sammlung der Tüb. Chir. Klinik.)

werden kann. Im Gegenteil dazu nehmen sie an Umfang zu, wenn aus irgend einem Grunde der Blutdruck örtlich oder allgemein erhöht wird, wie das z. B. beim Bücken bzw. bei Erregungszuständen der Fall ist.

a) Das einfache Hämangiom (H. simplex), auch „Feuermal“ genannt, findet sich bei weitem am häufigsten auf der Haut des Gesichts. Seine Geschwulstmasse setzt sich zusammen aus einer Art erweiterter Capillaren und kleineren Gefäßen, deren Endothelauskleidung von zirkulär angeordnetem Bindegewebe umgeben ist. Diese feinen, aber doch der Norm gegenüber stark erweiterten, Gefäßräume verlängern und verästeln sich durch Sprossung und dringen in das benachbarte gesunde Gewebe vor, wie die Epithelzapfen eines Carcinoms (vgl. Abb. 170).

Meist bei der Geburt schon vorgefunden als stecknadelkopf- bis fingernagelgroßer roter Fleck, breitet sich das einfache Hämangiom kurz nach der Geburt, oder auch erst später, aus, manchmal sehr rasch und über eine ganze Gesichtshälfte. In anderen Fällen macht es bei einer gewissen Größe Halt, oder aber es wächst schubweise. Am meisten in die Augen fallend ist die an den Rändern zackig aber scharf begrenzte hellrote bis blaurote entstellende Verfärbung, während die Neubildung manchmal gar nicht oder kaum über das Hautniveau erhaben ist. In anderen Fällen aber bildet sie knollige und lappige Geschwülste, die besonders dann entstehen, wenn das Angiom in die Subcutis eindringt, und der bindegewebige Anteil besonders stark wuchert. An den Lippen und an den Lidern z. B. können auf diese Weise häßliche Verunstaltungen zuwege gebracht werden, so daß beide Gebilde sich in dicke herabhängende Wülste umwandeln.

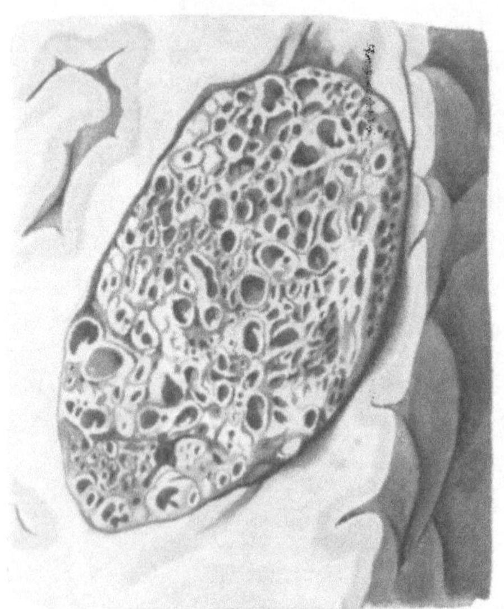

Abb. 171. Cavernöses Hämangiom (des Gehirns) auf dem Durchschnitt.

Die Behandlung größerer einfacher Hämangiome der Haut ist ein undankbares Kapitel, da es nur selten gelingt, die Geschwulst in ganzer Ausdehnung zum Schwinden zu bringen; zum mindesten treten dann gewöhnlich häßliche Narben an ihre Stelle.

Deshalb ist nicht dringend genug anzuraten, kleine noch umschriebene Angiome sobald als möglich durch Excision total zu entfernen, auch wenn sie vorerst nicht an Ausdehnung zuzunehmen scheinen. Stößt die Excision auf Schwierigkeiten, so kann man oft noch durch einmaliges Ätzen mit rauchender Salpetersäure sehr oberflächlich liegende Angiome zerstören, oder durch 20 Sekunden dauerndes Auflegen von Kohlensäureschnee (-79^0) deren Gefäßräume zur Entzündung, Thrombosierung und bindegewebigen Verödung bringen.

b) Das kavernöse Hämangiom (H. cavernosum) heißt im Volksmund „Blutschwamm" — ein sehr treffender Ausdruck, da die Struktur eines Kavernoms mit dem Bau eines Schwammes größte Ähnlichkeit hat, und es sich wie ein Schwamm durch Ausdrücken seines flüssigen Inhaltes verkleinern läßt: unregelmäßig rundliche Hohlräume verschiedenster Größe, die mit Endothel ausgekleidet sind und deren Wandung im übrigen aus Bindegewebe besteht.

Der Umfang eines kavernösen Angioms ist seiner größeren Bluträume wegen voluminöser, tumorartiger, als das bei dem gewöhnlich flachen, einfachen Angiom der Fall ist. Die Farbe ist durchweg blaurot, oft blauschwarz durch die über ihm verdünnte Haut durchscheinend, wenn es aus der Subcutis heraus sich mehr und mehr der Hautoberfläche nähert (vgl. Abb. 171 u. 172).

Auch das Kavernom dringt bei fortschreitendem Wachstum immer weiter in die Nachbargewebe hinein vor, einmal infiltrierend durch Aussenden von Fortsätzen, dann aber auch durch Vergrößerung der schon bestehenden Bluträume. Gar nicht selten sieht man die Wange völlig umgewandelt in unförmige blaurote Massen, die bis in die Hals- und Rachengegend vordringen und monströse Verunstaltungen herbeiführen können.

Als Behandlung bedient man sich bei kleinen Kavernomen am besten der radikalen Ausrottung durch Excision. Selbst wenn sie schon größer sind, sollte noch die operative Exstirpation angestrebt werden — möglich dann allerdings häufig nur noch unter Erzeugung von Weichteildefekten, die plastisch gedeckt werden müssen. Natürlich gibt es gerade im Gesicht Grenzen, über

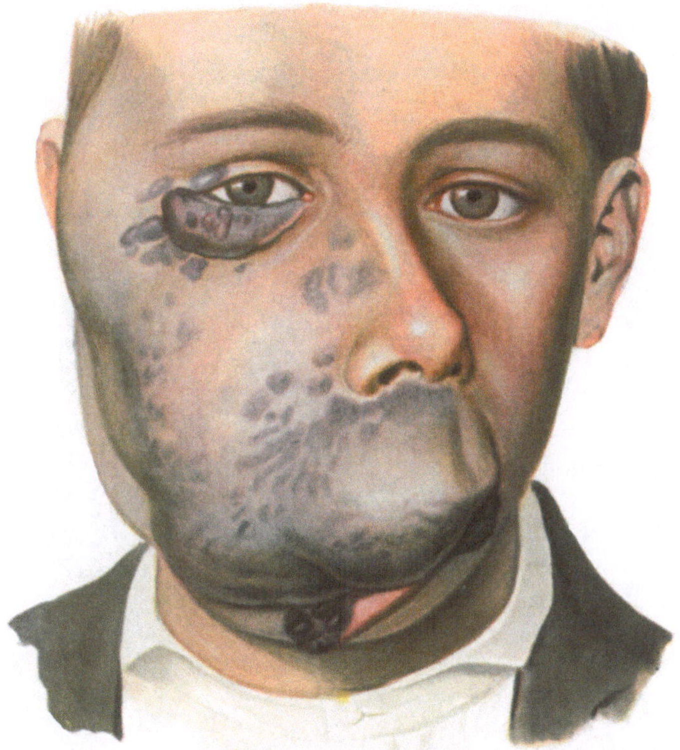

Abb. 172. Cavernöses Hämangiom der Wange und Oberlippe. (Sammlung der Tüb. Chir. Klinik.)

die hinaus eine radikale Operation nicht mehr ausführbar ist; doch kann man dann immer noch Erleichterung bringen durch Excision keilförmiger Stücke, worauf gar nicht selten weitere zurückgelassene Teile der Geschwulst thrombosieren und veröden.

Ist eine Operation aus irgendwelchen Gründen unangebracht, so kann versucht werden, durch Injektion entzündungserregender Flüssigkeiten (Alkohol, Sublimat) Thrombosierung und Ausheilung zu erzielen. Die Erfolge lassen aber meist viel zu wünschen übrig.

c) Das Rankenangiom (Haemangioma arteriale racemosum) verdankt seinen Namen der recht charakteristischen rankenartigen Schlängelung der die Geschwulst bildenden enorm verlängerten und erweiterten arteriellen Gefäße.

Meist werden von der Erkrankung Arteriengebiete betroffen, die im Bereich der Stirn- und Schläfengegend oder des Schädeldaches gelegen sind; doch kann auch das Gesicht selbst an der Neubildung beteiligt sein. Im Bereich von Stamm und Ästen der Art. temporalis oder maxillaris ext. nehmen dann die Gefäße an Länge und Weite zu, sich bis in ihre letzten Verzweigungen hinein an der Veränderung beteiligend und so schließlich ein wirres Knäuel von einander überlagernden und durchflechtenden stark pulsierenden Gefäßen bildend (vgl. Abb. 173).

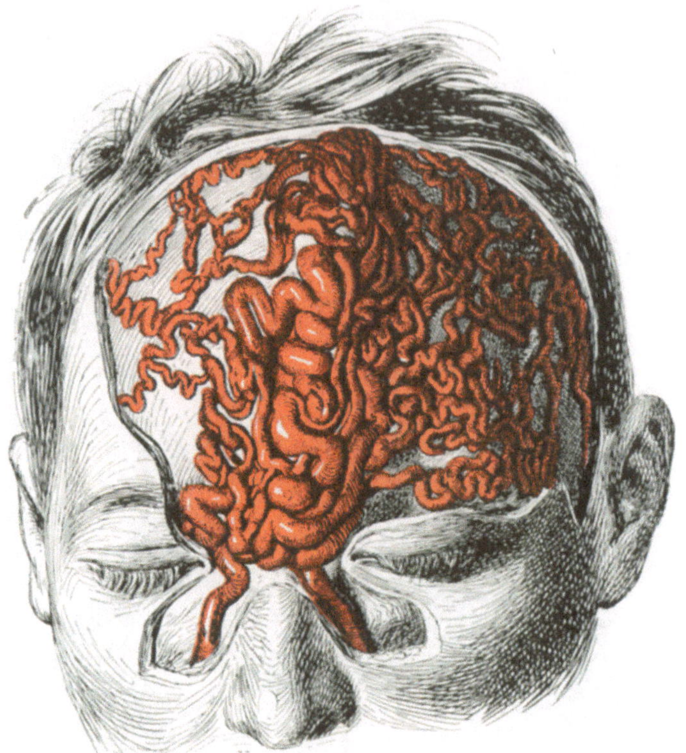

Abb. 173. Haemangioma arteriale racemosum. (Präparat der Tüb. Chir. Klinik.)

Die die Geschwulst bedeckende Haut verdünnt sich mit der Zeit immer mehr und bietet schließlich keinen ausreichenden Schutz mehr gegen Verletzungen und Entzündungen, so daß schwere Blutungen das Leben des Patienten plötzlich in größte Gefahr bringen können.

Am meisten wird der mit einem Rankenangiom des Kopfes behaftete unglückliche Mensch durch ein ewiges Sausen und Schwirren belästigt, das ihm die Nachtruhe raubt und ihn zur Verzweiflung bringen kann.

Die Behandlung kann im allgemeinen bei einem Rankenangiom wenig ausrichten — es sei denn, daß eine rechtzeitige Diagnose die radikale Ausrottung des erkrankten Gefäßgebietes noch zuläßt. Meist aber kommt die Therapie zu spät, und alle Versuche, etwa durch Unterbindung der zuführenden Arterienstämme eine Besserung zu erzielen, sind erfolglos.

7. Lymphangiome.

Die vom Lymphgefäßsystem ausgehenden und Lymphe führenden Geschwülste sind den Hämangiomen nahe verwandt und haben mit diesen besonders auch in bezug auf ihre Entstehung viel Gemeinsames. Auch für sie gilt, daß sie gewöhnlich kongenital angelegt sind in Form von in sich abgeschlossenen Lymphgefäßbezirken, die mit der Nachbarschaft nur durch dünne Kanäle in Verbindung stehen. Schon während des intra-uterinen Lebens fangen sie an zu wachsen und können schon bei der Geburt als flache, auffallend weich

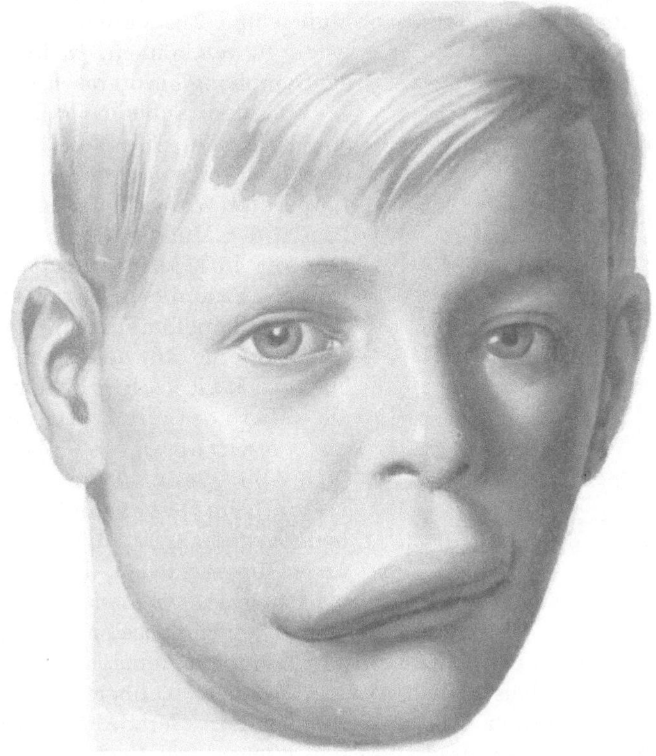

Abb. 174. „Makrocheilie" (Lymphangiom der Oberlippe). (Sammlung der Tüb. Chir. Klinik.)

und wabbelig sich anfühlende, meist diffus in die Nachbarschaft sich verlierende, Schwellungen nachgewiesen werden. Meist aber werden sie erst jahrelang später bemerkt, weil sie gewöhnlich erst eine ziemliche Größe erreichen, bevor sie auffallende Erscheinungen machen; denn es fehlt ihnen die das Hämangiom der Haut so kennzeichnende Verfärbung. Nur ein fahles durchscheinendes Graurot, das sich aber oft nur wenig von der umgebenden Haut abhebt, ist bei genauer Besichtigung zu bemerken, wenn die Geschwulst bis an die äußere Haut heranreicht und sie in Mitleidenschaft zieht.

Im Gegensatz ferner zu den Angiomen der Blutgefäße läßt sich das Lymphangiom durch Kompression nicht oder nur wenig verkleinern, weil die abführenden Kanäle zu eng sind, und auch die Kommunikation der Lymphräume untereinander zu schlecht ist, als daß der flüssige Geschwulstinhalt durch sie hindurch rasch ausgedrückt werden könnte. Diagnostisch kann das gelegentlich gegenüber tiefliegenden Hämangiomen von Wichtigkeit sein! Auch das den Hämangiomen eigentümliche Schwellungsvermögen bei Blutdrucksteigerung fehlt naturgemäß den Lymphgefäßgeschwülsten.

Aber auch bei diesen wechselt der Umfang von Zeit zu Zeit innerhalb erheblicher Grenzen: wenn nämlich Infektionserreger mit dem Lymphstrome in das Lymphangiom hinein verschleppt werden, so laufen an ihm unter Schmerzen entzündliche Veränderungen ab, die eine meist vorübergehende deutliche Größezunahme zur Folge haben (= „entzündliche Schübe"), aber auch zu Vereiterung mit Durchbruch des Eiters nach außen und Zurückbleiben von Lymphfisteln führen können. Im übrigen wächst das Lymphangiom oft rasch, oft langsamer.

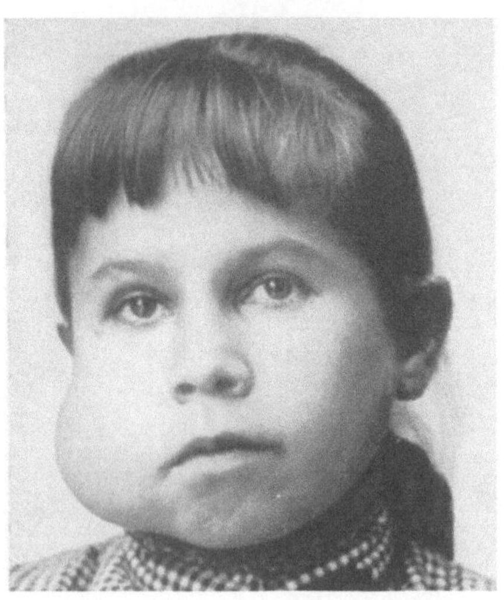

Abb. 175. „Makromelie" (Lymphangiom der Wange). (Sammlung der Tüb. Chir. Klinik.)

Von den äußeren Weichteilen sind am häufigsten Cutis und Subcutis des Gesichts, und da wieder in der Regel Lippe und Wange befallen, während im Innern der Mundhöhle die Zunge besonders oft in Mitleidenschaft gezogen ist. Entsprechend diesen Lokalisationen kann das Lymphangiom starke Verunstaltungen erzeugen, die an der Lippe unter dem Namen „Makrocheilie", an der Wange als „Makromelie" und an der Zunge als „Makroglossie" bekannt sind (vgl. Abb. 174 u. 175).

Wie beim Hämangiom, so werden auch beim Lymphangiom drei Formen voneinander unterschieden, die aber noch mehr als bei jenem ineinander übergehen und wahrscheinlich auseinander hervorgehen:

a) Das „einfache Lymphangiom" (Lymphangioma simplex) setzt sich zusammen aus Endothelschläuchen verschiedenen Kalibers, zwischen denen Bindegewebe in reichlicher Menge vorhanden ist. Gerade die obengenannten Veränderungen an Lippen und Wangen pflegen im Beginn durch einfache Lymphangiome hervorgerufen zu werden, doch finden sich bei fortgeschrittenem Wachstum mit großer Regelmäßigkeit Übergänge und ausgebildete Zustände des

b) „kavernösen Lymphangioms" (L. cavernosum), dessen Bau etwa der Struktur des kavernösen Hämangioms entspricht, indem es größere buchtige Räume führt und auf dem Durchschnitt wie ein Schwamm aussieht. Die Lymphräume sind mit Endothel ausgekleidet und haben eine im übrigen hauptsächlich aus Bindegewebe bestehende Wandung.

c) Das „cystische Lymphangiom" (L. cysticum) schließlich besteht aus einem Konvolut von cystischen Hohlräumen verschiedensten Umfanges, die sich von den Räumen des kavernösen Lymphangioms nur durch ihre erheblichere Größe unterscheiden. Dementsprechend pflegen cystische Lymphangiome recht voluminös zu sein und durch ihre Größe Beschwerden zu machen. Bemerkenswert ist, daß in den mit Endothel ausgekleideten Cystenwänden sehr häufig glatte Muskelfasern nachgewiesen werden können. Lieblingssitz dieser Form des Lymphangioms ist die seitliche Halsgegend, wo es bei jugendlichen Individuen als sogenanntes „kongenitales Cystenhygrom“ nicht allzu selten gefunden wird.

Therapeutisch sind nur operative Eingriffe imstande, eine wirkliche Besserung herbeizuführen. Einfache und kavernöse Lymphangiome des Gesichts lassen sich aber meist nicht radikal exstirpieren, weil wegen ihrer weit in die scheinbar gesunde Umgebung hinein sich erstreckenden Ausbreitung zu große Defekte erzeugt werden müßten, die nur durch eingreifende und entstellende Plastiken zu decken wären. Deshalb beschränkt man sich meistens darauf, durch Excision eines keilförmigen Stückes eine Verkleinerung der Geschwulst zu erreichen.

Injektion ätzender Flüssigkeiten (Alkohol, Sublimat) führt nur zu begrenzten Schrumpfungen.

Das Cystenhygrom dagegen läßt sich häufig gut ausschälen und radikal beseitigen.

8. Mischgeschwülste.

Wenn der Chirurg schlechthin von „Mischgeschwülsten“ redet, so hat er dabei gewöhnlich diejenigen Tumoren im Auge, die ihm verhältnismäßig oft Gelegenheit zu chirurgischem Eingreifen geben und die ihren Sitz in den Speicheldrüsen haben — am häufigsten in der Parotis, weniger oft in der Submaxillaris und äußerst selten in einer der übrigen Speicheldrüsen (vgl. Abb. 176 u. 177).

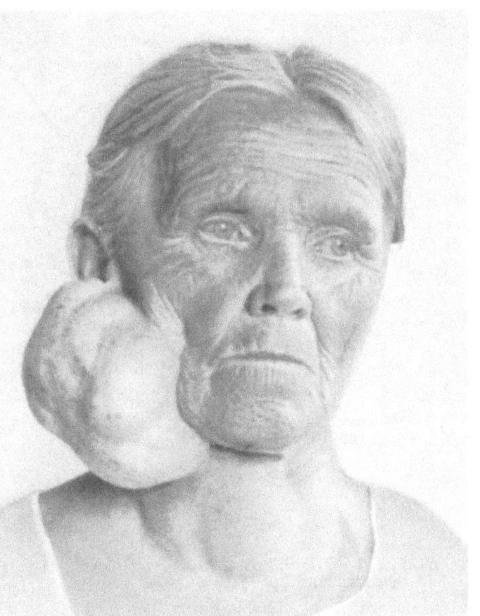

Abb. 176. Mischtumor der Parotis. (Sammlung der Tüb. Chir. Klinik.)

Offenbar sind es aus dem Ektoderm stammende, embryonal versprengte Gewebskeime, die sich entweder mitten in das Drüsengewebe hinein oder in die unmittelbare Nachbarschaft der Drüsenkapsel verirrt haben, meist lange Jahre latent liegen bleiben, um in mittleren und späteren Lebensjahrzehnten Geschwülste zu bilden, die histologisch eigentümlich zusammengesetzt sind: Neben bindegewebigen Gewebszügen sieht man carcinom- und sarkomähnliche Zellkomplexe, abwechselnd mit und unterbrochen von Schleim-, Knorpel- und Knochengewebe. Besonders Knorpel findet sich oft in reichlicher Menge, was früher oft zu Verwechslung dieser Geschwülste mit Enchondromen geführt hat.

Entsprechend der zelligen Zusammensetzung stellt sich auch die Konsistenz der Mischgeschwülste recht verschiedenartig dar insofern, als zwar im allgemeinen eine knorpelartige Härte als charakteristisch angesehen werden kann, aber doch auch gelegentlich fleischartige Konsistenz, ja selbst Pseudofluktuation vorzufinden ist. Häufig auch sind Teile der Geschwulst derb, andere weich anzufühlen.

Die Oberfläche pflegt unregelmäßig buckelig und höckerig auszusehen, wobei das Geschwulstgewebe von der Nachbarschaft überall scharf abzugrenzen ist. Dieses Fehlen jeder festeren Verwachsung mit den Nachbargeweben kommt zum Ausdruck besonders auch in der ganz ausgesprochenen Verschieblichkeit, sowohl gegenüber der äußeren Haut, als auch gegen die Unterlage.

Ganz langsam, im Verlaufe von vielen Jahren, wächst die Geschwulst heran und erreicht manchmal eine bedeutende Größe, da sie ihrem Träger, außer durch ihr Volumen, keinerlei Beschwerden zu verursachen pflegt.

Es ist also eine ausgesprochen gutartige Geschwulstart, mit der wir es hier zu tun haben, und trotzdem sind Mischgeschwülste stets mit Mißtrauen zu betrachten! Denn gar nicht so selten (in etwa $10\,^0/_0$ der Fälle) schlägt das ursprünglich sehr langsam und gutartige Wachstum plötzlich ein rascheres Tempo ein; die Kapsel und die äußere Haut werden von Geschwulstmassen durchbrochen, und die scharfe Begrenzung, sowie die Verschieblichkeit machen einer diffusen Ausbreitung mit Fixierung auf der Unterlage Platz — kurz, alle Kennzeichen der Bösartigkeit haben sich sozusagen über Nacht eingestellt. Malign entartete Mischgeschwülste sind außerordentlich zu fürchten; denn in kurzer Zeit schon kommt es zur Aussaat von Metastasen, und wohl in der großen Mehrzahl der Fälle ist der Tod, trotz operativen Eingriffes, die Folge.

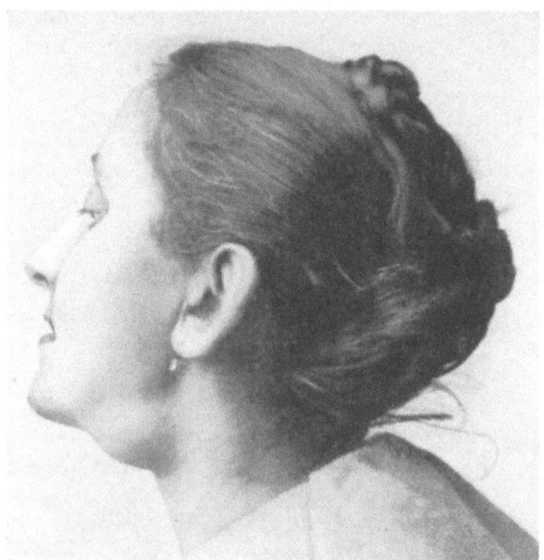

Abb. 177. Mischtumor der Submaxillaris. (Sammlung der Tüb. Chir. Klinik.)

Für die Diagnose verwertbar sind hauptsächlich der Sitz der Geschwulst im Bereich der Parotis oder Submaxillaris, dann aber auch das sehr langsame Wachstum und die ausgesprochene Verschieblichkeit. Bei jeder Geschwulst dieser Art, die sich sehr scharf gegen die Umgebung absetzt, ist in erster Linie an Mischgeschwulst zu denken.

Als zweckmäßigste Behandlungsart kommt ausschließlich die möglichst frühzeitig vorzunehmende operative Exstirpation in Frage, bei der das Zurücklassen von Resten wegen der Rezidivgefahr vermieden werden muß. Deshalb sollte die Geschwulst stets mitsamt ihrer Kapsel entfernt werden. Sitzt der Tumor in der Parotis, so ist während der Operation auf die Facialisäste zu achten, die nach Möglichkeit zu schonen sind. Handelt es sich aber um einen Tumor der Submaxillaris, so exstirpiert man, um sicher zu gehen, am besten die ganze Drüse.

Bösartige Mischgeschwülste entfernt man unter allen Umständen, auch an der Parotis, mitsamt der ganzen Drüse — sofern eine Operation überhaupt noch Aussicht auf Erfolg bietet.

9. Sarkome.

Wenn man den Begriff „Sarkom“ kurz umschreiben will, so kann man etwa sagen: Sarkome sind rasch wachsende bösartige Geschwülste (Krebse), die von den Geweben der Bindesubstanzreihe ausgehen und aus unreifen Bindegewebszellen bestehen; sie metastasieren vorwiegend auf dem Blutwege und haben ohne Behandlung regelmäßig den Tod des von ihnen befallenen Individuums zur Folge.

Sarkome können ihren Ausgang nehmen von dem gewöhnlichen Bindegewebe, wie es z. B. in der Cutis, der Subcutis, in den Fascien und Aponeurosen, sowie im Interstitium der Muskeln vorhanden ist. Aber auch Knorpel, und besonders häufig der Knochen, gibt den Mutterboden ab für die Entstehung von Sarkomen.

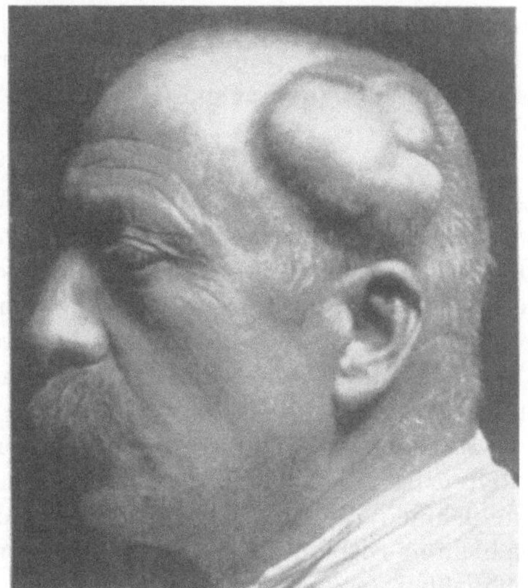

Abb. 178. Sarkom der Kopfhaut.

Histologisch stellen sie sich außerordentlich verschieden dar: Einmal sind sie zusammengesetzt aus kleineren oder größeren spindelförmigen Zellen = „Spindelzellsarkome“; in anderen Fällen findet man vorwiegend oder ausschließlich rundliche Zellen als Aufbauelemente des Tumors und redet dann von „Rundzellsarkomen“; manchmal sind beide Zellformen nebeneinander vertreten.

Knochensarkome sind häufig durchsetzt von Riesenzellen und bilden dann Geschwülste, die unter dem Namen „Riesenzellsarkome“ bekannt sind. Oder aber es findet sich neugebildete Knochensubstanz in der Geschwulst, worauf man von „Osteosarkomen“ spricht.

So verschieden, wie die Zellstruktur der Sarkome, ist auch ihre Bösartigkeit, die in ausgesprochener Weise von der Zellform abhängig ist: Riesenzellsarkome pflegen sich am gutartigsten zu verhalten, d. h. relativ langsam zu wachsen und spät, oder auch gar nicht, Metastasen zu bilden; der ausgesprochenste Typ dieser Art ist die als „Epulis“ bekannte Sarkomform des Alveolarfortsatz-Periostes.

Bösartiger schon sind die Spindelzellsarkome, noch bösartiger im allgemeinen die Rundzellsarkome und am gefährlichsten die pigmentführenden oder „Melano“-Sarkome wegen ihrer ausgesprochenen Neigung, schon sehr früh Metastasen zu bilden.

Es gibt Sarkome, die in vier Wochen Gänseeigröße erreichen, während andere dazu mehr als ebensoviele Monate oder Jahre brauchen.

Das Wachstum der einzelnen Formen ähnelt sich im großen und ganzen insofern, als ein Sarkom Wucherungen zu erzeugen pflegt, die weit mehr den Eindruck einer eigentlichen rundlichen „Geschwulst“ erwecken, als das z. B. bei den mehr zu flächenhafter Ausbreitung neigenden Carcinomen der Fall ist; doch kommt das nur daher, daß Sarkome in der Regel erst einen ziemlichen Umfang erreichen, bevor sie geschwürig zerfallen — im Gegensatz zu den schon sehr frühzeitig ulcerierenden Carcinomen. Ein Sarkom wächst vielfach zunächst rein expansiv, ohne seine Kapsel zu durchbrechen, und erst relativ spät dringt es infiltrierend in die Nachbarschaft vor. Von dieser Regel gibt es aber Ausnahmen, und schon frühzeitig können Metastasen vom Blutstrom in andere Organe des Organismus, vor allem in die Lungen hinein, verschleppt worden sein.

Was das am meisten zu Sarkombildung disponierende Lebensalter angeht, so werden zweifellos die mittleren Jahrzehnte bevorzugt, wenn auch höheres Alter Sarkombildung durchaus nicht ausschließt. Gar nicht so selten treten sie sogar schon in jugendlicheren Jahren in die Erscheinung — was für die Differentialdiagnose gegenüber dem Carcinom manchmal von Bedeutung sein kann. Sogar angeboren können sie vorkommen.

a) Sarkome der Gesichtsweichteile

sind nicht gerade sehr häufig, aber auch nicht allzu selten. An jeder Stelle des Gesichts können sie auftreten, ohne eigentliche Lieblingssitze erkennen zu lassen. Aus knotenförmig sich anfühlenden Verdickungen der Cutis und Subcutis, oder aus warzenartigen Gebilden der Haut gehen sie hervor, entweder von vornherein als rasch wachsende Geschwulst imponierend, oder aber Fibrome, Warzen, Mäler usw., die schon lange bestanden haben, als Mutterboden benützend (vgl. Abb. 178).

Haben diese Hautsarkome in Form breitbasig aufsitzender, nicht scharf abgrenzbarer, leicht höckeriger Geschwülste eine bestimmte Größe erreicht, so nehmen die ihre Oberfläche zunächst noch überziehenden äußeren Hautschichten rotblaue Verfärbung an, werden leicht verletzbar und wandeln sich schließlich in Geschwüre um.

Die Konsistenz wechselt je nach der zelligen Struktur zwischen weich und derb, ist aber meist fleischartig und erreicht selten eine solche Härte, wie sie z. B. für den wallartig aufgeworfenen Rand eines Hautcarcinoms charakteristisch ist.

Fällt an einem rasch wachsenden Geschwulstknoten der Gesichtshaut eine gelbbraune, schwarzbraune oder blauschwarze Verfärbung auf, so kann mit größter Wahrscheinlichkeit angenommen werden, daß man es mit einem Melanosarkom zu tun hat — besonders, wenn anamnestisch festzustellen ist, daß an dieser Stelle schon lange vorher ein Pigmentmal (Naevus pigmentosus) vorhanden gewesen ist. Die braune Farbe des Geschwulstgewebes rührt von Pigmentkörnern her, die im Protoplasma vieler Zellen gelegen sind und von diesem produziert werden.

Das Melanosarkom ist nicht nur unter den Sarkomen, sondern unter den Geschwülsten überhaupt die bei weitem bösartigste, weil der Tod durch Metastasenbildung über kurz oder lang auch dann zu erwarten ist, wenn der noch sehr kleine Primärtumor scheinbar rechtzeitig radikal exstirpiert wurde.

Die Behandlung der Hautsarkome hat in möglichst frühzeitiger und im Gesunden vorzunehmender Exstirpation zu bestehen, wodurch in etwa einem Drittel der Fälle — Melanosarkome ausgeschlossen — Heilung zu erzielen ist. Röntgenbestrahlung ist zwar ebenfalls imstande, Dauerheilungen herbeizuführen, wenn auch anscheinend längst nicht mit derselben Erfolgsziffer, wie sie durch operative Behandlung erreicht werden kann.

Sarkome, die aus der Tiefe der Gesichtsweichteile herauswachsen, sind entweder von den Fascien, Muskelinterstitien usw. ausgegangen, oder aber sind — was viel häufiger ist — nichts anderes als Knochensarkome, die am Periost oder im Mark der Kieferknochen entstanden sind.

Auch die Speicheldrüsen können Sarkome hervorbringen, die sehr rasch sich über die ganze Drüse ausbreiten und äußerlich durch eine Vorwölbung der Drüsengegend in die Erscheinung treten, wie sie ähnlich z. B. bei den chronischen Entzündungsformen dieser Drüsen vorkommen. Eine Verwechslung dieser beiden Erkrankungsformen ist oft nicht leicht zu vermeiden.

Speicheldrüsensarkome sind mit totaler Exstirpation der ganzen Drüse, bei der Parotis unter Opferung des Facialis, anzugehen — oder, wenn sie inoperabel erscheinen, mit Röntgenbestrahlung zu behandeln.

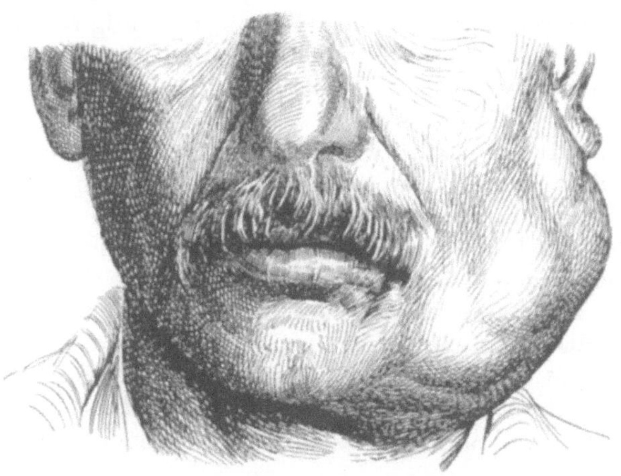

Abb. 179. Lymphdrüsensarkom am Hals.

b) Die Augenhöhle ist verhältnismäßig oft Sitz von Sarkomen, die ihren Ausgang nehmen können von dem retrobulbären Bindegewebe, oder vom Bulbus selbst. Das am meisten in die Augen fallende Symptom der Orbitalsarkome ist zunächst die Vortreibung des Bulbus (Protrusio bulbi), die immer den Verdacht auf retrobulbäres Sarkom erwecken muß, wenn sie sich im Verlaufe kurzer Zeit ausgebildet hat und nur einseitig besteht; ein entzündlicher Prozeß als etwaige Ursache der Protrusio muß natürlich ausgeschlossen werden können.

Als Behandlung kommt entweder die operative Ausräumung der Orbita in Betracht, die am besten unter Opferung des Bulbus nach temporärer Resektion der Orbitalwand (Krönlein) vorgenommen wird; oder aber man macht wegen der trotz Operation schlechten Prognose der Orbitalsarkome einen Versuch mit Röntgenbestrahlung, die manchmal vorläufig Rückbildung des Tumors zu erzwingen imstande ist, wenn es sich nicht um ein durch Bestrahlung überhaupt nicht zu beeinflussendes Melanosarkom handelt.

c) Sarkome der Lymphdrüsen

kommen nicht allzuselten vor und sind unter anderem gelegentlich auch am Halse zu finden. Gewöhnlich in der seitlichen Halsgegend oder auch wohl am Unterkieferrande sitzend, gehen sie zunächst von einer einzelnen Drüse aus, um aber sehr bald auf die benachbarten Lymphknoten überzugreifen und dann oft innerhalb weniger Wochen oder Monate bis über faustgroße, stark prominierende Geschwülste zu bilden, die meistens eine derbe Konsistenz und eine grobhöckerige Oberfläche erkennen lassen. Sehr bald schon wird die Drüsenkapsel durchbrochen, die benachbarten Drüsen verwachsen fest miteinander und sind dann nicht mehr voneinander abzugrenzen. Verhältnismäßig rasch dringen diese Geschwülste bis in die tiefen Halsweichteile vor und greifen auf die großen Halsgefäße und die ihnen entlang laufenden Nervenstämme über, was sich klinisch durch Unverschiebbarkeit der Geschwulst auf der Unterlage bemerkbar macht (vgl. Abb. 179).

Die Lymphdrüsensarkome bilden in Beziehung auf ihre Zellstruktur durchaus nicht eine Gruppe für sich, wie vielfach angenommen wird; sondern es können sämtliche Formen des Sarkoms aus einer Lymphdrüse hervorgehen.

Differentiell-diagnostisch wichtig ist die klinische Abgrenzung gegenüber der Lymphogranulomatose und der Lymphdrüsentuberkulose, und da beachte man, daß die Drüsenkonglomerate der Lymphogranulomatose aus zahlreichen gegeneinander verschieblichen (!) Drüsenknollen bestehen, weil die Erkrankung niemals die Drüsenkapsel durchbricht. Tiefliegende tuberkulöse Lymphdrüsenabscesse dagegen können manchmal klinisch in jeder Beziehung ein Drüsensarkom vortäuschen, so daß erst eine Probepunktion oder die Excision eines mikroskopisch zu untersuchenden Geschwulststückchens die Diagnose zu sichern imstande ist.

Therapeutisch kommt man beim Lymphdrüsensarkom mit der Operation — die, rechtzeitig ausgeführt, an und für sich das einzig Richtige wäre — häufig zu spät. Und so ist man meistens darauf angewiesen, einen Bestrahlungsversuch zu unternehmen mit zweifelhafter Aussicht auf Dauererfolg, wenn auch eine vorläufige rasche Rückbildung des Tumors recht häufig zu erzielen ist.

10. Carcinome.

In den Carcinomen haben wir die eigentlichen „Krebsgeschwülste" vor uns, die, wenn auch nicht immer gleich deutlich erkennbar, mit allen Eigenschaften ausgesprochener Bösartigkeit ausgestattet sind. Bekanntlich rechnet man zu den Krebsen auch die Sarkome, denen gegenüber das Carcinom aber grundsätzliche Unterschiede aufweist — vielfach in bezug auf Wachstumsart und äußere Form, und natürlich immer hinsichtlich der zelligen Struktur.

Wie die Sarkome Abkömmlinge des Bindegewebes sind, so nehmen die Carcinome ihren Ausgang von Epithelzellen und bestehen in der Hauptsache aus epithelialen Elementen, wenn auch gleichzeitig als Stützgerüst und als Träger der Blutgefäßversorgung bindegewebige Pfeiler und Wände die Geschwulstmasse zu durchsetzen pflegen. Je mehr Bindegewebe ein Carcinom enthält, um so „gutartiger" benimmt sich die Geschwulst klinisch — soweit von Gutartigkeit beim Krebs überhaupt die Rede sein kann. Aber es gibt doch sehr weitgehende Unterschiede in bezug auf Schnelligkeit des Wachstums und der Metastasenbildung; denn manche Krebse der Gesichtshaut können viele Jahre, selbst jahrzehntelang weiterwuchern, bevor sie gröbere Zerstörungen anrichten und bevor es zur Ausbildung von Metastasen kommt, während das Zungencarcinom z. B. meist schon innerhalb eines Jahres zum Tode führt.

Carcinome können also primär nur da entstehen, wo Epithelzellen vorhanden sind! Ob sie da nun von einer einzigen Zelle abstammen, oder ob eine ganze Gruppe nebeneinanderliegender Zellkomplexe gleichzeitig zu wuchern anfängt, entzieht sich genauerer Kenntnis. Ebensowenig wissen wir über das „Warum" normale Epithelzellen eines Tages anfangen, sich zu vermehren und zu wuchern. Immerhin aber kennen wir eine Reihe von Gelegenheitsursachen, welche die Entstehung von Carcinomen begünstigen können; darüber soll Näheres unten bei Besprechung der einzelnen Carcinomformen gesagt werden.

Wie wir unter den normalen Epithelzellen verschiedene Formen unterscheiden, so weisen auch die Carcinome histologisch eine Reihe von Unterschieden auf, von denen zum Teil auch die Bösartigkeit der Geschwulst abhängt — wenn auch nicht so ausgesprochenerweise, wie das beim Sarkom der Fall ist. Im allgemeinen behält das Carcinom diejenige Zellform bei — wenn auch atypisch verändert —, von der es ausgegangen ist, so daß also Plattenepithelcarcinome von Plattenepithelien (z. B. Haut, Mundschleimhaut), Zylinderzellcarcinome von Zylinderepithelien und Drüsencarcinome von Drüsenepithelien (z. B. Speicheldrüsen) abstammen. Auch auf die Metastasen „vererbt" sich der ursprüngliche Zelltypus; doch nicht immer so regelmäßig, wie beim primären Carcinom.

Die Ausbreitung eines Carcinoms geht auf dem Wege einer Art Sprossenbildung vor sich, und zwar in der Weise, daß die Krebszellen sich in Form solider Fortsätze wurzelartig radiär nach allen Seiten in die benachbarten Gewebe hinein vorschieben und diese Gewebe ohne Rücksicht auf deren Natur teils durch Druck, teils wohl auch durch Ausscheidung eiweißauflösender Fermente zum Schwund bringen. Das Carcinom zerstört also alles vor sich her und ersetzt die normalen Gewebe zunächst durch Krebsmassen.

Dieses infiltrierende Wachstum ist auch der Grund, weshalb Carcinome sich von ihrer Umgebung nicht scharf abgrenzen lassen, sondern sich mehr oder weniger diffus in die Nachbarschaft hinein verlieren.

Carcinome, die in der Tiefe des Gewebes sich entwickeln, nehmen entsprechend der Art ihrer (radiären) Ausbreitung eine rundliche knollige Form an mit höckeriger Oberfläche und besitzen meist derbe, manchmal aber auch weichere, Konsistenz. Oberflächencarcinome jedoch, zu denen die meisten der uns in diesem Buche interessierenden Krebsarten gehören, treten gewöhnlich von vornherein in der Gestalt eines Geschwürs in die Erscheinung, weil sie infolge der allen Karzinomen anhaftenden Eigenschaft, zentral nekrotisch zu werden, schon sehr frühzeitig zerfallen; kaum erbsengroß, wird aus dem „Krebsknoten" schon ein „Krebsgeschwür". Der derbe, mehr oder weniger wallartig aufgeworfene Rand eines solchen Ulcus carcinomatosum, sowie der krebsig infiltrierte Grund geben diesen Geschwüren aber ein recht charakteristisches Gepräge.

Das Carcinom ist eine Erkrankung des höheren Alters, denn es befällt seinen Träger meistens erst im 5. oder 6. Lebensjahrzehnt. Zwar kommt es gelegentlich auch bei jüngeren Individuen vor, aber schon in den dreißiger Jahren wird es viel seltener beobachtet und ganz selten noch früher. Über den Grund dieser Bevorzugung des Alters ist ebenfalls Sicheres nicht bekannt.

a) Die Carcinome der Gesichtshaut.

Die Haut des Gesichtes gehört zu denjenigen Organteilen, die ganz besonders häufig vom Carcinom befallen werden — offenbar weil die hier durch Kleidung nicht geschützte Haut chronisch einwirkenden äußeren Reizen in besonders hohem Maße ausgesetzt ist. Wind und Wetter sind sicherlich imstande, mechanische, thermische und vielleicht auch chemische Gewebs-Irritationen zu erzeugen, was darin zum Ausdruck kommt, daß besonders oft Landleute an Gesichtskrebs erkranken.

Gerade im Gesicht gibt es chronische Veränderungen der Haut, die diesen selben Ursachen ihre Entstehung verdanken, zur Carcinombildung disponieren und teilweise geradezu als Vorstufe des Hautkrebses angesehen werden können. In erster Linie stehen hier die sogenannten „Alterswarzen", auch wohl fälschlich als „senile seborrhoische Ekzeme" bezeichnet, die wiederum auf der welken atrophischen Haut alter Landleute häufig zu finden sind in Form gelblich bis dunkelbraun aussehender linsen- bis bohnengroßer Flecken. Diese Flecken sind manchmal ganz flach, oft aber beetartig erhaben und mit feinen warzenartigen Wucherungen besetzt (vgl. Abb. 180 u. 181).

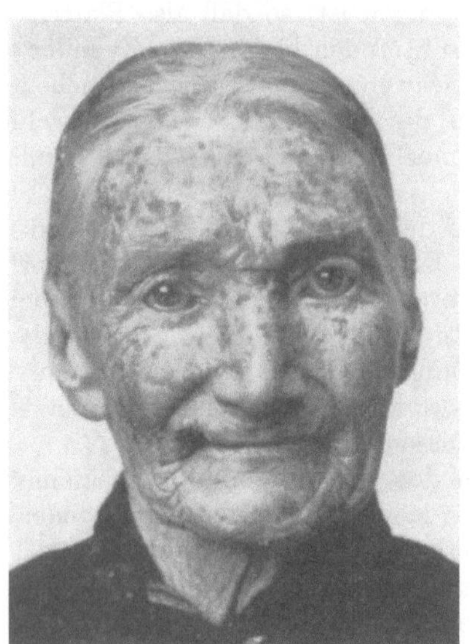

Abb. 180. „Alterswarzen" der Gesichtshaut. (Sammlung der Tüb. Chir. Klinik.)

Hautcarcinome können ferner hervorgehen aus allen möglichen, im Gesicht ebenfalls nicht allzu seltenen, kleinen Geschwülstchen, zu denen zum Beispiel kleine Talg- und Schweißdrüsenadenome, Warzen, Hauthörner usw. zu rechnen sind. Auch Narben spielen in diesem Sinne manchmal eine bedeutende Rolle, besonders, wenn sie Überbleibsel sind von teilweise oder ganz ausgeheilten chronisch-entzündlichen Prozessen: die Lupusnarbe z. B. zeigt ganz ausgesprochene Neigung, krebsig zu entarten und sich in das unter dem Namen „Lupuscarcinom" bekannte Krankheitsbild umzuwandeln.

Einer der Lieblingssitze des Gesichtskrebses ist die Unterlippe, die besonders bei Männern relativ oft befallen wird; die Oberlippe dagegen erkrankt sehr selten an Carcinom. Zweifellos spielt hier der durch das Rauchen gesetzte mechanische und chemische Reiz eine Rolle, und manchmal kann man ein Unterlippencarcinom sich genau an der Stelle entwickeln sehen, an der die Pfeife getragen zu werden pflegte. Auch im Hinblick hierauf ist es von Bedeutung, daß neuerdings experimentell einwandfrei festgestellt wurde, wie sich auf der Haut von Tieren durch häufiges Bepinseln mit Teerderivaten mit großer Sicherheit Carcinome erzeugen lassen.

Wie schon gesagt, handelt es sich bei den von der Haut ausgehenden Krebsen fast immer um Plattenepithelcarcinome, unter denen wiederum zwei Arten histologisch voneinander zu trennen sind: „Verhornende" und „nicht verhornende" Plattenepithelkrebse, deren letzte auch „Basalzellencarcinome" genannt werden. In beiden Fällen dringen von der Epidermis aus solide, aus großen bläschenförmigen Zellen mit ovalem Kern bestehende, Krebszapfen seitwärts und in die Tiefe hinein vor, nur mit dem Unterschiede, daß beim verhornenden Carcinom im Innern von vielen dieser Zapfen kugelige, zwiebelartig geschichtete Gebilde liegen, die unter dem Namen „Hornperlen“ bekannt sind. Beim Basalzellenkrebs, dessen Zapfen außerdem gewöhnlich aus kleineren Zellen von stellenweise zylindrischer Form zusammengesetzt sind, fehlen diese Verhornungserscheinungen meistens.

Diese Unterschiede der zelligen Struktur haben auch klinisch insofern Bedeutung, als der Basalzellenkrebs bei fortschreitendem Wachstum sich mehr

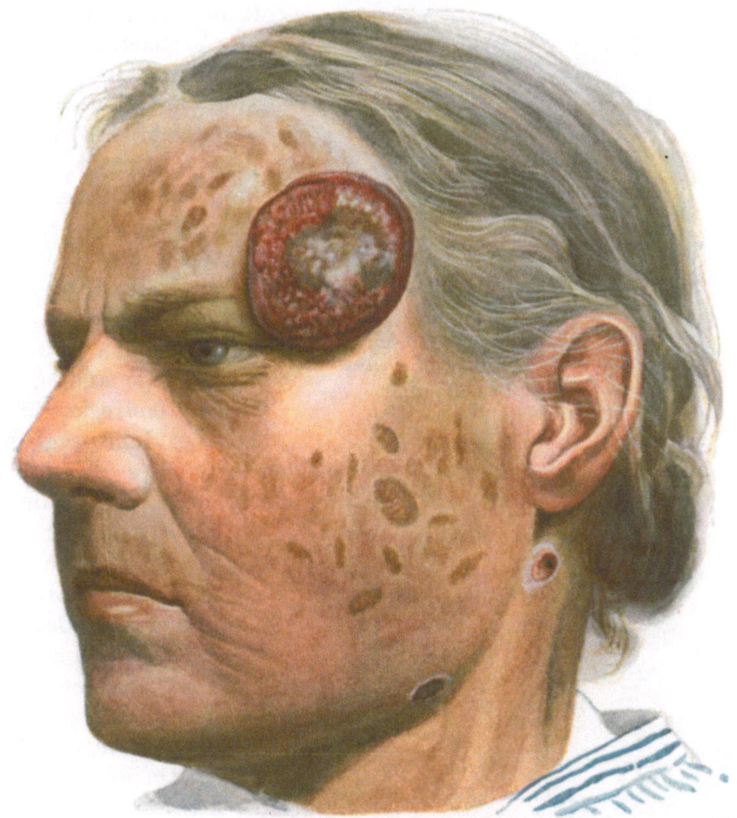

Abb. 181. Carcinom der Gesichtshaut, aus einer Alterswarze hervorgegangen.

an die Oberfläche zu halten pflegt und deshalb die sog. „flachen Hautkrebse“ bildet. Die „tiefgreifenden Hautcarcinome“ dagegen bestehen gewöhnlich aus verhornenden Epithelzapfen; doch läßt sich eine Trennung in dieser Beziehung nicht streng durchführen. In späteren Stadien frißt auch der zunächst flache Krebs in die Tiefe hinein und richtet arge Zerstörungen an.

Flache Hautkrebse wachsen meist recht langsam, ganz oberflächliche, oft mit chronischen Ekzemen zu verwechselnde, Ulcerationen erzeugend, die gar nicht selten fleckförmig Ausheilungsvorgänge erkennen lassen. Ohne zunächst wesentliche Beschwerden zu verursachen, können sie sich langsam über eine ganze Gesichtshälfte oder die Stirn ausdehnen, nachdem sie lange Zeit als eine mit Sekretkruste bedeckte harmlose Kratzwunde angesehen wurden. Solche gar nicht heilen wollenden, mit Krusten bedeckte Geschwürchen auf der Gesichtshaut alter Leute müssen immer den Verdacht auf beginnendes Carcinom erwecken! In verdächtigen Fällen entferne man die Kruste und sehe sich das darunter liegende, dann meist blutende, Geschwürchen recht genau an: An einer oft nur minimalen Verdickung und Verhärtung des scharfen Randes wird man das beginnende Carcinom erkennen.

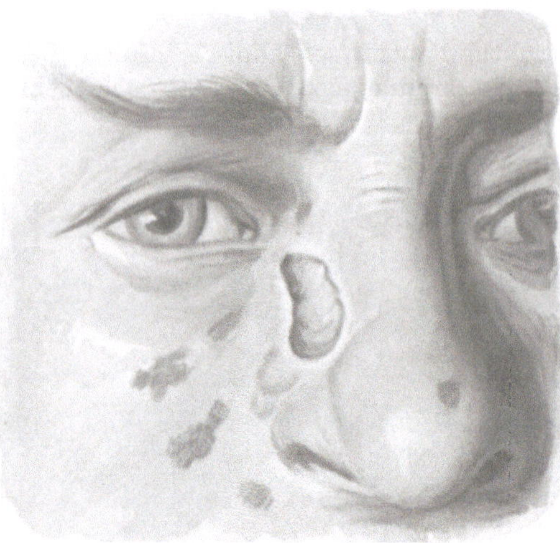

Abb. 182. „Ulcus rodens" (flacher Hautkrebs) der Gesichtshaut.

In anderen Fällen kommt es schon frühzeitig zur Ausbildung einer etwas tieferen muldenförmigen Geschwürshöhle, deren scharfer Rand steil abfällt und oft auch deutlich aufgeworfen erscheint. Auch das Wachstum eines solchen, früher „Ulcus rodens" genannten Krebsgeschwürs erstreckt sich gewöhnlich über Jahre (vgl. Abb. 182).

Während diese beiden langsam wachsenden Arten des Hautkrebses ihrer relativen Gutartigkeit wegen heute vielfach noch ihren alten Namen „Cancroide" beibehalten haben, bezeichnet man die sehr bösartige tiefgreifende Form immer als „Carcinom".

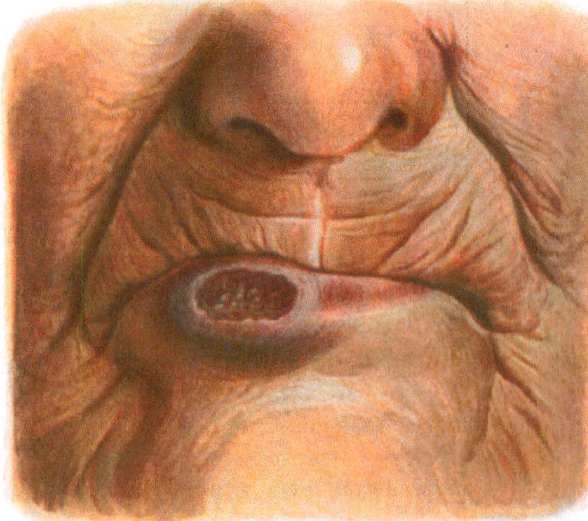

Abb. 183. Typisches Carcinom der Unterlippe mit wallartiger Umrahmung der Geschwürsfläche.

Aus einem kleinen derben Knötchen entwickelt sich innerhalb einiger Wochen oder weniger Monate ein deutliches Geschwür, das rasch um sich greift und immer schon frühzeitig den krebsig aufgeworfenen Rand erkennen läßt. Der Geschwürsgrund besteht zunächst aus kleinhöckerigen Granulationen, die eine geringe Menge eitrigen Sekrets absondern. Trocknet dieses Sekret ein, wie häufig, so bedecken Krusten die ganze Geschwürsfläche — welche blutet, wenn die Kruste abgehoben wird. Beim tiefgreifenden Hautkrebs stehen die krebsige Wucherung einerseits und andererseits die zerfressende, zerstörende Wirkung im Vordergrund der Erscheinungen, denn bald schon treten große, jauchig zerklüftete Zerfallshöhlen, deren Ränder und Wandungen aus knolligen Krebsknoten bestehen, an die Stelle des normalen Gewebes. Eine ganze Gesichtshälfte mitsamt den Kieferknochen kann auf diese Weise der Zerstörung anheimfallen, bis der Tod an Lungenentzündung, Meningitis usw. die Patienten von ihren fürchterlichen Qualen erlöst.

Zu diesen rascher wachsenden und bösartigeren Hautkrebsen gehört im allgemeinen auch das Unterlippencarcinom, wenn man auch einmal gelegentlich einer gutartigeren Form begegnet. Oberlippenkrebse dagegen sind in der Regel zu den harmloseren Formen zu rechnen (vgl. Abb. 183 u. 184).

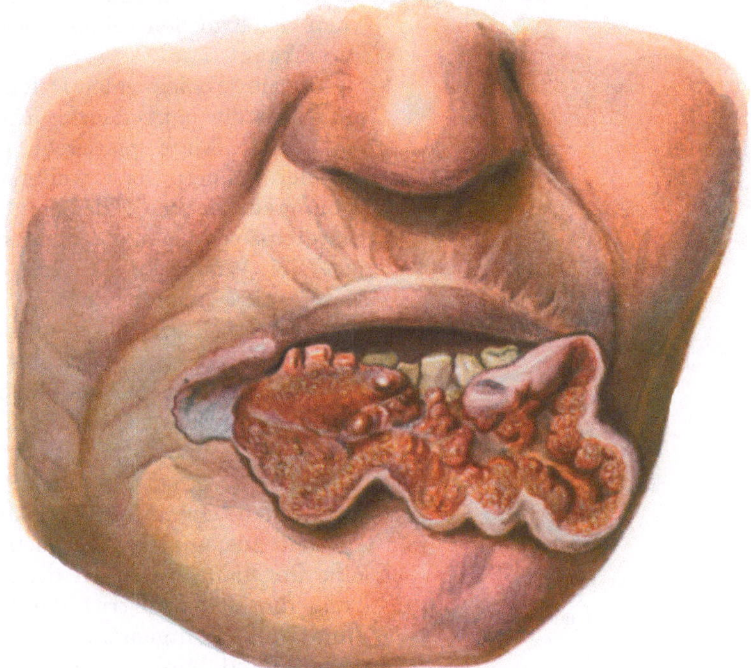

Abb. 184. Vorgeschrittenes Carcinom der Unterlippe. (Sammlung der Tüb. Chir. Klinik.)

Was die Diagnose betrifft, so ist es gerade im Hinblick auf diese so häufigen Unterlippencarcinome — die immer gemeint sind, wenn in diesem Buch kurzweg von „Lippencarcinomen" gesprochen wird — von höchster Bedeutung, möglichst frühzeitig die Bösartigkeit des Leidens zu erkennen. Auch für sie gilt, was ich oben bereits ausführte, in besonderem Maße: Wenn auf der Unterlippe alter Leute kleine, mit Krusten bedeckte Geschwürchen vorhanden sind, die gar keine Heilungstendenz erkennen lassen, so denke man zuerst immer an Carcinom! Im allgemeinen ist die Erkennung leicht, und nur selten kommt man ernstlich in die Verlegenheit, etwa einen syphilitischen Primäraffekt der Lippe mit einem Carcinom zu verwechseln. Zwar kann das äußere Aussehen dieser beiden Affektionen sehr weitgehende Ähnlichkeit miteinander aufweisen, weil auch der geschwürig veränderte Primäraffekt einen knorpelharten, wallartig erhabenen, Rand besitzt und das rasche Wachstum Unerfahrene zu der falschen Diagnose verleiten könnte — zumal auch die Wassermannsche

Reaktion noch negativ auszufallen pflegt. Aber jugendlicheres Alter des Patienten muß immer eher an die Möglichkeit eines Primäraffektes denken lassen. Im Notfalle zögere man nicht mit der Probeexcision.

Für die Behandlung der Hautcarcinome gilt immer noch als oberster Grundsatz: operieren, solange noch die Möglichkeit gegeben ist, die Exstirpation im Gesunden vorzunehmen. Dabei muß man sich mindestens $1-1^1/_2$ cm von der Grenze des als krank erkennbaren Gewebes entfernt halten und eventuell auch den darunterliegenden Knochen mitnehmen. Rezidive werden bei langsam wachsendem und nur auf die Haut beschränktem Krebse nur selten beobachtet, während sie beim tiefgreifenden Carcinom häufiger vorkommen, besonders, wenn der Knochen schon ausgedehnt miterkrankt war.

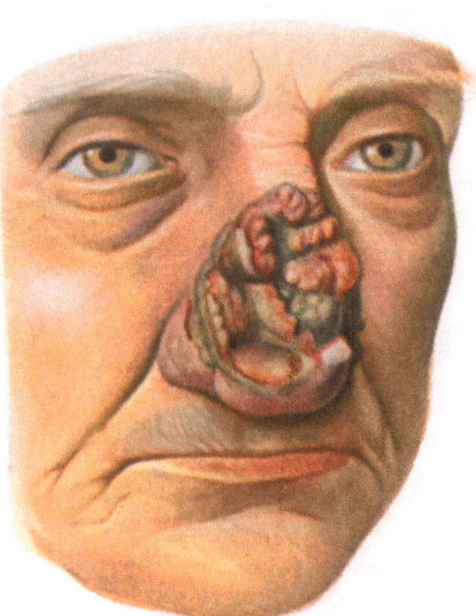

Abb. 185. Carcinom der Nase. (Sammlung der Tüb. Chir. Klinik.)

Die zurückbleibenden Defekte sind je nach Größe entweder durch direkte Naht oder durch plastische Lappen aus der näheren bzw. weiteren Umgebung zu decken. Kleinere Lippencarcinome werden keilförmig excidiert und die Wundränder durch direkte Naht miteinander vereinigt. Nach Excision größerer Geschwülste der Unterlippe dagegen wird eine sofort anzuschließende plastische Neubildung der Unterlippe notwendig — am besten nach der Methode von Dieffenbach-Jaesche (s. Operationslehre).

Wird die Operation abgelehnt, oder besteht aus anderen Gründen irgend eine Gegenanzeige gegen die Ausführung derselben, so tritt die Behandlung mit Röntgenstrahlen in ihre Rechte und wird in einem ziemlich hohen Prozentsatz eine Besserung — manchmal sogar eine Dauerheilung — herbeizuführen imstande sein. Gerade die Hautkrebse bilden ein relativ dankbares Gebiet für die Röntgentherapie. Im allgemeinen pflegen die Hautcarcinome schon nach einer oder zwei Bestrahlungen durch Verkleinerung zu reagieren. Ist nach den ersten Sitzungen ein Erfolg nicht oder nur unzureichend festzustellen, so gebe man weitere Bestrahlungsversuche auf und schreite zur operativen Exstirpation.

Inoperable Krebse des Gesichts kann man mit dem Glüheisen ausbrennen, um wenigstens die den Patienten so sehr belästigende jauchige Eiterung zu beseitigen. Auch hier kann aber, entweder ohne oder neben der Ausbrennung, die Röntgentherapie versuchsweise Verwendung finden.

Vergrößerte und auf Carcinom verdächtige Lymphdrüsen am unteren Kieferrande oder am Halse müssen natürlich sorgfältig ausgeräumt werden (s. Operationslehre).

b) Das Carcinom der Speicheldrüsen.

Sitz eines Carcinoms ist unter allen Speicheldrüsen bei weitem am häufigsten die Parotis; doch können Carcinome auch aus der Submaxillaris hervorgehen und ebenfalls, wenn auch selten, aus der Sublingualis. Was diese letzte anbetrifft, so ist vielleicht manches Mundbodencarcinom mit Sitz vorn unter der Zunge als von der Sublingualis ausgegangen zu betrachten.

Histologisch erweisen sich diese Krebse gewöhnlich als aus soliden Epithelsträngen bestehende Tumoren, die etwas für die Speicheldrüsen Charakteristisches vermissen lassen; doch kommen auch Zylinderepithelkrebse vor, die dann offenbar von den normalerweise mit Zylinderepithel ausgekleideten Ausführungsgängen ihren Ursprung nehmen. Die bindegewebige Zwischensubstanz kann einmal sehr reichlich entwickelt sein, was dann zur Entstehung einer langsamer wachsenden, sich sehr derb anfühlenden Krebsform führt, die man pathologisch-anatomisch ganz allgemein auch wohl als „Scirrhus" bezeichnet. In anderen Fällen dagegen ist das Geschwulstgewebe zellreicher, wenig Bindegewebe enthaltend und sich infolgedessen weicher anfühlend. Hierbei pflegt die Geschwulst voluminöser, stärker prominierend zu sein — was klinisch in rascherem Wachstum und größerer Bösartigkeit zum Ausdruck kommt. Durchbruch durch die äußere Haut mit jauchig-geschwürigem Zerfall der Oberfläche ist bei dieser Krebsform das Gewöhnliche.

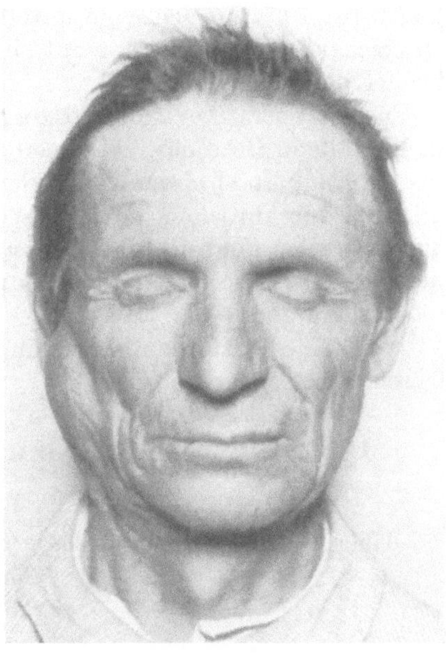

Abb. 186. Carcinom der Parotis. (Sammlung der Tüb. Chir. Klinik.)

Wenn ein Speicheldrüsencarcinom in die Hände des Chirurgen kommt, so ist häufig schon die ganze Drüse von der Geschwulst ergriffen; aber gelegentlich kann man doch auch einmal beobachten, wie aus einem im Drüsengewebe gelegenen sehr derben und leicht höckerigen Geschwulstknoten aus das Carcinom sich über die Drüse verbreitet, ziemlich rasch Fortschritte machend, und wie dann die Drüse sehr bald ihre Verschieblichkeit verliert.

An der Parotis wird schließlich der von den Geschwulstmassen umwachsene Facialis zerstört, was zunächst eine teilweise, bald aber eine vollständige Lähmung der mimischen Gesichtsmuskulatur zur Folge hat.

Speicheldrüsencarcinome gehen in der Regel mit starken Beschwerden einher. Vor allen Dingen sind es quälende Schmerzen, die von der Parotis nach Ohr und Hals zu ausstrahlen, oft in der ganzen betroffenen Gesichtsseite empfunden werden und die Patienten nicht zur Ruhe kommen lassen. Der Submaxillarkrebs ist weniger ausgesprochen schmerzhaft, stört aber schließlich empfindlich die Bewegungen der Mundboden- und Halsmuskulatur, in die er hineinwächst — bis schließlich nach Durchbruch der Geschwulstmassen in Kehlkopf und Luftröhre hinein der Tod erfolgt.

Die rechtzeitige Diagnose eines Carcinoms der Speicheldrüsen ist selten einfach zu stellen, und es gibt eine ganze Reihe anderer Erkrankungen, die differentialdiagnostisch schwer abzugrenzen sind. Und um so bedauerlicher sind die hierdurch hervorgerufenen Schwierigkeiten, als im allgemeinen die sehr trübe Prognose natürlich weitgehendst von dem Zeitpunkt der Operation abhängt und nicht früh genug operiert werden kann.

Gegenüber der typischen Mischgeschwulst (s. d.) schützt die bei dieser sehr ausgesprochene Beweglichkeit, sowie die scharfe Abgrenzbarkeit vor einer Verwechslung. Die chronische Parotitis ruft meist von vornherein eine gleichmäßig zunehmende Vergrößerung des ganzen Organs hervor, während das Carcinom Stück für Stück der Drüse erobert. Für alle Fälle genügt es ja, wenn erkannt wird, daß es sich um eine bösartige Geschwulst handelt; denn die Unterscheidung zwischen Sarkom, Carcinom oder bösartig gewordener Mischgeschwulst ist zunächst von untergeordneter Bedeutung. Lassen sich sichere Unterscheidungsmerkmale nicht auffinden, so wird eine Probeexcision jeden Zweifel beheben.

Für die operative Behandlung der Speicheldrüsencarcinome kommen nur solche Fälle in Betracht, bei denen das Carcinom noch auf die Drüse beschränkt ist. Ist die Kapsel einmal nach dem Mundinnern oder den tieferen Halsweichteilen zu durchbrochen, so ist ein Erfolg nicht mehr zu erwarten. Erscheint eine Operation aber noch aussichtsreich, so muß stets die gesamte Drüse exstirpiert werden, ohne Rücksicht auf die bei der Parotis dann nicht zu vermeidende Facialislähmung.

Wie bei jedem Carcinom, so sind natürlich auch hier carcinomatöse Lymphdrüsen mitzuentfernen.

C. Geschwülste der inneren (Mundhöhlen-) Weichteile.

1. Fibrome.

(Über Genese und Pathologie der Fibrome siehe auch S. 181.)

a) Fibrome der Zunge und der Wange.

Mundhöhlenfibrome kommen nicht oft zur Beobachtung und stellen sich, wenn als solche diagnostiziert, bei der histologischen Untersuchung häufig als etwas anderes heraus. Immerhin kommen sie vor, und zwar am häufigsten an der Zunge, wo sie der Oberfläche als erbsen- bis haselnußgroße mäßig derbe Knoten, die manchmal eine Andeutung von Stielung erkennen lassen, immer von der Umgebung scharf abzugrenzen und von Schleimhaut überzogen sind. Selten kommt es zur Ulceration (Abb. 187).

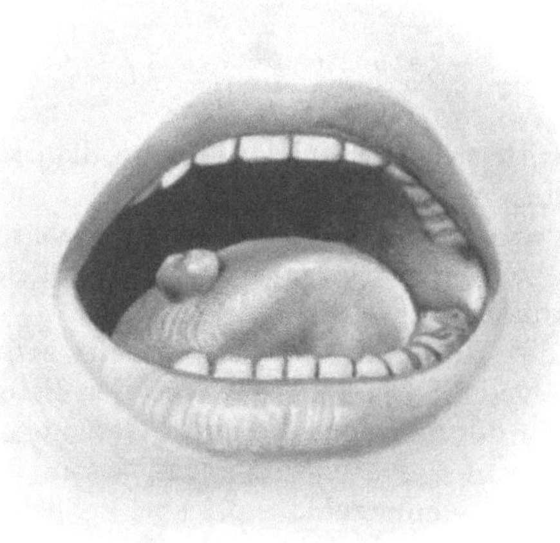

Abb. 187. Fibrom der Zungenoberfläche. (Nach KÜTTNER.)

Diesen Oberflächenfibromen stehen diejenigen gegenüber, die sich mitten in der Zungenmuskulatur entwickeln und naturgemäß erst später bemerkt zu werden pflegen; denn sie beginnen erst die Zungenoberfläche leicht vorzuwölben, wenn sie Haselnuß- bis Walnußgröße erreicht haben. Auch die tiefsitzenden Zungenfibrome setzen sich scharf gegen die Umgebung ab, haben eine ganz glatte Oberfläche und lassen sich leicht hin und her verschieben. Außer an der Zunge wurden Fibrome auch, aber nur in vereinzelten bekanntgewordenen Fällen, in der Submucosa der Wange beobachtet.

Alle diese Fibrome wachsen außerordentlich langsam und verursachen kaum Beschwerden.

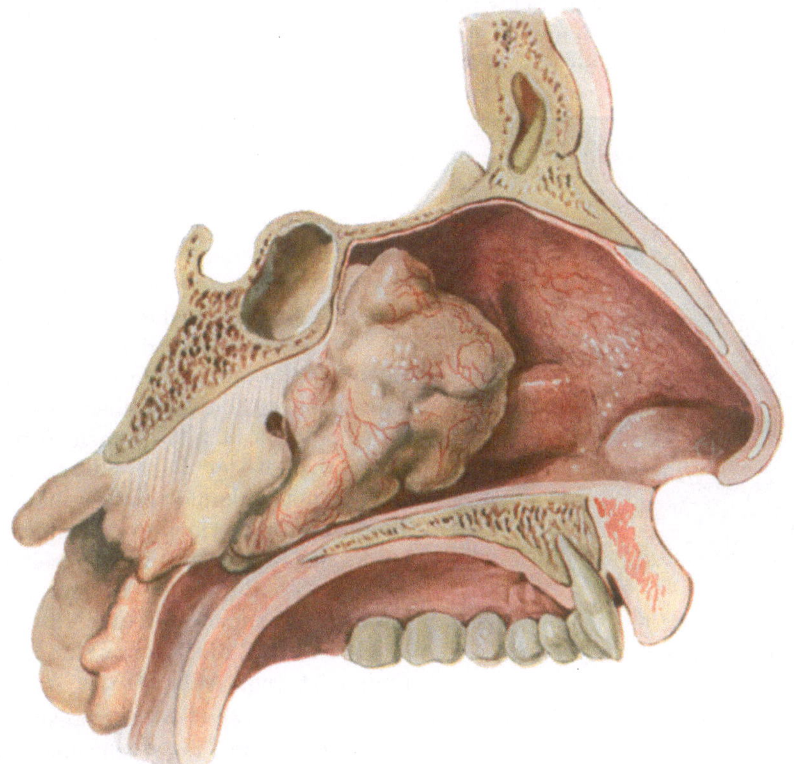

Abb. 188. Nasenrachenfibrom. (Sammlung der Tüb. Chir. Klinik.)

Die Diagnose auf „Fibrom" ist, wie gesagt, häufig erst nach der Exstirpation mikroskopisch zu stellen, und Verwechslungen mit Lipomen, Cysten, sowie den umschriebenen knotenförmig auftretenden chronisch entzündlichen Prozessen (Gummiknoten, Aktinomykose) sind mitunter klinisch schwer zu vermeiden.

Die Behandlung hat in Excision zu bestehen.

b) Das „Nasenrachenfibrom" oder „Basalfibroid".

Bei dieser Erkrankung handelt es sich um eine Geschwulst, die in mehrfacher Hinsicht recht interessant ist und uns immer noch allerhand Rätsel zu raten aufgibt.

Histologisch besteht sie in der Hauptsache aus Bindegewebsmassen, die aber gewöhnlich von zahlreichen blutführenden Räumen durchsetzt werden, so daß das Bild eines „Angiofibroms“ zustande kommt.

Vom Dach des Nasenrachenraumes aus, und zwar wahrscheinlich ausgehend von den hier an der Schädelbasis stellenweise vorhandenen Faserknorpelresten, wölbt sich die Geschwulst deutlich gestielt zunächst in den Nasenrachenraum vor, um ihn bald ganz auszufüllen. Bei weiterem Wachstum dringt sie von hinten her durch die Choanen in die Nase ein, bringt deren knöcherne Wandungen durch Druck zum Schwund und wird dadurch in den Stand gesetzt, sich in die Nebenhöhlen hinein auszubreiten; manchmal benützt sie auch die feinen Ausführungskanäle dieser Höhlen als Wegweiser. Ist die Nasenhöhle der Länge nach durchwachsen, so erscheint die Geschwulst in der äußeren Nasenöffnung als graurot und granuliert aussehender „Polyp“ (vgl. Abb. 188).

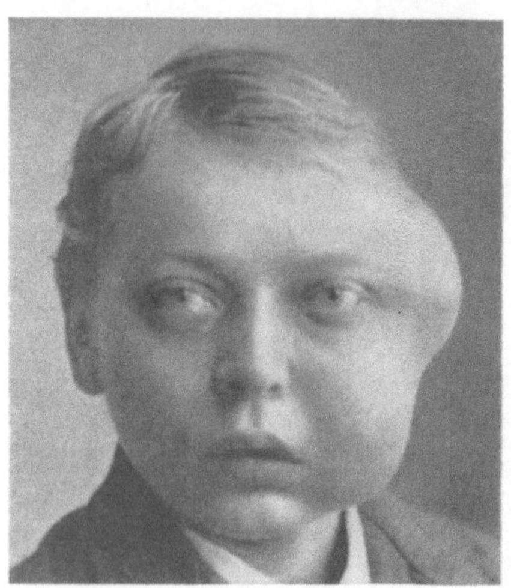

Abb. 189. Nasenrachenfibrom, nach Schläfe und Wange durchgewachsen. (Sammlung der Tüb. Chir. Klinik.)

Gleichzeitig kann der Oberkiefer durch die Weichteile der Fossa retro-maxillaris hindurch umgangen, oder aber die Highmorshöhle durchbrochen werden, so daß die Tumormassen in der seitlichen oder vorderen Wangengegend erscheinen und diese nach außen vorwölben. Oder aber sie schieben sich mit dünnen Fortsätzen durch die an der Schädelbasis vorhandenen Knochenkanäle in die Schädelhöhle hinein vor, und wie ein vielarmiger Polyp sendet das Nasenrachenfibrom seine Fortsätze selbst durch die Fissura orbitalis inferior und superior in die Orbita hinein — kurz überall hin, wo nur eine Lücke zu finden ist (vgl. Abb. 189).

Obwohl der Tumor an sich durchaus gutartig ist, weil er rein expansiv wächst und keine Metastasen bildet, so kann er dennoch seinem Träger sehr unangenehm werden und selbst den Tod herbeiführen. Die Prognose ist ohne Behandlung sogar im allgemeinen als schlecht zu bezeichnen.

Schwere Störungen lokaler und allgemeiner Natur pflegen die Entwicklung des „Basalfibroids“ (Coenen) regelmäßig zu begleiten: die Ausfüllung der Nase mit Geschwulstmassen führt einmal zu einer charakteristischen entstellenden Verbreiterung derselben und zwingt andererseits den Patienten zu dauernder Mundatmung. Der dadurch hervorgerufene blöde Gesichtsausdruck mit dem „Polypen“ in den Nasenlöchern, der Vorwölbung der Wange und einer regelmäßig zu findenden Vorwölbung des weichen Gaumens nach unten, bilden zusammengenommen ein außerordentlich typisches Bild.

Sehr oft werden neuralgische Schmerzen im Bereich des Trigeminus empfunden, wenn der Nerv vom Tumor umwachsen und komprimiert wird. Schwerhörigkeit durch Verschluß der Tubenmündungen bildet einen regelmäßigen Befund, und gelegentlich ist auch Kieferklemme zu beobachten, wenn nämlich der aufsteigende Kieferast oder die an ihm inserierenden Kaumuskeln von der Geschwulst erreicht werden.

Eine sehr ausgesprochene Neigung zu häufigen und oft schweren Blutungen kann mit der Zeit eine so hochgradige Blutarmut erzeugen, daß die Gesichtsfarbe gelblich wird, der Gesamtzustand ernstlich leidet und das Leben in Gefahr kommt. In anderen Fällen wieder ist es die eitrige Hirnhautentzündung, die infolge Zerstörung der das Gehirn von der Rachenhöhle trennenden Schädelbasis in nicht wenigen Fällen den Tod herbeiführt.

Höchst eigentümlich ist nun, daß das Rachennasenfibrom ausnahmslos Jungen bzw. junge Männer befällt in der Zeit von der Pubertät bis zum Abschluß des Körperwachstums — also bis zum etwa 25. Lebensjahr. Und ebenso merkwürdig ist, daß der Tumor spontaner Rückbildung bis zum völligen Verschwinden anheimfällt, wenn die Zeit des Körperwachstums-Abschlusses erreicht ist. Eine plausible Erklärung hierfür steht noch aus.

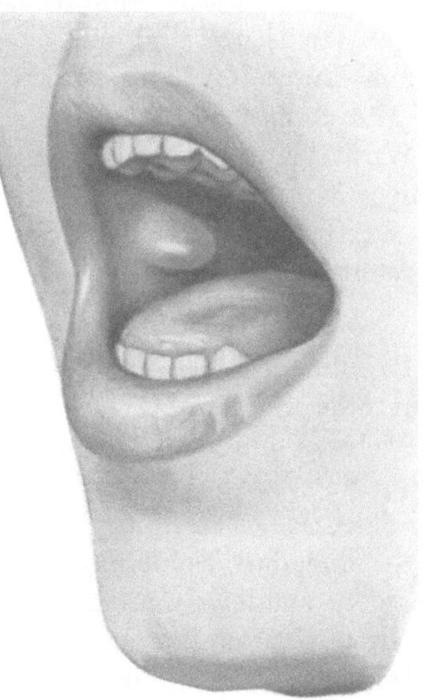

Abb. 190. Lipom der Wangenschleimhaut. (Nach einer Abb. von MORAL.)

Die Diagnose bereitet bei vorgeschrittener Entwicklung der Geschwulst und Beachtung der beschriebenen Eigentümlichkeiten kaum Schwierigkeiten. Wenn man mit dem Zeigefinger der rechten Hand bei dem neben dem stehenden Untersucher sitzenden Patienten rasch in den Nasenrachenraum hinauffährt, so sind die knolligen Geschwulstmassen leicht zu fühlen. Eventuell ziehe man die Rhinoskopie zu Hilfe.

Äußerlich ganz ähnliche Bilder können gelegentlich durch Carcinome erzeugt werden, die vom Innern der Nase ausgehen; aber in der Regel handelt es sich da um Patienten, die das 25. Lebensjahr bereits überschritten haben. Man sei gegenüber der Diagnose „Nasenrachenfibrom" stets im höchsten Grade mißtrauisch, wenn die Patienten älter sind, als 25 Jahre.

Die Behandlung bestand bis vor kurzem ausschließlich in der operativen Verkleinerung der Geschwulst oder aber der radikalen Exstirpation — und eine ganze Reihe von eingreifenden Operationsverfahren wurde erfunden, um den schwierig zu erreichenden Stiel der Geschwulst zugängig zu machen. Heute ist die operative Exstirpation durch die Röntgenbestrahlung völlig verdrängt worden, die in der Tübinger chirurgischen Klinik unter 7 Fällen 7mal zur Heilung führte. Damit ist die Beurteilung des Basalfibroids in bezug auf die Prognose natürlich auf eine vollkommen andere Basis gestellt.

2. Lipome.

(Über Genese und Pathologie der Lipome siehe auch S. 185.)

So häufig man Fettgewebsgeschwülste in dem lockeren Gewebe der Subcutis entstehen sehen kann, so selten kommen sie in den das Mundhöhleninnere begrenzenden Weichteilen vor. Die Zunge brachte die meisten der wenigen bisher beobachteten Lipome hervor, die manchmal von der Submucosa ausgegangen zu sein schienen, in anderen Fällen aber auch aus dem tieferliegenden interstitiellen Fettgewebe heraus die Zungenoberfläche erreicht hatten oder wenigstens vorwölbten.

Ähnlich liegen die Verhältnisse am Mundboden und in der Wangengegend, und selbst an der Rückfläche der Lippen sind Lipome beobachtet worden.

Von weicher bis weich-derber Konsistenz pflegen kleine submucös gelegene Lipome eine glatte Oberfläche zu besitzen; bei größeren dagegen läßt sich die für das Lipom charakteristische Lappung manchmal nachweisen. Die gelbliche Farbe des Fettgewebes kann gelegentlich durch die über dem Lipom verdünnte Schleimhaut hindurchschimmern, was im Verein mit dem sehr langsamen Wachstum und der eventuellen Lappung für die Diagnose verwertet werden kann. Größere praktische Bedeutung kommt den Lipomen im Bereich der Mundhöhle nicht zu.

Wird vom Patienten eine Behandlung gewünscht — was wegen des Fehlens von Beschwerden durchaus nicht immer der Fall ist —, so kommt nur die Exstirpation der leicht aus ihrem Bett auszuschälenden Geschwulst in Betracht.

3. Papillome.

Papillome nennt man Geschwülste, die aus den obersten Schichten der Haut oder Schleimhaut hervorgehen und aus einem strauch- oder baumartig verzweigten bindegewebigen Stützgerüst bestehen, dessen einzelne Äste ringsherum mit Epithelmassen umkleidet sind. Es kommt auf diese Weise ein Bild zustande, wie es so häufig etwa in Gestalt der harten Hautwarze (s. d.) zu sehen ist — nur daß Schleimhautpapillome nicht immer breitbasig der Unterlage aufsitzen, sondern manchmal gestielt erscheinen und auch in längere Verästelungen auslaufen können.

Im Bereich des Mundhöhleninnern sieht man solche erbsen- bis höchstens himbeergroße Geschwülstchen gelegentlich auf dem Zungenrücken oder am Zungenrande, manchmal auch multipel nebeneinanderstehend, oder ganze beetartig erhabene, an der Oberfläche zottig zerklüftete, sehr breit aufsitzende Geschwülste bilden. Auch an Wange und weichem Gaumen kommen Papillome vor.

Die Konsistenz wechselt zwischen derb und weich, und das Wachstum erstreckt sich meist über viele Jahre, ohne nennenswerte Beschwerden zu verursachen.

Die Diagnose der charakteristisch aussehenden Geschwülstchen ist meist ohne weiteres per adspectum möglich. Wünscht der Patient eine Behandlung, so kann die Excision ausgeführt werden, oder aber bei flächenhaft entwickelten Papillombeeten die Verschorfung mit dem Thermokauter — natürlich in Lokalanästhesie.

4. Hämangiome.

(Über Genese und Pathologie siehe auch S. 190.)

Hämangiome der Mundhöhle sind recht lästige Erkrankungen — vor allen Dingen, weil sie gewöhnlich zwar langsam, aber unaufhaltbar sich ausdehnen, manchmal stark prominieren und dann sehr zu profusen Blutungen und anschließenden Entzündungen mit ihren Beschwerden und Gefahren neigen.

Das „einfache" Hämangiom ist zu beobachten auf der Zunge, an den Schleimhäuten von Wange, Gaumen, Uvula oder Rachen in Form linsen- bis pfennigstückgroßer, oft leicht beetartig erhabener, tiefroter bis blauroter umschriebener Flecken; und manchmal kann man ein Feuermal der äußeren Gesichtshaut sich über das Lippenrot hinweg bis auf die Mundschleimhaut fortsetzen sehen. Bei genauer Betrachtung sind, besonders an den Rändern, einzelne erweiterte Blutgefäßchen mit bloßem Auge zu erkennen.

Das „kavernöse" Hämangiom kann ebenfalls an jeder Stelle der Mundhöhlenschleimhäute entstehen, oder auch als Teil eines in den äußeren Gesichtsweichteilen entwickelten Angioms nach innen bis unter die Schleimhaut vorgedrungen sein. Alle Übergänge vom kleinen erbsengroßen, blaurot durchschimmernden Knoten bis zu monströsen, sich stark vorwölbenden Verunstaltungen der Mundhöhlenweichteile kommen zur Beobachtung; doch stets sind die charakteristischen Symptome des schwammartig strukturierten Kavernoms vorzufinden: blaue Verfärbung, grobbuckelige Vorwölbungen und Ausdrückbarkeit der Bluträume, die sich aber bei Nachlassen der Kompression sofort wieder anfüllen. Bei Erhöhung des Blutdruckes, wie sie z. B. beim Vornüberneigen des Kopfes und Rumpfes zustande kommt, ist ein deutliches Anschwellen der Geschwulst zu bemerken (vgl. Abb. 191).

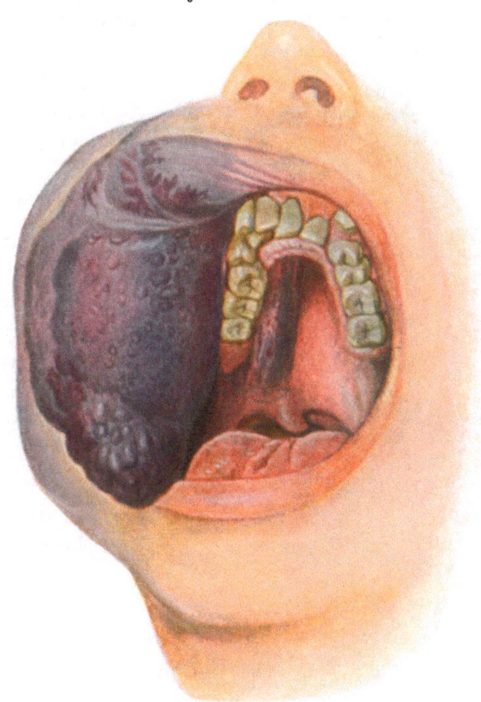

Abb. 191. Kavernöses Hämangiom der Wange und Oberlippe. (Sammlung der Tüb. Chir. Klinik.)

Die durch größere Hämangiome der Mundhöhle verursachten Beschwerden sind nicht zu unterschätzen; denn je nach Sitz stören sie die Beweglichkeit der Zunge, legen sich beim Zubeißen zwischen die Zahnreihen usw. Besonders sind es die Blutungen, die durch Verletzungen oder entzündliche Ulcerationen der Wandungen hervorgerufen werden können und eine stete Gefahr bedeuten.

Die Behandlung kleiner Mundhöhlenhämangiome kann in ähnlicher Weise ausgeführt werden, wie das bei den Angiomen der äußeren Weichteile beschrieben wurde: Injektion entzündungserregender Flüssigkeiten (z. B. 70—80%iger Alkohol) in die Gefäßlumina, um eine Thrombosierung und Verödung herbeizuführen. Am wirksamsten bleibt aber natürlich immer die im Gesunden ausgeführte Excision, die aber nur für kleinere Angiome in Betracht kommt.

Größere Geschwülste setzen einer operativen Therapie ernste Schwierigkeiten entgegen, weil die mit einer teilweisen Excision verbundene profuse Blutung Gefahr für das Leben heraufbeschwüören kann, besoders bei Kindern.

Trotzdem wird man nach mehrfachen stärkeren Blutverlusten gezwungen sein, mit dem Messer in der Hand vorzugehen und, da totale Exstirpation in der Regel unmöglich ist, wenigstens eine Verkleinerung herbeizuführen suchen. Die Unterbindung der Art. carotis ext., eventuell nur der Lingualis, beiderseits wird zweckmäßig vorausgeschickt, um die Blutung während der Operation herabzusetzen.

Stichelung mit dem Glühstift (v. Bergmann) oder Spicken mit Magnesiumpfeilen (Payr) wurde manchmal ebenfalls mit Erfolg zur Anwendung gebracht.

Das Rankenangiom der inneren Weichteile ist eine extrem seltene Erkrankung und bietet keine Besonderheiten gegenüber den schon im vorhergehenden Abschnitt beschriebenen Verhältnissen. Es sei deshalb dorthin verwiesen.

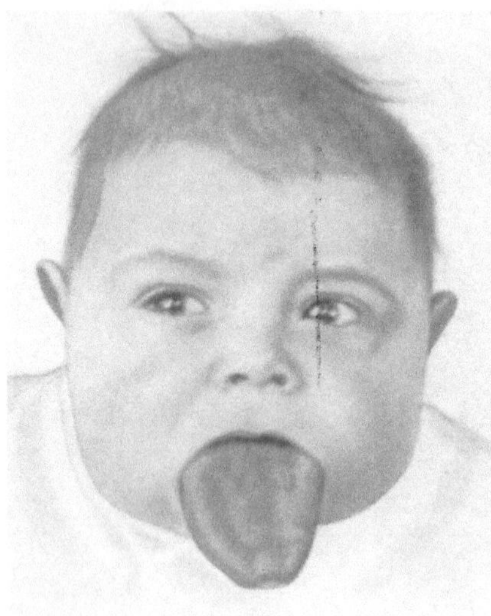

Abb. 192. „Makroglossie“ (Lymphangiom der Zunge). (Sammlung der Tüb. Chir. Klinik.)

5. Lymphangiome.

(Über Genese und Pathologie siehe auch S. 195.)

Innerhalb der Mundhöhle ist die Zunge in so ausgesprochener Weise Lieblingssitz der Lymphangiome, daß im folgenden nur diese Lokalisation berücksichtigt werden soll.

Wie schon bei den Lymphangiomen der Gesichtsweichteile ausführlicher dargestellt wurde, tritt diese Geschwulstart in drei oft ineinander übergehenden und häufig nebeneinander vorzufindenden Formen auf: als einfaches, kavernöses und cystisches Angiom. Alle drei Arten kommen auch an der Zunge zur Beobachtung.

Wohl immer angeboren, werden die Zungenangiome trotzdem gewöhnlich erst später bemerkt, weil Beschwerden durch sie zunächst nicht hervorgerufen werden. Erst wenn das Volumen der Zunge deutlich vermehrt ist, leidet deren Beweglichkeit, was schließlich beim Sprechen und Kauen unangenehm in die Erscheinung treten kann: die Sprache wird schwerfällig; die Speisen können nicht frei hin und her bewegt werden, wie das für eine wirksame Ausübung der Kautätigkeit unumgänglich notwendig ist.

Die „Makroglossie“, wie man die durch Lymphangiom hervorgerufene Verunstaltung der Zunge zu benennen pflegt, kann so hochgradige Formen annehmen, daß die vorderen Zahnreihen mitsamt ihren Alveolarfortsätzen durch den dauernd von innen her einwirkenden Druck nach außen vorgebuchtet und umgekippt werden, wodurch die vorderen Kieferabschnitte mit der Zeit zu schnauzenförmiger Protrusion gebracht werden. Schließlich hat die Zunge in der Mundhöhle nicht mehr Platz und ragt mit ihrer kolbig aufgetriebenen Spitze dauernd zum Munde heraus (vgl. Abb. 192).

Erfreulicherweise aber sind solche extremen Fälle doch ziemlich selten, und häufig erkranken nur Teile der Zunge, wobei dann der betreffende Bezirk mehr oder minder gequollen aussieht, bei genauer Betrachtung von kleinen, hell durchscheinenden Bläschen durchsetzt erscheint und je nach der vorliegenden Angiomart eine mehr derbe, eine weich-wabbelige oder fluktuierende Konsi-

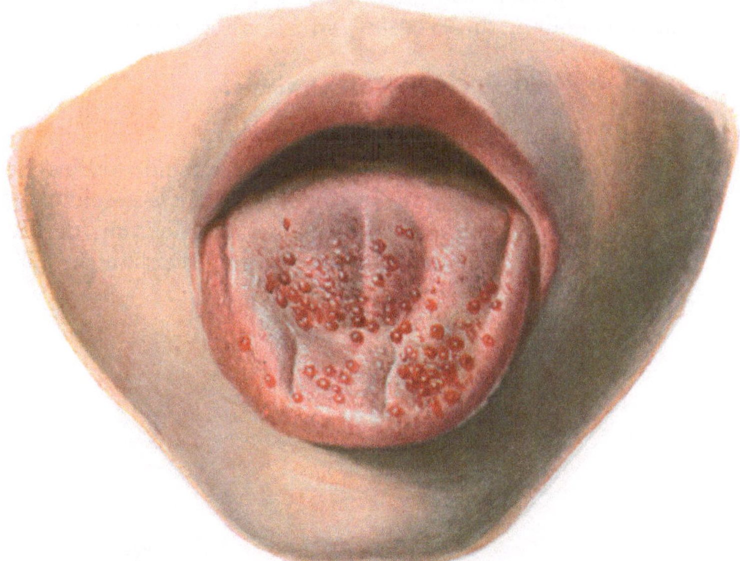

Abb. 193. Knötchenförmiges Hämo-Lymphangiom der Zunge. (Beobachtung der Tüb. Chir. Klinik.)

stenz angenommen hat. Gewöhnlich erscheint der erkrankte Zungenabschnitt außerdem leicht grau verfärbt.

Ein recht charakteristisches Bild erzeugt die sogenannte „Knötchenform" des Lymphangioms der Zunge, bei der die Zungenoberfläche im Bereich der Schwellung besetzt ist mit stecknadelkopf- bis sagokorngroßen, knotenartig prominierenden Bläschen, deren flüssiger Inhalt ihnen ein graugelbes oder rötliches Aussehen verleiht. Interessanterweise können die Lymphräume nämlich manchmal teilweise auch blutigen Inhalt haben, was solchen Geschwülsten den Namen „Hämolymphangiom" (Wegner) einbrachte (vgl. Abb. 193 u. 194).

Die von Zeit zu Zeit zu schmerzhafter Schwellung der Lymphangiome führenden „entzündlichen Schübe" machen sich an der Zunge besonders unangenehm und häufig bemerkbar; denn Gelegenheit zum Eindringen von Infektionserregern durch kleine Oberflächendefekte hindurch ist ja gerade an der Zungenoberfläche recht häufig gegeben. Wenn die Entzündungen auch in der Regel nach einiger Zeit spontan wieder abklingen, so gehen sie doch gelegentlich auch einmal in Vereiterungen über, die zu lokalisierten Abscessen oder auch zu fortschreitenden

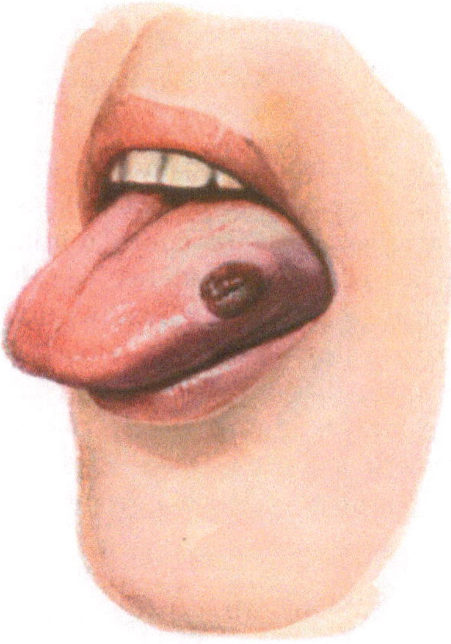

Abb. 194. Umschriebenes Hämato-Lymphangiom der Zunge. (Beobachtung der Tüb. Chir. Klinik.)

Phlegmonen führen können. Die Behandlung kann in leichteren Fällen durch Stichelung mit dem Glühstift eine Verkleinerung der Zunge erzielen. Bei größeren Geschwülsten jedoch wird den Patienten am besten durch Excision keilförmiger Stücke geholfen, die eventuell mehrmals wiederholt werden muß.

6. Cystische Geschwülste.

a) Schleimdrüsencysten.

In den die Mundhöhle auskleidenden Schleimhäuten sind zahlreiche schleimabsondernde Drüschen vorhanden, welche recht häufig Gelegenheit geben zur Bildung kleiner knotenförmiger Geschwülste, die meistens an der Rückfläche der Lippen und an der Wangenschleimhaut ihren Sitz haben. Es handelt

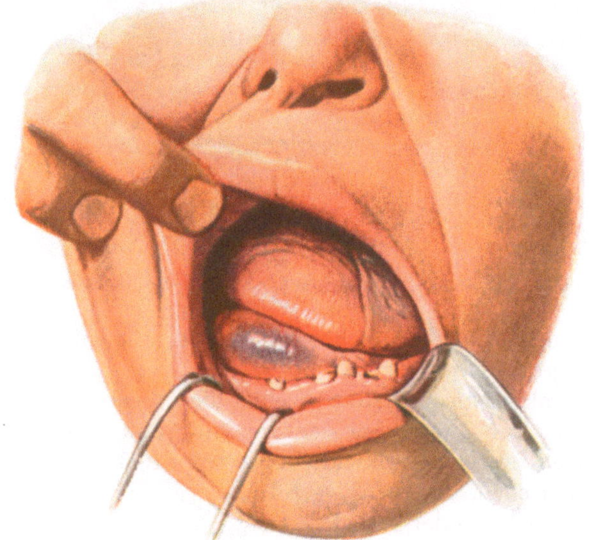

Abb. 195. Ranula (Retentionscyste der Glandula sublingualis). (Beobachtung der Tüb. Chir. Klinik.)

sich hier um sagokorn- bis kirschgroße, halbkugelig sich vorwölbende, Bläschen mit scharf umrissener Basis, deren klarer Inhalt gewöhnlich hell, manchmal aber auch blaugrau durchscheint. Der schleimige fadenziehende flüssige Inhalt ist nichts anderes, wie Schleimdrüsensekret, das bei Verschluß des Ausführungsganges sich anstaut und das Drüschen in eine Cyste umwandelt. Wir haben es hier also mit einer „Retentionscyste“ zu tun.

Sind diese Bläschen auch völlig harmlos, so machen sie sich während ihres gewöhnlich kurzfristigen Daseins doch durch ein leichtes Druckgefühl störend bemerkbar — das aber sofort verschwindet, wenn die sehr dünne Blasenwand aufgeschlitzt, oder, bei größeren Cysten, mit einer feinen Schere abgetragen wird.

b) Ranula.

Den von alters her gebräuchlichen Namen „Ranula“ (= Fröschleingeschwulst) verdankt die hier zu beschreibende Cyste der Ähnlichkeit, welche durch ihren Sitz im Mundboden unterhalb der Zungenspitze mit der aufgeblasenen Kehle eines Frosches erzeugt wird. Auch hier haben wir es mit einer Retentionscyste zu tun, die in der weit überwiegenden Mehrzahl der Fälle von der Glandula sublingualis ausgeht, indem der Hauptausführungsgang, oder auch einer seiner kleineren Verästelungen, infolge chronisch-entzündlicher Prozesse, oder auch durch einen kleinen Fremdkörper, verschlossen wird; dadurch kommt es zunächst zu einer Anstauung von Speichel und zu einer bläschenförmigen Auftreibung der ganzen Drüse, oder nur eines Drüsenläppchens, hinter der Verschlußstelle. Hat aber der dabei entstehende und immer mehr zunehmende Innendruck eine gewisse Höhe erreicht, so verfallen die speichelabsondernden Drüsenzellen der Atrophie und stellen ihre Funktion ein. Trotzdem wächst die Cyste langsam aber stetig weiter, weil nun die Capillaren der Wandung den Inhalt durch Transsudation seröser Flüssigkeit vermehren, und weil die den Innenraum der Cyste auskleidenden Epithelien von Zeit zu Zeit abgestoßen werden und der schleimigen Entartung anheimfallen.

Auf diese Weise wird auch verständlich, daß die spezifischen Bestandteile des Speichels — Ptyalin und Rhodankalium — im Cysteninhalt nicht nachgewiesen werden können, und daß die den Cystenraum ausfüllende helle Flüssigkeit schleimige Konsistenz erkennen läßt.

Äußerlich macht eine Ranula sich bemerkbar durch eine mehr und mehr zunehmende Vorwölbung des vorderen Mundbodenabschnittes neben dem Zungenbändchen und unterhalb der Zungenspitze — zunächst immer nur einseitig, bis die Prominenz langsam auch auf die andere Mundbodenhälfte übergreift, und das Frenulum eine Furche durch sie hindurchzieht. Die Zungenspitze wird dadurch natürlich emporgehoben, gegen den Gaumen gedrückt, und schließlich auch nach der anderen Seite verlagert — ein recht typisches Bild, besonders wenn der Cysteninhalt auf der Höhe der Prominenz graubläulich durchschimmert; bei größeren Ranulae ist das regelmäßig der Fall (vgl. Abb. 195).

In seltenen Fällen durchdringt die Geschwulst zwerchsackförmig die Mundbodenmuskulatur, um mit ihrer einen Sackhälfte unterhalb des Kinns zum Vorschein zu kommen.

Es ist klar, daß durch die Verdrängung der Zunge mancherlei Beschwerden hervorgerufen werden, die sich beim Sprechen und beim Essen unangenehm bemerkbar machen: die Sprache nimmt schließlich einen kloßigen Charakter an, und die Kautätigkeit wird durch die Bewegungsstörung der Zunge behindert. Schmerzen sind nur dann mit einer Ranula verbunden, wenn gelegentlich Entzündungsvorgänge an ihrer Wandung ablaufen, die zu schubweise auftretender Vergrößerung zu führen pflegen.

Verwechslungen einer Ranula mit anderen Geschwülsten des Mundbodens sind schon aus dem Grunde nicht sehr zu befürchten, als andere Geschwulstarten an der in Frage kommenden Stelle recht selten anzutreffen sind. Höchstens könnte gelegentlich ein Mundbodenlipom ein ähnliches Bild zustande bringen, als wir es bei einer beginnenden Ranula zu sehen gewohnt sind — oder aber eine Dermoidcyste, die aber niemals eine so dünne Wandung besitzt, daß die für eine größere Ranula so typische bläuliche Transparenz zustande käme. Dermoidcysten sind außerdem stets genau median gelegen.

Die empfehlenswerteste Behandlungsart besteht in der Excision eines pfennig- bis markstückgroßen Stückes aus dem am meisten prominierenden Wandabschnitt. Die beiden dann deutlich voneinander getrennten Schichten des Wundrandes — Mundbodenschleimhaut und Cystenwand — werden durch eine Reihe von Knopfnähten so miteinander vereinigt, daß die beiderseitigen Epithelien sich rasch miteinander vereinigen können und so die Erhaltung einer Dauerfistel gewährleistet wird (siehe Abschnitt der Operationen). Nach dieser Behandlung verkleinert sich der Cystenraum sehr rasch, und in der Regel genügt dieses Verfahren, um Rezidive zu verhüten. Will man aber ganz sicher gehen, so kann man den ganzen Cystensack, eventuell mitsamt der Sublingualis, exstirpieren — was aber immerhin wesentlich schwieriger auszuführen ist und nur im Notfall zur Anwendung gebracht werden sollte.

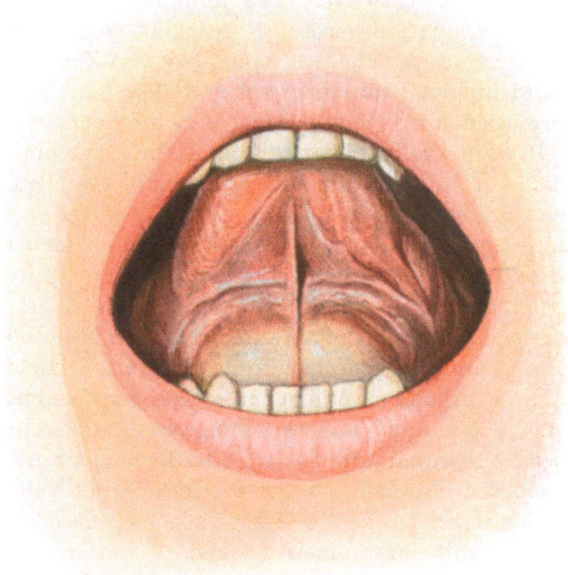

Abb. 196. Dermoidcyste des Mundbodens, median gelegen, grauweiß durchschimmernd.

c) Dermoidcysten.

(Genese und Pathologie siehe auch S. 188.)

Diese aus versprengten Resten des äußeren Keimblattes embryonal angelegten Geschwülste werden manchmal auch in den Weichteilen des Mundbodens, und zwar mit seltenen Ausnahmen genau in der Mittellinie gelegen, vorgefunden.

Einmal gibt es Dermoide, die dicht unterhalb der Zunge zwischen dieser und den Musculi mylohyoidei gelegen sind, während in anderen Fällen die Gegend zwischen diesen Muskeln und der Haut des Unterkinnes den Sitz abgibt. Man unterscheidet deshalb zwischen sublingualen und submentalen Mundbodendermoiden.

In der Mehrzahl der Fälle erreichen diese Geschwülste bei dem sehr langsamen Wachstum erst um das 20. Jahr herum eine solche Größe, daß sie Beschwerden verursachen und bemerkt werden. Dabei tritt das sublinguale

Dermoid als eine flache bis kugelige Vorwölbung in die Erscheinung, die unterhalb der Zungenspitze liegt, vom Zungenbändchen überzogen wird und die Zunge gaumenwärts empordrängt. Die das Dermoid überziehende Schleimhaut bleibt stets frei verschieblich, läßt aber manchmal die sich prall-elastisch, oder auch wohl teigig, anfühlende Geschwulst ganz leicht gelblichrot durchscheinen — was im Verein mit der medianen Lage differentialdiagnostisch gegenüber der Ranula verwendet werden kann, andererseits aber Verwechslungen mit einem Lipom ermöglicht. Da Dermoidcysten aber eine ganz glatte Oberfläche, größere Lipome dagegen deutlich gelappt erscheinen, läßt sich die Unterscheidung trotzdem durchführen (vgl. Abb. 197).

Die durch eine sublinguale Dermoidcyste hervorgerufenen Beschwerden entsprechen etwa den bei der Ranula beschriebenen und bestehen im wesentlichen in Erschwerung des Sprechens und der Nahrungsaufnahme.

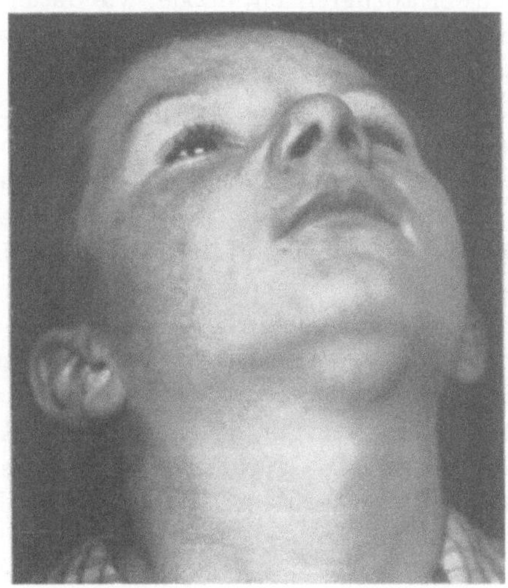

Abb. 197. Submentale Dermoidcyste.

Das submentale Dermoid entwickelt sich nach abwärts und führt schon bei mäßiger Größe zu einer Vorwölbung der Unterkinngegend, die Ähnlichkeit besitzt mit einem Doppelkinn. Die Größe variiert stark und hängt bis zu einem gewissen Grade von dem Alter des Patienten ab; doch kann der Umfang einer Billardkugel, und mehr, erreicht werden. Aber selbst, wenn das der Fall ist, sucht der Patient den Arzt weniger wegen der nicht sehr erheblichen Beschwerden auf, als vielmehr wegen der durch die Vorwölbung bedingten Entstellung.

In diagnostischer Beziehung ist es wichtig zu wissen, daß die submentalen Dermoide gern mit dem Zungenbein oder auch mit der Rückfläche des Kinnknochens in strangförmiger, oder auch breiterer, Verbindung stehen.

Therapeutisch kommt nur die operative Exstirpation der Dermoidcysten in Betracht, die am besten stets — auch bei den sublingualen Cysten — von einem median zwischen Kinn und Zungenbein angelegten Schnitt aus durchgeführt wird, im allgemeinen leicht gelingt und nur Schwierigkeiten macht bei alten, infolge Entzündung entstandenen, festen Verwachsungen mit der Nachbarschaft.

7. Sarkome.

(Über Genese und Pathologie der Sarkome siehe auch S. 199.)

Im Gegensatz zu den Carcinomen sind die Sarkome der Mundhöhlenorgane selten und sitzen, wenn sie gelegentlich einmal gesehen werden, fast ausschließlich an der Zunge. Hier entwickeln sie sich entweder oberflächlich aus der Submucosa heraus, breitbasig oder pilzförmig der Zungenoberfläche aufsitzend, oder sie entstehen mitten in der Muskulatur, vom interstitiellen Bindegewebe ausgehend, und imponieren dann als mehr oder weniger ausgesprochene Auftreibung der Zunge, meist in ihren mittleren und hinteren Abschnitten.

Die mehr gestielten Oberflächensarkome wachsen im allgemeinen langsamer und sind infolgedessen gutartiger als die interstitiellen Sarkome, obwohl in dieser Beziehung die größten Unterschiede zu beobachten sind.

Ebenso ist es mit der zelligen Struktur, die sämtliche Typen von Spindelzellen- und Rundzellensarkomen aufweisen kann.

Wie früher schon hervorgehoben wurde, pflegen Sarkome erst spät zu ulcerieren, weswegen sie im allgemeinen noch lange Zeit von intakter Schleimhaut überzogen sind — wiederum im Gegensatz zu den meist nur als Geschwür zu beobachtenden Carcinomen der Mundhöhle. In differentialdiagnostischer Hinsicht ist diese Tatsache wichtig.

Gegenüber den Fibromen der Zunge sind Sarkome klinisch manchmal schwer abzugrenzen, da sie, wie diese, manchmal sehr langsam wachsen können. Es empfiehlt sich deshalb, in jedem Falle die Diagnose durch eine Probeexcision sicherzustellen.

Das prognostisch absolut ungünstige Melanosarkom kommt in den Geweben der Mundhöhlenweichteile ebenfalls vor, wenn natürlich auch noch seltener, als die anderen Sarkomarten.

Die Behandlung hat nach Regeln zu erfolgen, wie sie für alle operablen bösartigen Geschwülste Gültigkeit haben: Exstirpation nicht nur der Geschwulst selbst, sondern auch noch eines Teiles der gesunden Nachbarschaft, um größtmögliche Sicherheit zu schaffen gegen örtliche Rezidive. Da aber Sarkome der mittleren und hinteren Zungenabschnitte durch den Mund in manchen Fällen schwer zu erreichen sind, so muß entweder vorher die Wange gespalten oder gar der horizontale Kieferast durchtrennt werden, wie das im Abschnitt der Operationslehre dargestellt ist. Meistens aber lassen sich diese Eingriffe vermeiden. Inoperable Sarkome werden röntgen-bestrahlt.

8. Carcinome.

(Über Genese und Pathologie der Carcinome siehe auch S. 202.)

Die Carcinome der Mundhöhlenschleimhäute spielen in der zahnärztlichen Praxis insofern eine verhältnismäßig große Rolle, als der Zahnarzt vielfach in die Lage versetzt werden dürfte, ein nicht beachtetes Geschwür als krebsig zu erkennen und den mit ihm behafteten Patienten dem Chirurgen zuzuführen. Jeder Zahnarzt sollte sich deshalb auf das eingehendste mit diesen Geschwülsten beschäftigen und möglichst weitgehende Sattelfestigkeit in deren Diagnose zu erreichen suchen.

Die Mundhöhlenkrebse, wie ja überhaupt die meisten Carcinomformen, sind eine Erkrankung des höheren Alters, und befallen den Menschen meist in der Zeit vom 45. Lebensjahre ab. Die Tatsache, daß unter 5 an solchen Carcinomen erkrankten Patienten etwa 4 Männer sind und nur eine Frau, wirft ein bezeichnendes Licht auf die Entstehung dieser Geschwülste, die doch wohl irgendwie mit dem Genuß von Tabak und Alkohol in Verbindung gebracht werden muß — wahrscheinlich spielt der Tabak die Hauptrolle.

Es ist uns längst bekannt, daß die Leukoplakie (s. d.) der Mundschleimhaut eine Folge chronischer Reizung des Gewebes durch den Tabakgenuß ist; und außerdem kennen wir wiederum die ausgesprochene Neigung der bei Leukoplakie vorzufindenden weißen Flecken zu carcinomatöser Entartung.

Auch die Zahncaries gibt anscheinend nicht so selten, wenn auch indirekt, die Ursache ab für die Entstehung eines Carcinoms, indem scharfe Spitzen und Ränder cariöser Höhlen das anliegende Gewebe (Zunge, Wange, Zahnfleisch) einer ständigen mechanischen und entzündlichen Reizung aussetzen, auf welche alternde Epithelzellen gern mit Krebsbildung reagieren; um alte Wurzelstümpfe herum habe ich gelegentlich Zahnfleischcarcinome entstehen sehen. Ganz ähnlich können auch ungeschickt angelegte Prothesen wirken, indem sie zunächst gutartige Decubitalgeschwüre erzeugen, die nach längerem Bestehen manchmal in Carcinom übergehen.

Ob der Syphilis wirklich eine so große Bedeutung für die Genese der Mundkrebse beizumessen ist, wie sie ihr besonders von französischen Autoren zugeschrieben wird, sei dahingestellt — ist mir aber nicht sehr wahrscheinlich.

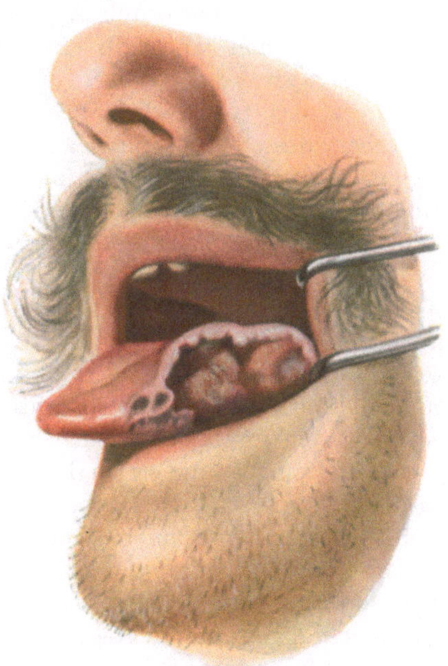

Abb. 198. Carcinom der Zunge. (Sammlung der Tüb. Chir. Klinik.)

Histologisch sind die von den Schleimhäuten der Mundhöhle ausgehenden Carcinome nahezu ausnahmslos Plattenepithelkrebse — verhornende und gelegentlich auch solche ohne Verhornung; denn alle in Betracht kommenden Organe der Mundhöhle sind ja normalerweise von Plattenepithelien überzogen.

Wenn auch an jeder Stelle der Mundhöhleninnenwand Carcinome entstehen können, so sind doch solche Gegenden ganz besonders der Erkrankung ausgesetzt, an denen die verschiedenen oben dargelegten prädisponierenden Momente am häufigsten zur Auswirkung gelangen, und das sind vor allen Dingen die seitlichen Zungenränder, das Zahnfleisch und die Wangenschleimhaut. Mundbodenkrebse sind ebenfalls nicht selten, verdanken ihren Ursprung aber meistens Zungencarcinomen, die auf den Mundboden übergegriffen haben. Sie sollen deswegen hier nicht besonders beschrieben werden. Ebensowenig wird an dieser Stelle auf die Krebse des Zahnfleisches eingegangen, weil diese zu den Kiefercarcinomen (s. d.) gerechnet zu werden pflegen.

a) Das Zungencarcinom

sitzt mit großer Regelmäßigkeit am Rande der Zunge, und zwar gewöhnlich in dessen mittlerem oder hinterem Bereich; die Zungenspitze wird geradezu selten befallen — was, wie wir sehen werden, zur Unterscheidung gegenüber anderen ähnlich aussehenden Erkrankungen beitragen kann.

Im Beginn ist gewöhnlich nur eine Verhärtung des Gewebes nachzuweisen, in deren Bereich aber schon sehr frühzeitig die Ulceration auftritt, so daß man den Zungenkrebs gewöhnlich nur in Gestalt des typischen Ulcus carcinomatosum mit derben, wallartig erhabenen Rändern und mehr oder weniger zerklüftetem, schmierig belegtem Grunde zu Gesicht bekommt (vgl. Abb. 198).

Rasch greift das Geschwür um sich, geht auf den Mundboden über und fängt nun an, dem Patienten quälende Beschwerden zu bereiten, die schließlich unerträgliche Grade annehmen: vor allem sind es heftige brennende Schmerzen, die nach dem Hals und zum Ohr hin ausstrahlen und durch jede Bewegung der Zunge ausgelöst werden. Die Beweglichkeit der Zunge und der Schluckakt leiden durch die zunehmende Induration des Mundbodens und des Zungengrundes immer mehr Not, was wiederum die so schon durch Appetitlosigkeit reduzierte Nahrungsaufnahme schädigend beeinflußt. Ein aashaft stinkender Geruch aus dem Munde belästigt den Patienten und seine Umgebung. Und so macht der Kräfteverfall rasche Fortschritte, bis eine Pneumonie, hervorgerufen durch Aspiration jauchig zerfallender Geschwulstmassen, gewöhnlich schon innerhalb eines Jahres den Tod herbeiführt.

Die Diagnose ergibt sich in der Hauptsache aus dem Alter des Patienten, dem Sitz des Geschwürs am Zungenrande und aus dem charakteristischen Aussehen desselben. Schwierigkeiten in dieser Beziehung pflegen zwar im allgemeinen nicht vorhanden zu sein — und doch gibt es Prozesse, die eine außerordentliche Ähnlichkeit mit Zungencarcinomen haben können und deshalb größte Beachtung verdienen.

Zu ihnen gehört zunächst die chronisch-entzündliche Induration, wie sie sich gegenüber einer scharfen Zahn- oder Prothesenkante gelegentlich ausbildet und lange Zeit hindurch bestehen bleiben kann (Decubital-Geschwür s. d.). Im Zweifelsfalle entferne man die Ursache in Gestalt des cariösen Zahnes und warte den Erfolg ab: ein gutartiges Decubitalulcus heilt in kurzer Zeit ab, während ein Carcinom natürlich in seinem Wachstum nicht beeinflußt wird.

Ferner sind es die syphilitischen Geschwüre des Tertiärstadiums (zerfallende Gummata), die in ihrer äußeren Form Zungencarcinomen außerordentlich ähnlich sehen können. Zur Unterscheidung kann man die Tatsache heranziehen, daß Gummiknoten mehr im vorderen Abschnitt der Zunge auf deren Rücken zu sitzen pflegen und häufig auch multipel auftreten, während das Zungencarcinom in der Regel weiter hinten am Rande der Zunge und immer einzeln aufzutreten pflegt. Anamnese und WASSERMANNsche Reaktion müssen eventuell für die Diagnose mitverwertet werden.

Oder schließlich: Findet man ein am Rande des mittleren oder hinteren Zungenabschnittes lokalisiertes carcinomverdächtiges Geschwür und kann irgendwo an der Mundhöhlenschleimhaut Leukoplakieflecke nachweisen, so wird dadurch die Diagnose „Carcinom“ stark gestützt. Jeder Zweifel aber darüber, daß man ein beginnendes Carcinom vor sich hat, schwindet, wenn der Rand einer Leukoplakie aufgeworfen, verdickt und derb infiltriert erscheint.

Besondere Aufmerksamkeit ist bei Verdacht auf Zungencarcinom auch den regionären Lymphdrüsen zu schenken, die bei der Bösartigkeit des Zungenkrebses oft schon frühzeitig Metastasen beherbergen können, was durch Vergrößerung und derbe Konsistenz bei Schmerzlosigkeit auf Druck zum Ausdruck kommt. Befallen werden gewöhnlich die Lymphdrüsen um die Submaxillaris herum, die submental liegenden und die am vorderen Rande des Sternocleido in der Tiefe längs den großen Halsgefäßen verteilten Knoten. Besonders diese letztgenannten sind (nach KÜTTNER), wenn deutlich vergrößert, für die Diagnose „Carcinom“ zu verwerten.

Was die Behandlung der Zungencarcinome angeht, so haben sich die eine Zeitlang auf die Röntgenbestrahlung gesetzten Hoffnungen nicht erfüllt. Noch niemals ist es gelungen, ein Zungencarcinom mit Röntgenstrahlen zu dauernder Heilung zu bringen; selbst Verkleinerungen der Geschwulst sind selten zu erreichen. Die Behandlung mit Radiumstrahlen dagegen hat Erfolge aufzuweisen, die in einigen Fällen einige Jahre lang angehalten haben. Dauerheilungen dürften auch hier kaum vorkommen.

So bleibt also als wirksame Therapie nur die operative Exstirpation nicht nur des krebsigen Geschwürs, sondern des gesamten indurierten Gewebes im Gesunden — d. h., mindestens $1^1/_2$ cm vom Rande der als erkrankt erkennbaren Zone entfernt. Da bekanntlich die Zungencarcinome die hinteren Abschnitte des Organs bevorzugen, so ist es häufig nicht ganz leicht, diese Operation durch den geöffneten Mund hindurch auszuführen. Um breiteren Zugang zu gewinnen, ist eine Spaltung der Wange in Verlängerung des Mundes, oder in ganz schweren Fällen gar die Durchtrennung des horizontalen Kieferastes nicht zu umgehen. Meistens aber wird man doch ohne diese Hilfsoperationen auskommen können.

Regelmäßig ist auch die Ausräumung sämtlicher verdächtiger Lymphdrüsengebiete auszuführen, und zwar auf beiden Halsseiten, auch wenn vergrößerte Knoten nicht zu fühlen sind. Die Erfahrung hat nämlich gelehrt, daß auch bei einseitigem Sitz des Carcinoms beide Halsseiten Drüsenmetastasen aufzuweisen pflegen. Am besten schickt man diese Operation der Hauptoperation einige Tage voraus und fügt dabei gleichzeitig die doppelseitige Unterbindung der Art. lingualis, oder bei ausgedehnteren Carcinomen auch der Carotis externa, hinzu; denn die Blutung aus Zungen- und Mundbodengewebe kann sonst außerordentlich stören und selbst lebenbedrohenden Umfang (Aspiration!) annehmen. Selbstverständlich wird in Lokalanästhesie operiert. (Über Zungenoperationen siehe Operationslehre!)

b) Das Carcinom der Wangenschleimhaut

steht an Häufigkeit weit hinter dem Zungenkrebs zurück und sucht sich seinen Platz gern in den hinteren Partien der Umschlagsfalten, am Übergang von Zahnfleisch zur Wange. Andere Lokalisationen sind natürlich nicht ausgeschlossen.

Das zunächst kleine flache Ulcus zeigt schon sehr frühzeitig das Charakteristicum der Schleimhautcarcinome in Form des derb infiltrierten, leicht aufgeworfenen, manchmal auch wallartig erhabenen Randes. Gewöhnlich nimmt es rasch an Fläche zu, sich radiär nach allen Seiten ausbreitend, und zeigt dann einen höckerigen oder leicht zerklüfteten Grund, der aus derben carcinomatösen Granulationen und zerfallenden Geschwulstmassen besteht. Die Wangenweichteile werden durchwachsen, verlieren ihre Elastizität und behindern dadurch das Öffnen des Mundes (Kieferklemme), bis in vorgeschrittenen Fällen die äußere Haut durchbrochen wird und ulceriert. Auch die Kieferknochen werden früher oder später ergriffen, und eine entsetzlich stinkende Zerfallshöhle bereitet dem Patienten ein schweres Schicksal (vgl. Abb. 199).

Die Behandlung hat das Carcinom im Gesunden zu exstirpieren ohne jede Rücksicht auf die Größe des zurückbleibenden Defektes. Nur bei beginnenden Wangenkrebsen kann die äußere Haut erhalten werden, worauf dann die zurückbleibende Schleimhautlücke durch äußere Haut ersetzt werden kann, die mittelst gestielten Lappens vom Halse entnommen, von außen her durch den Mundboden hindurch in die Mundhöhle geleitet und hier zur Einheilung gebracht wird (PERTHES; näheres siehe Operationslehre). Defekte der ganzen Wangendicke sind ebenfalls durch gestielte Halshautlappen zu verschließen. Ist der Kieferknochen miterkrankt, so wird auch er im Gesunden reseziert.

c) Das Carcinom des Gaumens

bietet, abgesehen von seltenen Abweichungen histologischer Art, im allgemeinen keine Besonderheiten und soll nur aus dem Grunde als besondere

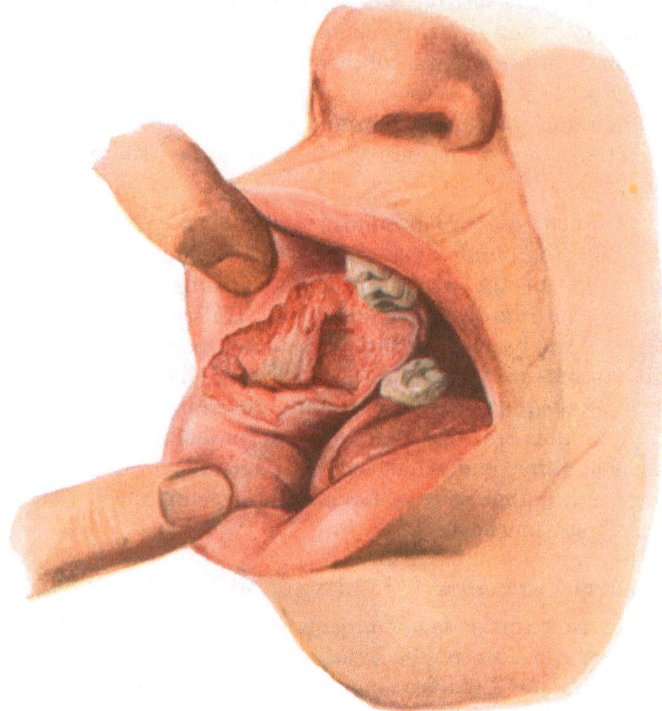

Abb. 199. Carcinom der Wangenschleimhaut. (Sammlung der Tüb. Chir. Klinik.)

Form hier angeführt werden, weil es in diagnostischer Beziehung manchmal nicht ganz leicht ist, einen nach der Mundhöhle zu durchgebrochenen Krebs der Highmorshöhle von ihm zu unterscheiden. Infolgedessen wird es häufig notwendig sein, nach anderen Symptomen eines Kieferhöhlencarcinoms zu forschen und dieses auszuschließen.

Primär am Gaumen entstandene Krebsgeschwüre durchwachsen natürlich rasch die dünnen Weichteile des weichen und den Knochen des harten Gaumens, um sich dann nach den Gaumenbögen und dem Rachen, bzw. nach dem Oberkieferknochen zu, auszudehnen.

Therapeutisch kommt wiederum nur, wenn überhaupt eine Operation noch Erfolg verspricht, die radikale Ausrottung in Betracht unter Mitnahme sämtlicher verdächtigen Gewebsteile.

d) Das Carcinom der Gaumenmandel.

Es sei nur kurz erwähnt, daß auch von der die Gaumentonsillen bedeckenden Schleimhaut Carcinome ausgehen können, die rasch um sich greifen, die Gaumenbögen und den Mundboden infiltrieren und schon frühzeitig Metastasen in den um die Submaxillaris herum gelegenen Lymphdrüsen erzeugen.

Es gibt Fälle, in denen ein Carcinom der Tonsille nur wegen einer vorhandenen Vergrößerung des Organs mit Vorwölbung des betreffenden Gaumenbogens und des weichen Gaumens, sowie wegen des Vorhandenseins derber

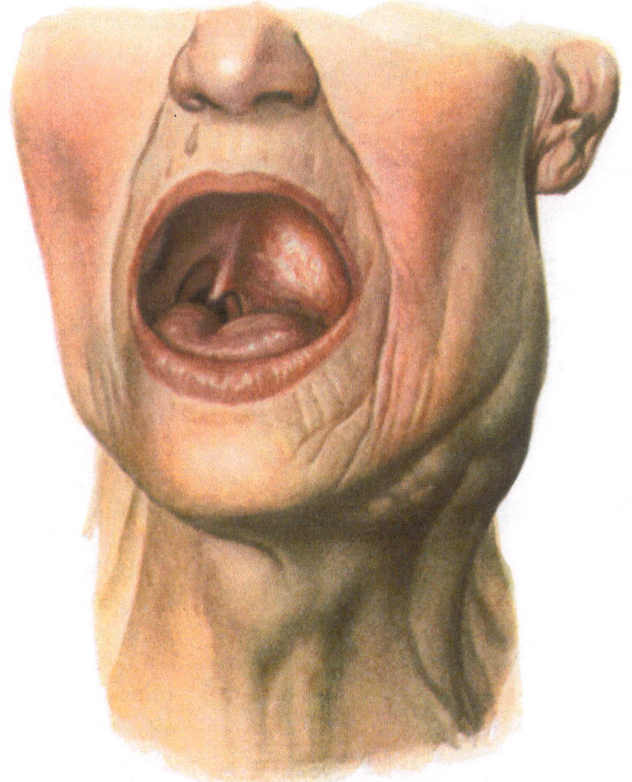

Abb. 200. Carcinom der linken Gaumenmandel mit Drüsenmetastasen am Unterkieferrand. (Beobachtung der Tüb. Chir. Klinik.)

knolliger Drüsentumoren am Unterkieferrand zu vermuten ist, ohne daß vom Munde aus die Tonsille selbst stark verändert erschiene. Der in den Mund eingeführte Finger fühlt indessen die ganze Umgebung der Mandel stark verhärtet und diese Verhärtung sich nach der Submaxillaris zu fortsetzen. Durch Probeexcision ist die Diagnose zu erhärten (s. Abb. 200).

In anderen Fällen dagegen tritt an die Stelle der Tonsille und der Gaumenbögen schon frühzeitiger eine carcinomatöse Zerfallshöhle.

Eine operative Behandlung muß sehr radikal vorgehen, verspricht trotzdem aber nicht viel Erfolg und ist deshalb in vorgeschritteneren Fällen am besten durch Röntgen- und Radiumbestrahlung zu ersetzen.

D. Geschwülste der Kieferknochen.

1. Fibrome.

(Über Genese und Pathologie der Fibrome siehe auch S. 181.)

Als Mutterboden für die Hervorbringung von Fibromen der Kieferknochen kommt einmal der periostale Überzug in Betracht, der zwar überall ein Fibrom entstehen lassen kann, von dieser Fähigkeit gewöhnlich aber nur im Bereich der Alveolarfortsätze Gebrauch macht. Hier entsteht dann die weiter unten zu besprechende „Epulis fibromatosa".

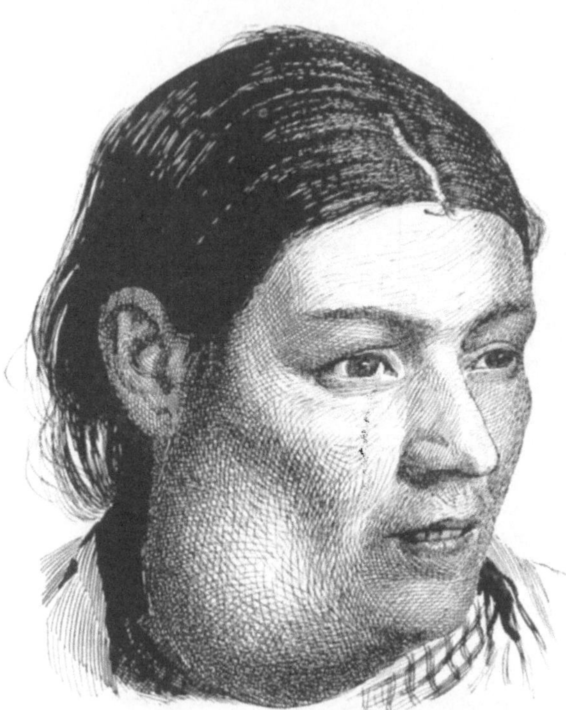

Abb. 201. Zentrales Fibrom des Unterkiefers. (Sammlung der Tüb. Chir. Klinik.)

An anderen Kieferteilen kommen periostale Fibrome recht selten zur Beobachtung, wachsen dann außerordentlich langsam und erscheinen als derbe, spindelförmige Auftreibungen des Knochens mit glatter Oberfläche.

Interessanter, als die vom Periost ausgehenden sind die zentral im Knochen sich entwickelnden Kieferfibrome, weil deren Herkunft noch immer umstritten ist. So wird behauptet, daß Zahnanlagen zentrale Fibrome hervorbringen könnten, während Andere der Knochensubstanz selbst die Fähigkeit, reine Bindegewebsgeschwülste zu erzeugen, zuschreiben. Wahrscheinlich aber haben wohl Diejenigen recht, die diese Fibrome von dem die Gefäße und Nerven begleitenden Bindegewebe ausgehen lassen.

Einmal in Entwicklung begriffen, bringen sie den Unterkiefer, oder seltener auch den Oberkiefer, im Verlauf meist mehrerer Jahre zu eiförmiger Auftreibung, die aber schließlich riesige Dimensionen annehmen kann. Im ersten Stadium imponiert das zentrale Fibrom als knochenharte Geschwulst, bis die den eigentlichen Tumor umschließende Knochenkapsel so dünn wird, daß sie bei Berührung das Symptom des Pergamentknitterns erzeugt, um schließlich gänzlich dem Schwund anheimzufallen. Auf diese Weise kann es zu ausgedehnten Zerstörungen von Knochensubstanz kommen, obwohl das Fibrom eine absolut gutartige Geschwulst ist. Am Unterkiefer sind durch Fibrome hervorgerufene Spontanfrakturen gelegentlich zu beobachten (vgl. Abb. 201).

Beschwerden pflegen sowohl die periostalen, als die zentralen Kieferfibrome nur bei erheblicher Größe durch Verdrängungserscheinungen zu erzeugen.

Die diagnostische Abgrenzung gegenüber cystischen Geschwülsten kann bei zentralen Fibromen im Anfang Schwierigkeiten bereiten, zumal beide auf der Röntgenplatte einen ähnlich aussehenden Knochendefekt erkennen lassen. Eine Probepunktion kann jedoch die Unterscheidung herbeiführen.

Das periostale Fibrom könnte mit einem ebenfalls vom Periost ausgehenden Sarkom verwechselt werden, wenn nicht rascheres Wachstum der Geschwulst für Sarkom sprechen würde. Eventuelle Zweifel sind durch Probeexcision zu beseitigen.

Die Behandlung hat in der operativen Exstirpation zu bestehen, wobei am Unterkiefer nach Möglichkeit eine Knochenspange zur Bewahrung der

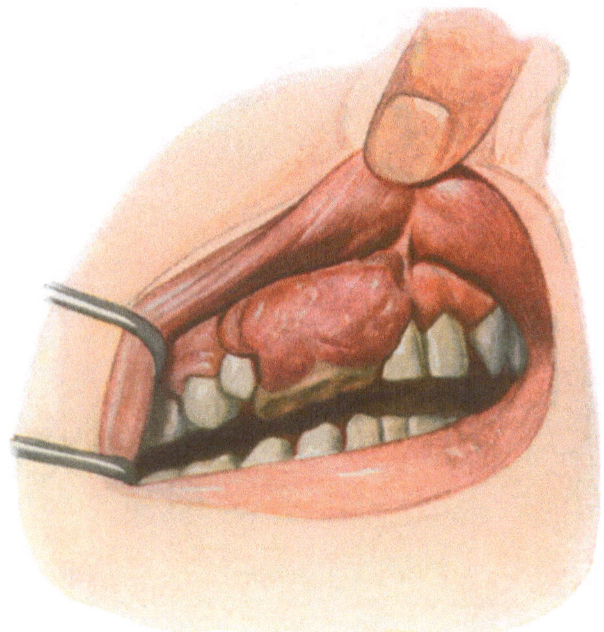

Abb. 202. Epulis fibromatosa. (Sammlung der Tüb. Chir. Klinik.)

Kontinuität erhalten werden sollte. Bei den ganz großen Fibromen kommt aber nur die Exartikulation, am Oberkiefer ausgedehnte Resektion, in Betracht.

2. Epulis.

Unter diesem aus der alten medizinischen Nomenklatur entnommenen Namen versteht man heute Geschwülste von ganz bestimmter Beschaffenheit, die dem Alveolarfortsatz des Unter- und Oberkiefers aufsitzen.

Ihren Ausgang nehmen sie von dessen äußerem Periost, oder aber auch von der periostalen Auskleidung einer Zahnalveole, dem Periodontium. Sie entwickeln sich also unter der das Zahnfleisch bedeckenden Schleimhaut und bleiben auch von dieser während der ganzen folgenden Wachstumsperiode überzogen — abgesehen von den Stellen, die nach Erreichung einer erheblicheren Größe ulcerieren und zerfallen.

Nach ihrer histologischen Beschaffenheit trennt man die Epulis fibromatosa von der Epulis sarcomatosa ab, deren erste aus fibrillärem Bindegewebe besteht und manchmal von Knochenbälkchen durchsetzt ist, während die zweite meistens aus sarkomartigem Gewebe aufgebaut ist, das zahlreiche Riesenzellen enthält; man hat es hier also mit einem „Riesenzellensarkom" zu tun.

Aber auch die äußere Form dieser beiden Epulisarten läßt doch häufig mancherlei Unterschiede erkennen insofern, als die Epulis fibromatosa dem Kieferknochen breitbasig aufzusitzen pflegt, sehr derbe Konsistenz aufweist

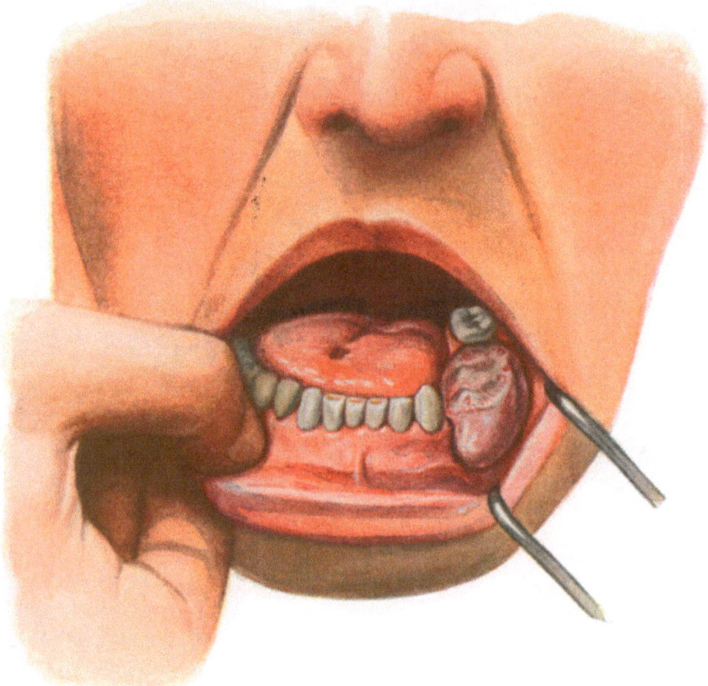

Abb. 203. Epulis sarcomatosa. (Sammlung der Tüb. Chir. Klinik.)

und von einer Schleimhaut überzogen ist, die sich in bezug auf die Farbe von der gesunden Nachbarschaft nicht unterscheidet. Die sarkomatöse Epulis dagegen sieht meist graublau oder rotblau aus, fühlt sich im allgemeinen weicher an und besitzt in der Regel einen mehr oder weniger ausgesprochenen Stiel, der sich gelegentlich bis in eine Alveole hinein verfolgen läßt. Eine solche Epulis hat infolgedessen manchmal eine gewisse Ähnlichkeit mit einem sehr kurz gestielten Pilz und läßt sich meist ein wenig auf der Unterlage hin- und herbewegen. Wird die Epulis größer, so sieht man oft die Zähne der gegenüberliegenden Zahnreihe deutliche Abdrücke in der Geschwulstoberfläche hinterlassen (vgl. Abb. 202 u. 203).

Beide Epulisarten sind als gutartige Geschwülste anzusprechen, weil sie keine Metastasen erzeugen; dagegen ist eine Neigung zum Rezidivieren vorhanden, wenn nach der operativen Entfernung Reste des Mutterbodens zurückgelassen werden. Und wird eine Epulis sarcomatosa sich selbst überlassen, so dringt sie schließlich doch in den Kieferknochen ein, zerstört ihn und kann dann auch durch jauchigen Zerfall der Geschwulstmassen Gelegenheit geben zur Entstehung einer tödlich verlaufenden Lungenentzündung.

Die Vergrößerung geht im allgemeinen ziemlich langsam vor sich, doch kann gelegentlich schon innerhalb mehrerer Monate der Umfang eines Taubeneies erreicht werden.

Wenn auch ernstere Beschwerden durch die Anwesenheit einer Epulis nicht hervorgerufen zu werden pflegen, so belästigen sie ihren Träger – merkwürdigerweise meistens Frauen! – schließlich doch durch Behinderung des Kauens und durch öfters auftretende Blutungen.

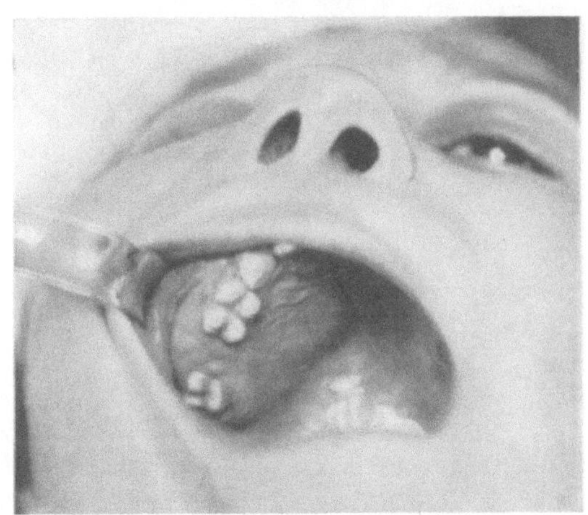

Abb. 204. Osteom des Oberkiefer-Alveolarfortsatzes. (Sammlung der Tüb. Chir. Klinik.)

Die Diagnose kann eigentlich nur im ersten Beginn Schwierigkeiten machen, wenn erst ein kleiner zipfelartiger Auswuchs des Zahnfleisches vorhanden ist, oder eine leichte Auftreibung des Periostes festgestellt werden kann. Da aber die Epulis unter den für die Unterscheidung in Betracht kommenden Erkrankungen bei weitem am häufigsten in die Erscheinung tritt, so wird durch Berücksichtigung dieser Tatsache die Erkennung erleichtert. Ein aus einer cariösen Höhle herausragender und sich mit einem Stiel in den Pulpakanal hinein fortsetzender „Pulpapolyp" sollte leicht als solcher zu erkennen sein.

Zu beachten ist, daß eine Zahnextraktion niemals schuld sein kann an der Entstehung einer Epulis — was von dem Patienten angenommen zu werden pflegt, wenn eine solche im Anschluß an das Ziehen eines Zahnes aus der Alveole herauswächst. Die Sache liegt vielmehr so, daß die zwischen Zahn und Alveolarwand sich entwickelnde Geschwulst Beschwerden verursachte, den Zahn lockerte und die Extraktion veranlaßte.

Die Behandlung hat die oben schon erwähnte Erfahrungstatsache zu berücksichtigen, daß nach Zurücklassung von Resten des Mutterbodens gern Rezidive auftreten. Es muß deshalb nicht nur der in Frage kommende Periostabschnitt, sondern auch der darunterliegende Knochen mitentfernt werden. Am gründlichsten geschieht das durch Abmeißelung des ganzen verdächtigen knöchernen Alveolarrandabschnittes (s. Operationslehre).

3. Osteome und Hyperostosen.

Das Osteom ist die dem Knochengewebe eigentümliche Geschwulstart, wie es etwa das Fibrom für das Bindegewebe ist. Demgemäß besteht ein Osteom aus neugebildetem Knochengewebe, und zwar entweder nur aus kompaktem Knochen oder auch aus Spongiosabälkchen. Ein gewisser grundsätzlicher

Unterschied gegenüber den meisten anderen Geschwulstarten ist aber insofern vorhanden, als die Neubildung von Knochengewebe auf zweierlei Weise vor sich gehen kann, nämlich einmal durch Apposition von seiten des Periostes, oder aber durch Verknöcherung von vorgebildetem Knorpelgewebe. Für die uns hier ausschließlich interessierenden Knochengeschwülste der Kiefer kommt hauptsächlich die periostale Genese in Betracht.

Die Entwicklung der Osteome beginnt in der Mehrzahl der Fälle schon vor dem 20. Lebensjahr; da aber Osteome gutartige Geschwülste sind, so erstreckt sich ihr Wachstum meistens über Jahre, oft über Jahrzehnte, wobei sie entweder in Form diffus sich ausbreitender Knochenverdickungen in die Erscheinung treten können, oder auch mehr wie knollige Geschwülste. Die zuerst genannte Form bezeichnet man auch wohl als „Hyperostose", während stark nach außen prominierende spitze Knochenvorsprünge unter dem Sondernamen „Exostosen" bekannt sind; der Name „Osteom" bleibt also mehr für umschriebene und voluminösere Knochengeschwülste reserviert.

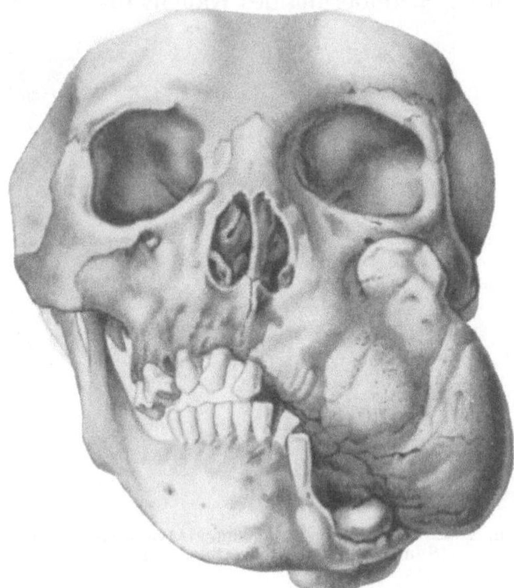

Abb. 205. Osteom des linken Oberkiefers mit schwerer Formveränderung des Unterkiefers durch Druck. (Fall VIDAL.) (Sammlung der Tüb. Chir. Klinik.)

Osteome können an allen Schädelteilen sich entwickeln als langsam an Umfang und Prominenz zunehmende knochenharte, vollständig unempfindliche, gegen die knöcherne Umgebung meist nicht scharf abgrenzbare Geschwülste. So sind sie zu beobachten an der Vorderseite des Oberkiefers oder mitten im Oberkiefer drin, an den Rändern der Augenhöhle und am Unterkiefer.

Manchmal bleiben sie dauernd ziemlich umschrieben, während in anderen Fällen immer mehr benachbarte Knochenteile in die Geschwulst einbezogen werden (Abb. 204 u. 205).

Obwohl an und für sich gutartig, werden schließlich doch sehr unangenehme Verdrängungserscheinungen erzeugt — so z. B., wenn die Orbita mehr und mehr verkleinert wird, und das Osteom den Augapfel langsam nach außen drängt.

Bemerkenswert, wenn auch verhältnismäßig harmlos sind Osteome, die gestielt von der Innenwand der Highmorshöhle ausgehen, schließlich abgestoßen werden und dann als „tote Osteome" in der Höhle liegen bleiben.

Am Unterkiefer treten die Osteome gewöhnlich als in eine Spitze auslaufende Exostosen in die Erscheinung.

Für die Diagnose aller Osteome ist die Röntgenplatte von Wichtigkeit, die meist deutliche Verschattung im Bereich der Geschwulst erkennen läßt.

Die Behandlung der Osteome gestaltet sich verhältnismäßig einfach, wenn es sich um Exostosen mit relativ schmaler Basis handelt — die einfach mit dem Meißel abgetragen werden. Größere Osteome machen manchmal ausgedehnte Kieferresektionen notwendig, wenn man Rezidive von zurückgelassenen Geschwulstresten aus sicher verhüten will.

Hyperostosen können unter dem Einflusse chronischer Entzündungsvorgänge vom Periost aus erzeugt werden und sind z. B. als regelmäßige Folgeerscheinung der eitrigen Kieferosteomyelitis (s. d.) in ganz ausgesprochener Weise zu beobachten. Mit echter Geschwulstbildung hat das natürlich nichts zu tun.

Doch gibt es an beiden Kiefern auch mehr oder weniger umschrieben bleibende Hyperostosenformen, bei deren Entstehung Vererbung bzw. familiäre Disposition eine Rolle spielen. So konnte die Payrsche Klinik drei Geschwister beobachten mit Hyperostosen des Oberkiefers und drei andere mit Hyperostosen am Unterkiefer.

Hier soll aber außerdem noch eine Hyperostosenform beschrieben werden, deren Genese noch umstritten ist und die von Manchen den Osteomen zugerechnet wird, während andere sie für das Produkt einer fortschreitenden chronischen Entzündung des periostalen Überzuges halten: die „Leontiasis ossea".

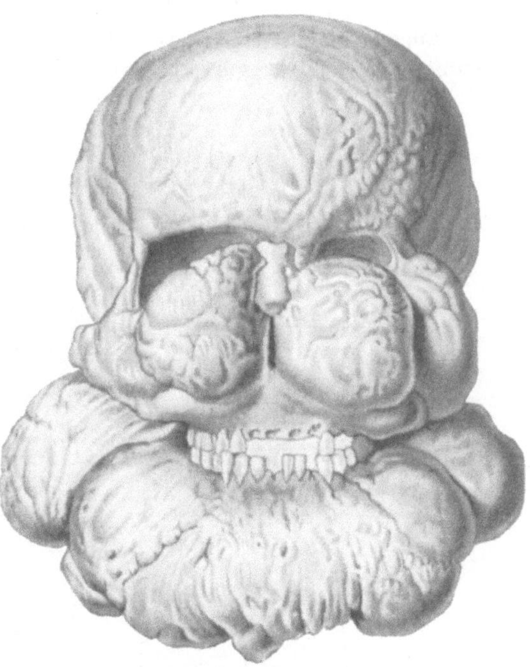

Abb. 206. Leontiasis ossea. (Sammlg. d. Tüb. Chir. Klin.)

Der von Virchow stammende Namen gibt ein recht bezeichnendes Bild der sehr seltenen Erkrankung, die in der Regel von umschriebener Stelle des Gesichtsschädels ausgeht in Form diffuser Knochenverdickung und sich im Verlauf von vielen Jahren über den ganzen Schädel ausdehnt. Sämtliche Knochenteile nehmen dann nacheinander langsam an Umfang zu, bis monströse Verunstaltungen zustande kommen, die der Krankheit den Namen gegeben haben. Kiefer- und Schädelkapsel werden in dicke Knochenplatten oder knollige höckerige Tumoren umgewandelt, die schließlich alle Höhlen ausfüllen, die Beweglichkeit des Unterkiefers aufheben und durch Kompression des Gehirns zum Tode führen (Abb. 206).

Über die Genese ist nichts Sicheres bekannt, wenn man auch in einigen Fällen beobachtet zu haben glaubt, wie die Erkrankung von einer Stelle des Knochens ausging, die vorher von einem Trauma getroffen worden war. In anderen Fällen war ein Erysipel der Gesichtshaut voraufgegangen, woraus man auf einen ursächlichen Zusammenhang zwischen beiden Erkrankungen Schlüsse zog. Aber weder dem einen noch dem anderen scheint eine ausschlaggebende Rolle für die Entstehung der Leontiasis zuzukommen.

Wie überhaupt das Osteom eine Erkrankung des jugendlicheren Alters ist, so sind auch bei der Leontiasis die ersten Anfänge häufig um die Zeit der Pubertät herum, oder bis zum 20. Lebensjahr zu bemerken, so daß der wachsende Knochen besonders prädisponiert zu sein scheint.

Eine Behandlung dieses Leidens hat nur Sinn, wenn die Erkennung so rechtzeitig erfolgt, daß die gesamte erkrankte Knochenzone im Gesunden exstirpiert werden kann. Durch sehr ausgedehnte Kieferresektionen konnten einige Male Stillstände erzielt werden.

4. Odontogene Geschwülste.

Seit langer Zeit schon war es bekannt, daß eine ganze Reihe der häufiger vorkommenden Kiefergeschwülste vom Zahnsystem ihren Ausgang nimmt,

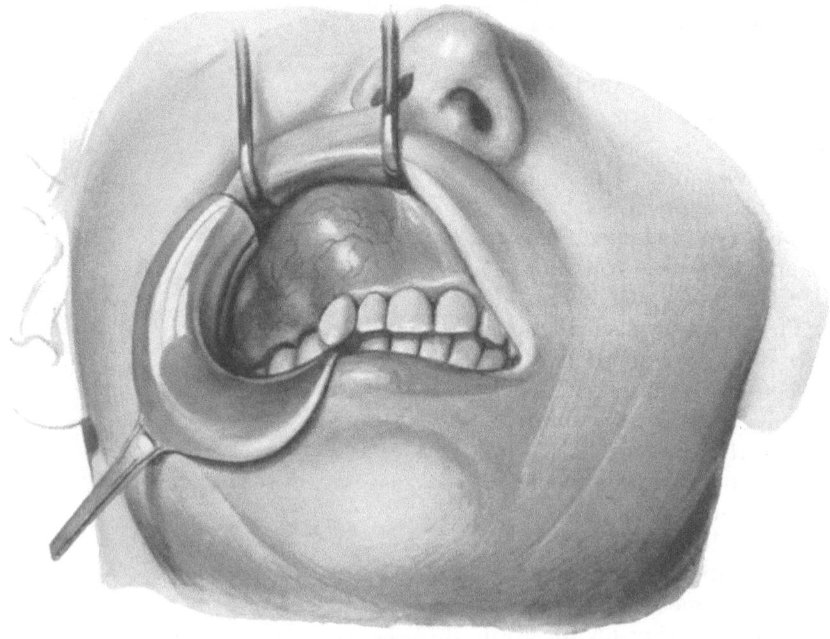

Abb. 207. Zahncyste im Oberkiefer.

wenn man sich auch zunächst über die Art des Zusammenhanges noch im Unklaren war. Erst Ende der 60er Jahre des vorigen Jahrhunderts wies Broca nach, daß cystische Tumoren aus in der Entwicklung begriffenen Zahnkeimen hervorgehen könnten, und etwa gleichzeitig berichtete Magitot über seine „Periostcysten", die aus der Wurzelhaut des ausgebildeten Zahnes hervorgehen sollten.

Damit war die Unterscheidung zwischen „Follikelcysten" und „Wurzelcysten" angebahnt, wie sie sich bis heute in der Hauptsache als richtig erwiesen hat.

Aber noch eine 3. Form der Kiefercysten ließ sich auf Entwicklungsstörungen im Zahnkeim zurückführen, und das ist die unter dem Namen „multilokuläres Cystom" bekannte Geschwulstart, die in ihrem histologischen Aufbau Zellbilder erkennen läßt, wie sie in so typischer Weise nur im Schmelzkeim der Zahnanlage vorkommen. Doch ist als wahrscheinlich anzunehmen, daß hier nicht ausschließlich der noch in Entwicklung begriffene Zahnkeim als Mutterboden der Geschwulst in Betracht kommt, sondern daß auch die von MALASSEZ 1885 in der Wurzelhaut des fertigen Zahnes und in deren Umgebung gefundenen „Débris épithéliaux paradentaires" (paradentären Epithelreste) noch im späteren Leben zu wuchern anfangen und multilokuläre Cystome zu erzeugen imstande sind.

Diese multilokulären Cystome sind histologisch genau dasselbe, wie die „Adamantinome", die zwar gelegentlich auch als solide Geschwulst auftreten können, sich gewöhnlich aber zum Teil oder gänzlich in cystische Hohlräume umwandeln. Es gibt also ein solides Adamantinom und ein cystisches Adamantinom, bzw. ein Adamantinom, das zum einen Teil solide, zum andern cystisch aufgebaut ist.

Diesen 3 odontogenen Cysten schließt sich noch eine vierte ausschließlich in den Kieferknochen zu findende, aber immer solide Geschwulstart an, die

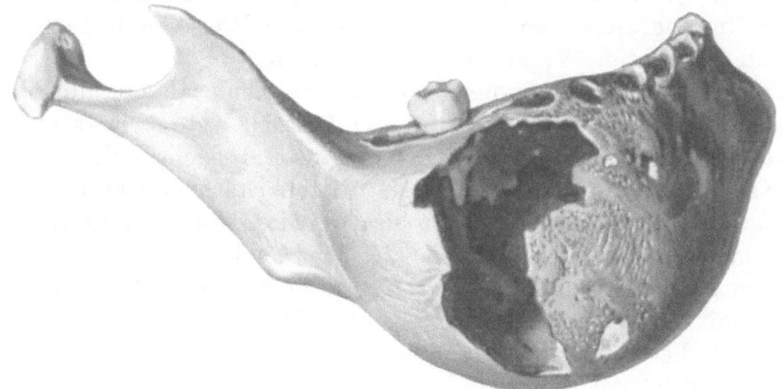

Abb. 208. Wurzelcyste. (Präparat der Tüb. Chir. Klinik.)

ebenfalls gemäß ihrer histologischen Struktur ohne jeden Zweifel aus einer Zahnanlage hervorgegangen sein muß: das „Odontom".

Finden sich im Adamantinom zellige Elemente des Zahnkeimes, so sind im Odontom Bestandteile des fertigen Zahnes nachzuweisen: nämlich Dentin, Schmelz und manchmal auch Zement. Seine Herkunft von einem offenbar pathologisch veränderten Zahnkeim ist damit sichergestellt.

In allen diesen vier vom Zahnsystem ausgehenden Kiefertumoren haben wir gutartige Geschwülste vor uns, die trotzdem aber in vorgeschrittenen Fällen ausgedehnte Knochenzerstörungen verursachen und eingreifende Operationen notwendig machen können.

a) Die Wurzelcyste.

Die Entwicklung dieser dreimal so häufig im Oberkiefer als im Unterkiefer vorkommenden einkammerigen cystischen Knochengeschwulst ist an das Vorhandensein eines Wurzelgranuloms gebunden, und, da dieses wiederum stets eine Pulpagangrän zur Voraussetzung hat, gewöhnlich eine indirekte Folge der Zahncaries.

Der Werdegang einer Wurzelcyste gestaltet sich also etwa so, daß von der cariösen Höhle aus Infektionserreger in die Pulpa eindringen, die durch sie hervorgerufene Entzündung von hier aus durch das Foramen apicale hindurch auf die Wurzelhaut übergreift und eine chronische Periodontitis erzeugt. Im Verlaufe dieser chronischen Wurzelhautentzündung kommt es dann zur Bildung von Granulationsgeschwülstchen oder „Fungositäten", die der Wurzelspitze fest anhängen und auf der Röntgenplatte (Film) gewöhnlich als kleinerbsengroße, neben der Wurzelspitze liegende Knochenhöhle nachzuweisen sind.

Histologisch sind diese Fungositäten in der Hauptsache aus granulierendem Bindegewebe aufgebaut, doch findet man daneben auch — und das ist das für die Genese der Wurzelcysten Ausschlaggebende — Komplexe von Epithelzellen, die in Form von Nestern oder Strängen das Granulationsgewebe durchziehen. Zweifellos handelt es sich hier um die von Malassez regelmäßig in der normalen Wurzelhaut nachgewiesenen Epithelreste, die unter dem Reiz der chronischen Entzündung ebenfalls, wie das Bindegewebe der Wurzelhaut, zu wuchern angefangen haben. Inmitten dieser Epithelzellkomplexe bilden sich nun durch Verflüssigung (oder Vereiterung?) kleine Hohlräume, welche langsam an Umfang zunehmen und sich auf diese Weise schließlich in die so häufigen und bekannten Wurzelcysten umwandeln.

Mit besonderer Vorliebe kommen sie an den Schneidezähnen und Prämolaren des Oberkiefers zur Entwicklung, und die fertige Cyste besitzt eine mitten im Knochen liegende und der Knochenhöhlenwand leicht anhaftende bindegewebige Kapsel, die innen mit einer aus platten Epithelien bestehenden Zellschicht ausgekleidet ist. Der Cystenhohlraum wird von einer klaren bis gelblichen Flüssigkeit ausgefüllt, in der sich zahlreiche Cholestearinkrystalle befinden. Diese dünnen glashellen tafelförmigen Krystalle verleihen der Flüssigkeit bei Betrachtung mit dem bloßen Auge ein eigentümliches opakes Schillern, während bei mikroskopischer Untersuchung eines Tropfens im Dunkelfeld die Cholestearintafeln deutlich zu sehen sind.

Das Cholestearin ist ein fettähnlicher Körper, der im Blut und in jeder Zelle des Organismus anzutreffen ist. So ist es auch in den sich abstoßenden Epithelzellen der Wurzelcystenwand vorhanden, wird aus diesen durch die Cystenflüssigkeit ausgelaugt und schlägt sich in Form von Krystallen nieder.

Klinisch tritt eine Wurzelcyste gewöhnlich erst nach dem 20. Lebensjahr in die Erscheinung — wenn auch früheres Auftreten gelegentlich einmal vorkommt. Ohne nennenswerte Beschwerden zu verursachen, wächst die Cyste heran und tritt gewöhnlich als von außen sicht- oder tastbare Knochenauftreibung in die Erscheinung, über welcher die unveränderten bedeckenden Weichteile leicht hin- und herverschoben werden können. Bei knochenharter Konsistenz ist die Oberfläche ganz glatt und selbst intensiver Druck auf die Geschwulst wird (außer bei Entzündung) nicht schmerzhaft empfunden. Die Konsistenz ändert sich aber, wenn die Cyste mehr an Umfang zunimmt und die zunächst noch dicke Knochenkapsel immer dünner wird, bis sie bei Druck „Pergamentknittern" erzeugt und schließlich deutliche Fluktuation erkennen läßt (s. Abb. 207 u. 208).

Wenn die Cyste einmal Hühnereigröße oder mehr erreicht hat, so kann der durch Druckatrophie zustande kommende Knochenschwund so hohe Grade annehmen, daß zum Beispiel am Unterkiefer eines Tages die noch erhalten gebliebene Knochenspange beim Kauen durchbricht und damit eine „Spontanfraktur“ eintritt. Am Oberkiefer kann man verfolgen, wie eine wachsende Wurzelcyste durch Ausdehnung nach der Gegend des geringsten Widerstandes sich in die Highmorshöhle hinein entwickelt, deren Lumen immer mehr verkleinert, bis schließlich nur noch ein kleiner Spalt von ihr übrig bleibt. Auch der Boden der Nasenhöhle wird gewöhnlich schon frühzeitig emporgedrängt.

So wenig Beschwerden auch mit der Entwicklung einer Wurzelcyste verbunden zu sein pflegen, so können doch eines Tages Schmerzen auftreten bei gleichzeitiger Schwellung der die Cystengegend umgebenden Weichteile. Man kann dann sicher sein, daß es zu einer Infektion des Cysteninhaltes gekommen ist durch Eitererreger, die vielleicht von kleinen Haut- oder Schleimhautdefekten aus auf dem Lymphwege in das Lumen der Cyste hinein verschleppt wurden. Die gewöhnliche Folge einer solchen Infektion ist die Vereiterung der Cyste, deren eitriger Inhalt dann auf dem kürzesten Wege nach außen sich zu entleeren bestrebt ist und die Wand durchbricht. Diese Perforation kann entweder durch die äußere Haut hindurch erfolgen, oder auch nach der Mundhöhle zu stattfinden — in jedem Falle bleibt eine ständig Eiter absondernde, in den Geschwulsthohlraum hineinführende Fistel zurück. Kommt der Eiterdurchbruch aber nach der Highmorshöhle zu zustande, so entleert sich der Cysteninhalt durch deren Ausführungsgang nach der Nase und fließt aus dem gleichseitigen Nasenloch heraus.

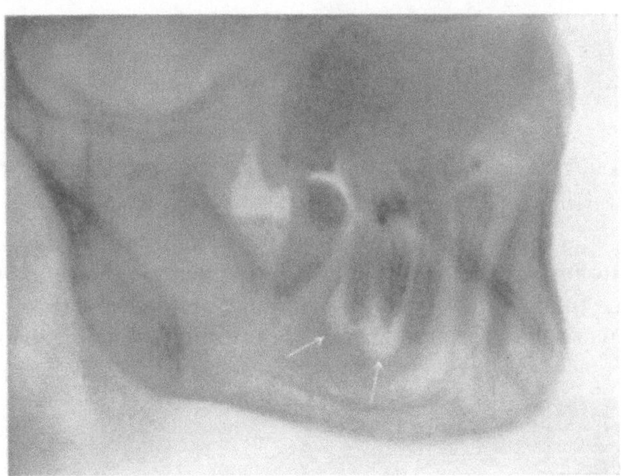

Abb. 209. (Röntgenbild.) Kleine Wurzelcyste im Unterkiefer. (Sammlung der Tüb. Chir. Klinik.)

Die Diagnose einer Wurzelcyste ergibt sich nach dem Gesagten hauptsächlich aus dem meist jenseits des 20. Lebensjahres befindlichen Alter, dem beschwerdelosen langsamen Wachstum, dem Nachweis eines der vorhandenen Knochenvorwölbung benachbarten cariösen Zahnes, und besonders auch aus dem stets anzufertigenden Röntgenbild. Dieses zeigt gewöhnlich an der Cystenstelle einen scharf konturierten, mehr oder weniger rundlichen, Knochendefekt, in dessen Lumen die Wurzelspitze des schuldigen Zahnes meistens noch hineinragt. Ist die Knochenwand bereits sehr dünn geworden, so kann eine Probepunktion die Verwechslung mit Absceß oder dergleichen ausschalten; denn in der entleerten Flüssigkeit lassen sich leicht Cholestearinkrystalle nachweisen.

Die nach Vereiterung zurückbleibenden Fisteln können von Parulisfisteln (s. d.) oft ohne weiteres nicht unterschieden werden; aber der Nachweis einer größeren im Knochen liegenden Absceßhöhle und vor allem das Röntgenbild sichern die Erkennung (vgl. Abb. 209 u. 210).

Bei Ausfluß von Eiter aus der Nase wird man natürlich oft zuerst an Kieferhöhlenempyem denken. Findet sich aber gleichzeitig eine deutliche Vorwölbung der vorderen Oberkieferwand, die bis zum Alveolarfortsatz herabreicht, so gewinnt die Annahme einer vereiterten Zahncyste sehr an Wahrscheinlichkeit.

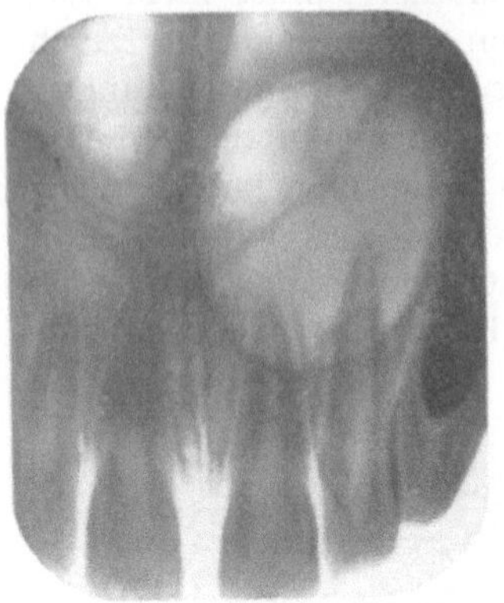

Abb. 210. (Röntgenbild.) Wurzelcyste, ausgehend vom oberen Schneidezahn. (Sammlung der Tüb. Chir. Klinik.)]

Als Behandlung der Wurzelcysten ist in allererster Linie die von Partsch angegebene Resektion der vorgewölbten Wand zu empfehlen, wodurch dem Cysteninhalt ständiger breiter Abfluß nach der Mundhöhle zu gesichert wird, und wodurch die zurückbleibende Cyste gewissermaßen zu einer Nebenhöhle des Mundes gemacht wird. Die Folge der Entlastung macht sich dann auch regelmäßig durch ein rasches Abflachen der Knochenhöhle bemerkbar, bis schließlich nur noch eine flache Mulde zurückbleibt (s. Operationslehre).

b) Die Follikelcyste.

Entsprechend der Abstammung einer follikulären Zahncyste vom Zahnkeim beginnt deren Entstehung um die Zeit der Zahnentwicklung herum, und zwar mit seltenen Ausnahmen im Anschluß an die zweite Dentition. Über die Gründe, die zur cystischen Entartung eines Zahnfollikels Anlaß geben, ist nichts Sicheres bekannt.

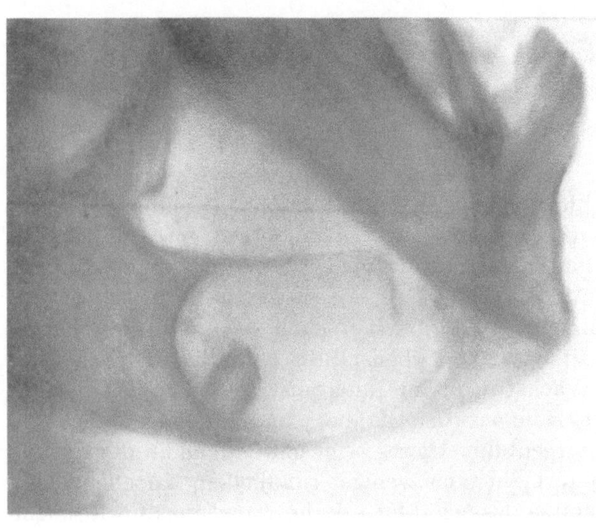

Abb. 211. Follikuläre Zahncyste im Unterkiefer mit Zahn in der Wand.

Viel seltener als die Wurzelcyste (3 : 100), tritt eine Follikelcyste am häufigsten zwischen dem 12. und 16. Lebensjahre in die Erscheinung, ist also im allgemeinen an jugendliches Alter gebunden — im Gegensatz zu den Wurzelcysten (s. d.), die erst später aufzutreten pflegen. Allerdings trifft man auch Follikelcysten gelegentlich in vorgeschritteneren Jahren, doch handelt es sich in solchen Fällen gewöhnlich um solche Cysten, die von dem noch retinierten Weisheitszahn ihren Ausgang nahmen.

Eine follikuläre Zahncyste besteht, wie die Wurzelcyste, aus einer bindegewebigen, innen mit plattem Epithel ausgekleideten Wandung. Sie unterscheidet sich aber von der Wurzelcyste dadurch, daß öfters Zahnrudimente, oder sogar wohl-ausgebildete Zähne so in der Wand stecken, daß die Krone nach innen sieht, während die Wurzel die bindegewebige Wand durchbohrt und in dem benachbarten Knochen verankert steckt (s. Abb. 212).

Aber nicht immer beherbergt eine Follikelcyste Zähne oder Zahnscherben, und zwar hängt das Vorhandensein oder Nichtvorhandensein derselben offenbar von der Entwicklungsperiode ab, in welcher der Zahnfollikel von der zur Cystenbildung führenden Schädigung betroffen wurde. Im ersten Entwicklungsstadium, der „embryoplastischen Periode", ist der Zahnfollikel noch gar nicht imstande, Zahnbestandteile zu bilden. Nimmt die cystische Entartung zu dieser Zeit schon ihren Anfang, so geht der Follikel in der Cyste auf, ohne die folgenden zur Produktion von Zahnsubstanz befähigten Perioden – die „odontoplastische" und die „Coronarperiode" — zu erreichen und ohne also die Fähigkeit, Zahnsubstanzen hervorzubringen, erlangt zu haben.

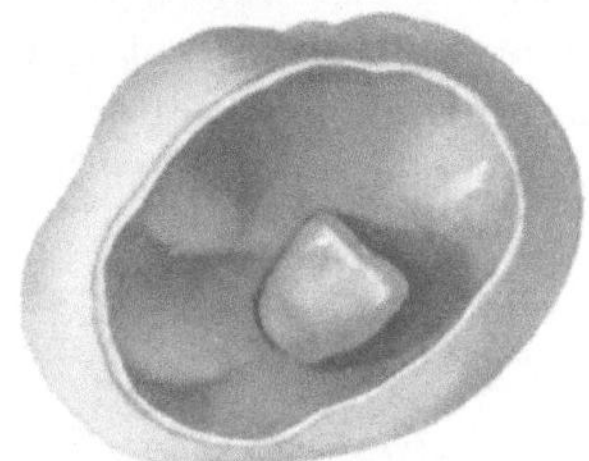

Abb. 212. Präparat einer in toto exstirpierten Follikelcyste mit Zahn. (Sammlung der Tüb. Chir. Klinik.)

In der normalen Zahnreihe wird derjenige Zahn, dessen Follikel zur Entstehung einer Cyste Anlaß gab, gewöhnlich vermißt. Gar nicht selten aber findet man die Zahnreihe vollständig und kann trotzdem außerdem noch einen in der Cystenwand sitzenden, wohlausgebildeten Zahn nachweisen: das sind die Fälle, in denen die Geschwulstbildung von einem überzähligen Zahnkeim ausgegangen ist.

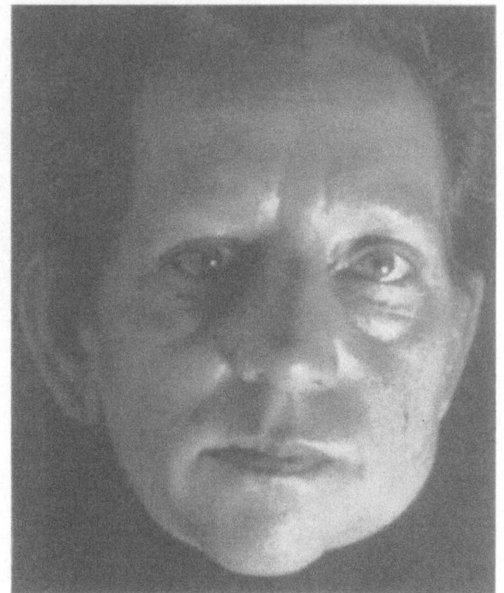

Abb. 213. Multilokuläres Kystom am linken Angulus im Beginn.

Die von follikulären Cysten erzeugten klinischen Erscheinungen entsprechen genau den bei der Wurzelcyste beschriebenen und mögen dort nachgelesen werden. Auch die Diagnostik unterscheidet sich nicht wesentlich von der dort besprochenen; nur ist zu beachten, daß jugendliches Alter für Follikelcyste und gegen Wurzelcyste zu verwerten ist. Ist ein in der Cystenwand steckender Zahn röntgenologisch nachzuweisen, so kann ein Zweifel über die Diagnose natürlich nicht mehr bestehen (vgl. Abb. 211).

Therapeutisch bediene man sich der einfach auszuführenden, von PARTSCH erfundenen Operation, die in der Resektion eines Teiles der Cystenwand besteht. (S. Abschnitt der Operationen.) Außerdem ist der eventuell vorhandene Zahn zu extrahieren.

c) Das Adamantinom bzw. multilokuläre Kystom.

Wie oben schon hervorgehoben, kann das Adamantinom in zwei oft ineinander übergehenden Formen zur Beobachtung kommen: nämlich einmal als solide, in einer Knochenhöhle liegende Geschwulst, und dann als ein System von nebeneinander liegenden, oder sich ineinander verschachtelnden, teilweise miteinander kommunizierenden Hohlräumen verschiedenster Größe.

Histologisch zeigt das solide Geschwulstgewebe dieselbe Beschaffenheit wie die Wandungen der cystischen Hohlräume: Die vorwiegend aus epithelialen Zellen bestehenden, in rundlichen Zellkomplexen und netzförmig verzweigten Strängen angeordneten Gewebszüge lassen eine sehr weitgehende Ähnlichkeit mit denjenigen Zellformen erkennen, aus denen der Schmelzkeim einer Zahnanlage sich aufbaut. Besonders die palissadenförmig nebeneinander stehenden

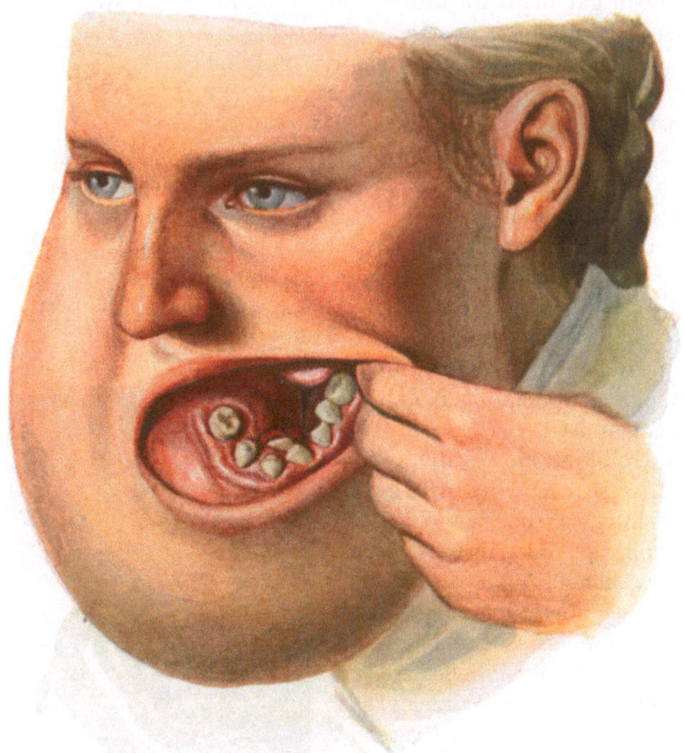

Abb. 214. Multilokuläres Cystom der rechten Unterkieferhälfte. (Sammlung der Tüb. Chir. Klinik.)

Zylinderzellen der Schmelzmembran, sowie die sternförmigen Zellen der Schmelzpulpa sind in dem Tumorgewebe auf das Deutlichste wiederzuerkennen. Und so kann die Abkunft der Adamantinome bzw. multilokulären Cystome vom Schmelzkeim einem Zweifel nicht mehr unterliegen — fragt sich nur, ob die Geschwulst von einem noch in Entwicklung begriffenen Zahnkeim ausgeht, oder ob auch noch im späteren Leben die in der Wurzelhaut und deren Umgebung normalerweise vorhandenen MALASSEZschen Epithelreste Adamantinome zu erzeugen imstande sind. Es ist anzunehmen, daß beides vorkommt.

Auch für die makroskopisch so verschiedene Struktur der beiden Adamantinomformen gibt uns das Mikroskop die Erklärung, indem im histologischen Schnitt deutlich zu sehen ist, wie inmitten der Epithelzellkomplexe Hohlräume entstehen, die sich in allen Entwicklungsstadien von der Vakuole bis zur ausgebildeten großen Cyste verfolgen lassen. Demnach wäre also das multilokuläre Kystom nichts anderes, als eine weiter vorgeschrittene Entwicklungsstufe des soliden Adamantinomgewebes.

Im folgenden soll nur auf die cystische Form des Adamantinoms eingegangen werden, da sie erheblich häufiger vorkommt, als die solide Geschwulst; doch ist auch das multilokuläre Kystom nicht allzuoft anzutreffen. Eigentümlich ist, daß mit sehr seltenen Ausnahmen fast immer der Unterkiefer befallen wird.

Gewöhnlich sucht der betreffende Patient den Arzt erst auf, wenn der Tumor schon eine bedeutendere Größe erreicht hat. Aus der Anamnese ist dann meistens

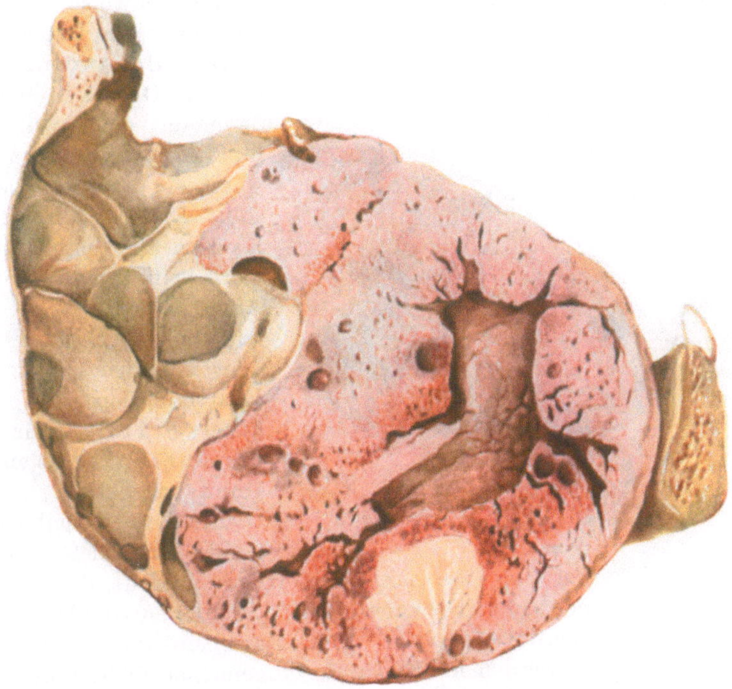

Abb. 215. Multilokuläres Kystom. (Präparat der Tüb. Chir. Klinik.)

zu hören, daß die Kieferauftreibung schon seit langen Jahren bemerkt worden sei, aber Beschwerden nicht verursacht habe. Nur gelegentlich wird berichtet von Zahnschmerzen, die in solchen Fällen offenbar durch Kompression des N. mandibularis erzeugt werden. Wenn also auch der mit einem multilokulären Kystom behaftete Patient häufig schon 30, 40 Jahre und mehr alt ist, so ist der Beginn der Geschwulstentstehung in der Regel doch in die Zeit nach der 2. Dentition zu verlegen; aber zweifellos kommen auch im höheren Alter noch Kystome zur Beobachtung, die später entstanden sind und deren Genese meistens wohl mit dem retinierten Weisheitszahn oder aber mit den MALASSEZschen Epithelresten in Verbindung zu bringen ist.

Von den klinischen Symptomen steht die Auftreibung des Unterkiefers an erster Stelle, und zwar kann sie glatt eiförmig oder auch grobbuckelig gestaltet sein, sich manchmal nur auf eine kurze Strecke des horizontalen oder aufsteigenden Kieferastes beschränken, in anderen Fällen aber eine ganze Kieferhöhle einnehmen und riesige Tumoren erzeugen (vgl. Abb. 214 u. 215).

Die Konsistenz hängt von der Größe der Geschwulst ab insofern, als sie sich im Beginn knochenhart anfühlt, nach Vermehrung des Umfanges weicher wird und schließlich sogar stellenweise fluktuieren kann; denn wie die Wurzel- und Follikelcyste, bringt auch das multilokuläre Kystom den Knochen allmählich zum Schwund. Der Inhalt der cystischen Hohlräume besteht gewöhnlich aus klarer oder gelblicher Flüssigkeit, in der zahllose Cholestearinkrystalle nachzuweisen sind.

Die Diagnose wird gewöhnlich erst durch die Röntgenplatte gesichert, auf der die außerordentlich charakteristische Struktur der Geschwulst (s. Abb. 216) unverkennbare Bilder erzeugt.

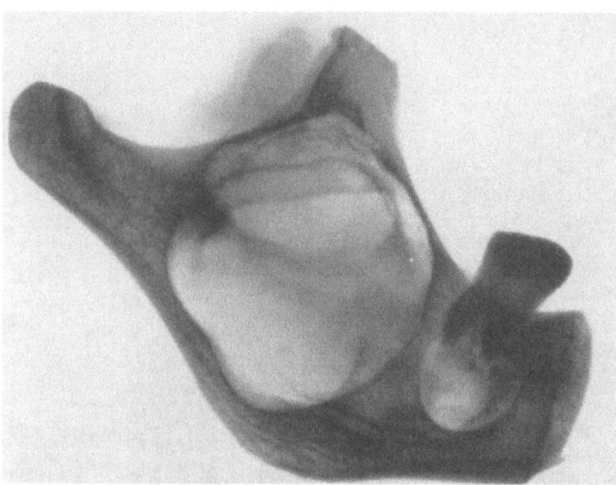

Abb. 216. Multilokuläres Kystom. (Präparat der Tüb. Chir. Klinik, Röntgenbild.)

Die Behandlung kann nur in Operation bestehen; denn das Geschwulstgewebe muß restlos exstirpiert werden, wenn ein Rezidiv ausbleiben soll. Da das multilokuläre Kystom aber mit besonderer Vorliebe in der Umgebung des Angulus entwickelt ist, so wird in der Regel eine mehr oder weniger ausgedehnte Exartikulation des Unterkiefers in Frage kommen, und nur ausnahmsweise eine Kontinuitätsresektion.

Die zurückbleibende gesunde Unterkieferhälfte wird mittels einer schon vor der Operation angefertigten und an den Zähnen zu befestigenden Gleitschiene in seiner Lage erhalten, bis der entstandene Knochendefekt durch Transplantation eines vom Darmbeinkamm entnommenen Knochenstückes ersetzt werden kann, was im allgemeinen frühestens 2 Monate nach der ersten Operation der Fall ist (s. Operationslehre).

d) Das Odontom.

Von allen dem Zahnsystem entstammenden Geschwülsten kommt das Odontom bei weitem am seltensten zur Beobachtung. Wie die Follikelcyste und auch das Adamantinom, ist es infolge seiner Herkunft von einem pathologisch veränderten Zahnkeim und infolge seiner Entwicklung im Anschluß meistens an die 2. Dentition in ausgesprochener Weise eine Erkrankung des jugendlichen Alters. In den meisten der bisher bekanntgegebenen Fälle waren die Patienten weniger als 26 Jahre alt und hatten ihr Odontom im Unterkiefer sitzen; doch kann es auch im Oberkiefer vorkommen. Gewöhnlich sind es die Molaren, die an der Entstehung eines Odontoms beteiligt sind, und der Unterkieferwinkel ist infolgedessen diejenige Stelle, an der Odontome am häufigsten zu finden sind.

Das Odontom ist eine Geschwulstart, in dem die einzelnen Baumaterialien des ausgebildeten Zahnes zu finden sind — es enthält Schmelz und Dentin und manchmal noch Zement. Außerdem aber können Teile des Tumors auch aus weicheren Substanzen bestehen, die histologisch wie Adamantinomgewebe aussehen. Infolgedessen besitzen einzelne Abschnitte des Odontoms zwar häufig eine Beschaffenheit, die nach Konsistenz und Farbe derjenigen eines normalen Zahnes entspricht, wohingegen andere Teile sich weicher anfühlen.

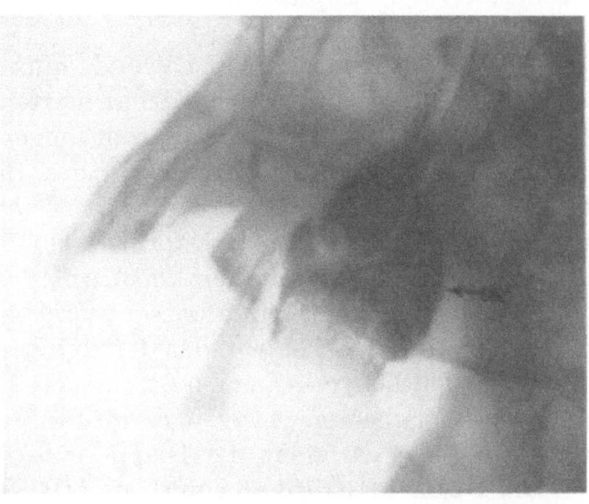

Abb. 217. (Röntgenbild.) Odontom des Oberkiefers, einen retinierten Zahn teilweise umgreifend. (Sammlung der Tüb. Chir. Klinik.)

Die uns hier beschäftigende Geschwulstart kann in äußerlich sehr verschiedenen Formen zur Beobachtung kommen: Man redet (nach PERTHES) von einem „einfachen Odontom", wenn nur eine einzige Zahnanlage an der Geschwulstbildung beteiligt ist. Dabei kann entweder der ganze Zahnkeim sich in ein Odontom umgewandelt haben, oder aber nur ein Teil desselben — was im ersten Falle zur Entwicklung eines isoliert im Knochen liegenden „selbständigen Odontoms" führte, während im 2. Fall nur eine Art Auswuchs des Zahnes zustande kam, den man als „anhängendes Odontom" bezeichnet (vgl. Abb. 218 u. 219).

Dem einfachen Odontom wird das „zusammengesetzte" gegenübergestellt, an dessen Erzeugung mehrere Zahnkeime mitgewirkt haben. Sie sind sehr selten beobachtet und führen zur Bildung grotesk geformter Geschwulstmassen, die manchmal aus mehreren hundert miteinander verbackener Zähne oder Zahnrudimente bestehen. Daß durch sie grobe Verunstaltungen des Kiefers erzeugt werden können, dürfte verständlich sein.

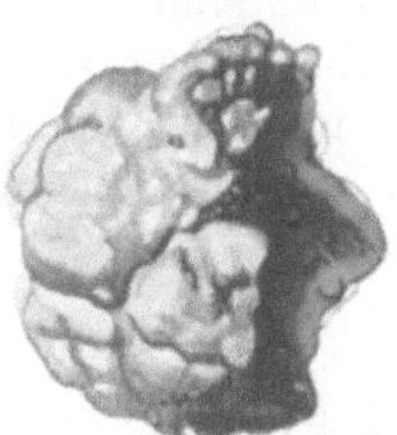

Abb. 218. Odontom. (Präparat der Tüb. Chir. Klinik.)

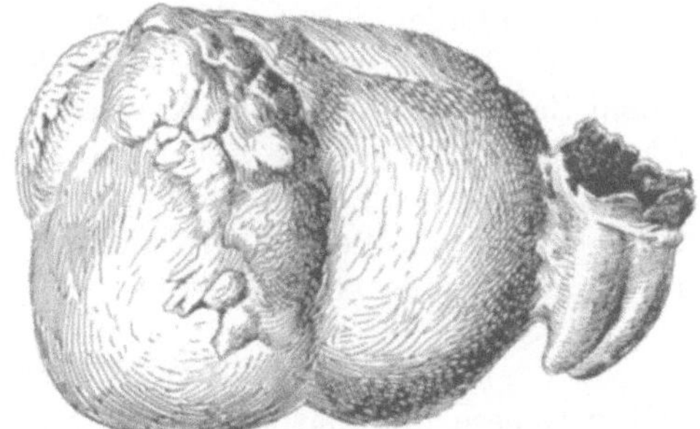

Abb. 219. Anhängendes Odontom. (Nach PERTHES.)

Praktische Bedeutung haben aber wohl nur die selbständigen und gelegentlich vielleicht noch die anhängenden Odontome, von denen allein hier im folgenden noch die Rede sein soll.

Das selbständige Odontom verbraucht, wie gesagt, für seine Entwicklung einen ganzen Zahnkeim, so daß in der betreffenden Zahnreihe also ein

Zahn fehlen muß — außer, die Geschwulst ging von einem überzähligen Zahnkeim aus. Es liegt in einer entsprechend großen Knochenhöhlung, erreicht Bohnen- bis Hühnereigröße und treibt den Kiefer je nach Umfang mehr oder weniger stark auf, ohne Beschwerden zu verursachen. Manchmal wird ein retinierter Zahn kapuzenartig von einem Odontom überdeckt, wie das auch in der Abb. 217 zu sehen ist.

Die über die Geschwulstgegend hinwegziehenden Weichteile sind stets leicht verschieblich über der glatten, harten Prominenz. Nur wenn Infektionserreger den Weg in die das Odontom umgebende Knochenhöhle fanden, kommt es zur Vereiterung mit Durchbruch des Eiters durch die Knochenschale und die diese bedeckenden Weichteile. Es bleiben dann Fisteln zurück, die auf das infolge der Vereiterung abgestorbene Odontom führen, und in deren Bereich die Weichteile dann mit der knöchernen Unterlage verwachsen sind.

Die Diagnose ist nicht allzu schwierig zu stellen, da wir heute in der Röntgenplatte ein Hilfsmittel haben, das den durch ein Odontom auf ihr hervorgerufenen Schatten deutlich erkennen läßt. Es gibt keine andere Kiefergeschwulst, die so intensive Schatten zu erzeugen imstande wäre. Fehlt noch dazu in der Zahnreihe ein Zahn, so steht die Diagnose fest.

Die Behandlung kann nur operativ zum Erfolg führen, indem man möglichst vom Munde her nach Zurückklappen der bedeckenden Schleimhaut die Knochenschale breit eröffnet, das Odontom herausnimmt und die Heilung der Höhle sich selbst überläßt, nachdem durch Abkneifen der Ränder aus der Höhle nach Möglichkeit eine Mulde gemacht wurde.

Das anhängende Odontom

kommt dem Zahnarzt zu Gesicht entweder in Form kleiner Auswüchse der Zahnkrone, die aus Schmelz bestehen und als „Schmelztropfen" bezeichnet werden.

In anderen Fällen dagegen finden sich gelegentlich kleine, in den Pulpakanal hineinragende Dentinknoten, die heftige Neuralgien zu erzeugen imstande sind und dem Zahnarzt unter dem Namen „Dentikel" bekannt sind.

Chirurgische Bedeutung haben sie nicht, kommt aber jenen Odontomen zu, die als tumorartige Auswüchse eines Zahnes weit in den Kieferknochen hineinragen, ein absolutes Extraktionshindernis bilden und nur operativ entfernt werden können (s. Abb. 219).

5. Sarkome der Kieferknochen.

(Über Genese und Pathologie der Sarkome siehe auch S. 199.)

Knochensarkome pflegen je nach ihrem Ausgangsort als periostale und myelogene unterschieden zu werden — je nachdem, ob das den Knochen überziehende Periost oder das Knochenmark den Mutterboden abgegeben hat. Die periostalen Sarkome werden also zuerst auf der Oberfläche des Knochens in die Erscheinung treten, während die myelogenen sich zentral im Knochen entwickeln und diesen von innen nach außen zerstören. Beide Formen kommen gar nicht so selten auch an den Kiefern zur Beobachtung. Kiefersarkome sind recht häufig sehr bösartige Geschwülste; nur die Riesenzellensarkome, unter ihnen insbesondere die an anderer Stelle besprochene Epulis, nehmen in dieser Beziehung eine gewisse Ausnahmestellung ein.

Die histologische Beschaffenheit der Kiefersarkome wechselt außerordentlich zwischen allen nur denkbaren Formen des Sarkomgewebes, und so kann man Spindelzell-, Rundzell-, Riesenzell- und Melanosarkome — diese letzten allerdings höchst selten — zu Gesicht bekommen, und zwar sowohl als periostale, wie als myelogene Tumoren. Auch Neubildung von Knochengewebe innerhalb der vom Periost ausgehenden Sarkome ist nichts Seltenes. Ebenso sind alle Grade der Bösartigkeit zu beobachten vom jahrelang wachsenden und sich langsam vergrößernden Riesenzellen- bis zum Melanosarkom, das in Monaten schon zum Tode führen kann. Auch die weichen Rundzellengeschwülste pflegen sich rasch auszubreiten, während die derberen Spindelzellsarkome weniger bösartig sind. Im Durchschnitt braucht aber ein Sarkom nach einer von Perthes angestellten Berechnung 13 bis 14 Monate bis zur Einlieferung in die Klinik.

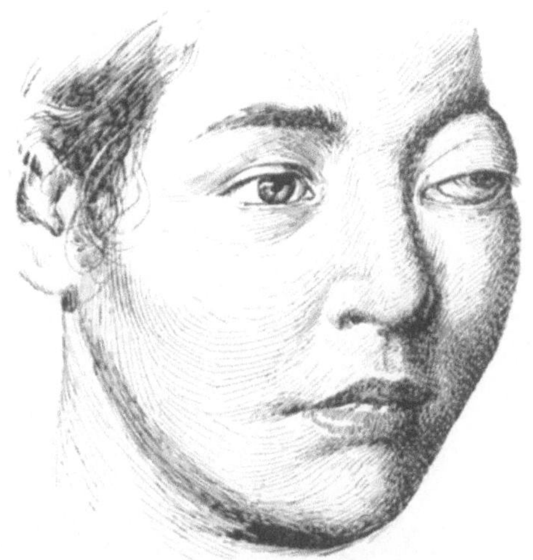

Abb. 220. Sarkom des linken Oberkiefers mit Protrusio bulbi. (Sammlung der Tüb. Chir. Klinik.)

In bezug auf die Metastasenbildung ist es interessant und wichtig zu wissen, daß Kiefersarkome im allgemeinen spät auf die regionären Lymphdrüsen am Unterkieferrand übergreifen, und daß gelegentlich selbst die sonst vom Sarkom bevorzugte Metastasenaussaat auf dem Blutwege (Lungen!) bei vorgeschritteneren Fällen vermißt wurde. Riesenzellensarkome metastasieren überhaupt kaum und zeigen auch wenig Neigung zum Rezidivieren.

Klinisch macht sich ein periostales Sarkom zuerst durch eine sich diffus in die benachbarte Knochenoberfläche verlierende Anschwellung bemerkbar, die dem Patienten keinerlei Beschwerden verursacht. An der Vorderseite des Oberkiefers, an der Außen- oder Innenseite des Unterkiefers kann diese sich meist derb anfühlende periostale Verdickung mit glatter Oberfläche gelegentlich schon frühzeitig bemerkt werden. Meistens fällt die beginnende Geschwulstbildung aber erst auf, wenn die äußeren Gesichtsweichteile schon vorgebuchtet werden und der Tumor schon erheblicheren Umfang angenommen hat. In diesem Stadium pflegt der Unterkiefer schon ringsherum spindelförmig aufgetrieben bzw. der Oberkiefer eine kalottenförmige oder halbkugelige Prominenz aufzuweisen. Obwohl das periostale Sarkom eine zweifellos bösartige Geschwulst ist, bleibt die Tumorbildung lange Zeit ausschließlich auf das Periost beschränkt, ohne den Knochen selbst anzugreifen. Erst relativ spät wird auch die äußere Corticalis angefressen und dringt das Sarkom von außen nach innen in den Kiefer hinein vor.

Myelogene Sarkome dagegen zerstören schon frühzeitig die innere Corticalis, brechen schließlich nach außen durch und greifen auf das Periost und die umgebenden Weichteile über. Dabei kommt es dann ebenfalls zu einer Auftreibung des Knochens, die sich zuerst derber, später oft ganz weich anfühlt. Spontanfrakturen des Unterkiefers sind dementsprechend bei myelogenen Sarkomen häufiger als bei periostalen (s. Abb. 222).

Zahnschmerzen können in beiden Kiefern durch die Entwicklung von Sarkomen schon frühzeitig hervorgerufen werden, wenn die Tumormassen in die Knochenkanäle einbrechen und die darin liegenden Nerven komprimieren. Oft genug werden erst zahlreiche Zähne gezogen, bevor die richtige Diagnose gestellt wird. Daß auch Lockerungen der Zähne vorkommen, wenn die Alveolarwände vom Tumor zerstört wurden, ist verständlich.

Oberkiefersarkome können sich in die Nase oder in die Augenhöhle hinein ausbreiten — im ersten Falle Behinderung der Nasenatmung, im anderen Verdrängung des Augapfels nach vorn, außen oder innen erzeugend (s. Abb. 220).

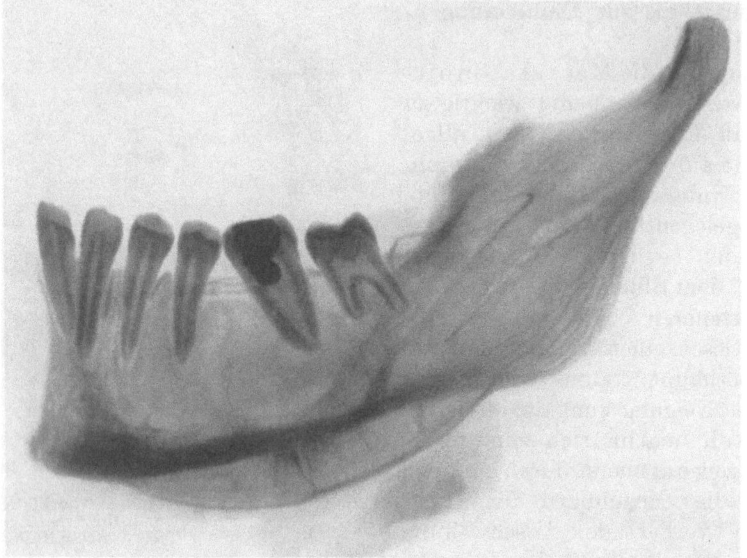

Abb. 221. Myelogenes Sarkom des Kieferkörpers. (Präparat der Tüb. Chir. Klinik, Röntgenbild.)

Am Unterkiefer wird durch die Anwesenheit einer größeren Geschwulst die Beweglichkeit schließlich gehemmt, und die Sarkome beider Kiefer brechen schließlich auch durch die äußere Haut hindurch und zerfallen an der Oberfläche geschwürig — gewöhnlich aber erst, wenn die Tumoren schon riesigen Umfang angenommen haben. Der Tod erfolgt dann schließlich an Metastasenbildung in den Lungen oder an Aspirationspneumonie infolge des jauchigen Zerfalls der Geschwulstmassen und Behinderung des Schluckaktes.

Die frühzeitige Diagnose eines Kiefersarkoms kann mannigfachen Schwierigkeiten begegnen. Wenn am Oberkiefer die Gegend der vorderen Highmorshöhlenwand durch einen breit aufsitzenden und am Knochen festhaftenden Tumor vorgewölbt wird, so kann ein Bild zustande kommen, das in ganz ähnlicher Weise durch ein von der Kieferhöhlenschleimhaut ausgehendes Carcinom erzeugt sein könnte. Jugendlicheres Alter des Patienten spricht aber für Sarkom; doch ist ja die Hauptsache, daß die Diagnose auf „bösartige Geschwulst“ gestellt wird, die aus dem eventuell nachzuweisenden raschen Wachstum entnommen werden kann. Eiterung aus der dem Tumor entsprechenden Nasenhälfte darf nicht zur Annahme eines bloßen Empyems verleiten, da auch Kieferhöhlensarkome häufig ulcerieren und vereitern.

Myelogene Sarkome erzeugen mitten im Knochen Löcher, die von Ungeübten auf der Röntgenplatte für Cysten gehalten werden könnten; doch ist die Unterscheidung meistens nicht schwer, da die Konturen eines Sarkomdefektes wie angenagt aussehen, während eine Cyste ein ganz glattrandiges Loch hervorbringt (s. Abb. 221). Gelegentlich könnte auch eine chronisch und schmerzlos verlaufende Parulis für ein rasch wachsendes Sarkom gehalten werden. Da aber solche schleichend verlaufenden Parulisformen gern rezidivieren, so sind meist schon vorhergegangene Anfälle in der Anamnese nachzuweisen.

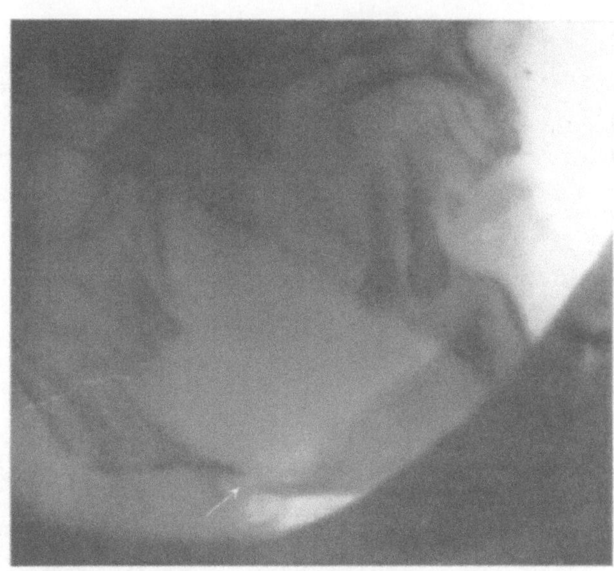

Abb. 222. (Röntgenbild.) Spontanfraktur des Unterkiefers bei myelogenem Sarkom. (Sammlung der Tüb. Chir. Klinik.)

Die Therapie hat in ausgedehnten Resektionen zu bestehen, die im Gesunden ausgeführt werden müssen, ohne Rücksicht auf die entstehenden Defekte. Am Oberkiefer wird gewöhnlich die totale Resektion, am Unterkiefer die halbseitige Exartikulation vorzunehmen sein. Resektionen kleineren Umfangs kommen nur bei ganz beginnenden oder sehr langsam wachsenden Riesenzellensarkomen in Betracht.

Wirkliche Dauerheilungen werden selbst durch eingreifende Operationen nur in einem relativ kleinen Prozentsatz erzielt; denn meistens stellt sich doch über kurz oder lang ein lokales Rezidiv ein. Die Riesenzellensarkome stellen den größten Prozentsatz der Heilungen.

6. Die Carcinome der Kieferknochen.

(Über Genese und Pathologie der Carcinome siehe auch S. 202.)

Carcinome können bekanntlich nur von solchen Stellen des Organismus ausgehen, an denen Epithelzellen vorhanden sind. Da aber in der Knochensubstanz Epithelzellen fehlen, so müssen Knochencarcinome stets sekundär entstanden sein — d. h. sie müssen von den mit Epithelzellen bedeckten Nachbarweichteilen aus auf den Knochen übergegriffen haben.

Was die Kieferknochen betrifft, so haben wir diese Möglichkeit des Übergreifens bei Besprechung der Haut-, Lippen-, Zungen-, Wangenkrebse bereits kennen gelernt. Unter dem Begriff „Kiefercarcinom" faßt man aber eigentlich nur solche Krebse zusammen, die an dem die Alveolarfortsätze überziehenden Zahnfleisch oder aber am Oberkiefer an der Schleimhaut der Highmorshöhle entstanden sind und immer schon den Knochen in Mitleidenschaft gezogen haben, wenn sie bemerkt werden. Da im ersten Fall das Carcinom von der Peripherie her in den Knochen eindringt, so kann man hier von „peripheren Kiefercarcinomen" reden, während der Highmorshöhlenkrebs den umgekehrten Weg geht und deshalb als „zentrales Kiefercarcinom" bezeichnet zu werden pflegt.

Wie die übrigen Krebse der Mundhöhle, so nehmen auch die Kiefercarcinome ihren Ausgang mit Vorliebe von solchen Stellen der sie überziehenden Schleim-

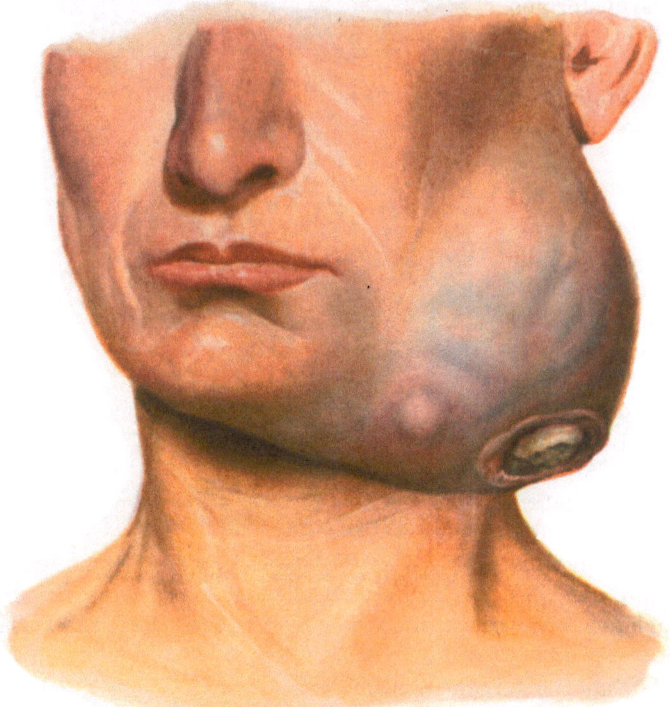

Abb. 223. Carcinom des Unterkiefers, durch die Haut nach außen durchgebrochen. (Sammlung der Tüb. Chir. Klinik.)

häute, die lange Zeit hindurch chronischen Reizen ausgesetzt gewesen sind. So spielt am Zahnfleisch sicherlich auch der Tabak eine wichtige Rolle; daneben aber auch die Zahncaries, welche chronisch entzündliche Indurationen der den erkrankten Zähnen anliegenden Schleimhautteile häufig hervorruft. Für höchst wahrscheinlich halte ich es ferner, daß auch die Alveolarpyorrhöe im selben Sinne zu carcinomatöser Entartung der Zahnfleischtaschen Gelegenheit gibt, und zwar anscheinend nicht einmal so selten. Decubitalgeschwüre, durch Prothesendruck am Zahnfleisch hervorgerufen, sind bei älteren Leuten ebenfalls zur Carcinombildung prädisponiert.

Es kann heute als sicher gelten, daß ähnliche Verhältnisse auch für die Kieferhöhlenschleimhaut in Betracht kommen, die doch auch relativ häufig zur Entstehung von Carcinomen Anlaß gibt. Nach neueren Untersuchungen sind es hier offenbar chronische Katarrhe, die mit der Zeit zunächst zu Umwandlung des die Schleimhaut bedeckenden Zylinderepithels in Plattenepithel führen; und aus so entstandenen Plattenepithelinseln gehen dann die zentralen Oberkiefercarcinome hervor. Auf diese Weise wird es auch verständlich, weshalb die Highmorshöhlenkrebse meistens Plattenepithelgeschwülste sind, während sie doch sonst durchweg aus zylindrischen Zellen zusammengesetzt sein müßten. Da auch die peripheren Kiefercarcinome, entsprechend ihrer Herkunft, in der Regel verhornende Plattenepithelkrebse zu sein pflegen, so ist die histologische Beschaffenheit der in den Kiefern anzutreffenden Krebse ziemlich einheitlichen Gesichtspunkten unterworfen.

Die Symptome eines peripheren Kiefercarcinoms bieten sich dem Untersucher in der Regel sehr augenfällig dar. Im Beginn zeigt sich am Zahnfleisch des Ober- oder Unterkiefers ein kleines Geschwür mit unregelmäßigen, ziemlich scharf abgesetzten, ganz leicht aufgeworfenen und sich derb anfühlenden Rändern, welches immer schon auf dem Knochen des Alveolarfortsatzes breit festhaftet. Gewöhnlich greift diese Ulceration rasch um sich, breitet sich flächenhaft aus und frißt in den Knochen ein immer tieferes Loch hinein. Gleichzeitig wird aber trotz des jauchenden geschwürigen Zerfalls der Knochen tumorartig aufgetrieben, so daß die Weichteile der Wange nach außen vorgebuchtet und schließlich durchwachsen werden. Reicht das Carcinom schon in die Weichteile der Wange hinein, so lassen sich derbe knollig-höckerige Geschwulstmassen durchtasten, die schließlich an einer sich rötenden Hautstelle aufbrechen und nun auch nach außen hin ulcerieren. Auf diese Weise greift die Zerstörung unter Verbreitung eines entsetzlichen Gestankes immer weiter um sich, bis eine ganze Gesichtsseite in eine riesige Zerfallshöhle umgewandelt ist — vorausgesetzt, daß der Patient nicht schon vorher dem allgemeinen Kräftezerfall oder einer sich gern einstellenden Lungenentzündung erlegen ist (vgl. Abb. 223).

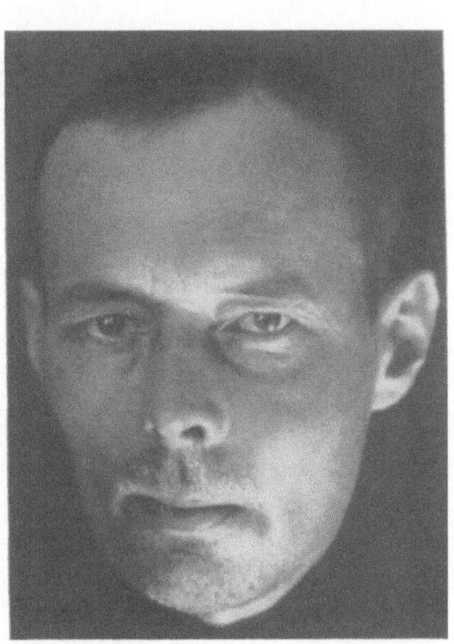

Abb. 224. Charakteristische Vorwölbung der rechten Gesichtshälfte bei Carcinom der Highmorshöhle. (Beob. d. Tüb. Chir. Klinik.)

Am Unterkiefer sind Spontanfrakturen eine oft zu beobachtende Folge der Zerstörung (vgl. auch Abb. 222).

Das Carcinom der Highmorshöhle unterscheidet sich in bezug auf die klinischen Erscheinungen besonders im Beginn ganz erheblich von dem geschilderten Bilde. Der mitten im Oberkieferknochen gelegene Entstehungsort bringt es mit sich, daß Beschwerden erst entstehen, wenn der Tumor die knöcherne Wandung der Oberkieferhöhle durchbrochen hat und sich in die Nachbarschaft hinein ausbreitet. So kann man einmal als erstes Symptom die

„Verstopfung“ einer Nasenhälfte vorfinden, die vom Patienten als durch „Polypen“ erzeugt angesehen wird. In Wirklichkeit sind es aber Geschwulstmassen, welche die seitliche Nasenwand durchsetzten und die Nasenpassage verlegen. In anderen Fällen wieder läßt der Patient sich einen Oberkieferzahn nach dem anderen ziehen, weil er heftige Zahnschmerzen hat, die er aber nicht auf einen bestimmten Zahn lokalisieren kann. Hier ist das Carcinom schon in die in der Vorderwand des Oberkiefers gelegenen Knochenkanäle eingedrungen, die in ihnen liegenden und zu den Zähnen führenden Nerven komprimierend. Bei genauer Untersuchung entdeckt man in diesem Stadium meistens schon eine flache diffuse Auftreibung der vorderen Highmorshöhlenwand, die dann rasch

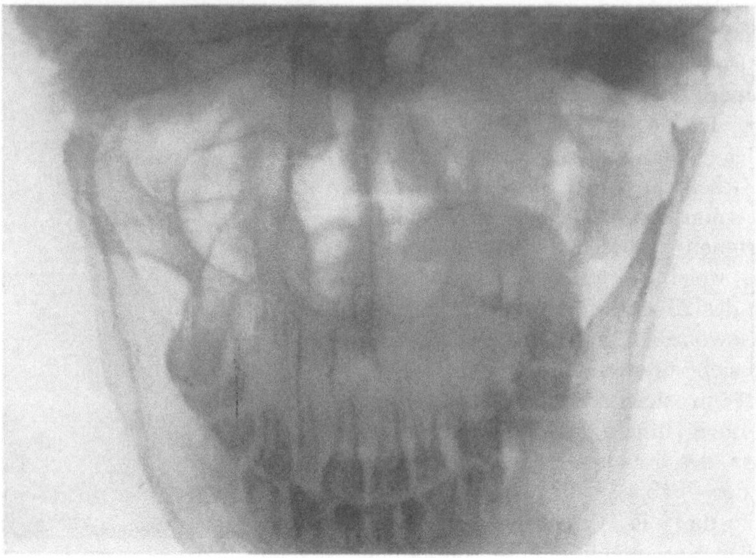

Abb. 225. (Röntgenbild.) Carcinom der linken Highmorshöhle. Zu beachten: Rechte normale Highmorshöhle scharf konturiert und hell (Pfeile), links diffuse Verschattung und verwaschene Konturen.

deutlicher wird und schließlich bei Vergleich mit der anderen Gesichtsseite als Vorbuchtung der Wange ohne weiteres ins Auge fällt (vgl. Abb. 224).

Diese beiden Arten des Beginnes können geradezu als typisch bezeichnet werden. Weniger oft sieht man ein Kieferhöhlencarcinom zuerst als Gaumengeschwür in die Erscheinung treten, obwohl das bei vorgeschrittener Entwicklung sehr häufig vorkommt. Dabei wird entweder der harte Gaumen seitlich der Mittellinie von oben her durchbrochen oder die Krebsmassen benützten eine Zahnalveole (Prämolaren, erster Molar) als Wegweiser, um auf dem Rande des Alveolarfortsatzes zu erscheinen und hier ein Krebsgeschwür zu erzeugen (s. Abb. 226).

Aber auch nach oben, nach der Augenhöhle zu, entwickelt sich der Tumor, bricht in die Orbita ein, verlagert den Bulbus und dehnt sich nach der Schädelbasis zu aus, wo er die dort austretenden Nervenstämme komprimieren und heftige Neuralgien erzeugen kann.

Metastasen in den regionären Lymphdrüsen pflegen beim Unterkiefercarcinom ziemlich regelmäßig aufzutreten, und zwar werden die submentalen, submaxillären, sowie die tiefen Halslymphdrüsen befallen. Das Carcinom des Oberkiefers, peripher und zentral, metastasiert eigentümlicherweise erst viel später, so daß der Gang einer zur Beseitigung des Tumors vorzunehmenden Operation durch Rücksicht auf die Drüsen meist nicht beeinflußt wird.

Die Diagnose des Highmorshöhlencarcinoms ist nur im Beginn oft nicht einfach zu stellen, wenn weder in der Nase noch am Gaumen Geschwulstmassen sichtbar sind. Eine noch so leichte diffuse Vorwölbung der vorderen Highmorshöhlenwand muß aber immer verdächtig sein. Wichtig ist der Nachweis, daß

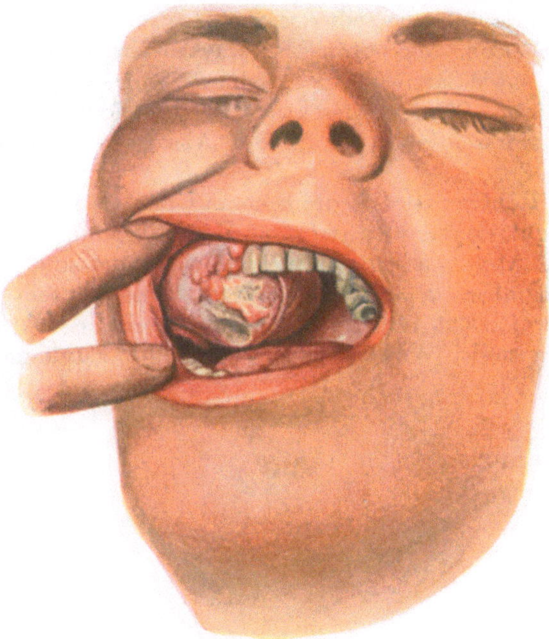

Abb. 226. Carcinom der Highmorshöhle, nach der Mundhöhle durchgebrochen. (Sammlung der Tüb. Chir. Klinik.)

der Luftgehalt der Highmorshöhle vermindert oder aufgehoben ist, was in einfacher Weise mittels einer elektrischen Mundlampe sichtbar gemacht werden kann. Dabei wird im völlig verdunkelten Zimmer eine der üblichen kleinen, mit einem Stiel versehenen Lampen in die Mundhöhle hineingeschoben und der Mund geschlossen, worauf normalerweise die Gegenden der Kieferhöhlen hell aufleuchten. Erscheint der Lichtschein auf einer Seite weniger hell, so muß die Durchgängigkeit dieser Kiefergegend für Lichtstrahlen geringer sein, was z. B. durch Ausfüllung der Kieferhöhle mit Tumormassen bedingt sein kann.

Auf der Röntgenplatte wird ebenfalls eine verschwommene Verschattung der Highmorshöhle auf der erkrankten Seite zu sehen sein (vgl. Abb. 225).

Man beachte aber, daß auch beim Empyem der Highmorshöhle ähnliche Erscheinungen hervorgerufen werden können, wenn auch hier der die Eiteransammlung nach oben abschließende horizontale Flüssigkeitsspiegel und die schärferen Umrisse des Schattens oft eine Unterscheidung ermöglichen werden.

Die Behandlung der Kieferkrebse hat nach denkbarst radikalen Grundsätzen vorzugehen, indem bei Carcinom des Unterkiefers gewöhnlich die halbseitige Exartikulation ausgeführt wird unter Mitnahme aller dem Tumor benachbarten Weichteile von Wange und Mundboden. Die stehenbleibende Unterkieferhälfte wird mittels Gleitschiene, die vor der Operation angefertigt wurde, in ihrer Stellung erhalten — vorausgesetzt, daß noch Zähne für die Befestigung derselben vorhanden sind.

Ein Oberkiefercarcinom erfordert ebenfalls Resektion weit im Gesunden. Nur bei Tumoren, die noch in der Hauptsache auf den Alveolarfortsatz beschränkt sind, ist es erlaubt, eine teilweise Exstirpation der erkrankten Oberkieferhälfte unter Erhaltung der Orbitalplatte auszuführen. Vorgeschrittenere periphere Carcinome, sowie Carcinome der Highmorshöhle, werden in der Regel durch totale halbseitige Oberkieferresektion zu behandeln sein. Bezüglich der Technik der Kieferresektionen sei auf den Abschnitt der Operationslehre verwiesen.

Bestrahlung mit Röntgen oder Radium kommt nur bei inoperablen Kiefercarcinomen in Betracht, da ihre unmittelbaren Heilerfolge mit den durch Operation zu erzielenden nicht verglichen werden können. Leider sind die Aussichten auf dauernde Heilung aber auch nach ausgiebiger Resektion sehr gering; denn gewöhnlich geht der Patient im Laufe des der Operation folgenden Jahres an einem Rezidiv zugrunde. Wirklich dauernde Heilung wurde nur in wenigen Fällen beobachtet.

V. Erkrankungen des Kiefergelenks.

Das Kiefergelenk gehört zu denjenigen Gelenken, welche relativ selten Erkrankungen ausgesetzt sind und infolgedessen das allgemein-ärztliche Interesse nicht so sehr in Anspruch zu nehmen pflegen. Nichtsdestoweniger machen sich die im Erkrankungsfalle auftretenden Störungen um so unangenehmer bemerkbar, als sie stets mit einer mehr oder minder weitgehenden Beeinträchtigung der für die normale Funktion aller Körperorgane so wichtigen Kautätigkeit einhergehen. Länger dauernde Funktionsstörungen der Kiefergelenke führen in der Regel zu Abnahme des Körpergewichts, Verschlechterung des Gesamtkörperzustandes und damit zu allgemeiner Herabsetzung der Leistungsfähigkeit — ganz abgesehen von den örtlichen Beschwerden, die vielfach unangenehme Grade annehmen können und manchmal jedes Öffnen des Mundes zur Qual werden lassen.

Die Kenntnis der hier in Betracht kommenden Erkrankungsarten ist auch für den Zahnarzt schon aus dem Grunde wünschenswert, weil Funktionsstörungen (Kieferklemme!), wie sie durch Gelenkveränderungen erzeugt werden können, in äußerlich ähnlicher Weise recht häufig auch als Folge von Zahnerkrankungen zu beobachten sind. Er muß zum Mindesten zu entscheiden in der Lage sein, ob eine Bewegungsstörung des Unterkiefers „arthrogen" — d. h. durch eine im Bereich des Gelenks gelegenen Ursache — bedingt ist, oder ob eine entfernt vom Gelenk lokalisierte Erkrankung anzuschuldigen ist. Diese Unterscheidung wird aber durch die Kenntnis der in Betracht kommenden Möglichkeiten erheblich erleichtert.

A. Entzündliche Erkrankungen des Kiefergelenks.

Wie Entzündungsprozesse überhaupt in der Regel durch Infektionserreger der verschiedensten Art hervorgerufen werden, so sind auch die Entzündungen des Kiefergelenks eine Folge des Eindringens von Keimen in den Gelenkhohlraum oder in dessen unmittelbare Nachbarschaft.

1. Die eitrige Entzündung des Kiefergelenks

in ihrer gewöhnlichen und am häufigsten vorkommenden Form wird meistens durch eingedrungene Strepto- oder Staphylokokken hervorgerufen. Einmal ist es vielleicht von einem an anderer Stelle des Körpers gelegenen primären Eiterherde (Furunkel, Angina, Panaritium) aus zum Einbruch der Keime in die Blutbahn und zur sekundären Ansiedlung im Kiefergelenk gekommen = „metastatische Gelenkentzündung". Schuld an einer mit nachträglicher Keimansiedlung im Kiefergelenk einhergehenden Blutinfektion können aber auch allgemeine Infektionskrankheiten tragen, von denen der Scharlach erfahrungsgemäß am häufigsten sekundäre Eiterungen im Gefolge zu haben pflegt; auch die Grippe spielt manchmal eine ähnliche unangenehme Rolle.

Ferner können Stichverletzungen eine eitrige Infektion in das Gelenkinnere hineintragen; oder eitrige Entzündungen der dem Kiefergelenk benachbarten Gewebsteile können auf das Gelenk übergreifen und zu einem „Empyem“ mit allen seinen Folgen führen — die eitrige Osteomyelitis des aufsteigenden Kieferastes, die eitrige Mittelohrentzündung oder eine eitrige Parotitis geben in dieser Form manchmal die Ursache ab für die Entstehung einer Kiefergelenksvereiterung.

Symptomatisch im Vordergrunde stehen dabei die Schmerzen, die zwar ständig vorhanden zu sein pflegen, aber durch Bewegungen des Unterkiefers. noch gesteigert werden — sofern Bewegungen wegen der meistens rasch einsetzenden oder schon vorhandenen Kieferklemme überhaupt noch möglich sind Die Gegend vor dem äußeren Gehörgange schwillt an, ist auf Druck sehr schmerzhaft und rötet sich schließlich. Daß hohes Fieber besteht, solange der Eiter im Gelenk unter Druck steht, ist selbstverständlich.

Wird das infizierte Gelenk sich selbst überlassen, so durchbricht der Eiter gewöhnlich bald die Gelenkkapsel und sammelt sich in den das Gelenk umgebenden Weichteilen an in Form sogenannter „parartikulärer Abscesse“, die schließlich nach dem äußeren Gehörgang zu oder durch die äußere Haut hindurch perforieren.

Besser ist es aber, wenn die Behandlung dieser Spontanperforation zuvorkommt durch Eröffnung und Drainage des Gelenks, oder auch nur durch Incision eines parartikulären Abscesses. Da aber das durch den Meniscus in zwei Teile geteilte kompliziert gebaute Kiefergelenk schlecht zu drainieren ist, so empfiehlt es sich, von vornherein durch Resektion des Kieferköpfchens und Exstirpation des Meniscus eine einzige große Eiterhöhle zu schaffen, deren Inhalt dauernd durch ein eingelegtes Gummidrain hindurch nach außen abgeleitet werden kann.

Die Folge einer Vereiterung des Kiefergelenks ist in der Regel die Ausheilung mit knöcherner Ankylose, die jede Beweglichkeit des Unterkiefers unterbindet.

2. Der akute Gelenkrheumatismus (Polyarthritis rheumatica)

ist eine Erkrankung, die meist mehrere Gelenke des Körpers gleichzeitig oder kurz hintereinander befällt und so gelegentlich auch das Kiefergelenk in Mitleidenschaft ziehen kann. Es handelt sich hier um eine allgemeine Infektionskrankheit, deren Erreger wir zwar nicht kennen, die aber mit Fieber, Beeinträchtigung des Allgemeinbefindens und schmerzhaften Gelenkschwellungen einhergeht.

Die Schwellung der befallenen Gelenke wird in der Hauptsache durch eine seröse Durchtränkung der das Gelenk umgebenden Weichteile, sowie auch durch einen Flüssigkeitserguß bedingt, der von der das Gelenk auskleidenden Synovialis in den Gelenkhohlraum hinein abgesondert wird.

Am Kiefergelenk macht sich der akute Gelenkrheumatismus bemerkbar durch Schmerzen, die vor dem äußeren Ohr oder auch im äußeren Gehörgang bei jeder Mundöffnung empfunden werden. Druck auf das Gelenk von außen löst ebenfalls mäßig starke Schmerzen aus, und häufig ist auch eine leichte Schwellung der Gelenkgegend deutlich nachzuweisen.

Diese Erscheinungen können einseitig oder in beiden Kiefergelenken auftreten und sind leicht zu deuten, wenn gleichzeitig noch andere Gelenkerkrankungen vorhanden sind. Schwieriger wird die Diagnose aber, wenn, wie es auch vorkommt, die Kiefergelenke isoliert erkranken, ohne daß schwerere Allgemeinsymptome das Befinden des Patienten wesentlich stören.

Die Behandlung hat für Verabreichung reichlicher Mengen von Salicylpräparaten (Aspirin) zu sorgen, worauf die Erscheinungen oft schon nach kurzer Zeit zurückgehen, ohne Folgen zu hinterlassen. In manchen Fällen aber geht trotz Salicylbehandlung der seröse Gelenkerguß in einen eitrigen über, was nach lang dauernden Beschwerden schließlich eine vollständige Versteifung des Gelenks mit Unbeweglichkeit des Unterkiefers zur Folge haben kann.

3. Die gonorrhoische Entzündung des Kiefergelenks (Arthritis gonorrhoica)

tritt gelegentlich auf im Anschluß an den Harnröhrentripper (Gonorrhoe) und wird wie dieser durch den NEISSERschen Gonokokkus hervorgerufen.

Gewöhnlich erst einige Wochen nach dem Abklingen der akuten Harnröhrensymptome (Brennen beim Wasserlassen; eitriger Ausfluß aus Harnröhre bzw. Scheide) brechen in einzelnen Fällen die Gonokokken in die Blutbahn ein, rufen an anderen Körperstellen metastatische Entzündungen hervor und können auf diese Weise auch das Kiefergelenk krank machen.

Dabei kommt es entweder nur zur Entstehung eines gutartigen, bald wieder verschwindenden, serösen Ergusses ohne Alteration des Allgemeinbefindens; oder die Erkrankung zieht sich über mehrere Wochen hin, wobei der zunächst seröse Erguß sich langsam trübt unter Zunahme der Schmerzhaftigkeit bei Bewegungen und Auftreten leichter Temperatursteigerungen; oder schließlich man hat es von vornherein mit einer eitrigen Entzündung des Gelenks zu tun, die mit erheblicher Schwellung, starker Schmerzhaftigkeit und hohem Fieber einhergeht und nach monatelangem Bestehen gewöhnlich eine Verödung des Gelenks mit vollständiger Versteifung zurückläßt.

In diagnostischer Hinsicht ist zu beachten, daß die gonorrhoische Gelenkentzündung häufig nur ein einzelnes Gelenk ergreift, während der mit ihr zu verwechselnde akute Gelenkrheumatismus sich meistens in mehreren Gelenken gleichzeitig oder nacheinander festsetzt. Auch eine ungemein große (!) Schmerzhaftigkeit beim Öffnen des Mundes muß an die Möglichkeit einer Gonorrhoe denken lassen — ein Verdacht, der durch Untersuchung des Harnröhren- bzw. Scheidensekretes auf Gonokokken zu erhärten bzw. zu beseitigen ist.

Die Behandlung des gonorrhoisch erkrankten Kiefergelenks kann durch Auflegen von Kataplasmen den Rückgang der Entzündung beschleunigen oder wenigstens die Beschwerden lindern. Bei starken Schmerzen muß das Öffnen des Mundes durch Anlegen eines Kapistrum verhindert werden. Injektionen von Gonokokkenvaccine („Arthigon“) leisten manchmal Gutes.

4. Die tuberkulöse Entzündung des Kiefergelenks

ist eine seltene Erkrankung, obwohl andere Gelenke des Körpers im allgemeinen recht häufig von Tuberkulose befallen zu werden pflegen. In der überwiegenden Mehrzahl der Fälle sind es aber die größten unter den Gelenken (Knie-, Hüft-, Ellbogengelenk), die der Tuberkulose zum Opfer fallen, und man kann fast sagen: Je kleiner das Gelenk, um so geringer ist die Gefahr einer tuberkulösen Infektion.

Leute, die an Gelenktuberkulose erkranken, haben in der Regel im Bereiche der Lungen oder der Halslymphdrüsen einen primären tuberkulösen Herd, von dem aus Tuberkelbacillen in benachbarte Blut- oder Lymphbahnen einbrachen und mit dem Blut- bzw. Lymphstrom weiter verschleppt wurden. Zu einer Gelenkerkrankung kommt es dann, wenn die Bacillen sich entweder in den den Gelenkraum umgebenden Kapselweichteilen oder aber in den unmittelbar benachbarten Knochenabschnitten ansiedeln.

Die tuberkulöse Infektion des Kiefergelenks kommt weniger direkt auf dem Blut- oder Lymphwege zustande — obwohl dieser Modus natürlich nicht ausgeschlossen werden kann —, als vielmehr gewöhnlich infolge Durchbruchs tuberkulöser Käse- oder Eitermassen, die in den umgebenden Gewebsteilen zur Entwicklung gekommen sind; so kann eine Tuberkulose des aufsteigenden Unterkieferastes sekundär das Kiefergelenk in Mitleidenschaft ziehen, oder ein tuberkulöser Drüsenabsceß (Parotis, Lymphdrüsen) in den Gelenkhohlraum einbrechen und den Kapselapparat mit den angrenzenden Knochenteilen infizieren.

In manchen Fällen bleibt der tuberkulöse Prozeß lange Zeit auf den Kapselapparat beschränkt und produziert von der Synovialis aus Granulationsmassen, die von Tuberkeln durchsetzt sind und den Gelenkhohlraum vollständig ausfüllen; daneben pflegt meistens aber noch ein kleiner serös-eitriger Erguß vorhanden zu sein. In anderen Fällen dagegen verfallen die das Gelenk bildenden Knochenteile — Gelenkköpfchen und Gelenkpfanne — schon frühzeitig der tuberkulösen Caries. Schließlicher Durchbruch kalten Eiters durch die äußere Haut hindurch und Persistenz tuberkulöser Fisteln leitet das Endstadium der sich über Jahre erstreckenden Erkrankung ein, und im Ausheilungsfalle dürfte meistens eine knöcherne Versteifung des Kiefergelnks zurückbleiben — obwohl manchmal auch ein Rest von Beweglichkeit erhalten bleiben kann.

Die klinischen Erscheinungen einer Kiefergelenkstuberkulose werden eingeleitet durch leichtere, aber hartnäckige Schmerzen in der Gelenkgegend bei Bewegungen des Unterkiefers; und gelegentlich ist wohl auch schon frühzeitig eine geringe Schwellung und mäßiger Druckschmerz nachzuweisen. Sind nicht deutlich als tuberkulös erkennbare Veränderungen in der Nachbarschaft vorhanden, so kann die Diagnose einer beginnenden Kiefergelenkstuberkulose auf größte Schwierigkeiten stoßen, und häufig wird sie erst dann gestellt werden, wenn der Prozeß die Gelenkkapsel durchbrochen hat und in Form eines kalten Abscesses unter der Haut vor dem Ohr erscheint oder nach dem äußeren Gehörgang zu durchbricht. Bei Verdacht auf Tuberkulose suche man immer nach einem Lungen- oder Halsdrüsenherd, und häufig wird man auf Befragen erfahren, daß der betreffende Patient schon früher wegen „Lungenspitzenkatarrh“ in ärztlicher Behandlung stand.

Die Behandlung kann zunächst konservative Wege einschlagen und versuchen, durch Röntgenbestrahlung und Hebung des allgemeinen Körperzustandes (reichliche Kost, frische Luft, Sonnenbäder) die Heilung einzuleiten. Dabei entstehende kalte Abscesse müssen punktiert werden. Meistens aber wird es trotzdem wohl nötig werden, das Gelenk operativ freizulegen und alles Erkrankte zu entfernen.

B. Deformierende Erkrankungsprozesse des Kiefergelenks.

1. Arthritis deformans.

Die unter diesem Namen zusammengefaßten krankhaften Veränderungen der ein Gelenk bildenden Knochenteile, sowie auch in vorgeschritteneren Stadien des Kapselapparates, machen sich gelegentlich auch am Kiefergelenk bemerkbar. Obwohl über die zur Entstehung dieses Leidens führenden Ursachen noch gestritten wird, sind seine Erscheinungsformen doch jedem Arzte wohl bekannt, weil er sich mit der Arthritis deformans — besonders der größeren Körpergelenke (Knie, Schulter, Hüfte) — fast täglich in der Praxis zu befassen hat. Wir haben es hier mit einem außerordentlich häufig zu beobachtenden Leiden zu tun, das schon im 3. Lebensjahrzehnt einsetzen kann, meist aber erst in den 40er Jahren zum Ausbruch kommt und sich langsam weiter zu entwickeln pflegt, ohne jemals in irgend einer Form das Leben zu bedrohen. Die Arthritis deformans ist im allgemeinen eine Erkrankung des höheren Alters und ist wohl am besten als „Abnutzungskrankheit" aufzufassen; sie entsteht aber sehr gern auch im Anschluß an Traumen, die das Gelenk getroffen haben.

Wenn der deformierenden Gelenkentzündung am Kiefergelenk größere praktische Bedeutung nicht beizumessen ist, so liegt das nicht etwa an der Seltenheit ihres Vorkommens, sondern wohl vielmehr daran, daß sie hier häufig vorhanden ist, ohne stärkere Beschwerden zu verursachen. In anderen Fällen dagegen kann sie ausgesprochene Funktionsstörungen und selbst Stellungsanomalien des Unterkiefers im Gefolge haben.

Die Veränderungen des Gelenkapparates werden gewöhnlich eingeleitet durch einen Schwund des die Gelenkfläche bedeckenden Knorpelüberzuges, der eine gelbliche Farbe annimmt, faserig zerfällt und schließlich den darunterliegenden Knochen durchblicken läßt. Das Kiefergelenksköpfchen wird immer weiter abgeschliffen bis zum völligen Schwund desselben.

Im Gegensatz zu der hierbei festzustellenden Zerstörung von Knorpel- und Knochengewebe kommt es aber gleichzeitig an der Grenze von Knorpel und Knochen — also etwa entsprechend dem Ansatz der Gelenkkapsel — zu Wucherungsvorgängen der Knochensubstanz, die hier in Form von höckerigen oder knolligen Auswüchsen in die Erscheinung tritt. Diese Neubildung von „Osteophyten", Knochenwülsten und Knochenspangen ist auch am Rande der Gelenkpfanne zu bemerken und führt gelegentlich zu weitgehender Einschränkung der Beweglichkeit des Unterkiefers — besonders dann, wenn auch der Kapselapparat und der Meniscus durch Verknöcherungs- und Schrumpfungsvorgänge sich an den pathologischen Veränderungen beteiligen.

Die klinischen Erscheinungen der Arthritis deformans des Kiefergelenks kommen zum Ausdruck durch Auftreten von Reiben und Knacken beim Öffnen und Schließen des Mundes. Schmerzen pflegen zu fehlen oder sehr gering zu sein, so daß selbst bei schwereren Formveränderungen der Gelenkknochen in der Hauptsache die Abnahme der Beweglichkeit des Unterkiefers, die bis zu völliger Aufhebung führen kann, im Vordergrund der Beschwerden steht.

Anomalien der Kieferstellung und damit des Bisses wurden in einzelnen Fällen dann beobachtet, wenn entweder das Gelenkköpfchen, oder das Tuberculum articulare, vollständig abgeschliffen waren. Durch Muskelzug kann es dabei zu schiefem Biß, oder bei doppelseitiger Erkrankung zu symmetrischer Vor- bzw. Rückverlagerung des ganzen Unterkiefers kommen.

Die Diagnose stützt sich auf den sich meist über viele Jahre oder einige Jahrzehnte erstreckenden chronischen Verlauf, eventuell eine langsam zunehmende Bewegungseinschränkung, die relativ geringen Beschwerden und auf ein gutes Röntgenbild.

Therapeutisch lassen sich Schmerzen durch wochenlang auf die Gelenkgegend täglich eine Stunde lang applizierte heiße Umschläge manchmal vorübergehend lindern. Der Ablauf des Krankheitsprozesses selbst ist aber auf keine Weise aufzuhalten. Bei völliger Versteifung der Gelenke oder Schiefstellung des Unterkiefers könnte die Resektion eines oder beider Gelenkköpfchen in Betracht gezogen werden.

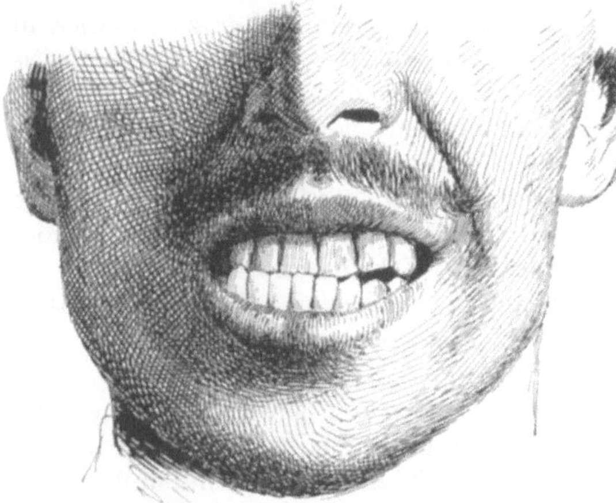

Abb. 227. Schiefer Biß bei „Hypertrophie" des linken Kieferköpfchens (nach v. EISELSBERG). (Gez. nach PERTHES.)

2. Die Hypertrophie des Kieferköpfchens.

In einer Reihe von Fällen wurden eigentümliche knöcherne Auftreibungen und Verdickungen des Kiefergelenkköpfchens beschrieben, die teilweise als durch Arthritis deformans erzeugt angesehen wurden. Es ist aber wahrscheinlich, daß diese Beobachtungen mit der deformierenden Gelenkentzündung nichts zu tun haben, zumal in einem von PERTHES beobachteten Fall auch alle hierfür charakteristischen Veränderungen fehlten. Es handelt sich hier offenbar um eine „Hyperostose", über deren Entstehung wir nichts Sicheres wissen. Meist waren es jugendlichere Personen, welche die in Rede stehenden Veränderungen darboten.

Da diese Hypertrophie des Kieferköpfchens immer nur einseitig aufzutreten pflegt, so gelangt durch sie stets eine Stellungsanomalie des Unterkiefers zur Entwicklung, die als „schiefer Biß" bezeichnet wird. Man konstruiere sich an einem Schädelskelett eine solche Verdickung des Kieferköpfchens durch Umwicklung mit Lappen und man wird eine Kieferstellung zustande kommen sehen, wie sie für die Hypertrophie des Gelenkköpfchens charakteristisch ist und wie sie in der nebenstehenden Abbildung 227 dargestellt ist. Die Beweglichkeit des Unterliefers war in den bekannt gewordenen Fällen nicht wesentlich beeinträchtigt.

Die Diagnose der sehr seltenen Affektion dürfte mit Hilfe eines guten Röntgenbildes und nach dem sehr charakteristischen schiefen Biß unschwer zu stellen sein.

Als Behandlung hat die Resektion des erkrankten Kieferköpfchens gute Erfolge ergeben.

C. Störungen der Artikulation im Kiefergelenk.

1. Unterkieferluxationen.

Palpiert man das Kiefergelenk unter normalen Verhältnissen während der Öffnung des Mundes von außen her, so ist unschwer zu konstatieren, daß dabei das Kieferköpfchen eine Bewegung nach vorn ausführt. Das kommt daher, daß der Unterkiefer sich bei der Mundöffnung um eine Frontalachse dreht, die nicht durch das Gelenkköpfchen geht, sondern etwa in der Gegend der Lingula den aufsteigenden Ast schneidet. Bei diesem Vorgleiten tritt das Köpfchen auf die nach hinten schräg abfallende Wand des Tuberculum articulare über, das die Gelenkpfanne nach vorn zu begrenzt (= „physiologische Sub-

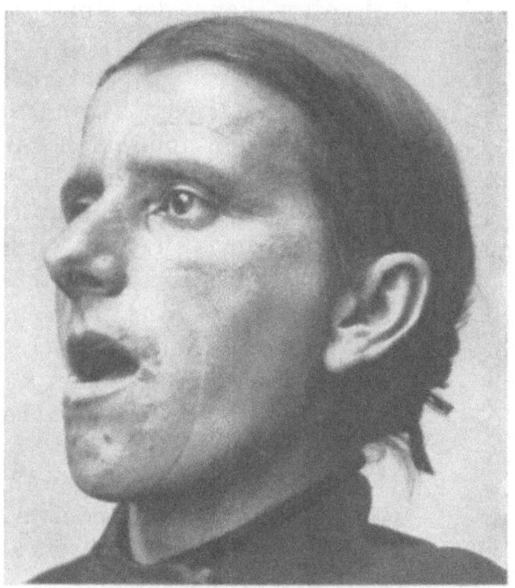

Abb. 228. Doppelseitige Kieferluxation. (Sammlung der Tüb. Chir. Klinik.)

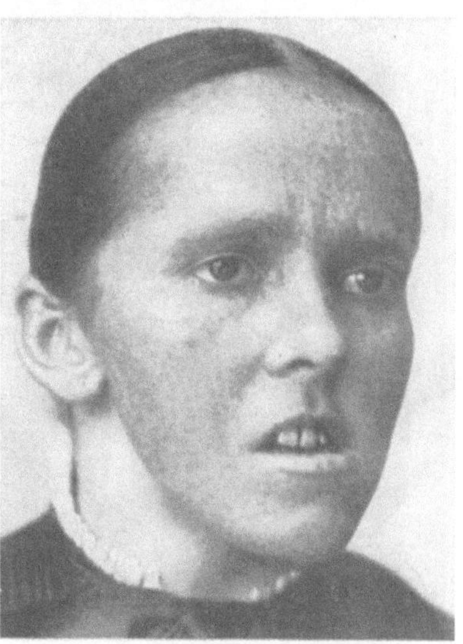

Abb. 229. Rechtsseitige Kieferluxation. (Sammlung der Tüb. Chir. Klinik.)

luxationsstellung"); beim Schließen des Mundes gleitet der Gelenkkopf wieder den Berg hinab und in die Pfanne zurück.

Es ergibt sich, daß die Vorwärtsbewegung des Köpfchens um so ausgiebiger ausfallen muß, je weiter der Mund geöffnet wird; und es ist verständlich, daß dabei der Berg des Tuberculum schließlich einmal überschritten werden kann. Die Rückwärtsbewegung ist dann ohne weiteres nicht mehr möglich, zumal das Köpfchen nun durch die am aufsteigenden Ast und am Angulus ansetzenden, nach oben ziehenden Kaumuskeln in seiner pathologischen Lage jenseits des Tuberculum festgehalten wird (vgl. Abb. 230).

Die Entstehung einer solchen Luxation nach vorn wird besonders dann begünstigt, wenn das Tuberculum zu flach entwickelt ist.

Nicht ganz geklärt ist die Rolle, die der das Kiefergelenk in zwei Abschnitte trennende Meniscus bei der Luxation spielt; doch sei hier darauf nicht weiter eingegangen.

Ein Einriß der Gelenkkapsel kommt im allgemeinen nicht zustande, wenn eine Kieferluxation entsteht — im Gegensatz zu Verrenkungen an anderen Gelenken. Infolgedessen bietet die Reposition des frisch luxierten Kiefers meistens auch keine allzu großen Schwierigkeiten. Aber eine Dehnung des Kapsel- und Bänderapparates mit Verlängerung des Kapselschlauches muß in jedem Fall zustande kommen und ist Voraussetzung für die Entstehung einer Luxation nach vorn.

Eine Luxation kann durch jedes forcierte Öffnen des Mundes — aktiv oder passiv — herbeigeführt werden. Meistens stellt sie sich ein beim Gähnen; oft auch im epileptischen Anfall, der mit Muskelkrämpfen einhergeht; aber auch beim Schreien kann der Mund so weit aufgerissen werden, daß es zur Luxation kommt, und PERTHES gibt in seinem bekannten Kieferbuch den amüsanten Fall HAMILTONS wieder: Eine Frau zankte ihren Ehegemahl unter heftigen Grimassen aus, wurde dabei aber durch den plötzlichen Eintritt einer Kieferluxation unterbrochen. Eintritt einer Luxation wurde ferner schon beobachtet beim Zahnziehen, bei der Herstellung eines Zahnabdruckes und bei der gewaltsamen Öffnung des Mundes mit dem Kieferdilatator während der Narkose.

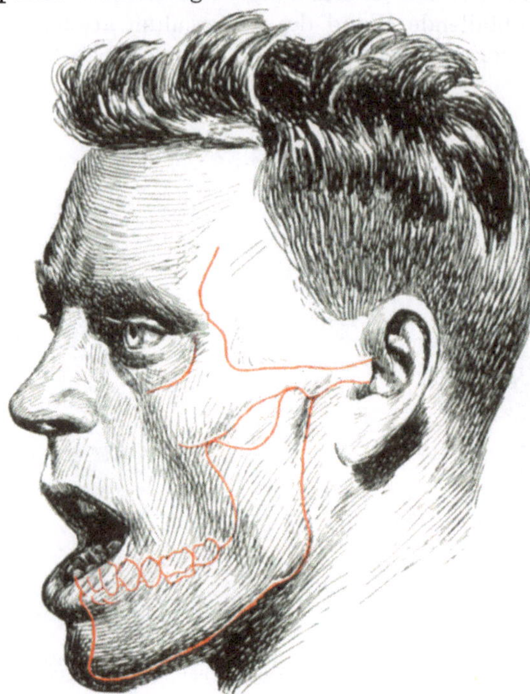

Abb. 230. Stellung des Unterkiefers bei Luxation im Kiefergelenk.

Es gibt Leute, bei denen es nach der ersten Luxation schon aus geringfügigen Anlässen zum Rezidiv kommt = „rezidivierende Luxation“, und sogar solche, die jederzeit durch willkürlichen Muskelzug eine Luxation erzeugen können = „habituelle Luxation“. In seltenen Fällen entsteht bei jedem Aufreißen des Mundes eine typische doppelseitige Luxation, die aber beim jederzeit möglichen Schließen des Mundes ohne weiteres wieder verschwindet, ohne daß der Patient dadurch belästigt würde.

Steht das Kieferköpfchen in luxierter Stellung vor dem Tuberculum articulare, so ist im allgemeinen der Patient nicht imstande, den aufgesperrt stehenden Mund („Kiefersperre“) zu schließen. Handelt es sich, wie meistens, um eine Luxation beider Kiefergelenke, so ist der ganze Unterkiefer symmetrisch nach vorn verlagert — die unteren Schneidezähne rücken also vor die oberen (Abb. 228). Haben wir es dagegen nur mit einer einseitigen Luxation zu tun, so rückt der Unterkiefer nur auf der kranken Seite nach vorn; es entsteht also eine unsymmetrische Vorwärtsverlagerung, die durch eine Verschiebung des Kinns nach der gesunden Seite zum Ausdruck kommt (Abb. 229). Demgegenüber beachte man, daß bei der Kieferfraktur (des aufsteigenden Astes oder des Gelenkfortsatzes) der Unterkiefer nach der kranken Seite verschoben ist.

Bei bestehender hochgradigerer Kiefersperre können die Lippen nicht geschlossen werden und der Patient fühlt sich durch dauerndes Ausfließen von Speichel und die Unmöglichkeit, zu kauen, sehr belästigt — wenn auch die Schmerzen nicht sehr bedeutend zu sein pflegen. Bei doppelseitiger Luxation pflegt die Kiefersperre bedeutend ausgesprochener zu sein, als bei einseitiger.

An der Stelle des Kiefergelenks entsteht dann durch das Fehlen des Köpfchens eine flache Delle, die manchmal ohne weiteres sichtbar ist und auch durch die Palpation festgestellt werden kann.

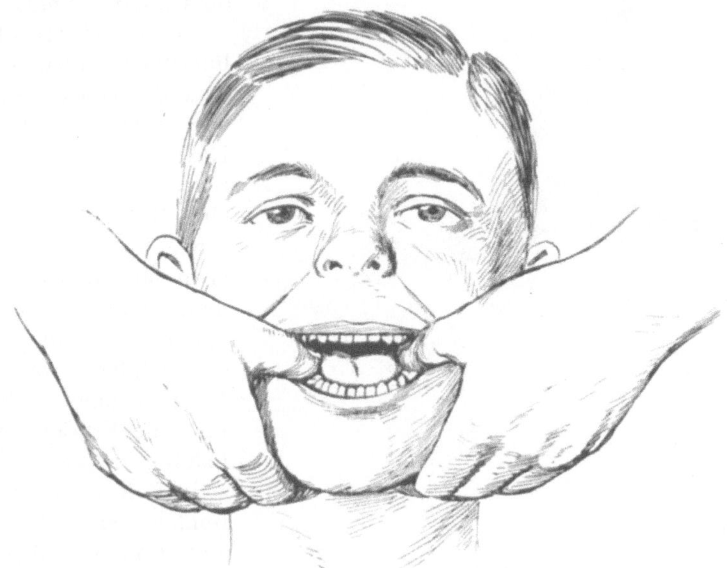

Abb. 231. Einrenkung einer Unterkieferluxation.

Bei Besichtigung der mit Kieferluxation behafteten Patienten fällt weiter auf, daß die Masseteren und die Temporales abnorm prominieren, als ob sie sich in dauerndem Kontraktionszustand befänden. In der Tat ist das auch der Fall, weil durch die abnorme Stellung des Kiefers spastische Contracturen dieser Muskeln reflektorisch ausgelöst werden und also den Unterkiefer dauernd mit großer Kraft nach oben ziehen.

Dieser Muskelzug ist es in erster Linie, der den luxierten Unterkiefer in der pathologischen Stellung festhält und der Reluxation so großen Widerstand entgegensetzt; möglich, daß auch die bei Luxation nach vorn straff angespannten Gelenkbänder im selben Sinne wirken.

Was die Behandlung der Kieferluxation angeht, so muß sie, wie jede andere Verrenkung, möglichst rasch beseitigt werden.

Das ist gewöhnlich leicht bei habitueller Luxation, die manchmal durch den Patienten selbst reponiert werden kann. Im allgemeinen aber muß eine erhebliche Kraft aufgewendet werden, um den Widerstand der reflektorisch kontrahierten Kaumuskeln zu überwinden und das Gelenkköpfchen aus seiner Arretierung hinter dem Tuberculum zu befreien.

Zu diesem Zweck stellt man sich am besten hinter den auf einem Stuhl sitzenden Patienten, lehnt dessen Kopf an sich, legt je einen Daumen auf die letzten Molaren (s. Abb. 231) und drückt kräftig den Unterkiefer nach unten hinten. Mit einem hörbaren Ruck gleitet das Köpfchen über die Kuppe des Tuberculum in seine Pfanne zurück, und die Funktion des Mundes ist sofort wieder hergestellt. Bei doppelseitiger Luxation empfiehlt es sich, die eine Seite nach der anderen zu reponieren. Narkose ist meist nicht nötig, muß aber bis zur völligen Erschlaffung der kontrahierten Kaumuskeln angewendet werden, wenn die Reposition anders nicht gelingt.

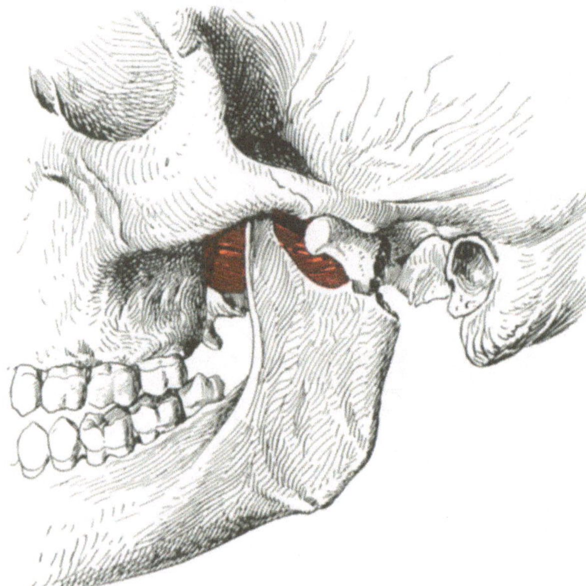

Abb. 232. Luxationsfraktur des Gelenkfortsatzes mit typischer Verschiebung des Unterkiefers. (Beob. d. Tüb. Chir. Klinik.)

Bei veralteten Kieferluxationen pflegt das Gelenkköpfchen in seiner pathologischen Stellung durch Narbengewebe festgehalten zu werden, so daß eine Reposition ohne weiteres nicht gelingt. In solchen Fällen ist der Gelenkfortsatz von außen her operativ freizulegen, um das Köpfchen aus seinen Verwachsungen befreien und die Einrichtung vornehmen zu können.

In Fällen von rezidivierender oder habitueller Luxation lohnt sich oft ein Versuch, durch 1—2 Wochen lang täglich zu wiederholende Einspritzungen von 1 ccm Alkohol in die unmittelbare Umgebung des Kiefergelenkes eine narbige Schrumpfung der Weichteile, vielleicht auch des Kapselapparates zu erzeugen und dadurch eine Retention des Gelenkkopfes in seiner Pfanne zu erzielen. Dabei muß man sich sorgfältig davor hüten, den N. facialis mit dem Alkohol in Berührung zu bringen, weil das eine länger dauernde Lähmung dieses Nerven zur Folge haben würde. Bleibt der Erfolg aus, so muß das Kiefergelenk operativ freigelegt und durch Verkürzung des Kapselschlauches (Raffung oder besser Überlappung) die Luxationsmöglichkeit beseitigt werden. Konjetzny empfiehlt, durch Verlagerung des knorpeligen Gelenkmeniscus an die Vorderfläche des Gelenkköpfchens das zu weite Abgleiten desselben nach vorn zu verhüten.

Während diese hier beschriebene typische Luxation nach vorn die gewöhnlich zu beobachtende Form der Kieferverrenkung darstellt, sind Kieferluxationen nach der Seite, nach oben, oder nach hinten recht selten und kommen nur vor infolge starker Gewalteinwirkung, meist vergesellschaftet mit gleichzeitig eintretenden Frakturen = „Luxationsfrakturen“ (vgl. Abb. 232).

2. Habituelle Subluxation des Kieferköpfchens.

Es gibt Fälle, in denen bei jedem Öffnen des Mundes die Erscheinungen der Kieferluxation nur andeutungsweise auftreten in der Art, daß unter hörbarem Knacken das Kieferköpfchen ruckartig über ein Hindernis hinwegzugleiten scheint, wobei das Köpfchen nach außen leicht prominiert und an der Stelle des Kiefergelenks — also unmittelbar hinter dem prominierenden Köpfchen — eine Delle entsteht. Bei doppelseitigem Auftreten dieser Störung wird im Augenblick des Knackens der ganze Unterkiefer leicht nach vorn verschoben; wohingegen das Kinn ruckartig nach der gesunden Seite verlagert wird, wenn die Affektion nur in einem Kiefergelenk auftritt; beides kommt vor.

Schließt der Patient den Mund wieder — was ohne fremde Hilfe möglich ist —, so macht sich das Knacken wiederum bemerkbar; die Stellungsveränderung des Unterkiefers wird im selben Augenblick wieder beseitigt und die Prominenz des Köpfchens ist verschwunden.

Wenn auch erheblichere Schmerzen mit dem Eintreten einer solchen Subluxation nicht verbunden zu sein pflegen, so wird der Patient durch das Leiden gewöhnlich arg belästigt. Eigentümlicherweise scheinen es meistens schwächliche junge Mädchen oder Frauen zu sein, die, wohl infolge einer abnormen Schlaffheit des Kapselapparates, die beschriebenen Erscheinungen aufweisen.

Fast scheint es so, als ob der Meniscus articularis beim Zustandekommen dieser Störungen manchmal eine wichtige Rolle spiele; denn mehrfach fand sich derselbe bei der operativen Freilegung des Gelenks auffallend gelockert und abnorm beweglich. Durch Fixierung der Knorpelscheibe in der normalen Lage wurden die Beschwerden völlig beseitigt, während in wieder anderen Fällen durch Exstirpation des Meniscus derselbe gute Erfolg erzielt werden konnte.

D. Die verschiedenen Formen der Kieferklemme.

Als „Kieferklemme“ wird derjenige Zustand bezeichnet, bei dem das Öffnen des Mundes, die Entfernung der Zahnreihen voneinander behindert oder vollständig aufgehoben ist. Alle Grade von der ganz leichten, objektiv kaum feststellbaren Einschränkung der maximalen Mundöffnung bis zum festen Aufeinanderpressen der Zähne kommen zur Beobachtung als Folge krankhafter Veränderungen mannigfacher Art, die sowohl innerhalb des Kiefergelenks, als auch außerhalb desselben zu suchen sein können.

1. Die arthrogene Kieferklemme

haben wir bereits kennen gelernt gelegentlich der Besprechung entzündlicher Erkrankungen des Kiefergelenks, die ja alle mit mehr oder minder ausgesprochener Funktionsherabsetzung des Unterkiefers einhergehen. Die Schmerzhaftigkeit ausgiebigerer Bewegungen und die dadurch bedingte absichtliche Einschränkung der Unterkieferexkursionen pflegen die Störung einzuleiten, die aber dann unabhängig vom Willen des Patienten immer höhere Grade annimmt; denn die Kaumuskeln geraten in einen Zustand reflektorischer Spannung, die schließlich in eine Dauercontractur übergeht, nach Abklingen der Gelenkentzündung aber meist spontan wieder verschwindet.

In Fällen schwerer Gelenkvereiterung jedoch sind während des Ablaufs der entzündlichen Vorgänge innerhalb der Gelenkhöhle an deren Kapselapparat, und häufig auch in der unmittelbaren Umgebung des Gelenks, schrumpfende Vernarbungsprozesse aufgetreten, die zu festen bindegewebigen Verwachsungen und in manchen Fällen schließlich zu knöcherner Vereinigung des Kieferköpfchens mit der Gelenkpfanne zu führen pflegen.

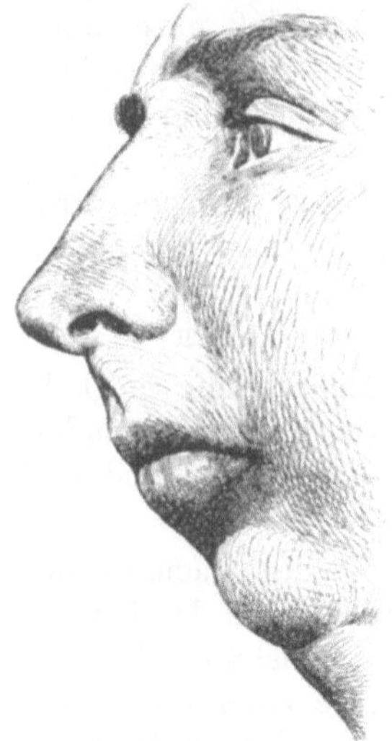

Abb. 233. Vogelgesicht (Opisthogenie) nach angeborener Ankylose des Kiefergelenks. (Fall BECKER, gez. nach PERTHES.)

Außer den Gelenkvereiterungen sind es traumatische Schädigungen des Kiefergelenks, welche eine teilweise, oder auch vollständige, Kieferklemme im Gefolge haben können. Schußverletzungen spielten während des Weltkrieges als Ursache solcher Kiefergelenksankylosen eine große Rolle.

Kommt eine Ankylose des Kiefergelenks, wie das meistens der Fall ist, schon in jugendlicherem Alter zur Ausbildung, so wird durch die Aufhebung der Kieferfunktion die normale Fortentwicklung des Unterkieferknochens schwer geschädigt, so daß entsprechend dem Wachstum der übrigen Schädelteile eine zunehmende Verkürzung sowohl des aufsteigenden Kieferastes, als auch des Kieferkörpers, bald zu konstatieren ist. Hierdurch gelangt eine Entstellung der Profillinie des Gesichts im Bereich des Kinns zur Ausbildung, die unter dem Namen „Opisthogenie" (Vogelgesicht; s. d.) bekannt ist (s. Abb. 233). Behandlung s. unter 6.

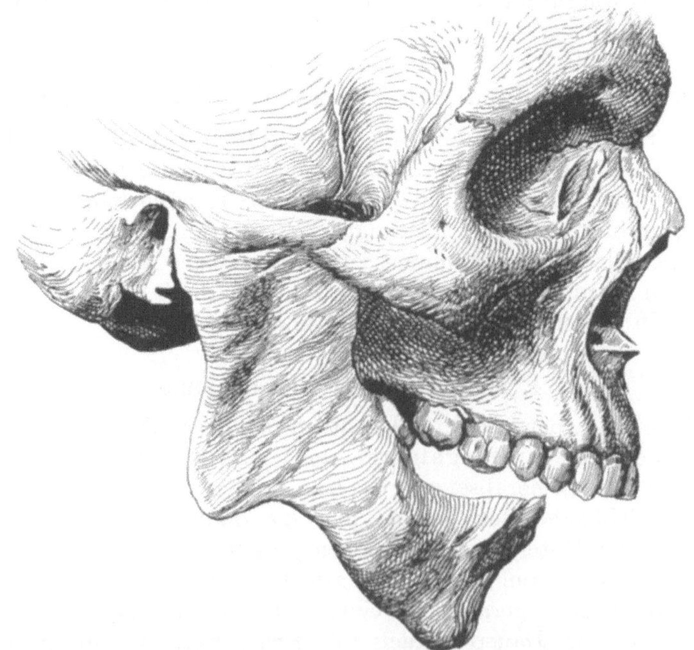

Abb. 234. Angeborene Kiefergelenkankylose. (Präparat des Pathol. Instituts in Leipzig, gez. nach PERTHES.)

In ganz seltenen Fällen wurde auch eine angeborene Ankylose des Kiefergelenks beobachtet, die dann ebenfalls mit ausgesprochener Opisthogenie einherzugehen pflegt (s. Abb. 234).

2. Die entzündliche Kieferklemme

ist wohl die am häufigsten, besonders auch vom Zahnarzt, zu beobachtende Funktionsstörung des Unterkiefers und ist vorhanden bei allen Entzündungsvorgängen, die sich in der Nachbarschaft des aufsteigenden Kieferastes abspielen. Eine Parulis, eine eitrige Parotitis, ein peritonsillärer Absceß usw. geben öfters die Ursache ab für die Entstehung einer entzündlichen Kieferklemme.

Das Öffnen des Mundes wird bekanntlich durch den Zug der Mundbodenmuskeln herbeigeführt und ist nur möglich bei gleichzeitiger Erschlaffung, bzw. elastischer Dehnung, der Kaumuskeln (Masseter, Temporalis, Pterygoidei),

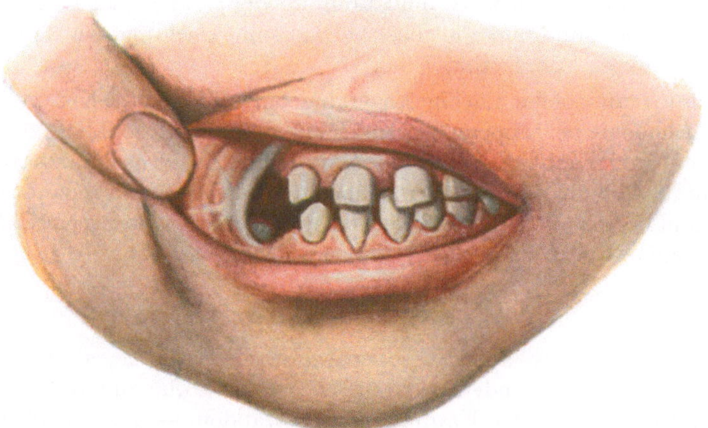

Abb. 235. Narbige Kiefercontractur. (Sammlung der Tüb. Chir. Klinik.)

sowie auch der übrigen Wangenweichteile. Haben aber die Kaumuskeln, Wangenweichteile usw. infolge entzündlicher Infiltration ihre Elastizität eingebüßt, so geraten sie in einen Zustand der Starre, die ein Öffnen des Mundes teilweise oder völlig verbietet.

Entsprechend dem Rückgang des die Kieferklemme verursachenden Entzündungsherdes bildet sich meistens auch die Contractur zurück, ohne daß im allgemeinen eine besondere Behandlung notwendig wäre; doch gibt es auch Fälle, bei denen die zunächst akut-entzündlich entstandene Contractur durch fibröse Entartung des Kaumuskelgewebes in einen therapeutisch schwer zu beeinflussenden Dauerzustand (s. „myogene“ Kieferklemme) übergeht. Behandlung siehe unter 6.

3. Die narbige Kieferklemme

verdankt ihre Entstehung Narbensträngen, die vom Oberkiefer, oder auch von der Schädelbasis her, über die Wangenweichteile hinweg nach dem Unterkiefer herabziehen und an ihm, bzw. in seiner unmittelbaren Nachbarschaft, ansetzen. Da das weite Öffnen des Mundes nur dann möglich ist, wenn die Weichteile der Wangentaschen intakt sind und einer passiven Dehnung unterworfen werden können, so muß eine Behinderung der Mundöffnung dann eintreten, wenn starres, unnachgiebiges, durch Schrumpfung sich mehr und mehr verkürzendes Narbengewebe an Stelle der normalen Wangenweichteile getreten ist. Dabei ist es durchaus nicht notwendig, daß die ganze Dicke der Wange von Narbe durchsetzt ist; vielmehr genügt z. B. schon ein durch Schleimhautdefekt zustande gekommener dünner Strang, um die Erscheinungen der narbigen Kieferklemme auszulösen. Nekrosen der Wangentaschenschleimhaut, wie sie z. B. bei ulceröser Stomatitis, oder im Anschluß an andersartige Entzündungsprozesse, gelegentlich auftreten, heilen manchmal unter Bildung solcher die Unterkieferfunktion so verhängnisvoll beeinträchtigender Narben ab.

Besonders häufig konnte man während und nach dem Weltkriege narbige Kieferklemmen sehen, die nach Zerstörung der Wangentaschen durch Schußverletzung zurückgeblieben waren. Eine Kiefercontractur durch Narbenbildung droht ferner, wenn z. B. ein Carcinom der Wangenschleimhaut exstirpiert wurde, ohne daß man gleichzeitig für eine Deckung des entstandenen Schleimhautdefektes Sorge trug.

Betrachtet man solche narbig kontrahierten Wangentaschen vom Munde aus nach Abheben der Lippen, so sieht man eine Weichteilfalte, deren freier Rand bogenförmig nach innen prominiert, weißlich durchschimmert und sich derb anfühlt (s. Abb. 235). Beim Versuch, den Mund zu öffnen, spannt sich dann der freie Rand dieser Falte an, und man fühlt deutlich, wie durch ihn die Mundöffnung behindert wird. Behandlung siehe unter 6.

4. Die myogene Kieferklemme.

In gewissem Sinne ist auch die oben schon besprochene, akut entstandene und meist wieder verschwindende entzündliche Kieferklemme als „myogen" — d. h. durch Erkrankung der Kaumuskeln entstanden — anzusprechen. Trotzdem bezeichnen wir eine infolge akut-entzündlicher Prozesse in der Nachbarschaft der Kaumuskeln zustande gekommene Kiefercontractur erst dann als „myogen", wenn der ursächliche und außerhalb der Kaumuskeln gelegene Entzündungsherd abgeheilt ist, trotzdem aber die inzwischen innerhalb der Kaumuskeln sekundär eingetretenen Veränderungen die Kieferklemme aufrechterhalten. Besteht nämlich die entzündliche Infiltration des Muskelgewebes zu lange Zeit, so gehen die contractilen Elemente des Muskels zugrunde und werden ersetzt durch bindegewebige Schwielen unter dauernder Herabsetzung oder völliger Aufhebung der Muskelfunktion. Der Muskel wird dann starr, verliert seine Dehnbarkeit und behindert infolgedessen das Öffnen des Mundes.

In ganz ähnlicher Weise können auch primäre Formen der Muskelentzündung („Myositis") durch Schädigung der Elastizität des Muskels eine Kieferklemme herbeiführen. In den Spätstadien der Lues z. B. können chronische Entzündungsprozesse die Muskelelemente mehr oder weniger weitgehend zerstören. Erkennbar ist eine solche luetische Myositis der Kaumuskeln — meistens handelt es sich um den Masseter — an einer sich chronisch entwickelnden druckempfindlichen Verhärtung des Muskelgewebes, die sich auf antiluetische Behandlung hin zurückbildet. Behandlung siehe unter 6.

5. Die neurogene Kieferklemme

kommt zur Beobachtung bei gewissen Erkrankungen des zentralen Nervensystems, und zwar dann, wenn den Kaumuskeln von ihren im Zustande chronischer Reizung befindlichen zentralen Neuronen (Ganglienzellen) aus fortlaufend abnorme Reize zugeführt werden. Das führt zu einem dauernden Kontraktionszustand der Muskulatur, den wir als „spastische Contractur“ bezeichnen, und der erst nachläßt, wenn die krankhafte Reizung der motorischen Gehirnzellen aufhört.

Ganz besonders häufig sehen wir einen solchen zu hochgradigster Kieferklemme führenden Kaumuskelkrampf beim Wundstarrkrampf (s. d.) auftreten („Trismus“), und zwar in der Regel als erstes Symptom der das Leben auf das ernstlichste bedrohenden Erkrankung. Auch im epileptischen Krampfanfall kontrahieren sich die Kiefermuskeln stark, und oft kommt es dabei zu Bißverletzungen der zwischen die Zahnreihen eingeklemmten Zunge. Behandlung siehe unter 6.

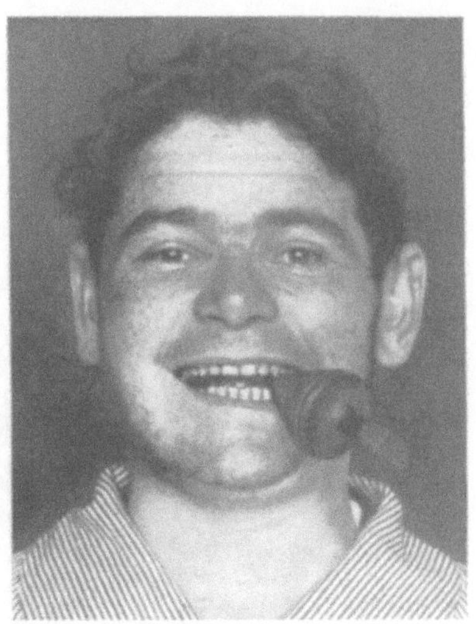

Abb. 236. Behandlung einer Kieferklemme mit dem Holzkreisel.

6. Die Behandlung der Kieferklemme

sollte frühzeitig einsetzen und nach Möglichkeit die extremen Grade gar nicht zustande kommen lassen. Es gibt viele Fälle, in denen eine rechtzeitig durchgeführte Therapie in diesem Sinne wirksam sein kann; doch sieht man auch häufig die Bewegungshemmung des Unterkiefers unaufhaltsame Fortschritte machen, obwohl eifrige Bemühungen das zu hindern suchten — besonders ist das der Fall bei den Narbencontracturen und der sich bildenden Kiefergelenksankylose.

In jedem zu behandelnden Falle ist zunächst natürlich die Ursache der Kieferklemme festzustellen, um den Angriffspunkt der Therapie lokalisieren zu können; denn bei vielen Kiefercontracturen ist die Behandlung der Ursache wichtiger als die der Kieferklemme selbst. So sind Entzündungen des Kiefergelenks in Gestalt des akuten Gelenkrheumatismus, der gonorrhoischen oder tuberkulösen Arthritis nach den bei Besprechung dieser Erkrankungen angegebenen Grundsätzen zu bekämpfen.

Dasselbe gilt von den eitrigen Prozessen in der Nachbarschaft des aufsteigenden Unterkieferastes, die ja meist zur Bildung von Abscessen führen. Nach Entleerung des Eiters durch Incision pflegt mit der Ausdehnung des die Absceßhöhle umgebenden entzündlichen Infiltrats auch die Kieferklemme rasch zurückzugehen.

Der Kaumuskelkrampf beim Tetanus verschwindet im Verlauf von Wochen oder Monaten spontan, falls überhaupt die Grundkrankheit zur Ausheilung gelangt und nicht, wie meistens, der Tod eintritt.

Bei syphilitischer Kaumuskelentzündung sind antiluetische Kuren angebracht, die am besten nach Anweisung eines Facharztes ausgeführt werden.

Geht das die Kieferklemme bedingende Grundleiden und damit die Kieferklemme selbst aber zu langsam zurück, so säume man nicht, durch systematisch durchzuführende gewaltsame Dehnung der Kaumuskeln und Wangenweichteile dem Entstehen einer definitiven Contractur zuvorzukommen. Das kann geschehen durch Einführen eines aus Hartholz gearbeiteten Keiles, der zwischen die Zahnreihen — am besten im Bereich der Prämolaren — gepreßt wird. Bei fleißigem Üben dringt der Keil von Tag zu Tag weiter ein und läßt sich der Mund entsprechend weiter öffnen. Besseres noch leistet ein mit spiralig verlaufender Furche versehener Holzkreisel, der sich durch Drehen zwischen die Zahnreihen hineinschiebt und dadurch dieselbe Wirkung entfaltet, wie der

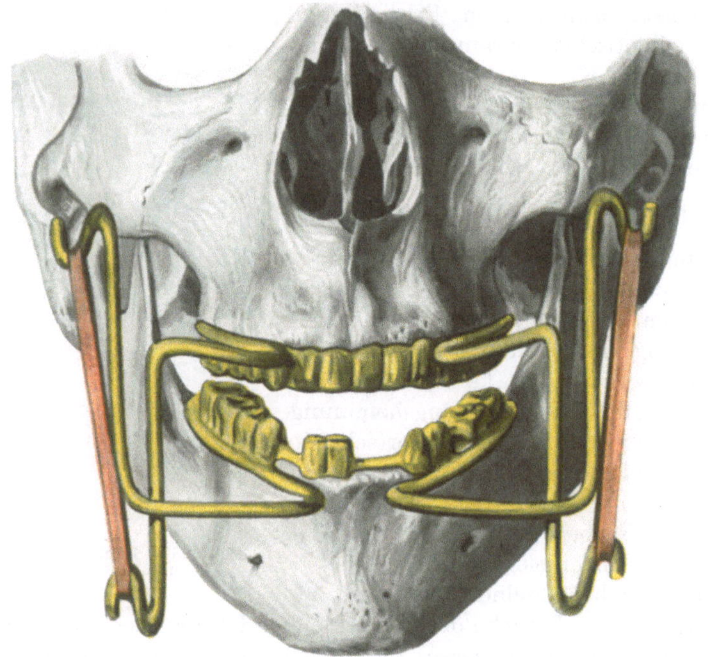

Abb. 237 Dehnungsapparat nach STEINKAMM zur Behandlung schwerer Formen von Kieferklemme.

Keil (Abb. 236). In schweren Fällen erreicht man mit der von STEINKAMM angegebenen und in Abb. 237 dargestellten Apparates noch Gutes: Zu beiden Mundwinkeln werden je 2 kräftige Drähte herausgeführt, von denen der eine an der Zahnreihe des Oberkiefers, der andere an der des Unterkiefers mittels dentaler Schienen befestigt ist. Diese 2 Drähte überkreuzen sich außerhalb des Mundes und werden an ihren Enden durch Gummizüge miteinander verbunden, so daß eine permanent wirkende Extension erzeugt wird, die allmählich zur Verringerung der Kieferklemme führen muß.

Auch die in Abb. 238 wiedergegebene Feder-Klemme kann Verwendung finden.

Bei Ankylose des Kiefergelenks und bei der narbigen Contractur kommt man aber mit diesen einfachen Mitteln auf die Dauer nicht zum Ziel; hier können nur operative Eingriffe wirkliche Hilfe bringen. An Stelle des fibrös oder knöchern versteiften Kiefergelenks muß ein sogenanntes „falsches Gelenk" (Pseudarthrose) geschaffen werden, welches zwar selten die volle Exkursionsfähigkeit des Unterkiefers wieder herstellt, aber doch meistens eine ausreichende Beweglichkeit zu gewährleisten imstande ist. Am meisten zu empfehlen ist wohl das Verfahren von MURPHY: Freilegung des Kiefergelenks von außen her, Schaffung eines neuen Gelenkspaltes durch quere Resektion eines Knochenstückes aus dem Gelenkfortsatz des Unterkiefers und Hineinschlagen eines aus der Temporalisfascie stammenden, am Jochbogen gestielt bleibenden Fettfascienlappens in diese Lücke (s. Abschnitt der Operationslehre). Durch diese Zwischenlagerung von Fett und Fascie wird die sonst meist eintretende Wiedervereinigung der durchtrennten Knochenteile verhindert.

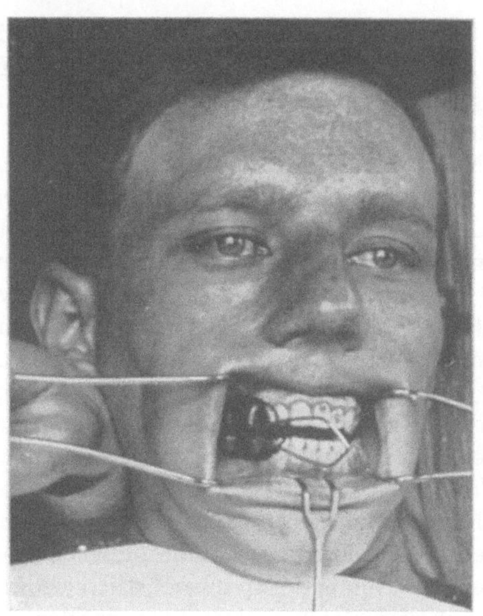

Abb. 238. Allmähliche Dehnung einer Kiefercontractur mittels einer die Zahnreihen auseinanderdrängenden federnden Klemme.

Sind ausgedehnte bindegewebige oder knöcherne Verwachsungen zwischen dem ganzen oberen Teil des aufsteigenden Kieferastes und der Schädelbasis vorhanden, so muß ein solches falsches Gelenk weiter unten, etwa in der Mitte des aufsteigenden Kieferastes oder am Kieferwinkel mittels Knochen-Durchmeißelung angelegt werden. Dabei ist es von Wichtigkeit, daß die sich am neugeschaffenen Gelenkspalt gegenüberliegenden Knochenränder nicht zu breit sind, wodurch die Beweglichkeit an dieser Stelle behindert würde; deshalb reseziert man aus der Kontinuität des Kieferastes am besten ein mit der Basis nach hinten liegendes keilförmiges Knochenstück.

Die Narbencontractur schließlich kann nur beseitigt werden, wenn der unnachgiebige, vom Oberkiefer zum Unterkiefer ziehende Gewebsstrang beseitigt, d. h. völlig excidiert, wird. Um aber aus dem so geschaffenen Wunddefekt nicht wiederum eine Narbe mit nachfolgender Kieferklemme entstehen zu lassen, ist der Defekt sofort im Anschluß an die Narbenexcision wieder auszufüllen mit einem aus elastischem Gewebe bestehenden gestielten Lappen — normaler Schleimhaut oder äußerer Haut. Dieser in die Wunde hineinzuschlagende und an den Defekträndern durch Nähte zu befestigende, Lappen kann, wenn möglich, aus der unmittelbaren Nachbarschaft entnommen werden. Da das aber bei größeren Schleimhautdefekten nicht möglich zu sein pflegt, so wird die fehlende Schleimhautdeckung durch einen vom Hals entnommenen gestielten Hautlappen besorgt, der durch eine im Mundboden angelegte Weichteillücke hindurch in die Wangentasche hineingeschlagen wird (Verfahren nach PERTHES; s. Abschnitt der Operationen).

VI. Erkrankungen der Gesichtsnerven.

A. Die Trigeminus-Neuralgie.

„Neuralgien“ sind blitzartig im Verlauf eines Nerven auftretende, Sekunden bis Minuten anhaltende Schmerzen, die sich im Beginn oft nur selten und mit geringer Intensität bemerkbar machen, bei Fortschreiten des Leidens aber häufiger auftreten und schließlich den von ihm befallenen Patienten Tag und Nacht in unerhörter Weise peinigen können.

Solche Neuralgien kommen gelegentlich an jedem der sensiblen Nerven des Körpers zur Beobachtung — mit am häufigsten und am schlimmsten aber in Form des Gesichtsschmerzes im Bereich der drei Äste des Trigeminus.

Trigeminusneuralgien sind kein scharf umrissenes und in sich geschlossenes Krankheitsbild, weil der klinische Symptomenkomplex einem starken Wechsel unterworfen sein kann, und vor allem, weil eine einheitliche Ätiologie fehlt.

Man muß die echten Neuralgien von denjenigen Nervenschmerzen trennen, die zwar auch neuralgieähnlichen Charakter tragen können, aber eine feststellbare lokale Erkrankung zur Ursache haben — während die eigentliche Trigeminusneuralgie durch Veränderungen des Nerven oder seiner zentralen Neurone ausgelöst wird, deren Art sich in der Regel der klinischen Erkennung entzieht. Für die Behandlung ist die scharfe Unterscheidung zwischen der echten Neuralgie und der örtlich bedingten von ausschlaggebender Wichtigkeit, und niemals darf versäumt werden, nach solchen lokalen Erkrankungen im Verlauf der Nervenbahn, bzw. ihrer Umgebung, zu fahnden.

In erster Linie sind die Zähne einer sehr genauen Besichtigung, und zwar durch einen Zahnarzt, zu unterziehen. Oft ist es nur eine versteckte Caries („Approximalcaries“), welche die Schmerzen auslöst; auch eine chronische granulierende Wurzelhautentzündung kann die Ursache sein — ebenso wie retinierte Zähne, überwachsene Wurzelreste oder selten wohl auch ein „Dentikel“.

In anderen Fällen wieder führt die genaue Untersuchung zur Entdeckung eines Empyems der Highmorshöhle, das zu entzündlicher Infiltration der vorderen Oberkieferwand und damit zu Reizung und Kompression der zu den Zähnen führenden Nervenästchen Anlaß gibt.

Auch Geschwülste der Kiefer — Highmorshöhlencarcinome, myelogene Sarkome — drücken manchmal auf die Zahnnerven und rufen dadurch als erstes Symptom der Geschwulstbildung Neuralgien hervor.

Die Lues kann Trigeminusneuralgien einmal dadurch erzeugen, daß eine luetische Hirnhautentzündung auf das Periost der an der Schädelbasis zahlreich vorhandenen Knochenkanäle übergreift und die durchziehenden sensiblen Nerven komprimiert — oder seltener dadurch, daß der Nerv selbst von einer syphilitischen Entzündung heimgesucht wird: das frühe Sekundärstadium der Lues zeitigt recht häufig Neuralgien.

Stets ist auch daran zu denken, daß chronische Intoxikationen die sensiblen Nerven in einen Reizzustand versetzen können, wie das bei Blei- und Quecksilbervergiftungen, Nicotinmißbrauch und Alkoholismus der Fall ist. Im Gefolge akuter Infektionskrankheiten ferner, wie der Grippe, der Malaria, dem Typhus, treten ebenfalls Neuralgien auf, und schon Erkältungen, Rheumatismus, chronische Stuhlverstopfung können genügen, um bei empfindlichen und hierfür disponierten Leuten Gesichtsschmerzen zu erzeugen.

Allen diesen bisher genannten Neuralgieformen ist gemeinsam, daß eine Ursache erkennbar ist; aber in sehr vielen Fällen entwickeln sich Neuralgien — und das pflegen leider gerade die hartnäckigsten und schwersten zu sein — anscheinend ganz spontan, bei blühend und gesund aussehenden Menschen; doch findet man unter diesen Patienten dann sehr häufig von Haus aus nervenschwache Individuen, bei denen eine besondere Disposition angenommen werden muß.

Der neuralgische Anfall tritt, wie gesagt, blitzartig auf, häufig ausgelöst durch äußere Einflüsse: Bei Zahnerkrankungen sind es gewöhnlich Temperatureinflüsse, besonders Wärme, die plötzlich einen zuckenden Schmerz in den betreffenden Zahn hineinfahren lassen. Oft genügt schon bloßes Öffnen des Mundes beim Sprechen, Kauen, oder ein Luftzug, ja selbst eine einfache Zungenbewegung, um die Neuralgie auszulösen.

Die echte schwere Form der Trigeminusneuralgie kündigt sich manchmal an durch Brennen, Jucken, Spannungsgefühl im Gesicht („Aura"), bis der Patient plötzlich heftig zusammenzuckt, das Gesicht schmerzhaft verzieht und mit der Hand nach der schmerzenden Stelle hinauffährt — ein ganz typisches Bild.

Rötung der Gesichtshaut und der Bindehaut des Auges, Ausfließen von Tränen aus dem Auge, von Schleim aus der Nase weisen darauf hin, daß sekretorische und vasomotorische Nervenbahnen in Mitleidenschaft gezogen werden, wenn der Anfall eintritt. Der ganze Körper zittert, und Herzklopfen, Übelkeit und Erbrechen begleiten manchmal diese ganz schweren Erscheinungen.

Wenn auch im Anfang der Schmerz oft nur in einer einzelnen Verzweigung der Trigeminusäste empfunden wird, so pflegt er sich mit der Zeit doch zentralwärts auszudehnen und schließlich auf einen weiteren Ast, oder gar alle drei Hauptäste, überzugreifen. Gern strahlt die Neuralgie auch nach der Schläfengegend aus — „irradiierender" Schmerz —, wohl auf der Bahn des N. auriculotemporalis; und recht schwer kann es bei solchen die ganze Gesichtshälfte ergreifenden Attacken sein, den eigentlichen Sitz der Neuralgie ausfindig zu machen.

Wenn auch eigentliche Lebensgefahr durch eine Trigeminusneuralgie niemals heraufbeschworen werden kann, so treibt manche der bedauernswerten Patienten doch die Verzweiflung in den selbst gewählten Tod. Aber Trigeminusneuralgien können auch spontan allmählich wieder zur Ausheilung kommen, besonders wenn es sich um junge, sonst gesunde Leute handelt.

Die Diagnose der Trigeminusneuralgie ist zwar stets ohne Weiteres zu stellen, doch kann es, wie gesagt, oft große Schwierigkeiten machen, eine lokale Ursache aufzufinden oder auszuschließen.

Um eine Approximalcaries festzustellen, ist es oft nötig, zwei dicht nebeneinanderstehende benachbarte Zähne durch Einlegen von Watte etwas voneinander zu entfernen. Bei Verdacht auf Wurzelgranulom muß stets eine

Röntgenaufnahme angefertigt werden, und auch retinierte Zähne, überwachsene Wurzelreste und Dentikel sind auf diese Weise sichtbar zu machen.

Bei Highmorshöhlenempyem fließt häufig Eiter aus der Nase aus, doch wird oft eine diagnostische Spülung, oder auch eine Röntgenplatte, zu Hilfe gezogen werden müssen.

Immer fahnde man auch nach Lues durch eine sorgsame Anamnese und eventuell durch den Wassermann.

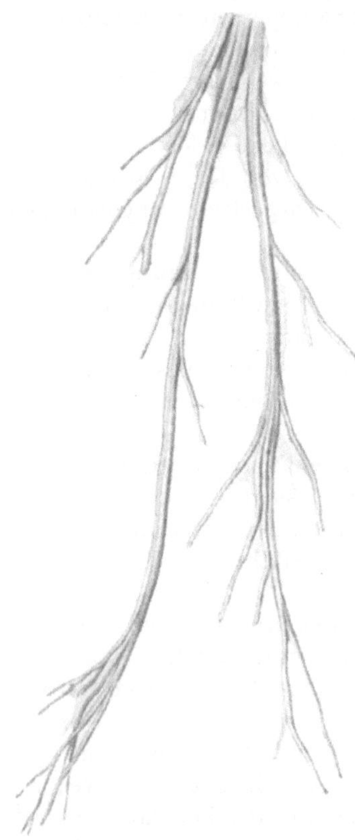

Abb. 239. Trigeminus, nach THIERSCH durch Ausdrehen extrahiert. (Präparat der Tüb. Chir. Klinik.)

Chronische Vergiftung mit Blei ist an dem grauen „Bleisaum" des Zahnfleisches, mit Quecksilber häufig an einer Schwellung des Zahnfleisches zu erkennen.

Zu beachten ist, daß auch Hysteriker unter neuralgiformen Erscheinungen manchmal stark zu leiden haben.

Von geringerer Bedeutung, als vielfach angenommen wird, sind nach meinen Erfahrungen die sogenannten „Schmerzpunkte", die an solchen Stellen des Nervenverlaufes gelegen sind, an denen der Nerv oberflächlich und dem Knochen dicht aufliegt. Das ist der Fall im Bereich des ersten Trigeminusastes am Foramen supraorbitale und im Verlauf des zweiten Astes am Foramen infraorbitale, während der dritte Ast als N. mentalis aus dem Foramen mentale am Kinn hervortritt und hier leicht mit dem Finger gegen den Knochen gedrückt werden kann. Manchmal kann man in der Tat die Neuralgie daran erkennen, daß bei Druck auf diese Foramina Parästhesien auftreten, oder gar ein Anfall ausgelöst wird; meistens ist das aber nicht der Fall, selbst bei schwersten Formen.

Die Behandlung der Trigeminusneuralgie ergibt sich ohne weiteres, wenn es gelungen ist, eine der genannten lokalen, oder auch allgemeinen, Ursachen ausfindig zu machen. Zahnerkrankungen sind kunstgerecht zu beseitigen, ein Highmorshöhlenempyem zu behandeln, Kiefergeschwülste zu entfernen; Luetiker sind dem Facharzt zuzuführen.

Bei den chronischen Vergiftungen muß sofort für das Aufhören der Giftzufuhr gesorgt werden dadurch, daß der Alkoholiker zu trinken, der starke Raucher zu rauchen aufhört; beruflich durch Blei oder Quecksilber Vergiftete müssen den Umgang mit den Giftstoffen meiden.

Bei rheumatischen Neuralgien hilft oft Wärme, bei Stuhlverstopfung Regelung der Darmtätigkeit durch Abführmittel usw.

Durch alle diese Maßnahmen wird es häufig gelingen, die Schmerzen zu beseitigen — leider aber nicht immer; denn gelegentlich sieht man trotz Beseitigung der zutage liegenden Ursache die „neuralgische Veränderung" des

Nerven sich weiter zentralwärts ausbreiten und mehr und mehr den Charakter der echten Neuralgie annehmen.

Aber auch gegen diese eigentliche Trigeminusneuralgie steht uns eine Reihe von wirksamen therapeutischen Mitteln zur Verfügung: Im Beginn und bei leichten Fällen kommt man häufig aus mit der innerlichen Verabreichung unserer bekannten Antineuralgica — Antipyrin, Phenacetin, Pyramidon usw.; Morphium gebe man nur im äußersten Notfalle und ganz vorübergehend! Gerade bei solchen sich oft wiederholenden Anfällen ist die Gefahr des Morphinismus ungeheuer groß! Schwitzkuren und Kopflichtbäder leisten manchmal ganz Gutes.

Eingreifendere Maßnahmen kommen erst in Betracht, wenn die Neuralgie keine Neigung zeigt, zu verschwinden. Die zuerst von SCHLOESSER empfohlene Injektion von Alkohol (70—80$^0/_0$ig) in den erkrankten Nerven leistet ganz Vorzügliches und hat die operativen Behandlungsmethoden zum großen Teil überflüssig gemacht. Der Alkohol zerstört die empfindlichen Achsenzylinder und bringt dadurch den Nerven von der Injektionsstelle ab bis in seine letzten Verzweigungen hinein zur Degeneration — wodurch eine vollständige Anästhesie in dem von diesem Nerven versorgten Gebiet erzeugt wird. Hatte die neuralgische Veränderung ihren Sitz im Bereich des auf diese Weise zerstörten Nerventeiles, so ist damit die Neuralgie zunächst verschwunden; saß diese Veränderung aber zentral von der Injektionsstelle, so treten die Anfälle nach wie vor auf — manchmal etwas weniger häufig, weil die von der Peripherie kommenden, den Anfall auslösenden sensiblen Reize fortgefallen sind. Auf diese Weise appliziert man $^1/_2$ bis 1 ccm Alkohol, je nach dem Sitz des Schmerzes, an oder in das Foramen supra- bzw. infraorbitale, sowie an das Foramen mentale. Bei höherem Sitz muß man die Injektion in den betreffenden Stamm des Nerven am Foramen ovale oder rotundum ausführen.

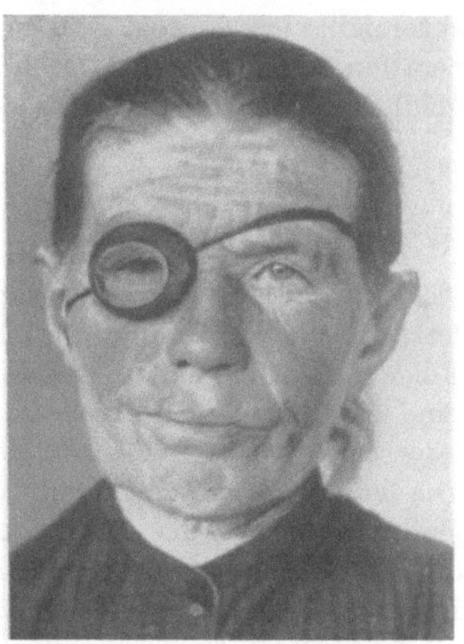

Abb. 240. „Uhrglas“-Verband zum Schutz des Auges nach Ausschaltung des Ganglion Gasseri

Hat man Grund zu der Annahme, daß das Ganglion Gasseri erkrankt ist, so spritzt man den Alkohol nach den für die Lokalanästhesie gültigen Regeln (s. S. 299 [HAERTEL]) in das Ganglion ein und vernichtet damit für immer die Funktion des gesamten Trigeminus, da die einmal zerstörten Ganglienzellen sich nicht regenerieren — im Gegensatz zu den Achsenzylindern der peripheren Nerven, die sich im Verlauf von 6—12 Monaten wieder bilden können. Damit kehrt die Sensibilität und häufig leider auch die Neuralgie zurück.

Das Ganglion darf aber nur im alleräußersten Notfall zerstört werden, weil seine Ausschaltung ernste Gefahren für das gleichseitige Auge mit sich bringt. Die Hornhaut des Bulbus wird vom Trigeminus mit sensiblen Fasern versorgt; werden diese funktionsunfähig, so verliert die Hornhaut das Gefühl und damit den bei Verunreinigungen, kleinen Verletzungen usw. reflektorisch ausgelösten Schutz durch die sich automatisch schließenden Augenlider. Oft kann man schon wenige Wochen nach der eingetretenen Gefühllosigkeit der einen Gesichtshälfte, und damit auch der Cornea, infolge Zerstörung des Ganglions rasch fortschreitende Geschwürsbildungen an der Hornhaut beobachten, die, wenn nicht sofort fachärztlich behandelt, zum Verlust des Augapfels führen können. Man läßt deshalb ständig einen das gefährdete Auge abschließenden Schutzverband tragen, der aber das Sehen gestattet (s. Abb. 240).

Gelangt man mit Alkoholinjektionen nicht zum Ziel, so muß man auf die operative Freilegung des erkrankten Nerven an den äußeren Foramina, oder meist wohl an der Schädelbasis, zurückgreifen, den erkrankten Nerven mit einer für diesen Zweck von THIERSCH konstruierten Zange fassen und durch langsames Umdrehen aus den Knochenkanälen usw. herausziehen („Neurexhairese"). Einfache Durchtrennung („Neurotomie") oder auch die Resektion („Neurektomie") eines kurzen Stückes verhindert auf die Dauer nicht sicher die Regeneration des Nerven. Als ultima ratio ist die technisch sehr schwierige und auch gefährliche Exstirpation des Ganglion in Betracht zu ziehen.

B. Die Facialislähmung.

Der Facialis ist ein rein motorischer, zu der mimischen Gesichtsmuskulatur ziehender Nerv, dessen Leitungsunterbrechung durch Erkrankung oder Verletzung eine Lähmung der die Gesichtsweichteile bewegenden Muskeln zur Folge hat. Je nach der Intensität der Nervenschädigung macht sich dabei eine nur teilweise Funktions*herabsetzung* („Parese") der Muskeln bemerkbar, oder es tritt eine vollständige *Aufhebung* („Paralyse") der Funktion ein: Die in jedem Gesicht mehr oder weniger ausgeprägt vorhandenen Furchen sind abgeflacht oder völlig verstrichen, der Mundwinkel hängt herunter und die Lidspalte kann nicht geschlossen werden. Das alles tritt besonders deutlich in die Erscheinung z. B. beim Lachen, weil der Kontrast mit der belebten anderen Gesichtsseite sehr augenfällig zu sein pflegt (vgl. Abb. 241).

Eine Facialislähmung kann man gelegentlich auftreten sehen nach starken lokalen Abkühlungen einer Wange in Form der „rheumatischen" Nervenschädigung. Nicht selten aber ist es eine eitrige Mittelohrentzündung, welche die dünne Knochenwand des dem Mittelohr benachbarten Canalis facialis durchbrochen hat und auf den Nervenstamm übergriff; auch bei der Radikaloperation chronischer Mittelohreiterungen wird der Nerv an dieser Stelle manchmal unabsichtlich verletzt. Demgegenüber muß eine komplette Lähmung absichtlich erzeugt werden bei der totalen Exstirpation der Parotis wegen Carcinom, und die Durchtrennung einzelner Äste im Verlauf von Operationen im Bereich der Wangenweichteile ist manchmal nicht zu umgehen.

In anderen Fällen kann eine Facialisschädigung festgestellt werden nach Schädelbasisfrakturen, wenn die Bruchlinie den knöchernen Facialiskanal kreuzt und durch die Verschiebung der Bruchflächen eine Quetschung des Nerven zustande kam.

Aber auch das Gehirn kann Sitz einer Facialisschädigung sein, wenn die in ihm verlaufenden zentralen Bahnen durch Blutungen (Apoplexie), Verletzungen, Hirngeschwülste u. dgl. geschädigt werden.

Nach dem Sitz der Schädigung unterscheidet man die *zentrale* Facialislähmung von der *peripheren* — je nachdem, ob nur die Gehirnbahnen, oder

der Stamm des Nerven selbst bzw. einer seiner Äste ausgeschaltet sind. Klinisch ist diese Unterscheidung oft von größter Wichtigkeit, da eine zentrale Facialislähmung z. B. als erstes Symptom einer Gehirnerkrankung auftreten, eine periphere gelegentlich die Bösartigkeit einer Parotisgeschwulst (Carcinom!) beweisen kann. Eine zentrale Facialislähmung ist zu erkennen daran, daß die Stirnmuskulatur intakt geblieben ist, während die übrigen Gesichtsmuskeln ihre Funktion verloren haben. In diesen Fällen wird also das Runzeln der Stirnhaut noch möglich sein, das Heben des Mundwinkels zum Pfeifen aber nicht. Das kommt daher, weil die zur Stirn verlaufenden Facialisäste ihre Impulse von beiden Hirnhemisphären beziehen, so daß immer noch die andere Hemisphäre intakt bleibt, wenn eine funktionsunfähig geworden ist; und eine gleichzeitige Schädigung beider Facialiszentren ist eine extreme Seltenheit. Die Wangenmuskulatur dagegen wird nur von einer — der gegenüberliegenden — Hirnhälfte aus versorgt.

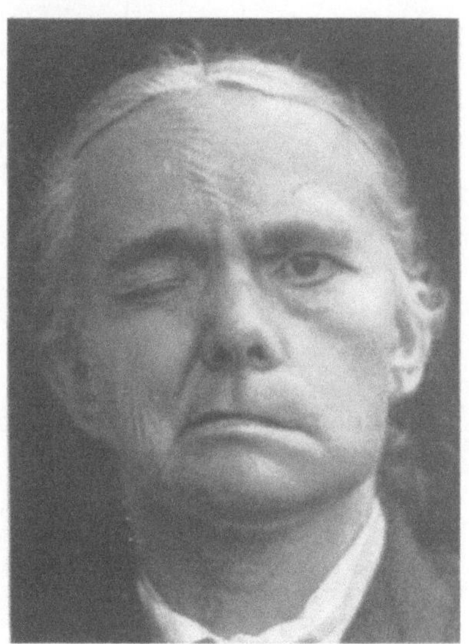

Abb. 241. Linksseitige vollständige („periphere") Facialislähmung.

Eine Querschnittsläsion des Nervenstammes jedoch, z. B. im Bereich des Mittelohres, wird stets eine Lähmung der ganzen Gesichtsseite, einschließlich Stirn, im Gefolge haben; denn hierbei sind ja sämtliche Facialisbahnen überhaupt unterbrochen (vgl. Abb. 242).

Wenn auch die Facialislähmung an sich ein ernstes Leiden nicht darstellt, so pflegt die durch sie hervorgerufene Entstellung von dem Patienten doch sehr peinlich empfunden zu werden. Gelegentlich kann sie aber auch ernste Folgen haben für das Auge, weil der mangelnde Lidschluß zu chronischen Bindehautkatarrhen und zu Austrocknung der Hornhaut mit Geschwürsbildung führen kann.

Die Diagnose einer Facialisschädigung ist meist unschwer zu stellen, selbst bei nur geringen Herabsetzungen der Funktion. Beim Vergleich beider Gesichtshälften wird man sofort erkennen, ob der eine Mundwinkel sich beim Lachen mehr emporhebt, als der andere; ob beim Stirnrunzeln die Furchen auf der einen Seite tiefer erscheinen als auf der anderen usw.

Die Behandlung hat sich zunächst nach dem für die Entstehung der Lähmung verantwortlichen Grundleiden zu richten und dieses womöglich zu beseitigen: „Rheumatische" Lähmungen haben eine günstige Prognose und bilden sich gewöhnlich spontan zurück; Auflegen heißer Kompressen oder Anwendung von Kopflichtbädern befördern die Wiederherstellung. Mittelohrentzündungen sind zweckmäßig zu behandeln und mit dem Nachlassen der Eiterung wird sich häufig auch die Lähmung zurückbilden. Bei Schädelbasisfraktur verschwindet die Lähmung meist spontan, ebenso wie öfters nach nicht tödlich verlaufenen Apoplexien. Gelingt es, einen Hirntumor zu exstirpieren, so kann die Facialisleitung sich wiederherstellen. Wurde der Nerv außerhalb der

Schädelbasis infolge einer Schnittverletzung durchtrennt, so kann versucht werden, durch Nervennaht eine Regeneration zu erzielen.

Erst wenn jede Hoffnung auf Wiederherstellung der Funktion erloschen ist, treten an die Stelle der kausalen Therapie Operationsverfahren, welche auf die Wiederherstellung der Facialis-Leitung verzichten und die Lähmung bzw. deren Folgen auf andere Weise zu beseitigen anstreben. Das kann geschehen z. B. dadurch, daß ein anderer funktionierender, aber zur Not entbehrlicher, Nervenstamm so mit dem gelähmten Facialisstamm in Verbindung gebracht („gepropft") wird, daß von ihm aus die die Nervenleitung vermittelnden Achsenzylinder des Facialis regeneriert werden. Auf diese Weise wurden der Nervus hypoglossus und der N. accessorius verwendet, doch nur unter gleichzeitiger Erzeugung von Lähmungen in den sonst von diesen Nerven versorgten Gebieten.

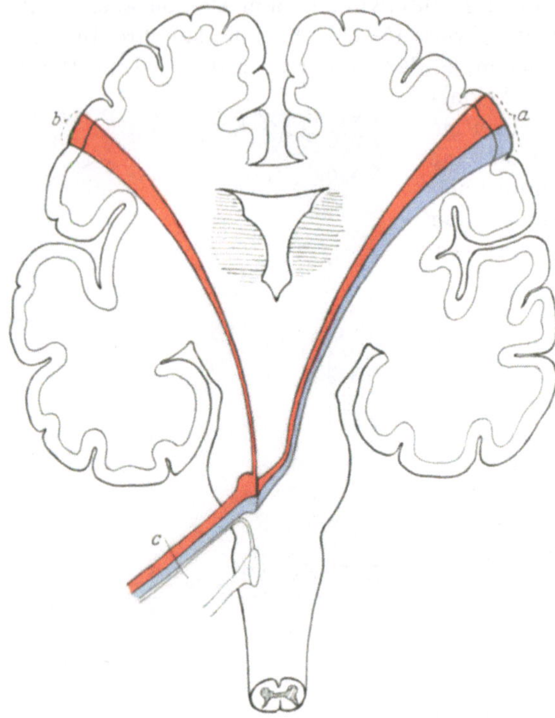

Abb. 242. Schema der Facialisbahnen nach BING. a Gemeinsames Rindenzentrum für Stirn- und Gesichtsfacialis auf der entgegengesetzten Hirnhälfte. b Rindenzentrum nur für den Stirnfacialis auf der gleichen Hirnhälfte. (Der Stirnfacialis wird also von beiden Hirnhälften des Gesichtsfacialis nur von einer aus innerviert.) c Gemeinsamer Verlauf des Stirn- und Gesichtsfacialis im Stamm der Nerven.

Da die Erfolge dieser Methoden aber abgesehen hiervon auch noch höchst unsicher sind, so ist viel mehr das LEXERsche Vorgehen zu empfehlen: LEXER spaltet vom vorderen Rande des M. temporalis einen nach unten gestielt bleibenden Lappen ab, der nach vorn unten über das Jochbein hinweg umgeschlagen und mit seinem freien Ende in der Muskulatur des Unterlides durch Naht verankert wird. Dieser Lappen soll als Zügel wirken, das Unterlid heben und so den Lidschluß ermöglichen.

Im zweiten Akt der Operation wird in analoger Weise vom vorderen Rande des Masseter ein am Jochbogen gestielt bleibender Muskellappen abgetrennt, am Ende in 2 Zipfel geteilt und in der Mundwinkelmuskulatur der Ober- und Unterlippe durch Naht festgeheftet, um den herabgesunkenen Mundwinkel hochzuziehen (s. Operationslehre).

Wesentlich vervollkommnet wurden die an sich schon nicht schlechten Erfolge dieses Verfahrens durch ROSENTHAL, der die von Temporalis und Masseter abgetrennten Lappen in breite und innige Berührung mit den wichtigsten mimischen Gesichtsmuskeln brachte, um von diesen Lappen aus ein Eindringen neuer Nerven in die gelähmten Gesichtsmuskeln hinein zu erzielen — was sich in der Tat als möglich erwiesen hat (Verfahren der „muskulären Neurotisation").

C. Der Facialiskrampf.

Wird der die mimische Gesichtsmuskulatur versorgende N. facialis aus irgendeiner Ursache in einen abnormen Reizzustand versetzt, so entwickeln sich an den Gesichtsmuskeln Krampfzustände, die sich als Zuckungen (= „klonische" Krämpfe) oder als Dauerkontraktionen (= „tonischer" Krampf) äußern und damit zu vorübergehender bzw. ständiger Verziehung der Gesichtsweichteile führen. Meistens sind es klonische Krämpfe, die sich ohne erkennbare Ursache entwickeln und gewöhnlich nur einseitig auftreten, gelegentlich aber durch Gemütsbewegungen ausgelöst werden können.

Zunächst pflegen rasch aufeinanderfolgende leichte Zuckungen in einzelnen Muskeln, z. B. dem Orbicularis oculi oder am Mundwinkel, sich bemerkbar zu machen; doch allmählich dehnt das Leiden sich aus bis zu Beteiligung einer ganzen Gesichtshälfte; und schließlich kann ein Dauercontracturzustand resultieren, der dem Patienten höchst lästig ist, ohne ihm stärkere Schmerzen zu verursachen. Nur in einzelnen Fällen werden gleichzeitig heftige Schmerzen im Trigeminusgebiet empfunden — Fälle, in denen eine Trigeminusneuralgie den Facialis reflektorisch in Mitleidenschaft gezogen hat und zur Entstehung des Facialiskrampfes Anlaß gab. Im allgemeinen entwickelt sich das Krankheitsbild des Facialiskrampfes aber nicht aus einer lokalen Ursache heraus, sondern auf dem Boden einer allgemeinen Nervenschwäche, der Hysterie, „Neurasthenie", Epilepsie usw.

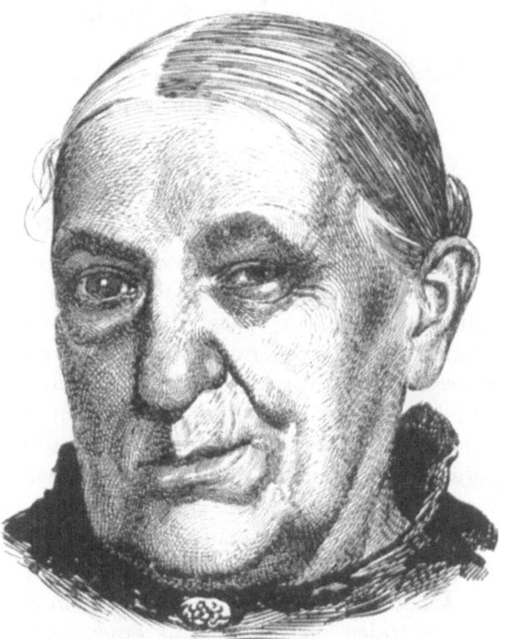

Abb. 243. Facialiskrampf links. (Nach einer Abb. von CURSCHMANN.)

Eine chirurgische Therapie kommt nur in den schweren Fällen in Betracht, oder auch, wenn nur einzelne Muskeln oder Muskelgruppen der Gesichtsmuskulatur sich in einem hartnäckigen, mehr oder weniger tonischen, Kontraktionszustand befinden. In diesem letzten Fall wird man mit der Resektion des zu den kontrahierten Muskeln führenden Facialisastes auskommen können. Ist aber eine ganze Gesichtshälfte ergriffen, so ist das einzig wirksame Mittel die Leitungsunterbrechung des N. facialis im Bereich seines Stammes entweder durch intraneurale Alkoholinjektion, oder besser durch operative Freilegung und Resektion eines mehrere Zentimeter langen Stückes. Die nach dem letztgenannten Eingriff resultierende definitive und komplette Facialislähmung ist eventuell nach den hierfür angegebenen Regeln zu behandeln. Nach Alkoholinjektion dagegen ist ein Rezidiv mit großer Wahrscheinlichkeit zu erwarten, da der Nerv sich gewöhnlich innerhalb eines Jahres zu regenerieren pflegt.

Zweiter Teil.

Die wichtigsten typischen Operationen im Bereich des Kopfes

einschließlich einer kurzen Darstellung der für Kopfoperationen in Betracht kommenden Anästhesierungsverfahren.

I. Die allgemeine Narkose.

A. Allgemeines.

Die moderne Chirurgie verdankt ihre wohl nahezu bis zur möglichen Vollendung gediehene Entwicklung in erster Linie der durch LISTER eingeführten Antisepsis, aus der später die wichtigere Asepsis sich entwickelte. Aber trotz Asepsis wären die erzielten Fortschritte nicht denkbar gewesen, wenn nicht MORTON und JACKSON schon 1846 die betäubende Wirkung des eingeatmeten Äthers entdeckt und damit dem Chirurgen die Möglichkeit an die Hand gegeben hätten, Operationen schmerzlos auszuführen. Das 1847 durch SIMPSON eingeführte Chloroform schien zwar zunächst berufen, den Äther zu verdrängen, verlor aber später seiner giftigeren Eigenschaften wegen wieder an Boden und wird heute im allgemeinen nur noch zur Ergänzung der Äthernarkose herangezogen.

Äther und Chloroform erzeugen, in die Blutbahn gebracht, durch Lähmung des zentralen Nervensystems einen tiefen Schlaf, der mit völliger Aufhebung des Bewußtseins und der Reflexe einhergeht und also dem Operateur in aller Ruhe zu arbeiten gestattet. Da der Reihe nach zunächst das Großhirn (Bewußtsein), dann das Rückenmark (Muskelbewegungen, Gefühl und Reflexe) und zuletzt erst die in der Medulla oblongata gelegenen Zentren für Atmung und Herz gelähmt werden, so ist die Zuführung des Narcoticums so zu regeln, daß nur Bewußtsein, Motilität, Gefühl und Reflexe ausgeschaltet werden, während Atmung und Herztätigkeit intakt bleiben.

Jahrzehntelang zog man das Chloroform seiner intensiveren Wirkung wegen dem Äther vor, bis man merkte, daß die Verwendung des Chloroforms in einem höheren Prozentsatz der Fälle ernste Gefahren erzeugte, als das beim Äther der Fall war. Das Chloroform ist ein „Organgift" und führt bei Überdosierung oder zu oft wiederholter Anwendung in Herz, Leber, Nieren usw. zu Entartungen des Parenchyms, welche gelegentlich noch nach Wochen zum Tode führen können. Noch unangenehmner sind aber die Fälle, in denen der auf dem Operationstisch liegende Patient schon im Beginn der Narkose nach wenigen Zügen an plötzlichem Herzstillstand zugrunde geht.

Zwar kommen unangenehme Zufälle auch bei Ätherverwendung vor; aber doch nicht so häufig als bei Chloroform. Immerhin empfiehlt es sich, auch die Ätherdämpfe nicht in zu hoher Konzentration einatmen zu lassen, weil sonst durch Reizung der Schleimhäute Speichel- und Schleimabsonderung angeregt und damit die Gefahr einer postoperativen Lungenentzündung durch Aspiration heraufbeschworen wird.

Chloroform sollte also nur vorsichtig und in kleinen Mengen, Äther nur in starker Verdünnung mit Luft zugeführt werden. Am besten ist es, die Narkose zunächst nur mit Äther durchzuführen und erst Chloroform tropfenweise hinzuzufügen, wenn der Eintritt der Toleranz zu lange auf sich warten lassen sollte.

Als Zuführungsform hat sich das Einatmen der Äther- bzw. Chloroformdämpfe bis heute unter allen anderen versuchten Applikationsmöglichkeiten am besten bewährt, so daß die Inhalationsnarkose noch heute überall und fast ausschließlich verwendet wird. Nur für gewisse Fälle, insbesondere für Operationen am Kopf, ist neuerdings eine Narkosenform als Konkurrentin aufgetreten, bei der mit Wasser verdünnter Äther durch Einlaufenlassen in eine Armvene direkt in die Blutbahn gebracht wird. Von manchen Operateuren wird diese „intravenöse“ Narkose sehr gelobt.

Für kurzdauernde operative Eingriffe ferner empfahl SUDECK (1901) die sogenannte „Rauschnarkose“, die auf der schon längst bekannten Tatsache basiert, daß im Beginn jeder Narkose noch vor dem völligen Verlust des Bewußtseins ein Stadium eintritt, in welchem zwar das Gefühl für Berührung noch erhalten, das Schmerzgefühl aber erloschen ist = „Stadium analgeticum“ (BRAUN). Seitdem wird dieses ausgezeichnete Verfahren, wenn auch meist in abgeänderter Form, vielfach verwendet.

Zweckmäßig unterscheidet man 4 Hauptstadien der Narkose:

1. das Stadium des Beginnes,
2. das Stadium der Excitation,
3. das Stadium der Toleranz,
4. das Stadium des Erwachens.

Im Stadium des Beginnes der Narkose wird das Einatmen der Narcotica gewöhnlich sehr unangenehm empfunden. Atembeklemmungen und Erstickungsgefühl beunruhigen den Patienten, so daß er versucht, die Maske fortzureißen. Allmählich stellen sich Träume ein und das Bewußtsein beginnt zu schwinden. Die Pupillen sind erweitert und reagieren nur schwach auf Lichteinfall, aber die Reflexe sind noch erhalten, so daß zum Beispiel vorsichtiges Berühren der Bindehaut des Augapfels noch mit Zukneifen der Lider beantwortet wird.

Ganz plötzlich stellen sich Muskelkrämpfe ein; der Patient versucht, sich aufzurichten, spuckt in die Maske, brüllt und schimpft. Damit hat das Excitationsstadium begonnen, das oft sehr rasch beendet sein kann, oft aber — besonders bei kräftigen Männern und Alkoholikern — länger anhält.

Schließlich aber beruhigt sich der Narkotisierte, die Muskeln werden schlaff, die Atembewegungen regelmäßig und oberflächlicher. Das Stadium der Toleranz ist erreicht, das dann als eingetreten angesehen werden kann, wenn die Pupillen eng sind und auf Lichteinfall nur noch wenig oder gar nicht mehr reagieren. Dieses Toleranzstadium muß während der ganzen Dauer der Operation erhalten bleiben, und die Kunst des Narkotisierens besteht darin, die Zufuhr des Narcoticums so zu regeln, daß die Lähmung des Zentralnervensystems nicht auf die Medulla oblongata übergreift, und andererseits ein Erwachen verhindert wird. Sorgfältige Beobachtung der Pupillar- und Bindehautreflexe ist deshalb während der ganzen Dauer der Narkose notwendig.

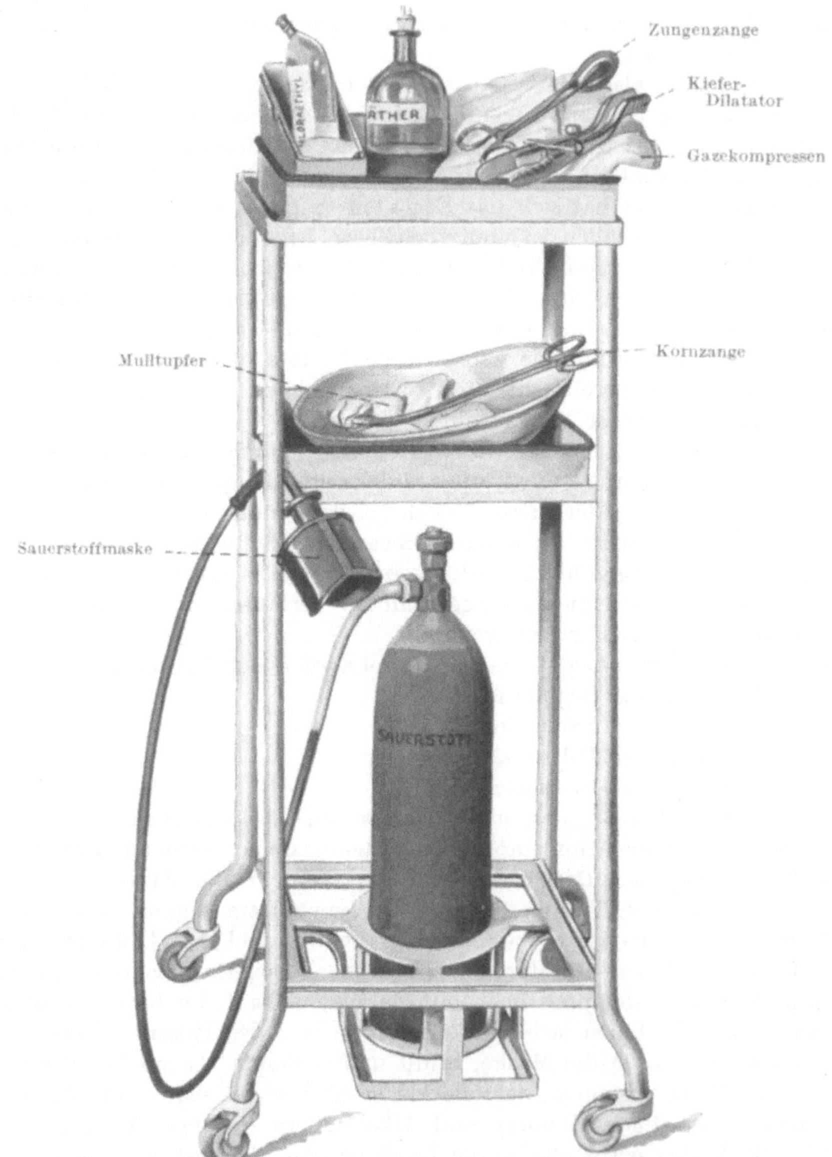

Abb. 244. Tisch mit Narkosen-Instrumentarium.

Erschwert wird die Aufgabe des Narkotiseurs dadurch, daß die Intensität der Wirkung von Äther und Chloroform auf den Organismus weitgehenden individuellen Schwankungen unterliegt, so daß eine große Erfahrung, Ruhe und Geduld dazu gehört, um eine gute Narkose erzielen zu können.

Ist die Operation beendet, so wird die Narkosenmaske fortgenommen, womit der Kranke in das Stadium des Erwachens eintritt, das meist durch Würgbewegungen eingeleitet wird und mit dem Bedürfnis nach Ruhe und mit Übelkeitsgefühl endigt.

Ganz ausgezeichnet bewährt hat es sich, etwa $^1/_2$ bis $^3/_4$ Stunde vor Beginn der Narkose eine sogenannte „vorbereitende" Injektion von Morphium (0,01) und Scopolamin (0,0005) subcutan zu injizieren, um schon dadurch die allgemeine Reaktionsfähigkeit des Körpers auf äußere Reize herabzusetzen und die unangenehmen subjektiven Eindrücke vor der Operation zu mildern. Auch gelingt es auf diese Weise, in den meisten Fällen die Excitation herabzusetzen oder gänzlich auszuschalten und an Narkotikum erheblich zu sparen.

Sehr zu empfehlen ist es ferner, die Narkose einzuleiten mit dem angenehm einzuatmenden Chloräthyl, bis nach 10—20 Atemzügen der Rauschzustand erreicht ist; dann wird mit Äther bzw. Chloroform weiter narkotisiert. Das so quälende Erstickungsgefühl kommt auf diese Weise ganz in Fortfall, und viel rascher und ruhiger, als das sonst der Fall wäre, schläft der Patient ein.

Aber noch eine andere Art von Vorbereitung ist unerläßlich und vor jeder Narkose sorgfältig zu überwachen: Es ist unbedingt notwendig, daß der Magen leer sei, um Erbrechen von Mageninhalt während der Narkose zu vermeiden. Die Nichtbeachtung dieser Vorschrift hat schon mancher Patient mit dem Leben büßen müssen, weil durch Einsaugen von erbrochenem Mageninhalt in die Luftwege während des reflexlosen Stadiums der Narkose die Gefahr der sofortigen Erstickung oder der sich anschließenden höchst lebensgefährlichen „postoperativen" Lungenentzündung sehr in die Nähe gerückt wird.

Beengende Kleidungsstücke sind abzulegen und falsche Gebisse zu entfernen!

Der Patient wird bequem auf den Rücken gelagert mit in Mittelstellung befindlichem Kopf. Beide Hände werden zu seiten des Körpers am Operationstisch mittels Ledermanschetten festgebunden, und die Beine durch einen breiten, oberhalb der Kniegelenke angelegten Lederriemen auf der Unterlage fixiert.

Vor Beginn der Narkose muß alles etwa notwendig werdende Gerät auf einem kleinen Tisch neben dem Narkotiseur vereinigt werden und jederzeit zur Hand sein. Hierzu gehören:

1. Äther- (bzw. auch Chloroform-)Tropfglas,
2. Chloräthyltube zur Einleitung der Narkose,
3. Gazekompressen oder Narkosemaske,
4. Zungenzange und Mundsperrer,
5. eine Brechschale mit Kornzange und Tupfern zum Auswischen des Rachens, sowie ein Handtuch zum Abwischen des Mundes,
6. Campheröl und Spritze,
7. Womöglich eine Sauerstoffbombe, um bei Asphyxie sofort eingreifen zu können (vgl. Abb. 244).

Der Narkotiseur hat während der ganzen Dauer der Operation seine Aufmerksamkeit ausschließlich auf die Narkose zu konzentrieren, auf Reflexe, Atmung und Puls zu achten.

Im Beginn der Narkose und auch noch während der Excitation erleben besonders unerfahrene Narkotiseure es häufiger, daß die Atmung stockt und das Gesicht des Patienten blau wird, während Brust- und Bauchmuskeln bretthart gespannt sind und die Zähne fest aufeinandergepreßt werden = „Asphyxie". Dieser Zustand tritt meist dann ein, wenn das Narcoticum zu rasch aufgeschüttet wird und geht vorüber, wenn man mit der Zufuhr desselben aussetzt.

Blauwerden des Gesichts stellt sich auch dann ein, wenn in tiefer Narkose bei Rückenlage des Patienten die Zunge nach hinten rutscht, sich über den Kehlkopfeingang legt und so das Einstreichen von Luft in die Lunge verhindert. Schnarchendes Atemgeräusch leitet diese Störung ein, und krampfhafte Atembewegungen suchen das Hindernis ohne Erfolg zu überwinden. Hier hilft nur Vorziehen der Zunge zunächst mittels des ESMARCH-HEIBERGschen Hand-

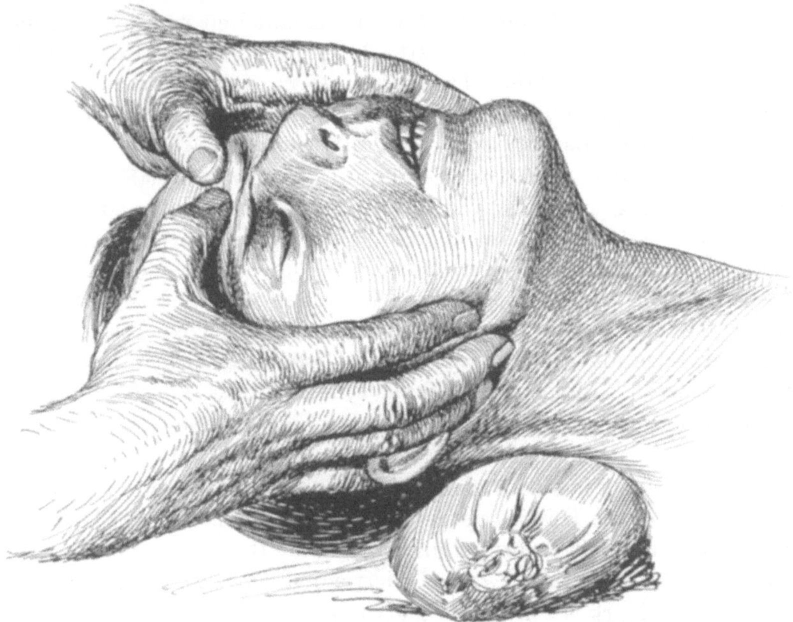

Abb. 245. ESMARCH-HEIBERGscher Handgriff bei Zurückrutschen des Unterkiefers.

griffes: Beide Daumen an die Stirn, und mit den hinter die Unterkieferwinkel gelegten Mittelfingern Nachvornschieben des Kiefers und damit auch der Zunge (s. Abb. 245). Genügt das nicht, so müssen die Zahnreihen mit dem seitlich eingeführten Mundsperrer gewaltsam von einander entfernt, und muß die Zunge mit der Zungenzange gefaßt und vorgezogen werden.

Ernstere Gefahren kündigen sich an durch Weitwerden der auf Lichteinfall nicht mehr reagierenden Pupille, Aussetzen oder Flachwerden der Atmung, sowie durch Unregelmäßigkeit und Kleinheit des Pulses. In allen diesen Fällen ist sofort mit weiterer Zufuhr von Narcoticum auszusetzen. Eventuell sind Gegenmaßregeln zu ergreifen, indem künstliche Atmung bei Atemlähmung solange fortgesetzt wird, bis die Lähmung der Medulla oblongata überwunden ist und die Pupillen wieder enger werden. Bei leichteren Herzstörungen gibt man Campher, bei Stillstand des Herzens wird Herzmassage durch rhythmische kräftige Kompression der Thoraxwand in der Herzgegend ausgeführt.

B. Die Rauschnarkose.

Um das Stadium analgeticum zu erreichen, ist es nicht notwendig, den Äther in hoher Konzentration einatmen zu lassen, wie das gebräuchlich war. Der „Ätherrausch" in der ursprünglichen Form bedeutete keine Annehmlichkeit wegen der mit ihm verbundenen unangenehmen Schleimhautreizung, dem hochgradigen Erstickungsgefühl und dem häufig nachfolgenden Katzenjammer. Es gelingt auch, nur in etwas längerer Zeit, mit der üblichen Tropfmethode dasselbe auf angenehmere Art zu erreichen (BRAUN); aber der Ätherrausch ist heute wohl allgemein ersetzt durch den mit Chloräthyl nach den Vorschriften KULENKAMPFFS zu erzeugenden Rauschzustand, der schon nach wenigen tiefen Atemzügen eine allgemeine Schmerzunempfindlichkeit erzeugt — allerdings nur für ganz kurze Zeit, die aber genügt, um z. B. Abscesse zu spalten, einen Zahn zu ziehen usw. Durch vorsichtiges Fortsetzen der Chloräthylzufuhr kann man das sonst recht flüchtige schmerzfreie Stadium verlängern und so selbst Minuten dauernde Eingriffe durchführen.

Höchst angenehm wird es empfunden, daß der Patient bald nach dem Aussetzen der Chloräthylzufuhr wieder aufwacht und rasch völlig munter wird, ohne über unangenehme Nachwirkungen, wie Übelkeit oder Erbrechen, zu klagen. Ist das ausnahmsweise doch der Fall, so wurde unnötigerweise zuviel Chloräthyl verabreicht.

Die Herstellung des Chloräthylrausches ist am besten nach folgenden Regeln auszuführen:

1. Der bequem auf den Rücken gelagerte Patient wird in der üblichen Weise an Händen und Beinen gefesselt.
2. Der Operateur muß mit dem Messer in der Hand bereitstehen, wenn die Chloräthylzufuhr beginnt!
3. Der Patient wird instruiert, den Mund zu schließen und ruhig, aber tief durch die Nase zu atmen.
4. Das Chloräthyl wird auf eine aus 8—10 Gazeschichten zusammengelegte und über das Gesicht gedeckte Kompresse so aufgetropft (nicht gespritzt!), daß die Tropfen unmittelbar unterhalb der Nasenlöcher auffallen. Wird diese Stelle der Kompresse durch Vereisen für die Atmungsluft undurchgängig, so verschiebt man die Kompresse etwas.
5. Schon nach wenigen Atemzügen ist durch Kneifen mit einer Pincette oder Einstechen einer Nadel zu prüfen, ob die Schmerzempfindung bereits erloschen ist. Ist das der Fall, so wird die Chloräthylzufuhr unterbrochen, oder wenigstens reduziert, und die Operation rasch ausgeführt.

C. Die Inhalationsnarkose.

Jeder zu Narkotisierende ist vorher innerlich genau zu untersuchen, insbesondere ist an Herz, Lungen und Nieren nach etwaigen Störungen zu fahnden. Leute mit organischen Herzerkrankungen dürfen nicht mit Chloroform, Lungenkranke nicht mit Äther narkotisiert werden; und bei Nierenentzündungen sollte eine Narkose nach Möglichkeit überhaupt vermieden werden.

Es ist auf alle Fälle anzuraten, die ganze Narkose mit Äther allein durchzuführen und Chloroform nur vorübergehend tropfenweise hinzuzufügen, wenn das Toleranzstadium nicht eintreten will. Der Äther ist so zu verabfolgen, daß seine Dämpfe nur stark mit Luft verdünnt in die Atemwege hineingelangen können. Das kann geschehen mittels eines geeigneten Narkoseapparates, wie er z. B. von Braun oder auch von Roth-Dräger konstruiert wurde. Eine Beschreibung dieser vielgebrauchten Apparate muß an anderer Stelle nachgesehen werden, da hier nur auf Grundsätzliches eingegangen werden kann.

Beschrieben werden soll aber die einfache und zweckmäßige Form der reinen Äthernarkose, wie sie seinerzeit von v. Brunn an der Tübinger Chirurgischen Klinik eingeführt wurde, und wie sie sich hier seit vielen Jahren

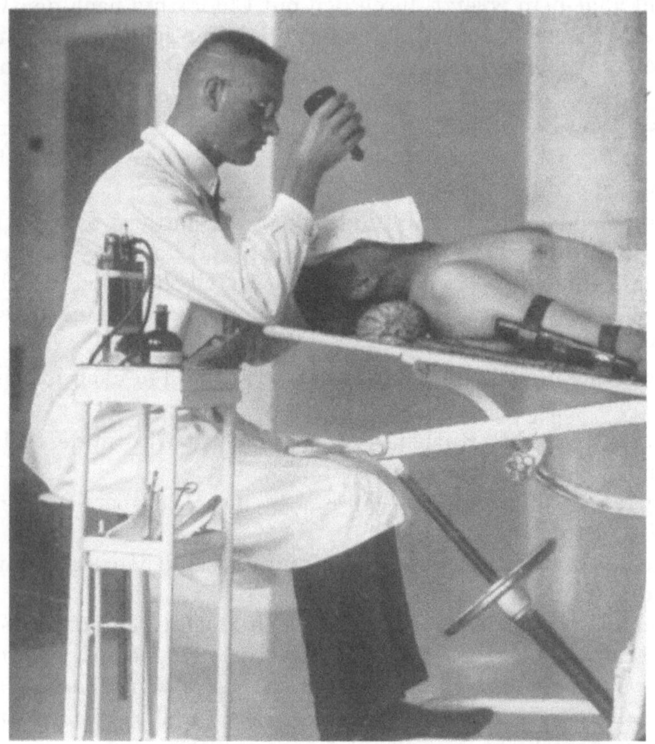

Abb. 246. Situation bei Ausführung einer Inhalationsnarkose.

vorzüglich bewährt hat. Bei dieser Narkosenform wird auf die Verwendung einer eigentlichen Narkosenmaske verzichtet, an deren Stelle dicke Lagen von Gaze über das ganze Gesicht ausgebreitet werden — aber so locker, daß die Atmungsluft unbehindert die Maschen derselben durchdringen kann, und in so dicker Schicht, daß der aufgegossene Äther nicht bis zur Gesichtshaut vordringen kann (s. Abb. 246). Auf diese Weise muß die Inspirationsluft die Gaze passieren und sich dabei mit den Dämpfen des aufgetropften, rasch verdunstenden Äthers vermischen.

Die Ausführung der Äthernarkose gestaltet sich hiernach heute etwa folgendermaßen:

1. Sorgfältige Vorbereitung des Patienten, insbesondere leerer Magen!, Injektion von durchschnittlich 0,01 Morphium + 0,0005 Scopolamin (ältere Leute erhalten weniger) etwa $^3/_4$ Stunde vor Beginn der Narkose.

2. Bequeme Rückenlage des Patienten bei Mittelstellung des Kopfes. Der Narkotiseur steht oder sitzt zu Häupten des Patienten und hat den mit allen etwa benötigten Mitteln und Instrumenten (s. oben) besetzten Narkosentisch neben sich. Die Arme des Patienten liegen gestreckt zu beiden Seiten des Körpers, mit den Handgelenken durch umgelegte Ledermanschetten am Operationstisch befestigt. Der Oberarm liegt in einer aus dickem steifem Leder gefertigten Halbrinne, um eine Quetschung des N. radialis an der Kante des Operationstisches zu vermeiden. Die Beine liegen dem Tisch in gestreckter Stellung dicht nebeneinander liegend auf und sind mit einem unmittelbar oberhalb der Kniescheibe die Oberschenkel überquerenden breiten Lederriemen auf der Unterlage fixiert.
3. Falsche Gebisse sind zu entfernen, um ein Verschlucken oder gar Aspiration in die Luftwege zu verhüten.

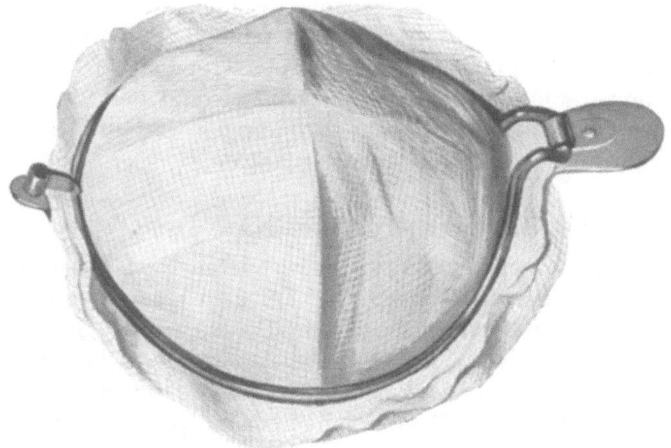

Abb. 247. Chloroformmaske mit auswechselbarer Gazekompresse.

4. Beginn der Narkose durch Erzeugung eines Chloräthylrausches genau in der oben geschilderten Form. Dabei kann man auch den Patienten fortgesetzt von 100 ab rückwärts zählen lassen, bis die Zahlen sich verwirren und damit der Rausch eingetreten ist.
5. Fortsetzen der Narkose durch Aufgießen von Äther (in dünnem Strahl) über die ganze Ausdehnung der das Gesicht bedeckenden dicken Gazekompressen — nicht nur auf Mund- und Nasengegend, wie man das bei Anfängern häufig beobachten kann. Die Menge des aufgegossenen Äthers ist langsam zu steigern, bis die Toleranz eingetreten ist. Dann Verminderung der Ätherzufuhr soweit, daß das Toleranzstadium gerade erhalten bleibt. Sorgfältiges Beobachten der Bindehautreflexe und der Atmung! Der Puls braucht nicht kontrolliert zu werden, da bei reinen Äthernarkosen Gefahren von seiten des Herzens nicht zu befürchten sind.
6. Kurz vor Beendigung der Operation gibt der Operateur das Zeichen, die Narkose zu beenden. Dann sofort Absetzen des Äthers und Abnehmen der Kompressen.

Nach der Operation darf der Narkotiseur den Patienten nicht aus den Augen lassen, bis er ihn einer zuverlässigen und mit der Bewachung in den folgenden Stunden zu betrauenden Pflegeperson übergeben hat. Bei Erbrechen Kopf auf die Seite legen und Mund abwischen. Bei Zurückrutschen der Zunge Vorhalten des Unterkiefers oder Vorziehen der Zunge mit Zungenzange — das erstere genügt meistens.

Die Darreichung des Chloroforms weicht insofern von dem beschriebenen Ätherzuführungsverfahren ab, als an Stelle der Gazekompressen eine Nase und Mund bedeckende Narkosenmaske verwendet werden muß; denn Chloroform „verbrennt" die Haut, wenn es mit ihr in Berührung kommt — was durch eine der Haut dicht aufliegende Gazekompresse hindurch leicht eintreten könnte. Die Chloroformmaske besteht im wesentlichen aus einem birnenförmigen oder ovalen Metallrahmen, der von einem gewölbeartig angeordneten Drahtgestell überdacht wird. Zwischen Rahmen und Drahthaube wird eine diese letzte überdeckende dünne Gazekompresse so eingeklemmt, daß sie jederzeit nach Beschmutzung ausgewechselt werden kann (Modell SCHIMMELBUSCH). Das Chloroform wird aus einem mensurierten braunen Tropfglas Tropfen für Tropfen (30—60 pro Minute) auf die Maske fallen gelassen und der Puls während der ganzen Narkose sorgfältig kontrolliert. Im übrigen verläuft die Chloroformnarkose ähnlich, wie die geschilderte Äthernarkose.

D. Die intravenöse Narkose.

Bei diesem zuerst von BURKHARDT angewendeten Narkotisierungsverfahren wird das Narcoticum nicht in Gasform und auf dem Umwege über die Lungen in die Blutbahn gebracht, sondern direkt in Form einer 5%igen Ätherlösung in eine Armvene infundiert. Vor der Inhalationsnarkose hat diese Methode zweifellos eine ganze Reihe von Vorteilen voraus, wenn sie auch wegen gewisser Umständlichkeiten und Gefahren niemals zu völliger Verdrängung derselben führen wird.

Die intravenöse Applikationsform stellt insofern das Ideal einer Narkose dar, als der Patient auf die angenehmste Weise ohne Erstickungsgefühl ruhig einschläft. Die Excitation ist nur gering oder fehlt völlig, und die Nachwirkungen in Gestalt von Kopfschmerzen, Übelkeit, Erbrechen usw. stehen denen bei Inhalationsnarkose an Intensität sehr erheblich nach. Die Dosierung kann in ganz außerordentlich exakter Weise geregelt werden, und der Verbrauch von Narcoticum ist deshalb sehr gering, weil ja durch Verdunstung usw. nichts verloren geht. An Nachteilen sind aber in Kauf zu nehmen die Notwendigkeit der operativen Freilegung der Ellenbeugenvene mit dem Einbinden einer Glaskanüle in das Gefäßlumen, die umständliche Herrichtung des Instrumentariums, gelegentliche leichte Schädigungen des Blutes und manchmal Thrombosierung der benützten Vene.

Trotzdem leistet das Verfahren gelegentlich ganz ausgezeichnete Dienste, besonders in der von KÜMMEL empfohlenen Form:

1. Dreiviertel Stunden vor der Operation 0,01 Morphium + 0,0005 Scopolamin.
2. Freilegung der V. mediana cubiti (in Lokalanästhesie), in deren Lumen durch einen Wandschlitz hindurch eine Glaskanüle eingebunden wird.

Diese Kanüle steht mittels eines Dreiwegehahnes in Verbindung mit 3 irrigatorähnlichen graduierten Glasgefäßen, die an einem Stativ hoch aufgehängt sind. Von diesen enthält eines einen Liter 5%ige Ätherlösung, ein weiteres 2 Liter auf 41° erwärmte physiologische Kochsalzlösung und das 3. eine $1^1/_2$%ige Auflösung von Isopral ebenfalls in physiologischer Kochsalzlösung.

3. Einleitung der Narkose durch langsames Einlaufenlassen von Ätherlösung, bei kräftigen Personen von Isoprallösung, bis die Toleranz erreicht ist — was nach 4—5 Minuten und nach Verbrauch von nur 4—5 g Äther der Fall zu sein pflegt. Von nun ab Zufuhr reiner Kochsalzlösung, abwechselnd mit wiederum Ätherlösung, um die Toleranz aufrecht zu erhalten.
4. Nach Beendigung der Operation Unterbindung der Vene und Naht der Wunde.

Angewendet wird die intravenöse Narkose mit Vorteil bei Operationen an Kopf und Hals, wo bei Gebrauch von Inhalationsnarkose der Narkotiseur und der Operateur sich gegenseitig im Wege sein würden, und wo durch die Narkosemanipulationen die Asepsis in Gefahr gebracht werden könnte — vorausgesetzt, daß die betreffenden Operationen nicht besser in Lokalanästhesie auszuführen sind.

II. Die lokale Schmerzbetäubung.

A. Allgemeines.

Die Entwicklung der Lokalanästhesie in der heute so bedeutsam gewordenen Form war gebunden an die 1884 erfolgte Entdeckung KOLLERS, daß das Cocain eine vorübergehende Lähmung eines Nerven zu erzeugen imstande sei, wenn es in dessen unmittelbarer Umgebung deponiert wurde.

In Deutschland gebührt SCHLEICH das nicht zu bestreitende Verdienst, als Erster auf die sich hieraus ergebenden Möglichkeiten für die Chirurgie aufmerksam gemacht und als Erster größere Operationen mit örtlicher Einspritzung von 0,1- bis 0,2%iger Cocainlösung ausgeführt zu haben. Er durchtränkte dabei das ganze Operationsgebiet prall mit seinen Lösungen und wurde dadurch der Schöpfer der auch heute noch vielfach gebräuchlichen „Infiltrationsanästhesie". Bei dieser Form der örtlichen Anästhesierung werden die das Gefühl und die Schmerzempfindung vermittelnden Nervenendigungen von der anästhesierenden Flüssigkeit direkt umspült und dadurch ausgeschaltet. Diese ursprüngliche primitive Form der Lokalanästhesie hat aber manche Wandlungen durchmachen müssen, bevor das Verfahren für die allgemeine Verwendung reif war und die heute zu hoher Vollendung gediehene Methodik sich ergeben konnte:

Da die Dauer der in Infiltrationsanästhesie auszuführenden Operationen einer starken Beschränkung dadurch unterworfen war, daß die eingespritzte Cocainlösung nach 15—20 Minuten resorbiert zu sein pflegte und damit die Anästhesie aufhörte, so war es von grundlegender Bedeutung für die Brauchbarkeit der Methode, als BRAUN 1903 den einzuspritzenden Lösungen Adrenalin hinzufügte. Das organische Adrenalin, heute synthetisch hergestellt unter dem Namen „Suprarenin", ist ein Sekretionsprodukt der Nebennieren und besitzt die Eigenschaft, eine sofort einsetzende starke Verengerung der Blutgefäße hervorzurufen, wenn es mit deren Wandungen irgendwie in Kontakt gebracht wird. Dadurch kommt es in dem betreffenden Gewebsgebiet zu einer Verringerung der Blutfülle (lokale Anämie), was wiederum verzögernd einwirkt auf gleichzeitig mit dem Adrenalin in die Gewebsmaschen eingespritzte Flüssigkeit. Auf diese Weise gelang es, die Dauer der durch Cocainlösungen erzeugten Anästhesien auf $1^1/_2$ bis 2 Stunden auszudehnen, was auch für die meisten größeren operativen Eingriffe ein ausreichender Zeitraum ist.

Die zweite grundlegende Tat BRAUNS betraf den Ersatz des sehr giftigen Cocains durch das viel harmlosere Novocain, das er 1905 in die Chirurgie einführte, und welches erlaubte, durch Steigerung der injizierten Lösungsmenge auch den Umfang der in Lokalanästhesie auszuführenden Operationen auszudehnen.

Und drittens war es wiederum BRAUN, der die Anregung einiger amerikanischer Chirurgen aufgriff, die anästhesierende Lösung „endoneural" bzw. „perineural", d. h. in den Stamm eines Nerven bzw. in seine unmittelbare Nachbarschaft einzuspritzen, um an der Injektionsstelle die Leitfähigkeit des Nervenstammes zu unterbrechen und auf diese Weise mit einer einzigen Injektion und einer geringen Novocaindosis das ganze Verbreitungsgebiet des betreffenden sensiblen Nerven unempfindlich zu machen.

Damit brach die Ära der „Leitungsanästhesie" an, die mit vollem Recht den Namen des um ihre Einführung und Ausarbeitung hoch verdienten deutschen Chirurgen trägt und deshalb im Gegensatz zu „SCHLEICHS Infiltrationsanästhesie" als „BRAUNsche Leitungsanästhesie" bezeichnet zu werden pflegt.

Besonders auch für die Kiefer- und Mundhöhlenchirurgie sollte dieses neue Prinzip von einschneidender Bedeutung werden; denn, so paradox es klingen mag, die Erfindung der Narkose war den Operationen im Bereich der Kiefer und Mundhöhle insofern zum Verhängnis geworden, als deren Mortalität ungeheuer zugenommen hatte.

Wenn der alte berühmte Berliner Chirurg DIEFFENBACH unter einer großen Reihe von Oberkieferresektionen keinen einzigen Todesfall hatte, so lag das sicher zum Teil an seiner brillanten Operationstechnik; vor allen Dingen aber wohl daran, daß er ohne Narkose zu operieren gezwungen war — weil es noch keine Narkose gab.

Als man später dann allgemein in Narkose operierte, wurden die Resultate rasch und sehr erheblich viel schlechter, weil der Patient infolge der Narkose die Fähigkeit verlor, in die Luftwege hinein aspiriertes Blut durch Hustenstöße wieder hinauszubefördern. Die Folge war öfters Tod durch Erstickung schon auf dem Operationstisch, häufiger aber noch Tod durch die in den Tagen nach der Operation sich entwickelnde Lungenentzündung — die „Aspirationspneumonie". So starben zum Beispiel dem ausgezeichneten Chirurgen FRANZ KÖNIG von 74 Oberkieferresezierten 22, und von diesen wiederum 16 an Pneumonie.

Man hatte gegen Ende des Jahrhunderts die in der Verwendung der Narkose liegende Gefahr klar erkannt; aber trotzdem gehörten Mut und Nerven dazu, wiederum auf die Narkose zu verzichten und ohne jede Anästhesie zu operieren, wie es die alten Chirurgen getan hatten.

KRÖNLEIN in Zürich war einer der Wenigen, die das durchzuführen wagten; er konnte im Jahre 1901 über 35 solcher Oberkieferresektionen berichten, von denen nur eine einzige mit dem Tode des Patienten, noch dazu nicht an Pneumonie, geendigt hatte.

Heute haben wir die Gefahren der Aspirationspneumonie in der Hauptsache zu überwinden gelernt, weil die Lokalanästhesie es uns ermöglicht, fast jede Operation im Bereiche der Mundhöhle und an den Kiefern schmerzlos und relativ gefahrlos bei erhaltenem Bewußtsein und erhaltenem Hustenreflex durchzuführen. —

Infiltrations- und Leitungsanästhesie erfordern Novocain-Suprareninlösungen, die unbedingt steril sein müssen und deshalb kurz vor Gebrauch frisch hergestellt werden sollten. Das Novocain hält man sich am besten vorrätig in Form der von den Höchster Farbwerken gelieferten Tabletten, denen Suprarenin schon beigefügt ist, und die in physiologischer Kochsalzlösung aufgelöst werden müssen.

Um diese Auflösung der Tabletten und die gleichzeitige Sterilisation möglichst rasch vorzunehmen, hat sich der Tübinger Chirurgischen Klinik folgendes Verfahren vorzüglich bewährt:

5—10 ccm physiologischer Kochsalzlösung werden in einem aus Jenenser Glas bestehenden Kochbecher über einem Bunsenbrenner (s. Abb. 248) aufgekocht, nachdem die notwendige Anzahl Novocaintabletten hineingeworfen sind. Aufkochen und Lösung der Tabletten ist in ganz kurzer Zeit vollzogen, worauf aus einer ständig bereitstehenden Kolbenflasche mit steriler physiologischer Kochsalzlösung soviel kaltes Wasser hinzugefügt wird, als es die gewünschte Konzentration erfordert. Die dann resultierende lauwarme Lösung ist sofort injektionsfertig.

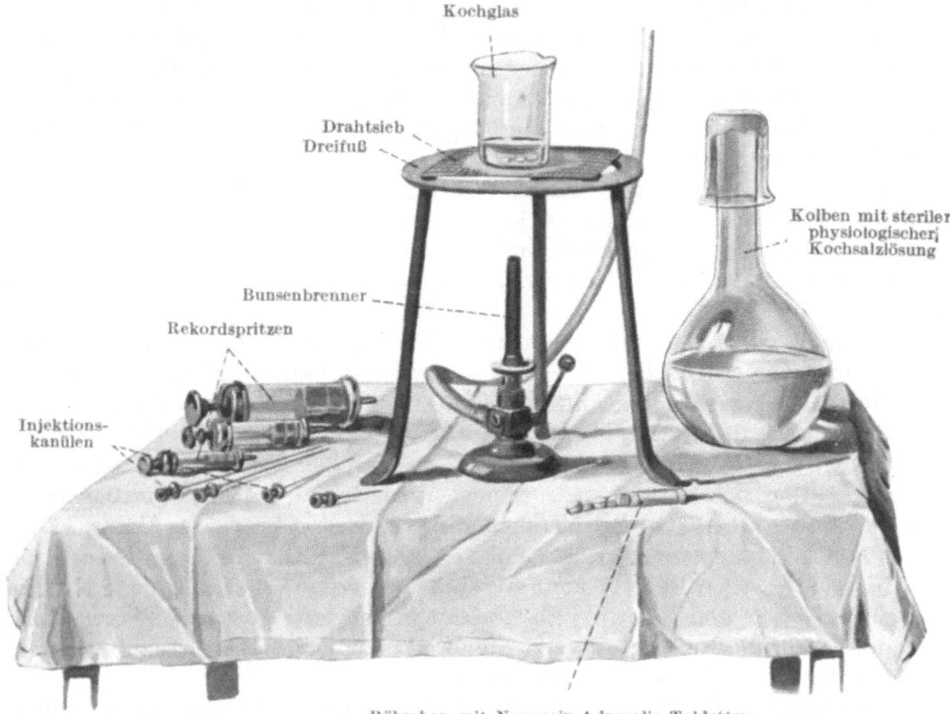

Abb. 248. Instrumentarium zur Bereitung der anästhesierenden Lösung und zur Ausführung der örtlichen Schmerzbetäubung.

Als Instrumentarium für die Injektion selbst ist am meisten die Rekordspritze zu empfehlen, die in verschiedenen Größen (1, 5, 10 ccm) sterilisiert bereitliegen muß.

Einer besonderen Vorbereitung des Patienten bedarf es nicht, wenn der bevorstehende operative Eingriff in Lokalanästhesie ausgeführt werden soll; aber auch hier wirkt es wohltuend, wenn $^3/_4$ Stunden vor Beginn der Operation 0,01 Morphium + 0,0005 Scopolamin subcutan verabfolgt werden.

Die einzige unangenehme Nachwirkung besteht in dem Auftreten eines mäßig gesteigerten Wundschmerzes nach Wiederkehr der Sensibilität, der um so intensiver zu sein pflegt, je konzentrierter die injizierte Novocainlösung war, aber nach 1—2 Stunden nachläßt.

Bezüglich der allgemeinen Technik seien noch einige Regeln hervorgehoben:

α) An der Einstichstelle soll stets zuerst mit einer kurzen feinsten Nadel, deren Spitze mit einem kurzen Ruck bis kurz unter die Epidermis eingestoßen wird, eine sogenannte „Hautquaddel" erzeugt werden dadurch, daß mitten in das straffe Bindegewebe der Cutis hinein einige Tropfen Novocainlösung unter hohem Druck eingespritzt werden. Dadurch wird diese Hautstelle für das nachfolgende Einstechen selbst der dicksten Nadel sofort völlig unempfindlich (vgl. Abb. 249).

β) Beim langsamen Vorschieben der Injektionskanüle in das Gewebe hinein muß ununterbrochen gespritzt werden, so daß die Nadelspitze immer in schon unempfindlich gewordenes Gebiet vordringt und Schmerzen nicht erzeugt.

γ) Man suche mit möglichst wenig Einstichöffnungen auszukommen, um selbst die mit dem allerersten Nadelstich verbundenen geringen Schmerzen

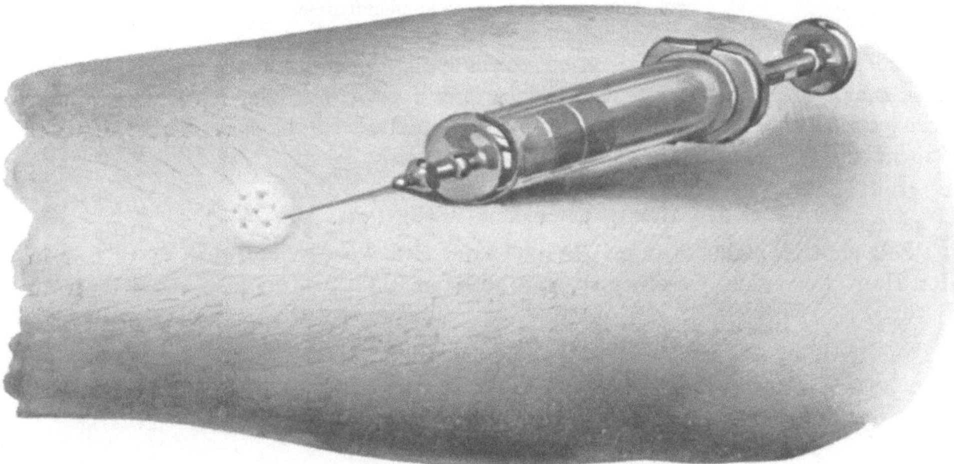

Abb. 249. Bildung einer Hautquaddel.

nach Möglichkeit auszuschalten, und um möglichst wenig Infektionspforten zu schaffen.

δ) Die Maximaldosis von 1 g Novocain sollte ohne Not nicht überschritten werden.

ε) Man beginne mit der Operation nie früher, als bis die Anästhesie vollkommen eingetreten ist, was bei Infiltration gewöhnlich nach 5—10, bei Leitungsanästhesie oft erst nach 20 Minuten der Fall zu sein pflegt.

B. Die spezielle Technik der Infiltrationsanästhesie.

Zur Verwendung kommen nur $^1/_2$- bis $1^0/_0$ige Novocainlösungen, je nach der zu verbrauchenden Menge.

1. Infiltrierung einer Schnittlinie (vgl. Abb. 250).

Soll die beabsichtigte Operation sich nur in der Haut abspielen, so sind die beiden Enden des bevorstehenden Hautschnittes durch je eine Hautquaddel zu markieren. Sodann Einführen einer längeren Kanüle mit Richtung nach schräg abwärts bis in das lockere Subcutangewebe. Hier angelangt, Vorführen der Nadel parallel zur Hautoberfläche unter fortwährendem Spritzen bis zur Mitte der kommenden Schnittlinie. Dasselbe geschieht von der 2. Hautquaddel aus.

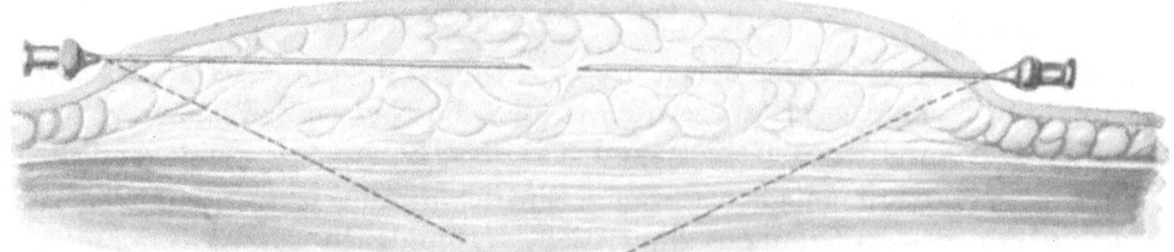

Abb. 250. Infiltrierung einer Schnittlinie.

Soll die Incision bis in tiefere Gewebsschichten geführt werden, so werden diese zuerst infiltriert durch Einstechen und Vorschieben der Nadel in steilerer Richtung. Dann Zurückziehen der Kanüle und abermaliges Vorführen in der Subcutis — wie vorher beschrieben.

2. **Umspritzung einer Hautfläche** (vgl. Abb. 251).

Soll eine Hautfläche, zum Beispiel zum Zwecke der Excision einer nur in der Haut liegenden Geschwulst, gefühllos gemacht werden, so setze man zu

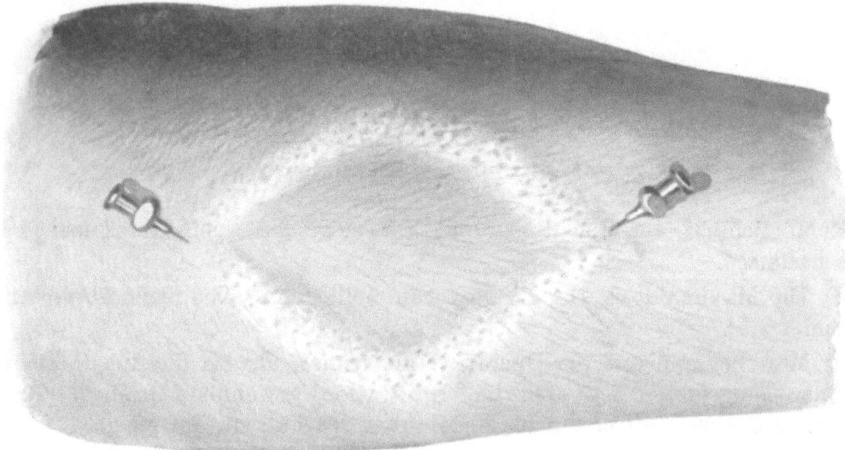

Abb. 251. Subcutane Umspritzung mittels „HACKENBRUCHschen Rhombus".

zwei sich gegenüberliegenden Seiten der Geschwulst und etwas entfernt von ihr je eine Hautquaddel. Eine darauf bis in die Subcutis durchgestochene längere Kanüle wird parallel zur Hautoberfläche unter der Haut an der Geschwulst vorbei vorgeschoben. Zurückziehen der Nadel und von derselben Einstichstelle aus Vorbeischieben an der anderen Geschwulstseite. Ist man von der 2. Quaddel aus in derselben Weise vorgegangen, so hat man das Operationsgebiet umspritzt, so daß alle zu dem umspritzten Hautgebiet führenden, in der Subcutis verlaufenden Nerven unterbrochen wurden. Damit ist das inmitten dieses „HACKENBRUCHschen Rhombus“ liegende Operationsfeld gefühllos gemacht.

3. Umspritzung einer tieferliegenden Geschwulst.

Eine unter der Haut, oder noch tiefer, sitzende Geschwulst usw. muß rings mit Novocain-„Flächen“ umgeben werden, wenn alle zu ihr und ihrer nahen Umgebung führenden Nerven unterbrochen werden sollen — was von 4 die Ecken eines Quadrates bildenden Quaddeln aus, die in genügender Entfernung von der auf die Hautoberfläche projizierten Geschwulst angelegt werden, ge-

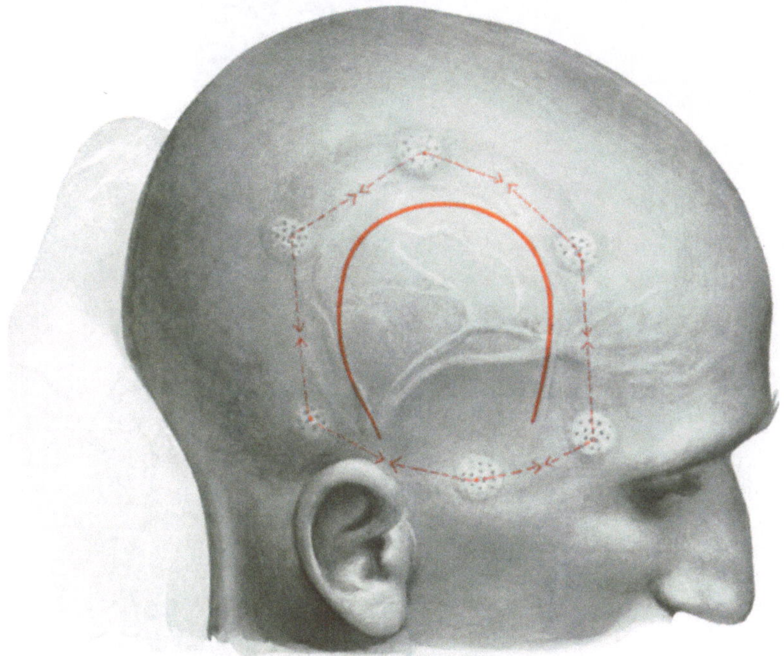

Abb. 252. Umspritzung eines WAGNERschen Lappens von 6 Einstichpunkten aus.

schieht. Dann Einstechen einer genügend langen Nadel in der Weise, daß deren Spitze schließlich bis zu einem senkrecht unterhalb der Geschwulstmitte liegenden Punkt vorgeführt wird. Geht man so von allen 4 Quaddeln aus vor, so entsteht dadurch eine imaginäre Pyramide, deren Basis auf der Hautoberfläche, deren Spitze mitten unterhalb der Geschwulst liegt. Durch öfteres Zurückziehen und wieder Vorschieben der Nadel in entsprechend veränderter Richtung von jeder einzelnen Quaddel aus ist die Geschwulst rings mit Novocainlösung zu umgeben. Zum Schluß subcutane Umspritzung des als Operationsfeld in Betracht kommenden Hautgebietes von Quaddel zu Quaddel.

4. Umspritzung eines Operationsfeldes am Schädeldach (vgl. Abb. 252).

Zur Verwendung kommen nur $1^0/_0$ige Novocainlösungen.

Am ganzen Schädeldach liegen die Verhältnisse für die Anästhesierung insofern besonders günstig, als Weichteile und Knochen von sensiblen Nerven versorgt werden, die ausnahmslos in der Subcutis verlaufen, und zwar etwa radiär in der Richtung von der Peripherie her nach dem Scheitelpunkt; aus der Tiefe heraus treten keinerlei nervöse Elemente an Knochen und Haut heran. Und so würde es ohne weiteres gelingen, die gesamte Schädeldecke unempfindlich zu machen, wenn man einen Novocainwall entsprechend dem Verlauf des größten Schädelumfanges zirkulär um den ganzen Kopf herum anlegen würde. Da ein so ausgedehntes Operationsgebiet aber kaum jemals in Frage kommt,

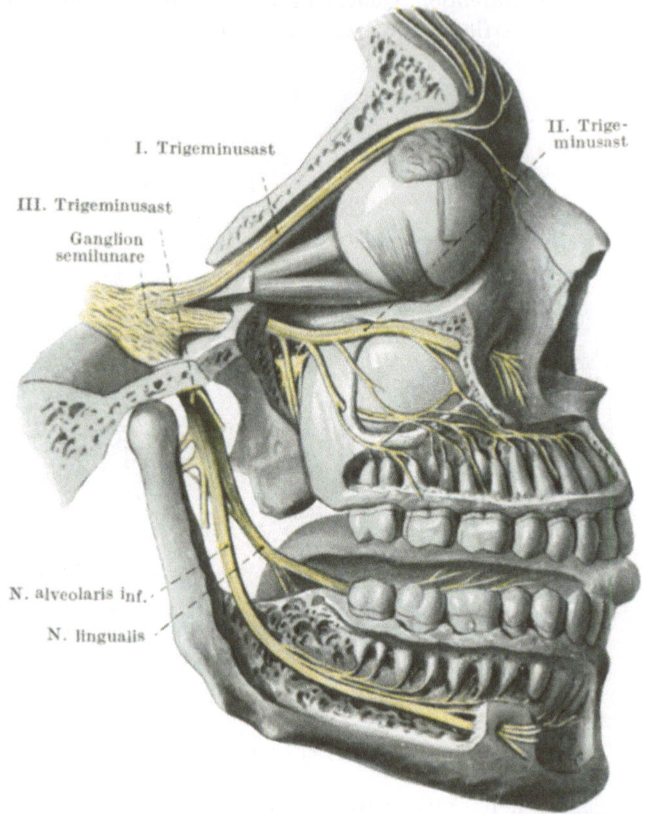

Abb. 253. Verlauf des Nervus trigeminus (teilweise nach SPALTEHOLZ).

so genügt es gewöhnlich, von 6—10 durch Quaddeln markierten Einstichpunkten aus ein kleineres Feld je nach Bedarf zu umspritzen. Durch ringförmige Deponierung von 1%iger Novocainlösung unter die Kopfschwarte werden auf diese Weise Haut, Periost und Knochen innerhalb des Novocainringes gefühllos. Da Dura und Gehirn sowieso unempfindlich sind, so genügt diese Form der Anästhesie nicht nur für Operationen am Schädeldach selbst, sondern auch zur Ausführung der meisten Gehirnoperationen (vgl. Abb. 253).

Nach diesen 4 typischen Beispielen lassen sich alle anderen etwa notwendig werdenden Injektionsformen der Infiltrationsanästhesie leicht kombinieren.

C. Die wichtigsten Formen der Leitungsanästhesie am Kopf.

Als Objekt der eigentlichen Leitungsanästhesie kommt im Bereich des Kopfes nur der Trigeminus in Betracht, der bekanntlich die Kieferknochen und die Weichteile des Gesichts sensibel versorgt. Von seinen 3 Ästen sind es wiederum nur der II. (N. maxillaris) und III. (N. mandibularis), die praktisch eine Rolle spielen, während operative Eingriffe des I. Astes (N. ophthalmicus) in der

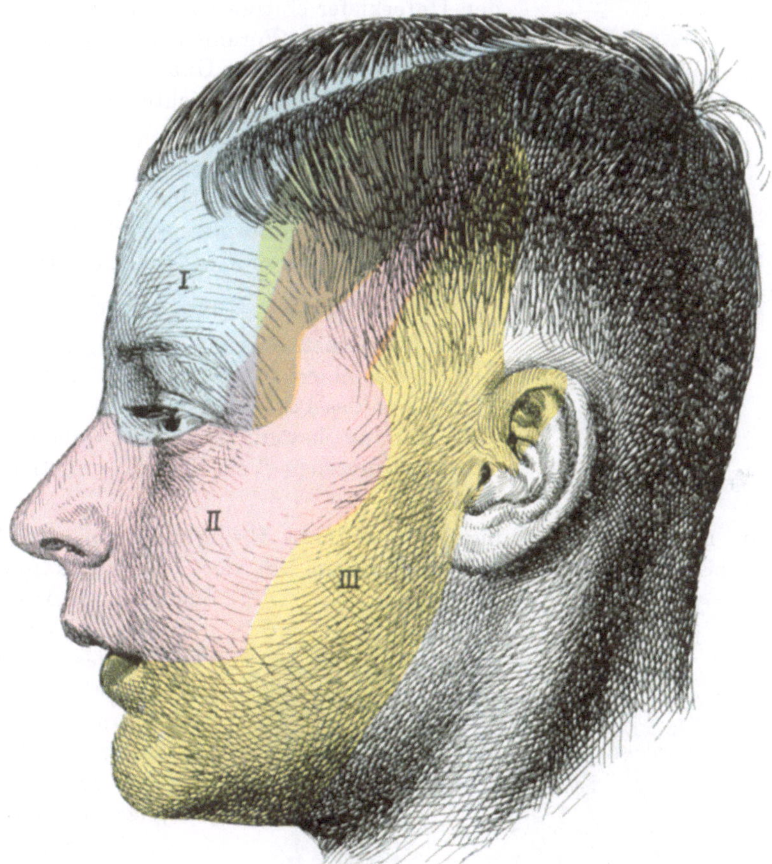

Abb. 254. Sensible Versorgung der Gesichtshaut durch den N. trigeminus. I = N. ophthalmicus, II = N. maxillaris, III = N. mandibularis.

Chirurgie zu den selteneren Vorkommnissen gehören. Außerdem ist der Stamm des N. ophthalmicus für die Nadel nicht erreichbar.

Die genaueste Kenntnis der topographischen Anatomie des Trigeminusverlaufes ist von jedem, der Trigeminusanästhesien ausführen will, zu fordern. Hier soll nur ganz kurz hervorgehoben werden, daß alle 3 Äste ihren Ursprung nehmen von dem zwischen Dura mater und der Schädelbasis gelegenen Ganglion semilunare Gasseri, und daß der II. Ast schon kurz nach dem Austritt aus dem Ganglion in einen Knochenkanal der Schädelbasis eintritt, um diesen am Foramen rotundum in Gestalt eines dicken rundlichen Stranges zu verlassen.

Später teilt er sich in seine Endäste auf, die innerhalb des Oberkieferknochens zu dessen Zähnen usw. ziehen, bzw. am Foramen infraorbitale in die Gesichtsweichteile übertreten.

Der Mandibularis durchbricht die Schädelbasis am Foramen ovale als kräftiger Nervenstamm, teilt sich später hauptsächlich in den zu Mundboden und Zunge ziehenden Lingualis und den an der Lingula in den Unterkiefer eintretenden Alveolaris inferior, der schließlich am Foramen mentale als N. mentalis erscheint und den Unterkieferknochen mit den ihn umgebenden Weichteilen sensibel versorgt (vgl. Abb. 254).

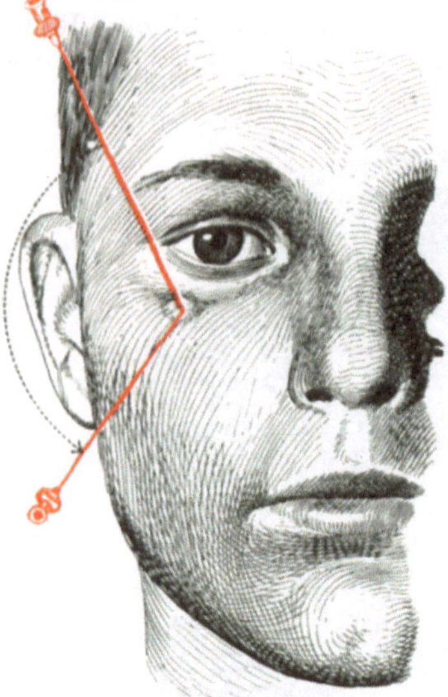

Abb. 255. Anästhesierung des I. Trigeminusastes nach PAYR.

Zur Leitungsunterbrechung des Trigeminus werden am besten 2%ige Novocainlösungen verwendet; denn je konzentrierter die Lösung, um so rascher und sicherer tritt die Anästhesie ein.

Als allgemeine Regeln merke man sich:

a) Bei Anästhesierung des Trigeminus lasse man stets einen Skelettschädel dicht neben dem Kopf des Patienten in genau entsprechender Stellung halten, um sich jederzeit über die anatomischen Verhältnisse orientieren zu können.

b) Man markiere die ja ungefähr bekannte Entfernung von der Hautoberfläche bis zu dem betreffenden Foramen an der Injektionskanüle mit einem durch Auskochen sterilisierten Korkscheibchen, das während der Einspritzung liegen bleibt, um einen ungefähren Anhalt über die jeweilige Lage der Nadelspitze zu haben.

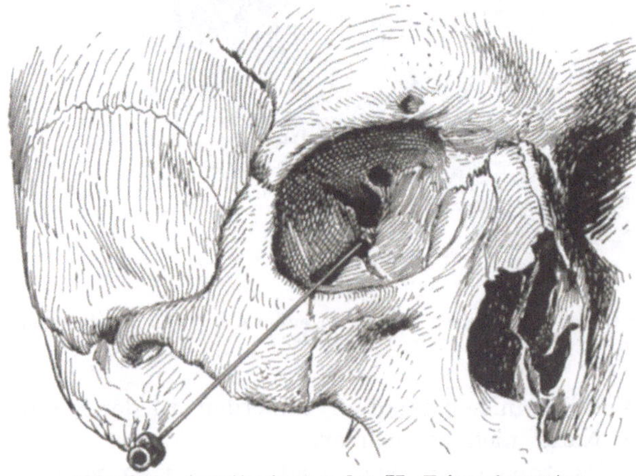

Abb. 256. Anästhesierung des II. Trigeminusastes.

c) Vor Einspritzung der Novocainlösung ist zu prüfen, ob Blut durch die Nadel ausfließt. Ist das der Fall, so darf die Injektion nicht ausgeführt werden, weil die Nadelspitze dann in einer der an der Schädelbasis so häufigen Venen liegt.

d) Es empfiehlt sich, erst dann einzuspritzen, wenn typische, in das Verbreitungsgebiet des betreffenden Trigeminusastes ausstrahlende Parästhesien aufgetreten sind.

1. Unterbrechung des N. maxillaris am Foramen rotundum für Operationen am Oberkieferknochen.

Der Nervenstamm am Foramen rotundum ist auf 2 Wegen zu erreichen:

a) Verfahren nach MATAS: Einstich am unteren Rande des vorderen Jochbogenwinkels und Vorschieben der Nadel in der Richtung nach oben-hinten-innen. Dabei tastet man sich mit der Nadelspitze an der Hinterfläche des Oberkieferknochens entlang, bis sie in einer Tiefe von 5—6 cm den Nerven trifft, wobei Parästhesien in den gleichseitigen Oberkieferzähnen auftreten. Injektion von 5 ccm 2%iger Novocainlösung.

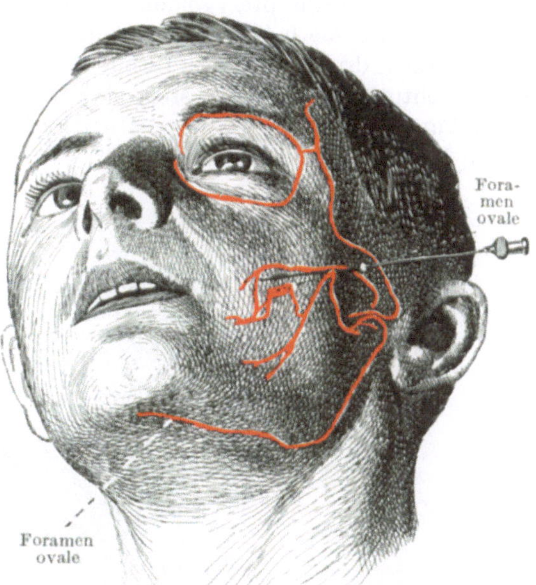

Abb. 257. Anästhesierung des III. Trigeminusastes am Foramen ovale. (Nach BRAUN.)

b) Verfahren von PAYR (s. Abb. 255 u. 256): Einstich am äußeren unteren Winkel des Orbitalrandes bei steil nach unten-hinten-außen gehaltener Nadel. Vorschieben der Nadel, an der knöchernen Orbitalwand entlang tastend, wobei das hintere Ende der Nadel mehr und mehr gesenkt wird. Plötzlich hört der knöcherne Widerstand auf, weil die Nadel in die Fissura orbitalis inferior eingetreten ist; und nun weiteres Senken des hinteren Nadelendes mit Vorschieben in annähernd horizontaler Richtung. In ca. 5 cm Tiefe trifft die Nadelspitze auf die harte Schädelbasis und hat nun durch vorsichtiges Rückziehen und Wiedervorschieben den Nervenstamm am Foramen rotundum aufzusuchen. Sind Parästhesien aufgetreten, so werden 5 ccm 2%iger Novocainlösung eingespritzt.

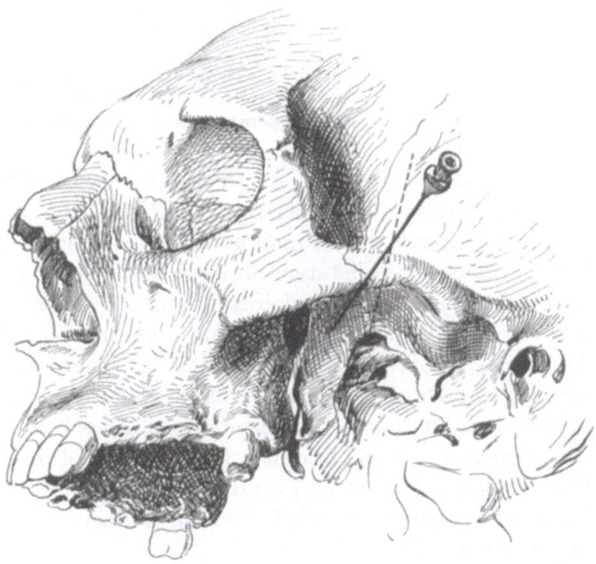

Abb. 258. Lage der Injektionsnadel bei der Anästhesierung des III. Trigeminusastes. (Nach BRAUN.)

2. Unterbrechung des N. mandibularis für Operationen am Unterkieferknochen.

a) Am Foramen ovale nach BRAUN (vgl. Abb. 257 u. 258): Einstich in der Mitte des unteren Jochbogenrandes und Vorschieben der genau horizontal gehaltenen Nadel in der Frontalebene. In 4—5 cm Tiefe stößt die Nadel auf den knöchernen Processus pterygoideus, wobei die Nadelspitze sich etwa 1 cm vor dem Foramen ovale befindet. Zieht man dann die Nadelspitze bis an den Jochbogen zurück, dreht das hintere Ende etwas nach vorne und schiebt sie in der neuen Richtung wieder vor, so stößt sie am Foramen ovale auf den Nervenstamm, wobei Parästhesien in den betr. Unterkieferzähnen auftreten. Injektion von 5 ccm $2^0/_0$iger Novocainlösung.

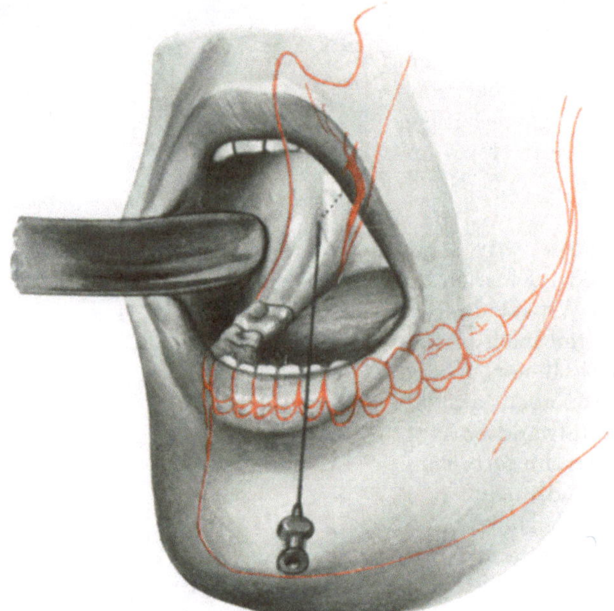

Abb. 259. Anästhesierung des N. alveolaris inferior an der Lingula.

b) An der Lingula nach BRAUN (vgl. Abb. 259): Abtasten derjenigen vorderen Kante des aufsteigenden Unterkieferastes, welche medialwärts von dem kleinen nach vorn innen gerichteten, und dicht oberhalb und seitlich von der Kaufläche des letzten Molaren gelegenen Dreiecks (BRAUNS „Trigonum retromolare“) liegt. Einstich mit langer dünner Nadel 1 cm oberhalb und seitlich der Kaufläche des letzten Molaren in einer Richtung, welche zur Innenfläche des aufsteigenden Kieferastes in einem Winkel von etwa 45 Grad und parallel zur Kaufläche der unteren Backzähne gelegen ist. Dicht unter der Schleimhaut muß die Nadelspitze auf Knochen treffen, sonst liegt sie falsch. Am Knochen entlang tastend, wird die Nadel um die vorher abgetastete innere Knochenkante herum und an dieser vorbei etwa 3 cm weit vorgeschoben, wobei fortwährend gespritzt wird und im ganzen 5 ccm $1-2^0/_0$ige Novocainlösung deponiert werden.

Durch diese Injektion werden sowohl N. alveolaris inferior als auch der Lingualis unterbrochen.

3. Unterbrechung des Trigeminus am Ganglion semilunare zur Anästhesierung einer ganzen Gesichtshälfte (vgl. Abb. 260 u. 261).

Die Gefühllosmachung einer ganzen Gesichtshälfte ist ein Eingriff, der ebenso oft zum Zweck der Ausführung von Operationen, als auch für die dauernde Ausschaltung des Ganglions durch Alkoholinjektion bei schweren Trigeminusneuralgien in Betracht zu ziehen ist. Dabei wählt man zweckmäßig den Weg durch das Foramen ovale hindurch nach einer Technik, die von HAERTEL etwa in der folgenden Weise angegeben wurde:

Die zu verwendende Kanüle muß ca. 10 cm lang und nicht zu dünn sein. 3 cm seitlich vom Mundwinkel wird nach Bildung einer Hautquaddel eingestochen. Die Nadel durchdringt die Weichteile der Wange, ohne je die Mundschleimhaut zu durchstechen — wobei ein in den Mund eingeführter Finger das Vordringen der Nadelspitze kontrolliert.

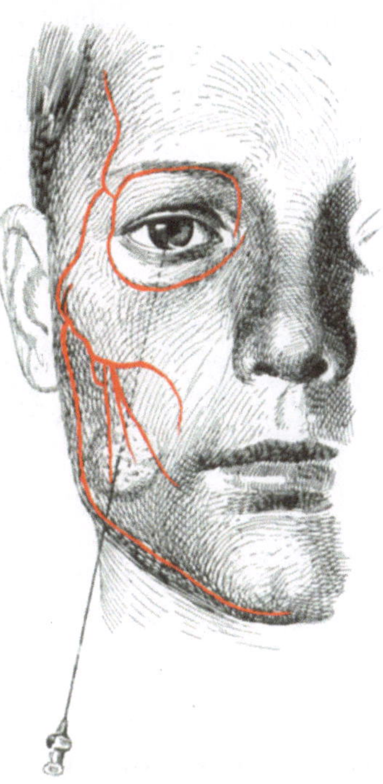

Abb. 260. Anästhesierung des Ganglion semilunare nach HAERTEL. Von vorn gesehen.

Einstechen und Vorschieben der Kanüle geht in einer Richtung vor sich, die während des ganzen Aktes genau einzuhalten ist, wenn das Foramen ovale erreicht werden soll, und zu deren Kontrolle ein seitlich vom Patienten stehender Assistent zur Unterstützung heranzuziehen ist. Von vorn gesehen, wird die Injektionskanüle so eingestochen, daß die gedachte Verlängerung ihrer Achse die Pupille des gleichseitigen Auges schneidet; von der Seite gesehen, muß sie durch das vor dem Kiefergelenk gelegene Tuberculum articulare hindurchgehen.

In 5—7 cm Tiefe trifft die Nadel gewöhnlich zunächst auf eine harte Knochenfläche — das Planum infratemporale — an der entlang man sich bei genauester Innehaltung der angegebenen Richtungslinien vorsichtig an das Foramen ovale herantastet. Hat man dieses erreicht und damit in die Substanz des III. Trigeminusastes eingestochen, so treten Parästhesien auf, die in den Unterkiefer ausstrahlen — wobei die Nadelspitze den harten Widerstand der Knochenfläche verliert. Schiebt man von diesem Augenblick ab die Nadel noch $1-1^1/_2$ cm weiter vor, so machen sich auch in den Zähnen des Oberkiefers (II. Trigeminusast) Parästhesien bemerkbar, und die Nadelspitze liegt mitten im Ganglion. Nach Einspritzen von 1—2 ccm $2^0/_0$iger Novocainlösung muß dann eine Anästhesie der ganzen Gesichtsseite eintreten, die im Durchschnitt 2 Stunden anhält.

Handelt es sich um die Behandlung einer Trigeminusneuralgie, so wartet man nach Injektion unter Liegenlassen der Nadel zweckmäßig 10 Minuten, bis die eingespritzte Novocainlösung wenigstens teilweise resorbiert wurde und die Anästhesie eintrat, um dann langsam 1 ccm $70^0/_0$igen Alkohol nachzuspritzen.

Zu bemerken ist noch, daß größere Kieferoperationen, wie z. B. die halbseitige Oberkieferresektion bzw. die Exartikulation des Unterkiefers, doppelseitige Ausschaltung der betreffenden Nerven erfordern, und daß immer auch noch Infiltrierung der umgebenden Weichteile mit $^{1}/_{2}$ %iger Novocainlösung an solchen Stellen hinzuzufügen ist, an denen sensible Nerven aus der Umgebung in das Trigeminusgebiet eindringen.

Außer zu Infiltrations- und Leitungsanästhesie finden anästhesierende Lösungen noch Anwendung zur Erzeugung einer „Oberflächenanästhesie“, die zur Gefühllosmachung der Schleimhäute in der Hals-, Nasen-, sowie in der Augenpraxis eine große Rolle spielt. Es hat sich bisher gezeigt, daß hierbei das Cocain durch kein anderes Präparat völlig zu ersetzen ist, so daß heute

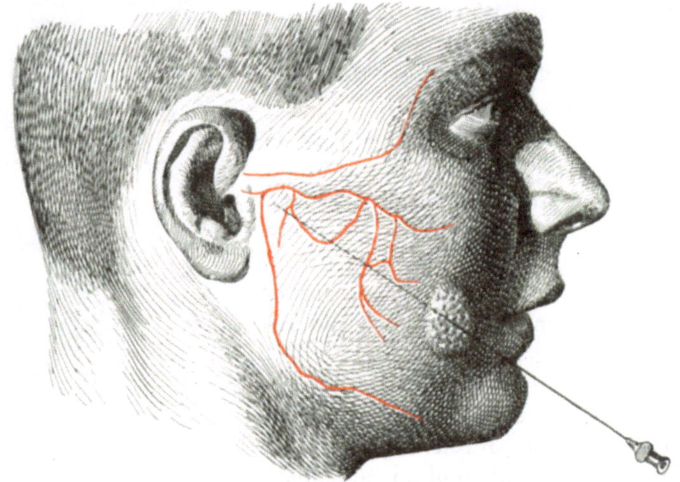

Abb. 261. Anästhesierung des Ganglion semilunare nach HAERTEL. Von der Seite gesehen.

immer noch Cocainlösungen (1—10—20 %ig) im Gebrauch sind. Einmaliges Bepinseln einer Schleimhautstelle, oder Applikation weniger Tropfen in den Bindehautsack, genügen meistens, um nach kurzer Zeit eine sogar etwas in die Tiefe reichende Anästhesie des betreffenden Schleimhautbezirkes herbeizuführen.

Auch durch Abkühlung kann man Anästhesie erzeugen — ein Verfahren, das als „Kälteanästhesie“ schon lange vor Entwicklung der modernen Lokalanästhesie bekannt war. Die alten Ärzte applizierten Schwefeläther in Form eines Spray so lange auf die zu anästhesierende Hautstelle, bis durch die Verdunstungskälte Gefrieren eingetreten war. Da gefrorenes Gewebe völlig gefühllos wird, so konnten rasch zu erledigende operative Eingriffe an der Körperoberfläche auf diese Weise ziemlich schmerzlos erledigt werden. Auch heute wird dieses Verfahren noch recht häufig verwendet, nur ist an die Stelle des stinkenden Schwefeläthers das rascher verdunstende und angenehmer riechende Chloräthyl getreten; Furunkel-, Absceßincisionen usw. können mit dieser einfachen Anästhesieform gut erledigt werden.

III. Einiges über Asepsis bei Operationen.

Bis zu dem Jahre 1867, in dem der englische Chirurg LISTER seine Methode der antiseptischen Wundbehandlung bekanntgab, bedeutete jeder operative Eingriff für den Patienten eine hohe Gefahr. Selbst kleine operativ gesetzte Wunden führten in einem erschreckend hohen Prozentsatz zu rasch fortschreitenden phlegmonösen Entzündungsprozessen, denen die betreffende Extremität oder das Leben des Patienten oft genug zum Opfer fiel. Pyämie und Sepsis, Erysipel und vor allem der berüchtigte „Hospitalbrand" räumten unter den in dunklen, engen, unsauberen Räumen dicht beieinander liegenden Kranken der Spitäler und Lazarette in gelegentlich fürchterlicher Weise auf. Es gab Krankensäle, in denen Jahre hindurch fast jeder zuziehende Patient an einer dieser Wundseuchen erkrankte, weil die damals noch unbekannten Erreger derselben an Türgriffen, Wänden und Betten hafteten — besonders aber an den ungepflegten Händen des Pflegepersonals und der Ärzte, die mit denselben Instrumenten und denselben ungereinigten Fingern in eine Wunde nach der anderen eindrangen und so die Infektion von Patient zu Patient übertragen mußten.

LISTER schaffte hier gehörig Wandel, nachdem die PASTEURsche Entdeckung der Gärungs- und Fäulniskeime ihm vorgearbeitet hatte, und er auf Grund dieser Befunde Ähnliches für die Entstehung der Wundeiterungen glaubte annehmen zu können. LISTER suchte diese den Wunden so gefährlichen Keime hauptsächlich in der Luft und sorgte deshalb dafür, daß ein feiner Sprühregen von $2^1/_2$—$5^0/_0$iger Carbolsäurelösung Patienten und Operateur umgab, solange die Wunde geöffnet war. Daneben wurden aber auch schon — und das war zweifellos das Wesentlichere — Instrumente und Hände mechanischer Reinigung und einer Desinfektion mit Carbollösung unterzogen.

Des Weiteren erkannte LISTER schon die bis heute für die Wundbehandlung grundlegend gebliebene Tatsache, daß eine unter den oben genannten Vorsichtsmaßregeln gesetzte Wunde dann am meisten Aussichten hatte, primär ohne Eiterung zu heilen, wenn die Wundränder durch Naht dicht aneinander gelegt und verschlossen wurden. Wunden, in deren Taschen und Tiefen Wundflüssigkeit sich anzusammeln drohte, wurden drainiert und mit sekretaufsaugenden, durch Carbolsäure imprägnierten, Verbänden bedeckt — also in grundsätzlich ähnlicher Weise, wie wir das heute immer noch machen.

Der durch die LISTERschen antiseptischen Maßnahmen hervorgerufene Umschwung kam rasch in den Heilungsziffern zum Ausdruck und war schon enorm — wurde aber noch erheblich verbessert durch diejenigen Erfolge, welche die allmählich gegen Ende des Jahrhunderts an die Stelle der Antisepsis tretende Asepsis der Chirurgie einbrachte. Man hatte erkannt, daß die Gefahr der Wundinfektion nach Operationen dann am sichersten ausgeschaltet werden konnte, wenn alles, was mit der Wunde direkt und indirekt in Berührung kommen sollte, vorher keimfrei gemacht worden war — so daß nunmehr die Vorbereitung der Instrumente, der Hände von Operateur und Assistenten, der Haut des Operationsfeldes, des Verbandmaterials usw. an die Spitze aller Maßnahmen gestellt wurde.

War man bisher bestrebt gewesen, mit oft immer noch geringem Erfolge, die an allen diesen Dingen haftenden Keime durch antiseptische Lösungen zu beseitigen, so wurde man nun durch die neuaufkommenden physikalischen Methoden der Sterilisierung in die Lage versetzt, diese Keimfreiheit mit großer Sicherheit zu erzielen. Und heute sind wir soweit, die Gefahr der primären Wundinfektion fast restlos beseitigt zu haben, so daß von dieser Seite dem zu Operierenden Gefahren kaum noch drohen.

1. Die Sterilisierung des Operationsmaterials.

In erster Linie ist es die Hitze, die zur Keimfreimachung aller derjenigen Gegenstände herangezogen wird, die in der nahen Umgebung der Wunde oder in ihr selbst Verwendung finden; und zwar hat sich erwiesen, daß feuchte Hitze schon bei niedrigeren Temperaturgraden keimtötend wirkt, als das bei trockener Hitze der Fall ist.

Die heute fast ausschließlich aus vernickeltem Metall hergestellten Operationsinstrumente werden nach jedem Gebrauch sofort sorgfältig mit Wasser und Bürste mechanisch gereinigt, um kurz vor erneutem Gebrauch ausgekocht zu werden — in Wasser, dem pro Liter ein Eßlöffel voll Soda zugesetzt ist, um das Rosten zu verhüten. Dieses Auskochen wird am besten in dem nach SCHIMMELBUSCH benannten „Instrumentenkochapparat" ausgeführt, der im wesentlichen aus einem rechteckigen Blechkasten mit abhebbarem Deckel besteht, in den die auf einem Drahtsieb liegenden Instrumente eingelegt werden und dessen Sodawasserinhalt durch Gas, Spiritus usw. erhitzt wird. Nach 10 Minuten langem Kochen sind die Instrumente als steril zu betrachten.

Die vom Operateur und seinen Assistenten zu tragenden leinenen Operationsmäntel, die zum Abdecken der Operationsfeldumgebung zu verwendenden Tücher, die zur Entfernung des Blutes aus der Wunde gebräuchlichen Gazetupfer sowie das übrige Verbandmaterial werden locker zusammengelegt in zylinderförmige Blechtrommeln verbracht, deren Seitenwände mit zahlreichen durch Schieberklappen verschließbaren Öffnungen versehen sind.

Die Keimfreimachung dieser Trommeln mit ihrem Inhalt erfolgt dann in einem großen kesselartigen „Sterilisierapparat", in dem mehrere dieser Trommeln mit geöffneten Wandlöchern übereinander stehen, mittels durchgeleiteten strömenden Wasserdampfes bei einer Temperatur von etwa 100 Grad. Ganz erheblich gesteigert wird die bakterientötende Wirkung des Wasserdampfes aber noch, wenn er unter Druck gesetzt wird und auf diese Weise bei zum Beispiel $^1/_2$ Atmosphäre Überdruck eine Temperatur von 110 Grad erzeugt werden kann. Gegenstände, in so gespannten Dampf gestellt, sind schon nach $^1/_2$ Stunde sicher steril und trotz der Behandlung mit Dampf völlig trocken.

Auch Zwirn- und Gummihandschuhe werden dieser „Trockensterilisierung" unterzogen, während die zum Nähen verwendete Seide oder der demselben Zweck dienende Zwirn am besten mit den Instrumenten zusammen ausgekocht werden. Das Catgut dagegen wird durch 8 Tage langes Einlegen in Jodjodkaliumlösung sterilisiert.

2. Sterilisierung der Hände.

Die Hände des Operateurs, der Assistenten und der die Instrumente zureichenden Schwester bilden dasjenige Objekt unserer Sterilisierungsmaßnahmen, dem wohl am meisten Sorgfalt zu widmen ist. Durch Abimpfungsversuche ist längst nachgewiesen, daß die fortwährend mit so vielerlei Gegenständen in Berührung kommenden Hände unter gewöhnlichen Verhältnissen jederzeit geradezu wimmeln von Keimen verschiedenster Art, unter denen Eitererreger, besonders Staphylokokken, stets zu finden sind. Da die Bakterien sich vor allem in den Rissen und Furchen der Haut, unter dem Fingernagel und dessen Falz, anzusammeln pflegen, so sind für die Übertragung von „Kontaktinfektionen" ungepflegte verarbeitete Hände natürlich gefährlicher als solche, die weich und glatt sind. Da aber Bakterien sich nicht nur auf der Oberfläche, sondern auch in der Tiefe der Haut aufhalten — in den Ausführungsgängen der Schweiß- und Talgdrüsen — so muß man nach Möglichkeit zu verhindern suchen, daß diese hier abgelagerten Keime während der Operation an die Oberfläche gelangen.

Der Akt der Händedesinfektion hat deshalb auch diese Keime zu berücksichtigen und zerfällt zweckmäßig in zwei Teile:

1. Gründliche mechanische Reinigung der Haut an Fingern, Händen und Unterarmen mittels nicht zu weicher Bürste, heißem Wasser und Seife durch 5—10 Minuten — wobei besonders Fingernägel und Nagelfalze zu beachten und mit einem geeigneten Instrument (Nagelreiniger) sauber auszuräumen sind. Darauf Abtrocknen mit sauberem Handtuch.

2. Abreiben von Händen und Unterarmen mittels einer zusammengeballten Gazekompresse, die in reichliche Mengen 70—80%igen Alkohols getaucht wird, etwa 5 Minuten lang. Durch die so herbeigeführte Bespülung mit Alkohol wird eine Entwässerung und damit eine Art Gerbung der Haut erzielt, welche bewirkt, daß die Sekretion der Hautdrüsen wenigstens eine Zeitlang versiegt, und daß infolgedessen die tiefliegenden Keime mit dem Sekretstrom nicht an die Oberfläche hinausgeschwemmt werden können.

Hände, die diesen von Ahlfeld gegebenen Vorschriften mit Sorgfalt unterzogen sind, können als praktisch steril angesehen werden — wenn auch die Sterilität nicht lange anhält.

Will man ganz sicher gehen, so überzieht man seine Hände mit Gummihandschuhen, die trocken sterilisiert wurden und während der Operation vor Einrissen zu behüten sind.

So wichtig auch alle diese Maßnahmen sind, so hat sich doch gezeigt, daß auf diese Weise ein sicherwirkender Schutz der Wunde vor Infektion durch die Hände des Operateurs nur dann erreicht werden kann, wenn dieser stets bedacht ist, seine Hände vor Berührung mit infektiösem Material ängstlich zu schützen. Eiternde Wunden, mit Wundsekret beschmutzte Verbandstoffe usw. dürfen deshalb sowohl beim Verbandwechsel als auch bei Operationen nur mit Gummihandschuhen bzw. mit Instrumenten angefaßt werden. Die Prophylaxe spielt hier eine fast ebenso bedeutende Rolle, als der Akt der Händedesinfektion selbst.

Hände, an denen Wunden, Abschürfungen usw. vorhanden sind, dürfen, vor allem wenn sie infiziert sind, zum Operieren nicht benutzt werden; denn selbst kleine offene Wunden sind auf keine Weise sicher keimfrei zu machen.

3. Sterilisierung der Haut des Operationsgebietes.

Aber auch an der Haut des Operationsgebietes müssen Säuberungs- und Desinfektionsmaßnahmen vorgenommen werden, wenn die Asepsis keine Lücke aufweisen soll; doch genügt es in der Regel, wenn die betreffende Hautpartie durch Trockenrasieren von Haaren befreit, mit Alkohol kurz abgerieben und mit 5%iger Jodtinktur (GROSSICH) ein- oder zweimal angestrichen wird. Die Jodtinktur wirkt keimschädigend und gerbend auf die Haut ein.

Liegt aber das Operationsgebiet im Bereich der Mundhöhle — so, daß die zu setzende Operationswunde mit dieser kommunizieren und also mit Speichel überschwemmt werden wird — dann gelingt es zwar niemals, die Schleimhäute keimfrei zu machen; aber doch ist es von Wichtigkeit, die Zahl und Virulenz der vorhandenen Keime zu vermindern durch Beseitigung cariöser Höhlen in den Zähnen, Abbürsten des Zungenbelages und häufiges Ausspülen des Mundes mit ½%iger Wasserstoffsuperoxydlösung, womit schon einige Tage lang vor dem Eingriff begonnen werden kann.

Das wäre in aller Kürze das Notwendigste über die moderne Asepsis. Wer diese aber beherrschen und mit Erfolg praktisch anwenden will, bedarf der Schulung nicht nur durch ein Lehrbuch, sondern durch eigene Tätigkeit im Operationssaal.

IV. Typische Operationen im Bereich des Kopfes.

Die folgenden Ausführungen sollen und können nur dazu dienen, einen orientierenden Überblick zu geben über die wichtigsten, in das Gebiet der Chirurgie fallenden Kopfoperationen und den Verlauf dieser Eingriffe in groben Zügen zu skizzieren. Wer etwa in Versuchung kommen sollte, sich hiernach zum Operateur ausbilden zu wollen, ohne durch längere praktische Tätigkeit im Operationssaal sich zum mindesten mit der allgemeinen chirurgischen Technik vertraut gemacht zu haben, wird sich und seinen Patienten ernste Enttäuschungen bereiten; denn mit ganz wenigen Ausnahmen erfordern die operativen Eingriffe im Bereich des Kopfes eine besondere Schulung und umfangreiche chirurgische Erfahrung.

A. Operationen am Schädeldach.

1. Hebung einer Impressionsfraktur (vgl. Abb. 262).

Ein Bruch des Schädeldaches, der zu stärkerer Vortreibung von Knochenstücken gegen die Hirnoberfläche geführt hat, sollte möglichst bald operativ eingerichtet werden — besonders dann, wenn durch Druck auf motorische Zentren der Hirnrinde Lähmungen erzeugt worden sind. Dieser Regel unterliegen sowohl offene („komplizierte") Frakturen, wie auch geschlossene („subcutane").

Die Anästhesierung ist in Lokalanästhesie durch subcutane Umspritzung des Operationsgebietes leicht herbeizuführen.

Nach ausreichender Freilegung der frakturierten Knochenpartie mittels geeigneter Hautschnitte verschafft man sich, wenn nötig, am Rande der Fraktur durch Abkneifen von Knochenstückchen mittels Luerscher Hohlmeißelzange zunächst eine Öffnung, um die Spitze eines Elevatoriums unter das deprimierte Knochenstück schieben zu können; bei ausgedehnteren Depressionen wird das an zwei sich gegenüberliegenden oder auch mehreren Punkten notwendig werden. Unter hebelnden Bewegungen, die äußeren Bruchränder als Hypomochlion benutzend, werden die gesenkten Knochenpartien in ihre normale Lage zurückgebracht — worauf sorgfältig zu kontrollieren ist, ob etwa noch, wie häufig, losgesprengte Teile der Tabula interna in der Tiefe zurückgeblieben sind. Ist das der Fall, so müssen auch sie noch gehoben oder eventuell extrahiert werden.

Knochenstücke, die jeden Zusammenhang mit ernährendem Periost oder dem Knochen der Umgebung verloren haben, heilen ohne weiteres ein, wenn die Wunde aseptisch bleibt. Vereitert die Wunde aber, so werden diese Splitter als Sequester abgestoßen — so daß es sich also empfiehlt, bei verschmutzten komplizierten Frakturen solche locker in der Wunde liegenden Fragmente von vornherein zu entfernen.

Die Weichteilwunde ist, wenn aseptische Verhältnisse vorliegen, durch Naht völlig zu verschließen; in Wunden dagegen, die wahrscheinlich oder sicher infiziert sind, legt man ein dünnes Drain ein.

2. **Osteoplastische Freilegung des Gehirns** (vgl. Abb. 263).

Die Eröffnung der Schädelkapsel („Trepanation“) wird recht häufig angewandt, um operative Eingriffe im Bereich der Hirnhäute oder des Gehirns

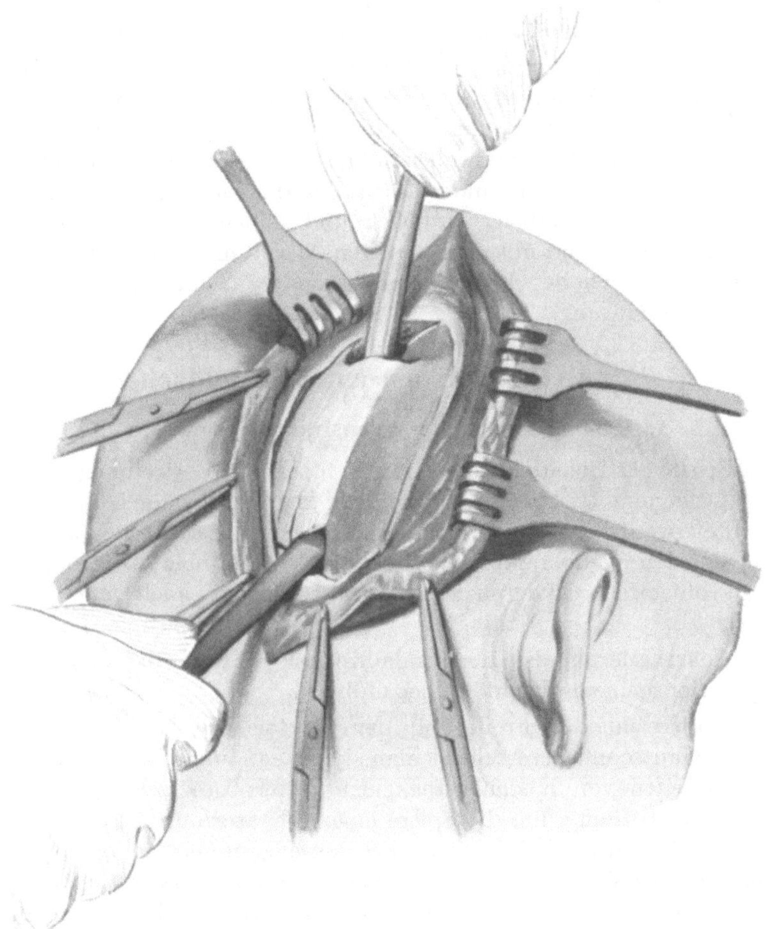

Abb. 262. Hebung einer Impressionsfraktur des Schädeldaches.

selbst auszuführen. In primitiver Weise wurde schon in alten Zeiten trepaniert, und zwar durch einfaches Aufmeißeln des Schädels, oder durch Heraussägen eines kleineren kreisrunden Knochenstückes mit dem Kronentrepan. Heute pflegen wir stets einen breiten Zugang zu schaffen und den entstandenen Defekt durch Zurückklappen des vorübergehend herausgehobenen und in breiter Verbindung mit den ernährenden Weichteilen gebliebenen Knochendeckels wieder zu verschließen.

Diese nach ihrem Erfinder WAGNER benannte Operation läßt sich stets in Lokalanästhesie (subcutane Umspritzung des Operationsfeldes) erledigen — am besten, nachdem durch sogenannte „HEIDENHAINsche Umstechungen" die zahlreichen starkblutenden, zum Operationsgebiet führenden Hautgefäße ab-

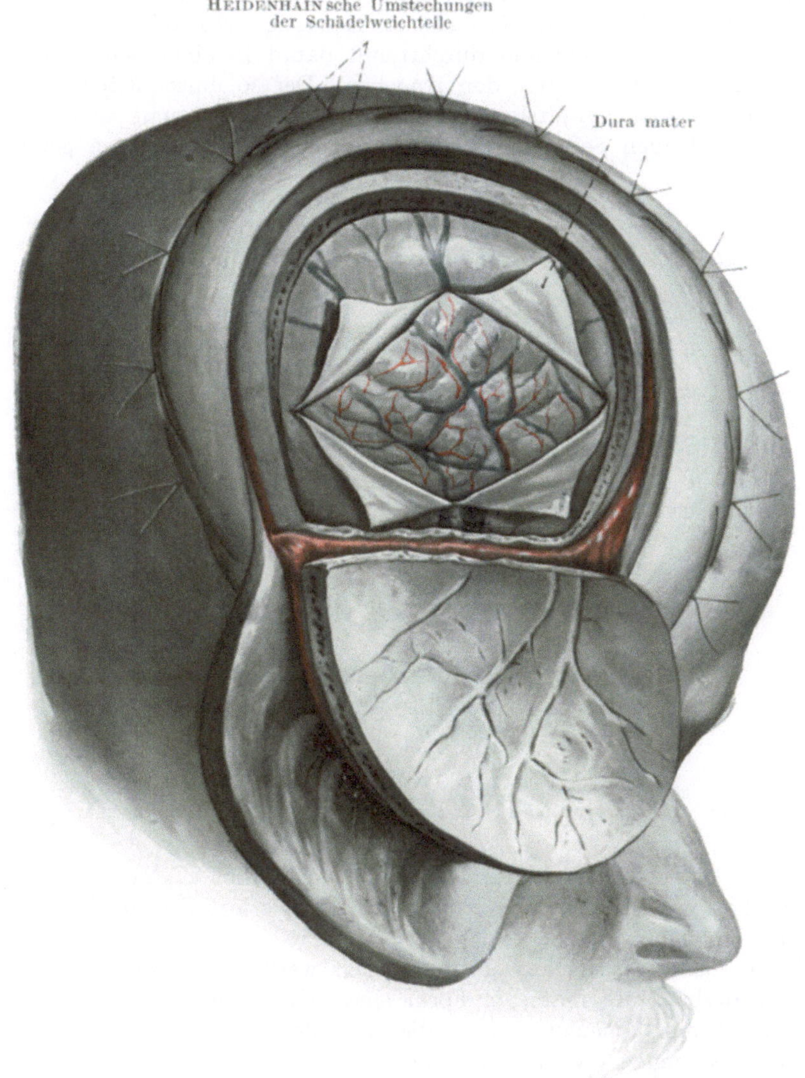

Abb. 263. Eröffnung der Schädelhöhle durch Bildung eines osteoplastischen WAGNERschen Lappens und Freilegung der Hirnoberfläche nach kreuzförmiger Schlitzung der Dura.

geschnürt wurden. Die hierdurch bewirkte Herabsetzung der sonst sehr unangenehmen und störenden Blutung wird sehr angenehm empfunden.

Um z. B. die mittleren seitlichen Regionen der Hirnrinde freizulegen, wird in der Schläfengegend ein etwa handtellergroßer Hautlappen hufeisenförmig so umschnitten, daß in seinen Stiel die Art. temporalis hineinzieht. Nachdem im Bereich dieses bis auf den Knochen geführten Weichteilschnittes das mitdurchtrennte Periost auf 1 cm Breite mittels Raspatorium zurückgeschoben wurde, eröffnet man die Schädelkapsel am Scheitelpunkt der Wunde durch einen Hohlmeißel oder besser einen elektrisch betriebenen Kugelbohrer, setzt in den so geschaffenen Defekt eine stanzenartig wirkende Knochenschere (DAHLGRENsche Zange) ein und durchtrennt damit in einer dem Hautschnitt ungefähr entsprechenden Linie den Knochen. Der so umschnittene Knochenteil wird nach außen gewaltsam umgebrochen, nachdem man seinen Stiel an der Basis von beiden Seiten her noch durch einige Meißelschläge geschwächt

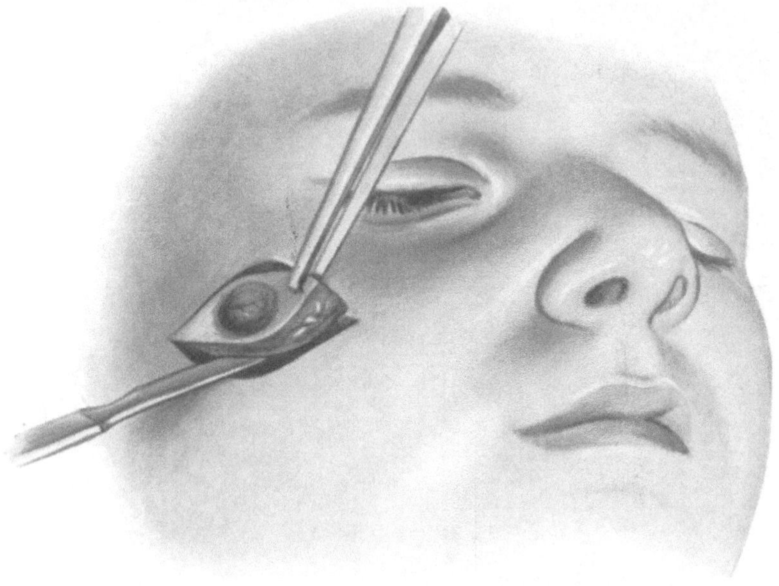

Abb. 264. Excision einer Warze mittels spindelförmiger Umschneidung.

hat. Dabei löst er sich von der Dura ab, so daß nun ein aus Haut, Periost und Knochen bestehender „WAGNERscher Haut-Periost-Knochenlappen" nach außen herabhängt.

Soll die Gehirnoberfläche selbst freigelegt werden, so wird nun die straffgespannte derbe Dura mater in Form eines Kreuzschnittes mit einer feinen Schere durchtrennt, nachdem man die Äste der A. meningea media vorher durch Umstechungen unterbunden hat.

Um den Schädeldefekt wieder zu verschließen, werden zunächst die durch Duraschlitzung entstandenen 4 Zipfel wieder zurückgeschlagen und, wenn möglich, durch einige Catgutnähte wieder miteinander vereinigt. Dann Zurückklappen des WAGNERschen Lappens und Verschluß der Hautwunde durch Seidennähte. Der Knochen fügt sich dabei ohne weiteres in die normale Lage ein, um mit der Zeit fest einzuheilen. Die HEIDENHAINschen Umstechungen kann man 8—10 Tage liegen lassen, ohne eine Nekrose des Lappens befürchten zu müssen, entfernt aber zweckmäßig jede 2. Naht schon nach Verschluß der Hautwunde.

B. Operationen an den Gesichts- und Halsweichteilen einschl. der operativen Beseitigung angeborener und erworbener Defektbildungen.

1. Excision einer Warze. Hautnaht (vgl. Abb. 264 u. 265).

Anästhesie: lokale Umspritzung mit $^1/_2$—1$^0/_0$iger Novocainlösung.

Naevi, Warzen, kleine Carcinome, Fibrome, Atherome usw. der Haut werden spindelförmig umschnitten, wobei sich das Messer dicht an die Geschwulstgrenze halten kann, wenn es sich um gutartige Prozesse handelt; soll jedoch ein Carcinom entfernt werden, so haben sich die Schnitte mindestens 1 cm vom erkennbaren Rande der bösartigen Gewebsinfiltration entfernt zu halten und also einen Teil der umgebenden scheinbar gesunden Haut mitzuentfernen. Das umschnittene Gebilde wird dann mit einer chirurgischen Pinzette gefaßt, leicht hervorgezogen und vollends von der Unterlage scharf abgetrennt.

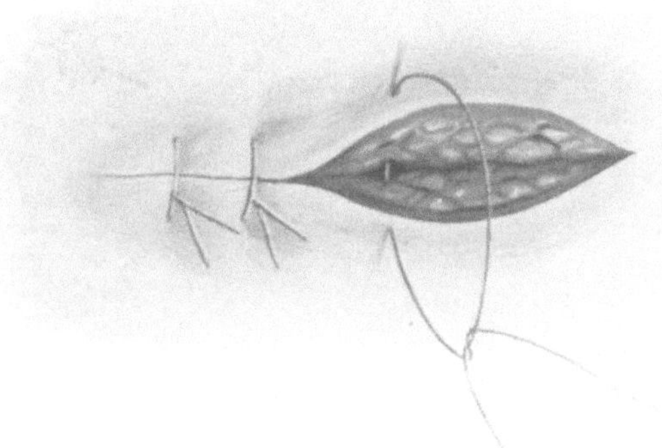

Abb. 265. Haut-Knopfnaht.

Der zurückbleibende aseptische Wunddefekt wird durch einige etwa 1 cm voneinander entfernt durch die ganze Dicke der Cutis anzulegende Seidennähte verschlossen. Ein- und Ausstich der zum Nähen verwendeten gebogenen Nadel liegen $^1/_2$ bis 1 cm vom Wundrande ab. Beim Knüpfen der Fäden ist darauf zu achten, daß beide Wundränder auf das Exakteste miteinander vereinigt werden und der Knoten der Ein- oder Ausstichstelle unmittelbar anliegt. Nach aseptischer Heilung der Wunde ist dann der geknüpfte Seidenfaden so zu entfernen, daß er zwischen Knoten und Haut, dicht an der Oberfläche derselben, durch einen Scherenschlag scharf durchtrennt und durch Erfassen mit einer anatomischen Pinzette herausgezogen wird. Auf diese Weise zieht man den über der Haut gelegenen, eventuell inzwischen mit Infektionskeimen besetzten Fadenteil beim Herausziehen nicht durch den Stichkanal hindurch und vermeidet so eine Quelle für die oft lästigen Stichkanaleiterungen.

Die Hautnaht kann an Stelle der Verwendung von Nadel und Faden auch mit Metallklammern ausgeführt werden, die an den Innenseiten ihrer Enden kurze spitze nadelförmige Fortsätze tragen; beim Zusammenkneifen der Klammer dringen diese in die Haut ein und verhindern das Abrutschen der Klammern. Die nur einmal zu verwendenden „MICHELschen Klammern" erfreuen sich größerer Beliebtheit, als die wiederabnehmbaren „v. HERFFschen Klammern" — aber mit beiden gelingt es, eine außerordentlich exakte Naht auszuführen.

2. Incision von Abscessen (vgl. Abb. 266 u. 267).

Anästhesie: Chloräthylrausch. Bei sehr oberflächlicher Lage genügt oft Kälteanästhesie mit Chloräthylspray.

Abscesse, die bis unmittelbar an die äußere Haut bzw. die Mundhöhlenschleimhaut heranreichen und deutlich fluktuieren, werden einfach durch eine

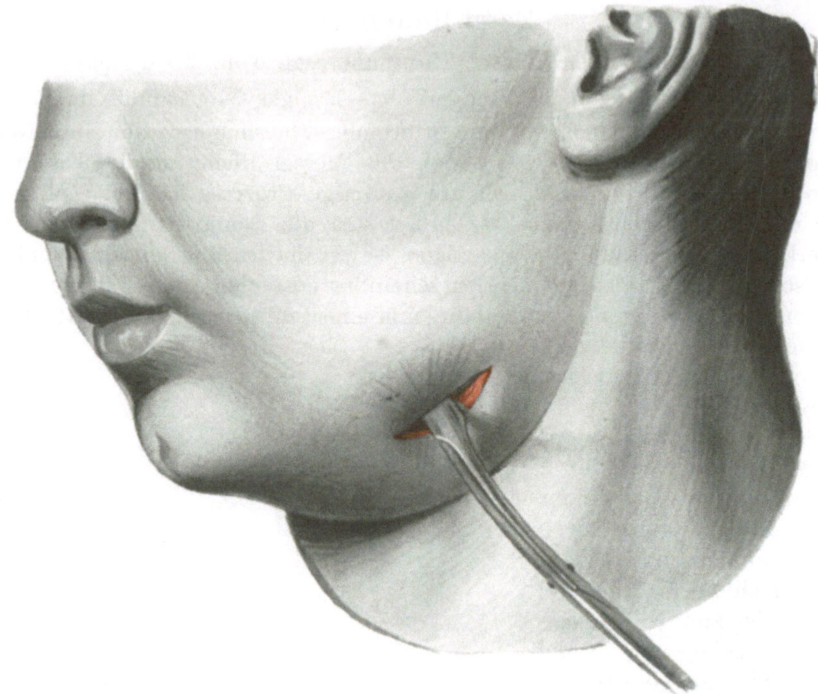

Abb. 266. Eröffnung eines tiefliegenden Abscesses von außen. I.

Stichincision incidiert und entleert. Ist die Absceßhöhle in den Wangenweichteilen gelegen, wie so häufig, z. B. bei Parulis, so ziehe man nach Möglichkeit die Incision von der Mundhöhle aus vor, um eine kosmetisch störende Narbe in der Gesichtshaut zu vermeiden.

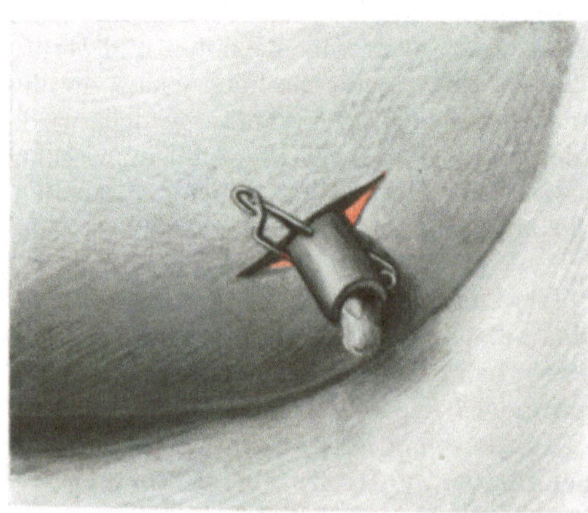

Abb. 267. Eröffnung eines Abscesses von außen (Drainage). II.

Bei Abscessen, welche tiefer im Gewebe liegen, soll nur die Haut bzw. Schleimhaut mit dem Messer scharf durchtrennt werden; dann aber setze man eine geschlossene Kornzange in die Wunde ein und stoße bis in die Absceßhöhle hinein vor, um auf diese Weise im Wege liegende Gefäße und Nerven vor der Gefahr des Durchschnittenwerdens zu bewahren.

Ist der Absceß klein und seine Lage durch die Palpation nicht ohne weiteres nachweisbar, wie das manchmal bei Mundbodenabscessen der Fall ist, so suche man erst durch Einstechen einer dicken scharfen Injektionskanüle („Punktion"), eventuell nach verschiedenen Richtungen hin, den Sitz des Eiterherdes festzustellen. Fließt Eiter durch die Kanüle ab, so lasse man diese liegen und arbeite sich zuerst scharf mit dem Messer, dann stumpf mit der Kornzange an der Kanüle entlang bis in die Eiterhöhle vor und erweitere den Incisionskanal durch gewaltsames Spreizen der Kornzangenarme.

Jede Absceßhöhle wird nach Entleerung ihres Inhaltes „drainiert" — d. h., es wird durch die Incisionsöffnung hindurch bei kleinen und oberflächlich gelegenen Abscessen ein als Docht wirkender Gazestreifen, oder bei tieferliegenden

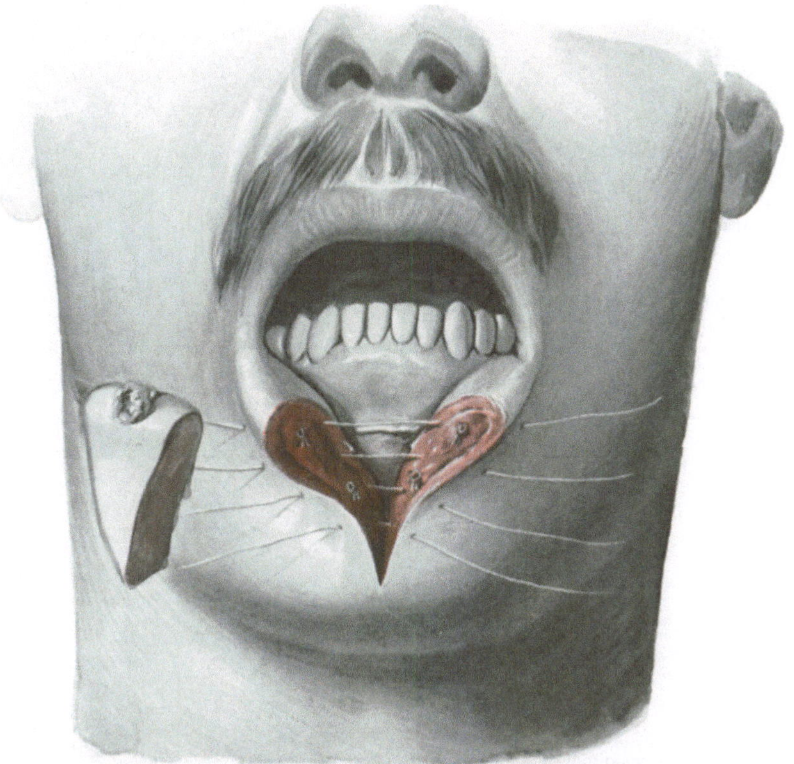

Abb. 268. Keilförmige Excision eines kleinen Lippencarcinoms.

Abcsessen ein auch mit seitlichen Öffnungen versehener Gummischlauch eingelegt — wodurch eine vorzeitige Verklebung der Wundränder verhindert und dauernder Abfluß des sich noch eine Zeitlang neubildenden, aber allmählich an Menge abnehmenden Eiters gewährleistet wird.

3. Die Operationen bei Unterlippencarcinom.

Anästhesie: Infiltrierung des ganzen Operationsgebietes mit $^1/_2$% Novocain-Adrenalin-Lösung.

Unterlippenkrebse müssen so excidiert werden, daß ein örtliches Rezidiv mit möglichster Sicherheit vermieden wird. Das wird im allgemeinen der Fall sein, wenn man sich bei der stets in Lokalanästhesie vorzunehmenden Excision etwa $1-1^1/_2$ cm vom makroskopisch erkennbaren Rande des Geschwürs entfernt hält, so daß also immer ein erheblicher Teil der Lippe — je nach Ausdehnung der Geschwulst auch wohl die ganze Lippe — zum Fortfall kommt.

Die Schnitte werden dabei zu beiden Seiten des Carcinoms durch die ganze Dicke der Weichteile hindurchgeführt in einer Weise, daß sie sich in der Mitte des Kinns vereinigen und das fortfallende Gewebsstück die Form eines Keiles erhält, dessen Spitze am Kinn liegt (vgl. Abb. 268 u. 269).

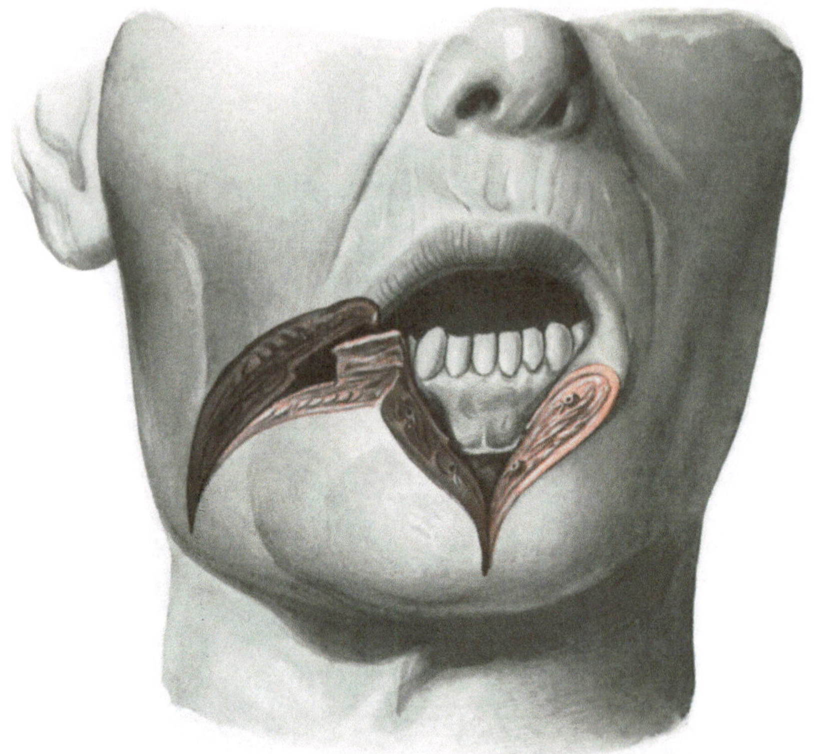

Abb. 269. Plastische Neubildung einer Unterlippenhälfte (DIEFFENBACH-JAESCHE) nach Excision eines ausgedehnteren Lippencarcinoms.

Aber die Schwierigkeit der hier in Betracht kommenden Eingriffe liegt nicht in dieser technisch einfachen Excision, sondern in dem danach erforderlich werdenden Verschluß des entstandenen Lippendefektes. Sie ist vor allem in der unbedingten Notwendigkeit zu suchen, dem defektfüllenden Gewebsstück auch auf der Innenfläche eine Epitheldecke zu geben, die natürlich am besten aus normaler Schleimhaut zu bestehen hat. Würde ein solcher Schleimhautüberzug fehlen, so wäre das Operationsresultat durch die dann unbedingt eintretende Schrumpfung des eingepflanzten Hautlappens auf das äußerste gefährdet.

Diese Sorge spielt aber erfreulicherweise in den meisten Fällen keine Rolle, weil nach der „im Gesunden" ausgeführten keilförmigen Excision kleiner Lippencarcinome immer noch so viel Lippenrot und Kinnweichteile zurückbleiben, daß der Defekt durch einfache Naht der Wundränder verschlossen werden kann. Dabei sollen Ein- und Ausstich der Nadel etwa $1^1/_2$ cm vom Defektrande entfernt liegen und die Nadel so tief durch die ganze Dicke der Weichteile hindurchgreifen, daß die Wundflächen voll miteinander vereinigt werden (vgl. Abb. 268). Auf diese Weise erscheint die Unterlippe zwar oft zunächst ein wenig schmal; doch verbreitert sie sich allmählich — wenn auch nicht sehr ausgiebig — durch Dehnung. Die zurückbleibende lineäre Narbe ist nach einigen Monaten kaum noch zu sehen (vgl. Abb. 271).

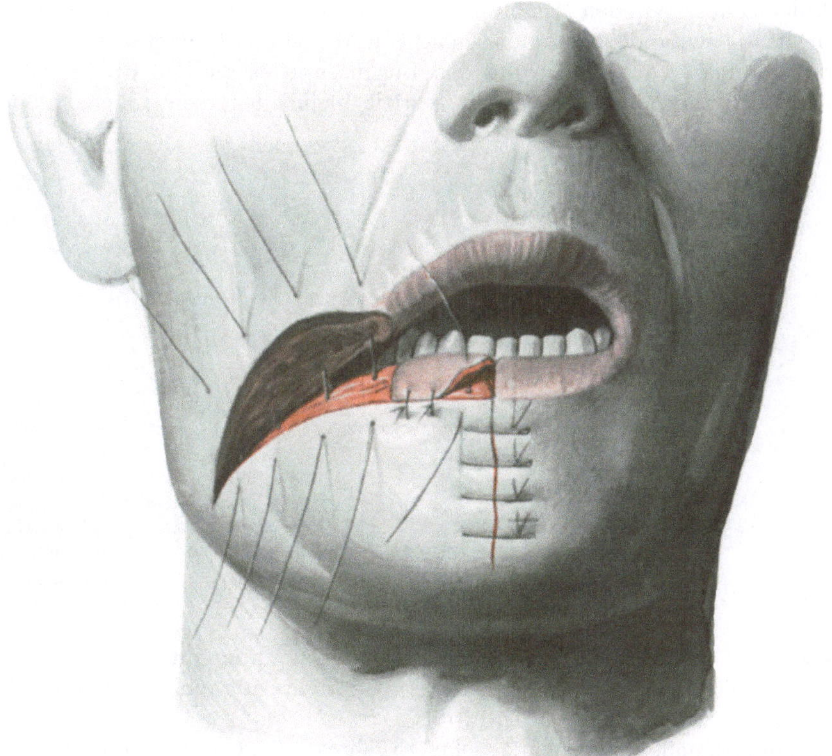

Abb. 270. Plastische Neubildung einer Unterlippenhälfte (DIEFFENBACH-JAESCHE) nach Excision eines ausgedehnteren Lippencarcinoms.

Die die Schaffung einer Epitheldecke an der Innenfläche betreffenden Schwierigkeiten machen sich erst bemerkbar, wenn der Lippendefekt so groß wurde, daß er nicht mehr durch Naht ohne weiteres zu verschließen ist, sondern durch aus der Nachbarschaft zu entnehmende Weichteillappen plastisch gedeckt werden muß. Aber auch hier fand DIEFFENBACH ein später von JAESCHE modifiziertes Verfahren, nach dem es gelingt, nicht nur eine gut aussehende Lippe mit normalem Schleimhautbesatz, sondern auch Lippenrot herbeizuschaffen.

Diese „Cheiloplastik“ nach DIEFFENBACH-JAESCHE verläuft etwa in der folgenden Weise:

Nach keilförmiger Excision der ganzen Unterlippe oder auch nur ihres größeren Teiles wird sofort anschließend von einem oder von beiden Mundwinkeln aus ein bogenförmiger, nach hinten oben konvexer Schnitt durch die ganze Dicke der Wange hindurchgelegt — etwa so, daß das hintere Ende des dabei mit dem Messer zu beschreibenden Viertelbogens am vorderen Masseter- und am Unterkieferrande zu liegen kommt (vgl. Abb. 269).

Auf diese Weise entsteht zur Seite, evtl. auch zu beiden Seiten, des Lippendefektes ein nach unten breitgestielter beweglicher Weichteillappen, welcher der Fläche nach medialwärts verschoben und in der Mittellinie mit dem Wundrande der anderen Seite bzw. dem ebenfalls in derselben Weise gebildeten und medialwärts verschobenen Lappen, vereinigt wird. Die dann im Bereich der Wange zurückbleibenden Wunden lassen sich in der Regel ohne weiteres vernähen.

Um die so zustandegekommene neue Unterlippe mit Lippenrot zu versehen, umschneidet man vor Ausführung des Bogenschnittes an der Rückfläche der Mundwinkelgegend ein nach unten gestielt bleibendes rechteckiges Schleim-

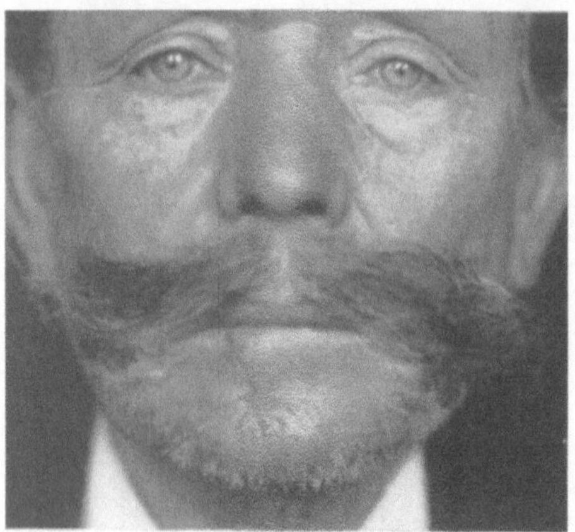

Abb. 271. Narbe nach keilförmiger Excision eines Unterlippencarcinoms (14 Tage p. op.).

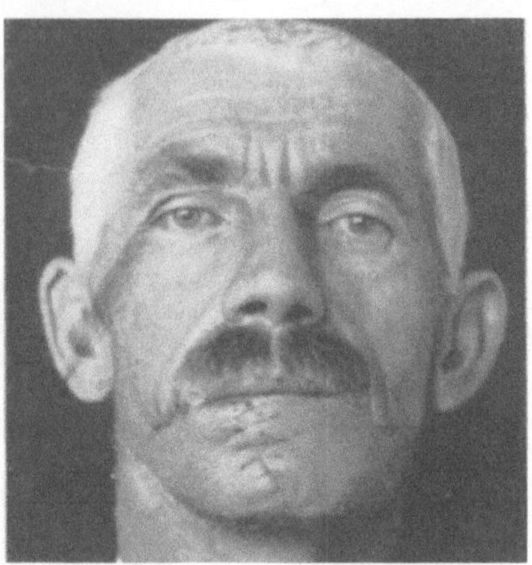

Abb. 272. Zustand nach Unterlippenplastik (JAESCHE) — 14 Tage p. op.

hautläppchen, das am Ende der Plastik nach vorn unten umgeklappt und am Epidermisrande des eben geschaffenen Lippenrandes mit einigen feinen Seidennähten fixiert wird (vgl. Abb. 270).

Das funktionelle und kosmetische Ergebnis pflegt recht befriedigend zu sein — besonders, wenn die entstandenen Narben später durch den Bart verdeckt werden (vgl. Abb. 272).

Zu achten ist in jedem Fall von Lippencarcinom auch auf die Lymphdrüsen in der Unterkinngegend und in der Umgebung der Submaxillaris. Carcinomverdächtige Knoten müssen entfernt werden nach einer Technik, wie sie bei den wegen Zungencarcinom vorzunehmenden Operationen weiter unten beschrieben ist.

4. Plastische Neubildung einer Oberlippe (vgl. Abb. 273).

Anästhesie: Infiltrierung der Operationsgebiete an Oberlippe und Stirn mit $^1/_2$ % Novocain-Adrenalin-Lösung.

Da Carcinome an der Oberlippe recht selten vorkommen, so sind es meist andersartige Erkrankungen oder auch Verletzungen, welche eine Zerstörung der Oberlippe im Gefolge haben und Anlaß geben zur Vornahme plastischer

Operationen. Im Kriege oder kurz nach demselben kamen Schußverletzungen als Ursache von Weichteildefekten recht häufig in Betracht, während in Friedenszeiten der Lupus in dieser Beziehung wohl die wichtigste Rolle spielt.

Für die Neubildung einer Oberlippe gilt bezüglich der Epitheldecke an der Rückseite dasselbe, was oben bei Besprechung der Unterlippenplastik gesagt wurde; auch hier muß der den Defekt ausfüllende Hautlappen an der Rückfläche einen epithelialen Überzug bekommen, um den Eintritt der sonst das Operationsresultat zunichte machenden Schrumpfung zu verhindern. Dieser epitheliale Überzug braucht nun nicht unbedingt aus Schleimhaut zu bestehen, sondern kann auch aus äußerer Haut (Epidermis) gebildet werden — welche dann allmählich unter dem Einfluß der dauernden Bespülung mit Speichel eine weiche, schleimhautähnliche Beschaffenheit annimmt. Er kann herbeigeführt werden entweder durch freie Transplantation von Epidermisläppchen auf die Rückfläche des zu verpflanzenden Hautlappens, oder besser durch „Doppelung" des den Defekt ausfüllenden Hautlappens in der folgenden Weise.

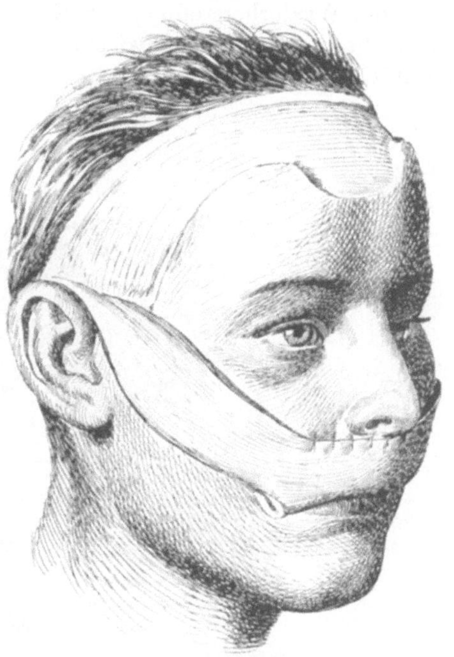

Abb. 273. Plastische Neubildung der Oberlippe mittels Visierlappen aus der Stirn.

Wie aus der nebenstehenden Abbildung zu ersehen ist, wird in Lokalanästhesie aus den Weichteilen der Stirn ein sogenannter „Visierlappen" mittels zweier parallel zueinander laufender Schnitte gebildet, der in seinem mittleren Abschnitt am vorderen Rande eine bogenförmige Verbreiterung trägt. Dieser ganze von Ohr zu Ohr über die Stirn hinwegziehende Lappen wird von seiner Unterlage abpräpariert, dadurch mobilisiert und darauf wie ein Visier in das Gesicht heruntergeschlagen, nachdem der am Vorderrande angelegte breit-zungenförmige Fortsatz nach innen umgeklappt und in dieser Lage durch einige Catgut-(Matratzen-)Nähte fixiert wurde.

Der Defektrand wird in ganzer Breite mit dem oberen Lappenrande durch Naht vereinigt, so daß von hier aus nun Blutgefäße von den Gesichtsweichteilen zum Lappen hinübersprossen können, die gewöhnlich innerhalb 14 Tagen von sich aus die Ernährung des mittleren Lappenteiles zu übernehmen in der Lage sind. Nach 2 Wochen werden deshalb die seitlichen Stiele in der Gegend der lateralen Defektränder durchtrennt, in ihr früheres Bett zurückverlagert und dort wieder eingenäht — während das Mittelstück des Visierlappens als Oberlippe zurückbleibt.

Die auf der Stirnmitte zurückbleibende Wundfläche besetzt man am besten gleich nach Herunterklappen des Visierlappens zum Zweck der Überhäutung mit Epidermisläppchen.

Besonders günstig macht sich diese Plastik bei Männern, indem bei diesen der Visierlappen über den behaarten Kopf hinweg angelegt und nur der zungenförmige Ansatzlappen in den Bereich der unbehaarten Stirn verlegt wird. Auf diese Weise sproßt auf der neugebildeten Oberlippe schon nach kurzer Zeit ein üppiger Schnurrbart, der zur Erzielung eines kosmetisch günstigen Resultates sehr beiträgt.

Bei Frauen läßt sich der Visierlappen in ganz analoger Weise auch aus der Halshaut bilden, um die sonst unausbleibliche Entstellung der Stirn zu vermeiden.

5. Muskelverpflanzung bei Facialislähmung (vgl. Abb. 274).

Ist die Wiederherstellung der Nervenfunktion bei Lähmung des N. facialis nicht mehr zu erwarten, so hat man es in der Hand, die am meisten auffallenden und störenden Erscheinungen zu beseitigen oder wenigstens zu mildern.

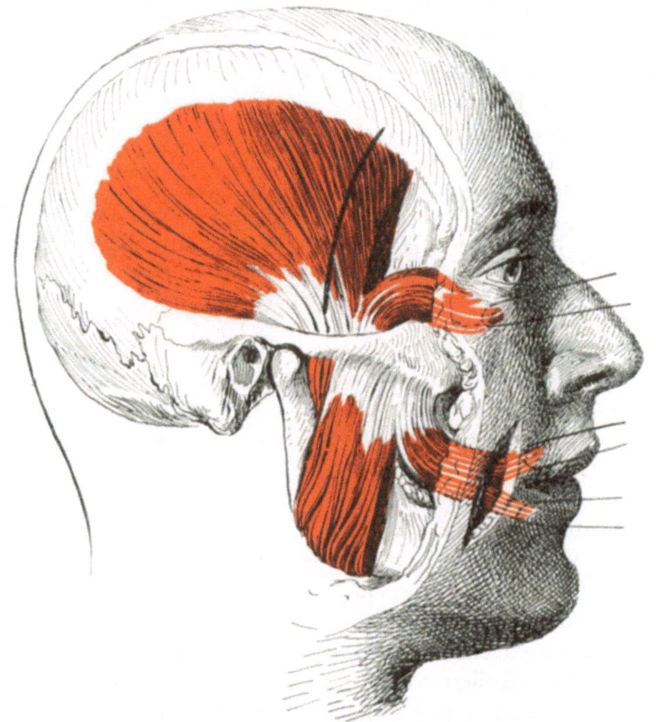

Abb. 274. Operative Behandlung der Facialislähmung nach der Lexerschen Methode.

Das sind einmal die infolge Lähmung des M. orbicularis oculi verlorengegangene Verschlußfähigkeit des Lidspaltes, und zweitens das entstellende Herabhängen des Mundwinkels auf der kranken Seite.

Nach Lexer geht man in diesen Fällen auf folgende Weise vor: Lokalanästhesie. Von einem im Bereich der Nasolabialfalte liegenden Hautschnitt aus wird die Wangenhaut stumpf von der Unterlage abgehoben und der vordere Masseterrand freigelegt. Von diesem trennt man einen 1 cm breiten Streifen in der Faserrichtung so ab, daß derselbe am Jochbogen gestielt bleibt und sich mit seinem in 2 Zipfel zu spaltenden freien Ende nach dem Mundwinkel zu verlagern läßt. Der eine dieser beiden Zipfel wird mittels einiger Nähte subcutan an der Oberlippenmuskulatur, der andere ebenso an der Unterlippe befestigt — und zwar in einer Weise, das der herabhängende Mundwinkel dadurch, wie durch einen Zügel, nach hinten oben verzogen wird.

In analoger Weise geht man am Auge zur Hebung des Unterlides vor, um dadurch die Lidspalte zu verschmälern und aktives Verschließen derselben durch Senken des Oberlides zu ermöglichen: Von einem an der Haargrenze angelegten Schnitt aus legt man den vorderen Rand des M. temporalis frei und spaltet von ihm einen 1 cm breiten Streifen so ab, daß er an der Sehne gestielt bleibt. Dann wird er über den Jochbogen nach vorn heruntergeschlagen und unter der Haut des Unterlides mit einer Naht fixiert — und zwar wiederum so, daß ein leichter Zug nach hinten oben ausgeübt und dadurch das Unterlid emporgehoben wird.

Die Resultate dieses Verfahrens können recht befriedigend sein — zumal dann, wenn die Innervation der gebildeten Muskelzügel erhalten blieb, und nun durch Auswachsen der Muskelzügelnerven in die gelähmten Mund- bzw. Augenmuskeln hinein eine aktive Beweglichkeit dieser letzten wieder einsetzt.

6. Die Operationen bei Sattelnase und Nasendefekt (Rhinoplastik).

Die gewöhnlichen, zur Entstehung einer Sattelnase führenden Ursachen sind bekanntlich die Syphilis und die Fraktur des knöchernen Nasengerüstes. Beide Erkrankungen können Sattelnasen erzeugen, die nur eine einfache leichte Eindellung des Nasenrückens aufweisen; aber auch solche, bei denen der tiefste Punkt des Sattels im Niveau der Wangenhaut zu liegen kommt. Bei schwereren Einsenkungen des Nasenrückens pflegt die erhalten gebliebene Nasenspitze mit dem knorpeligen Teil der Nase mehr oder weniger stark nach oben verzogen zu sein.

Die Vornahme einer operativen Korrektur ist erst dann ratsam, wenn auch der letzte Rest von entzündlichen Veränderungen im Bereich der Nase verschwunden ist — besonders gilt das für die Syphilis.

Alle für die Nase in Betracht kommenden Operationen lassen sich in Lokalanästhesie ausführen.

a) Sattelnase. Leichtere Formen der Sattelnase, bei denen die Nasenspitze gar nicht oder nur wenig emporgezogen und der Nasenrücken eine nur mäßig starke Einbuchtung aufweist, sind in recht einfacher, aber dankbarer Weise dadurch zu verbessern, daß von einem kleinen Hautschnitt an der Glabella aus ein vom Schienbein des Patienten entnommenes schmales Knochenspänchen so eingeführt wird, daß es, den Sattel in der Längsrichtung überbrückend, unter der vorher stumpf von der Unterlage abgehobenen Haut des Nasenrückens zu liegen kommt. Weit mehr noch zu empfehlen, als ein Knochenspan, ist die Verwendung eines vom Rippenbogen abgespaltenen Knorpelstückchens, weil sich dieses vorzüglich modellieren läßt und durch Beschneiden leicht in eine solche Form zu bringen ist, daß der Sattel unter der abgehobenen Nasenhaut genau ausgefüllt wird. Auch heilt Knorpel leichter und besser ein, als das bei Knochen der Fall ist (vgl. Abb. 275).

Hat man aber eine tiefeingedrückte Sattelnase zu korrigieren, so muß zunächst quer über den tiefsten Punkt des Sattels hinweg ein Schnitt durch die Weichteile geführt werden, damit der nach oben verlagerte knorpelige Nasenspitzenteil herabgezogen werden kann. Dabei entsteht natürlich im Bezirk des Sattels ein breiter Defekt, der durch gestielte Lappen aus der Stirn zu decken ist, und zwar so, daß zunächst ein $^3/_4$—1 cm breiter, aus der Stirnmitte entnommener und an der Glabella gestieltbleibender, Haut-Periost-Knochenlappen nach unten umgeklappt und mit seinem freien Ende (Epidermis nach innen) mit dem unteren Defektrande vernäht wird.

Nachdem dieser Lappen so gleichzeitig die epitheliale Innenauskleidung und das Knochengerüst des Nasenrückens bildet, wird von der Stirnseite her ein größerer, ebenfalls in der Nähe der Glabella gestielt bleibender, aber nur aus Haut bestehender Lappen in den Defekt eingeschlagen, so daß derselbe,

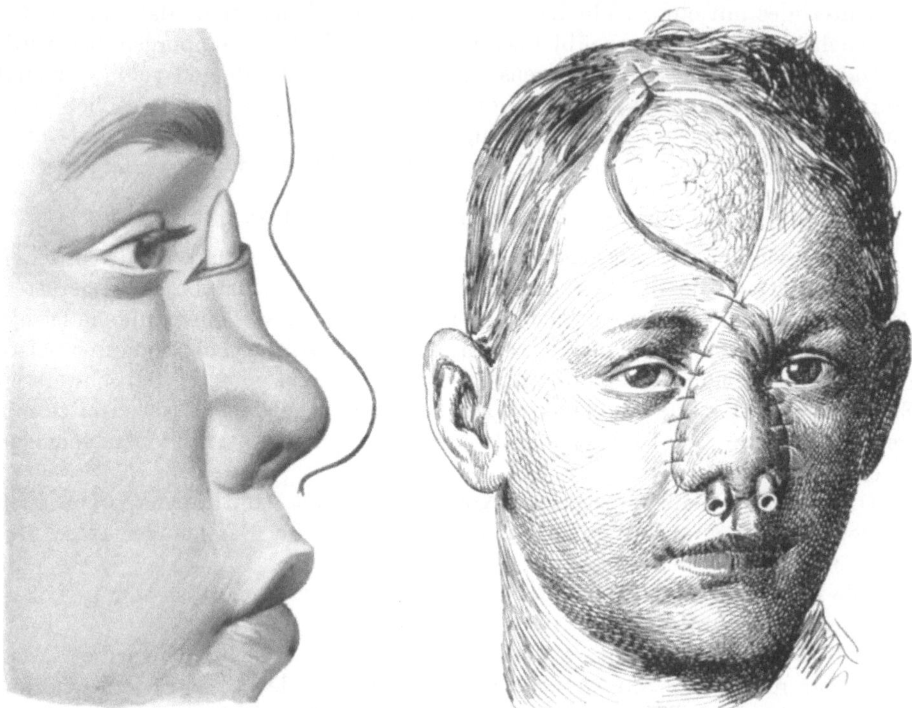

Abb. 275. Operation der Sattelnase durch Einfügen eines Knorpelstückes unter die Haut.

Abb. 276. Totale Rhinoplastik aus der Stirn (Indische Methode).

Epidermis nach außen, die äußere Hautbedeckung hergibt. Nach 14 Tagen Durchtrennung der Stiele und Zurückklappen derselben in ihr altes Lager.

b) Totaler Nasendefekt. In ganz analoger Weise kann man eine ganze Nase neubilden, die durch Verletzung, Lupus usw. zerstört wurde, und zwar nach der „indischen Methode“: Dabei wird ebenfalls ein an der Nasenwurzel gestielter Haut-Periost-Knochenlappen an der Stirn umschnitten, die Lamina externa des Stirnbeins flach mitabgemeißelt und das Ganze mit der Epidermis nach außen in das Gesicht heruntergeschlagen. Die auch hier unbedingt zu fordernde epitheliale Innenauskleidung der neuen Nase kann durch THIERSCHsche Epidermisläppchen gebildet werden, welche der Knochenfläche aufgelegt und zur Anheilung gebracht wurden. Diese Epidermisierung der Knochenfläche nimmt man am besten noch an der Stirn vor unter aseptischen Bedingungen, bevor der Lappen in den Nasendefekt heruntergeschlagen und dort zur Einheilung gebracht wird (vgl. Abb. 276).

Da die Epidermisierung der Knochenfläche auf die beschriebene Art aber nicht immer gelingt, so kann die Neubildung einer Nase aus der Stirn auch noch in der Weise vorgenommen werden, daß ein pistolenförmiger Haut-Periost-Knochenlappen von der einen Stirnseite entnommen und, Epidermis nach innen, in den Nasendefekt eingenäht wird. Die dann noch fehlende äußere Hautbedeckung wird von der anderen Stirnseite in Form eines ähnlichen, aber nur aus Haut bestehenden Lappens beschafft, der mit seiner Wundfläche auf den Knochen des ersten Lappens aufgelegt und somit zur Umkleidung verwendet wird.

Diese Rhinoplastik aus der Stirn hat den Nachteil, daß sie entstellende Narben zurückläßt, was vermieden werden kann, wenn man die Plastik mittels der „italienischen Methode" (TAGLIACOZZA) aus der Haut des Oberarms vornimmt:

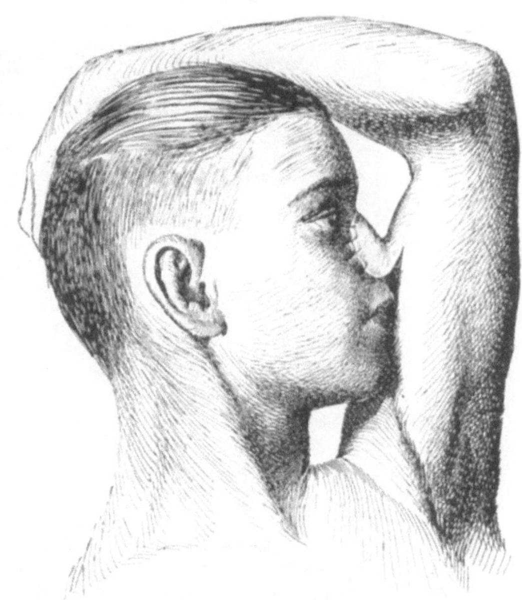

Abb. 277. Totale Rhinoplastik aus der Haut des Arms. (Italienische Methode TAGLIACOZZAS.)

Im Verlaufe einer größeren Reihe von einzelnen Operationsakten wird an der Beugeseite eines Oberarmes ein nach der Ellenbeuge zu breitgestielter Hautlappen umschnitten, nachdem einige Wochen vorher unter der hierfür vorgesehenen Hautgegend eine dünne, von der Schienbeinvorderfläche abgemeißelte Knochenscheibe zur Einheilung gebracht wurde. Die Haut dieses Lappens soll die äußere Weichteilbedeckung, die später in der Mitte dachfirstartig einzuknickende Knochenscheibe das Gerüst der zukünftigen Nase abgeben. Die noch fehlende epitheliale Innenauskleidung könnte wiederum durch Epidermisläppchen gebildet werden oder besser noch durch Haut, die von der Brustseite entnommen und in Form eines zunächst gestielt bleibenden, später abzutrennenden Hautlappens Wundfläche an Wundfläche dem Armlappen aufgeheilt wurde.

Hat man so das gesamte Material für die zu formende Nase in dem jetzt voluminös aussehenden gestielten Armlappen vereinigt, so wird der betreffende Arm für 2—3 Wochen so an und über den Kopf gelegt, daß der an seinem freien Ende und möglichst noch an einem seitlichen Rande angefrischte Lappen in möglichst breite und innige Verbindung mit den entsprechenden, ebenfalls angefrischten, Defekträndern gebracht wird. Ist die Anheilung hier erfolgt, so wird der Stiel des Nasenlappens am Arm durchtrennt und die jetzt von den Gesichtsweichteilen aus ernährte neue Nase vollends eingenäht (vgl. Abb. 277).

Damit wäre zwar der wichtigste Teil der Rhinoplastik vorüber; soll aber die Nase eine annähernd normale Form erhalten, so muß sie noch viele kleinere modellierende Eingriffe über sich ergehen lassen, um Septum, Nasenflügel, Nasenspitze, Glabella usw. zu formen.

Schon aus der hier wiedergegebenen kurzen Schilderung wird man entnehmen können, daß die totale Rhinoplastik keine einfache Sache ist und nur von Chirurgen ausgeführt werden sollte, die über große Erfahrung und ein gewisses plastisches Talent verfügen.

7. Die Operationen von Hasenscharten, Gaumenspalten und Gaumendefekten.

a) Die operative Beseitigung der Hasenscharten. Einer besonderen Besprechung bedarf die bei Hasenschartenoperationen zu verwendende Form

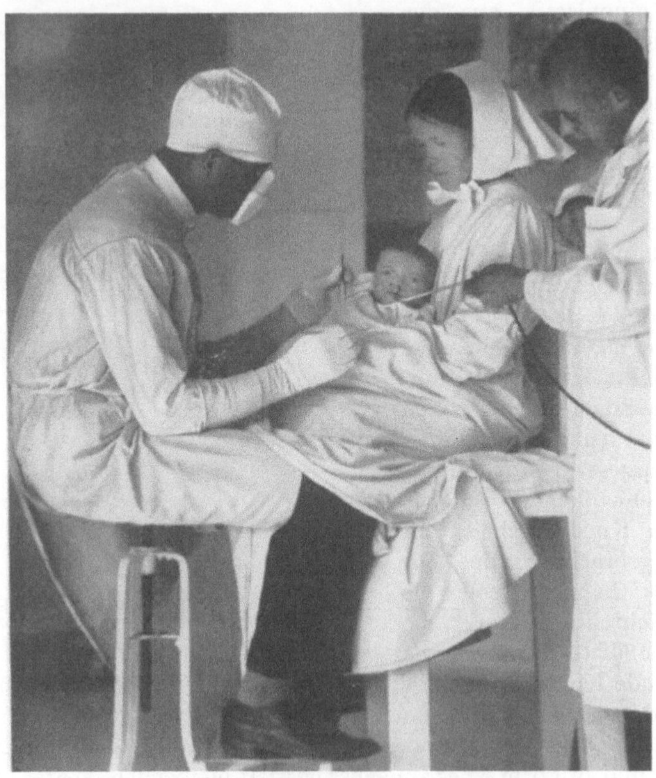

Abb. 278. Situation bei Hasenschartenoperation.

der Narkose, die mit großer Vorsicht auszuführen ist wegen der bei so jugendlichen Kindern sehr ausgesprochenen Empfindlichkeit gegen Narcotica. Das hier ausnahmsweise am besten zu verwendende Chloroform darf nur in sehr starker Verdünnung mit Luft in die Atemwege gebracht werden, wofür der Braunsche Narkosenapparat sich hervorragend eignet. Dabei wird das Kind mit solcher Luft narkotisiert, die von einem als Blasebalg wirkenden Gummiballon aus durch eine chloroformhaltige Flasche hindurchgetrieben wurde, um sich in ihr mit Narcoticum zu sättigen. Dieses Chloroformluftgemisch leitet man durch ein am Ende rechtwinklig umgebogenes Metallröhrchen in den Mund des Kindes hinein, von wo es in die Lungen eingeatmet wird. Auf diese Weise läßt sich die Narkose während der ganzen Dauer der Operation durchführen, ohne den Operateur nennenswert zu belästigen.

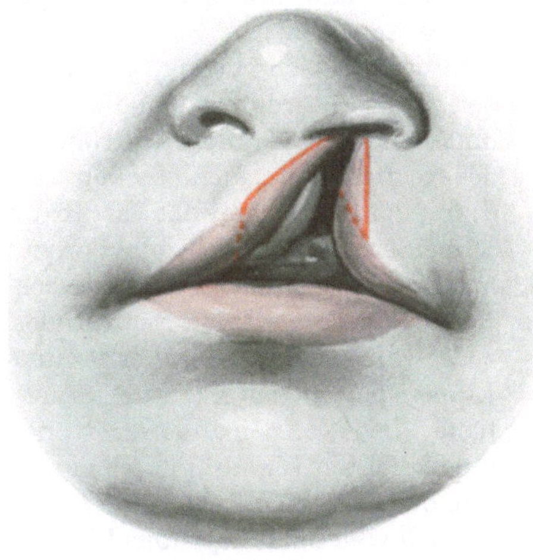

Abb. 279. Schnittführung (rot) der Hasenschartenoperation nach MIRAULT. I.

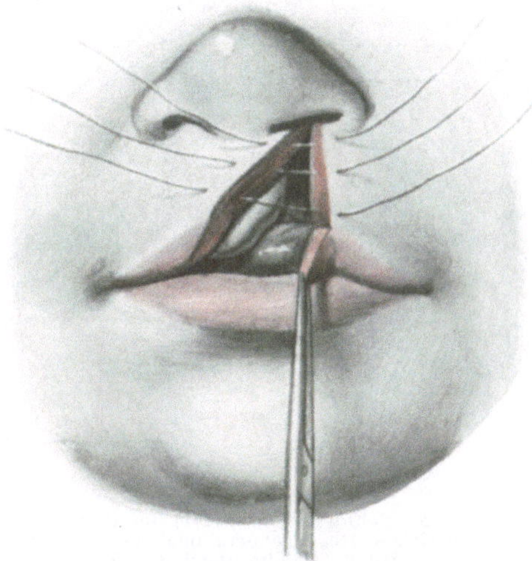

Abb. 280. Hasenschartenoperation nach MIRAULT. II.

Das zu operierende Kind wird von einer, auf einem eigens hierfür konstruierten hohen Holzstuhle sitzenden, Schwester in aufrechter Stellung festgehalten, um das Einfließen von Blut in Mund und Rachen, und damit die sonst drohende Aspirationspneumonie zu verhüten (vgl. Abb. 278).

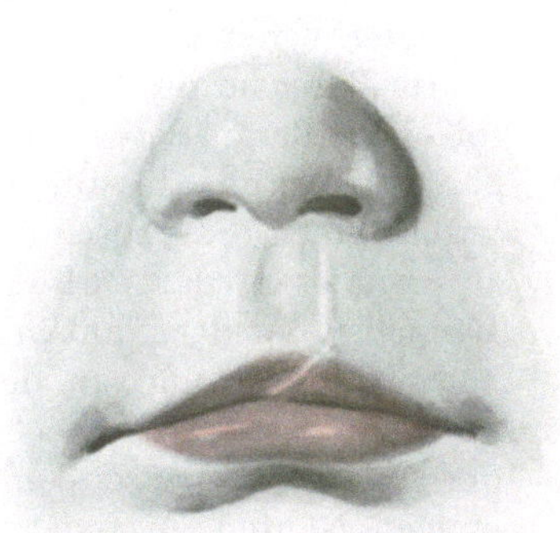

Abb. 281. Narbe nach MIRAULTscher Operation der unvollständigen Hasenscharte. III.

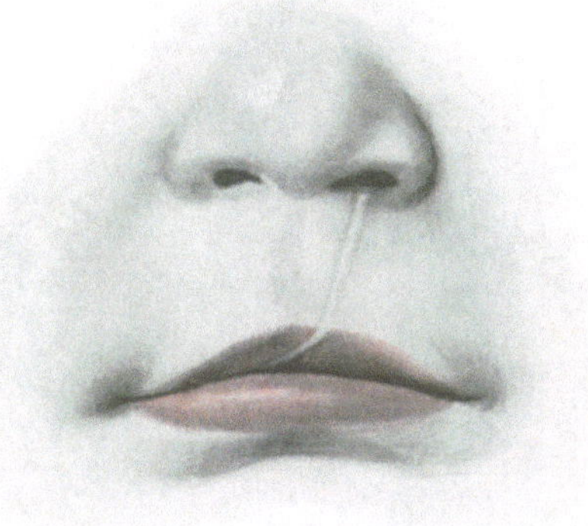

Abb. 282. Narbe nach MIRAULTscher Operation der vollständigen Hasenscharte. IV.

Um die Blutung aus den Lippenarterien herabzusetzen, werden zu beiden Seiten des Lippenspaltes federnde Metallklemmen so angesetzt, daß die Zirkulation in den von seitwärts kommenden arteriellen Gefäßen unterbrochen wird.

Einseitige Lippenspalten bieten gute Aussichten für die Erzielung eines auch kosmetisch befriedigenden Erfolges, ganz besonders, wenn sie nach dem heute allgemein üblichen MIRAULTschen Verfahren operiert werden. Dabei wird das die Spaltränder eine Strecke weit nach aufwärts begleitende Lippenrot an der Grenze zur Haut zu beiden Seiten der Hasenscharte mit einem schmalen scharfen Skalpell so abgetrennt, daß zwei herabhängende Bürzel entstehen. Die bei vollständigen Hasenscharten oberhalb der Lippenrotgrenze bis in die Nase hinein narbig veränderten Ränder des Spaltes sind „anzufrischen" — d. h., das Narbengewebe ist abzuschneiden — um eine gute Verheilung der später miteinander durch Naht zu vereinigenden Spaltränder zu gewährleisten. Um bei breiten Lippenspalten das hierzu erforderliche dichte Aneinanderlegen der angefrischten Wundränder aber erst möglich zu machen, müssen die seitlich vom Spalt liegenden Lippenweichteile „mobilisiert", d. h. vom Oberkieferknochen abgelöst werden.

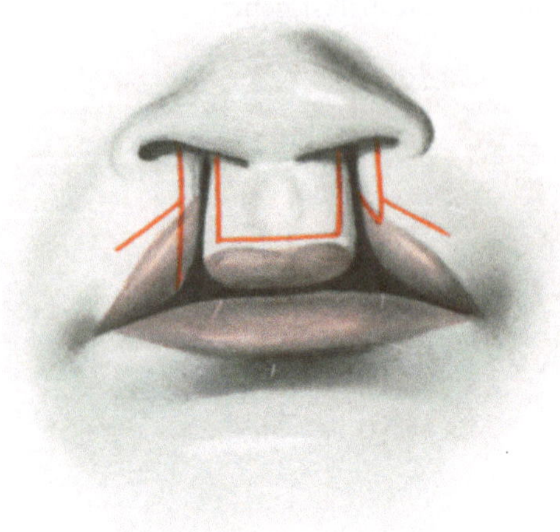

Abb. 283. Schnittführung (rot) der Operation einer doppelseitigen Hasenscharte nach dem KÖNIGschen Prinzip (leicht abgeändert). I.

Dasselbe hat mit der Umgebung des Nasenflügels zu geschehen, damit derselbe zur Beseitigung der so häßlichen Verbreiterung der Nase medialwärts verlagert werden kann. Hierauf werden beide Wundränder mittels drei bis höchstens vier feiner tief durchgreifender Seidennähte miteinander vereinigt.

Im Bereiche des Lippenrotes ist dann der herabhängende **mediale** Bürzel durch einen Schrägschnitt zu excidieren, das **äußere** Läppchen an der Nahtlinie vorbeizuführen und an der abgeschrägten Wundfläche der anderen Lippenseite mit einigen Nähten zu fixieren (vgl. Abb. 279—282).

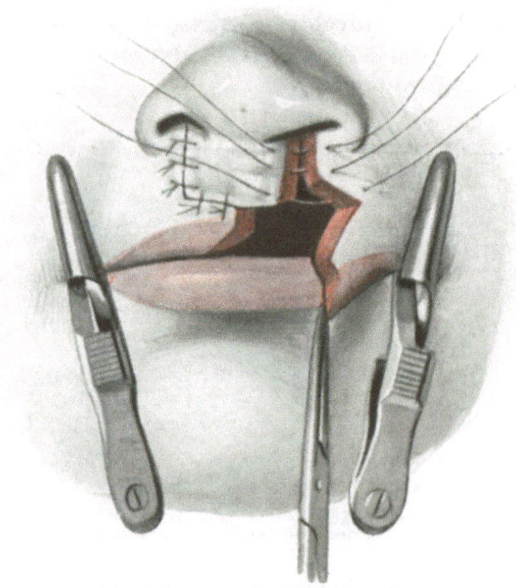

Abb. 284. Operation einer doppelseitigen Hasenscharte nach dem KÖNIGschen Prinzip (leicht abgeändert). II.

Doppelseitige Lippenspalten sind erheblich viel schwieriger zu beseitigen, als das bei den einseitigen der Fall ist, weil die Operationstechnik sich komplizierter gestaltet und weil das für die Defektdeckung zur Verfügung stehende Weichteilmaterial oft recht knapp entwickelt ist. Und so kommt es darauf an, möglichst wenig davon durch Abschneiden zugunsten einer eleganteren Schnittführung zu opfern, sondern jedes nur verfügbare Gewebsstück zur Plastik mit zu verwenden. Auf diese Art sind besonders auch die am Zwischenkiefer haftenden Weichteile des Filtrum nicht zu entbehren.

Folgendes im Prinzip von FRANZ KÖNIG ersonnene Verfahren erfreut sich großer Beliebtheit und ergibt gute kosmetische Resultate, besonders, wenn man es mit der Bildung und Verwendung eines MIRAULT-schen Läppchens kombiniert — wie das in den nebenstehenden Abbildungen (283—285) dargestellt ist:

Das Filtrum wird an seinen drei freien Rändern angefrischt — ebenso, wie die seitlichen Ränder beider Spalten bis in die Nasenöffnungen hinauf, nachdem das am Spaltrand hinauf entwickelte Lippenrot mitsamt einem daran gelassenen schmalen Hautsaum gestielt abgetrennt und heruntergeschlagen wurde. Die Art der Vereinigung und Anlegung der Nähte ist aus der Abbildung zu ersehen.

Prominiert der Zwischenkiefer, so muß derselbe erst zurückgedrückt werden, bevor die Hasenschartenoperation ausgeführt werden kann. Das geschieht nach dem Verfahren von v. BARDELEBEN (vgl. Abb. 286 u. 287): Längsschnitt durch die Schleimhaut an der unteren Kante der Nasenscheidewand bis auf den Knochen; Abheben der Schleimhaut von den Septumseitenflächen mittels Elevatorium, und Durchtrennung des Septumknochens in vertikaler Richtung von unten nach oben mittels gerader Schere, bis der Zwischenkiefer ganz mobil ist und sich nach geringer seitlicher Verschiebung der beiden Septumteile reponieren läßt.

Ist die knöcherne Nasenscheidewand, wie das manchmal vorkommt,

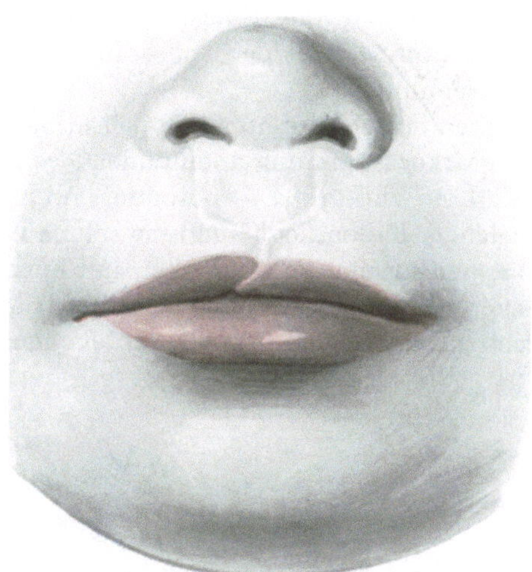

Abb. 285. Narbe nach Operation der doppelseitigen Hasenscharte.

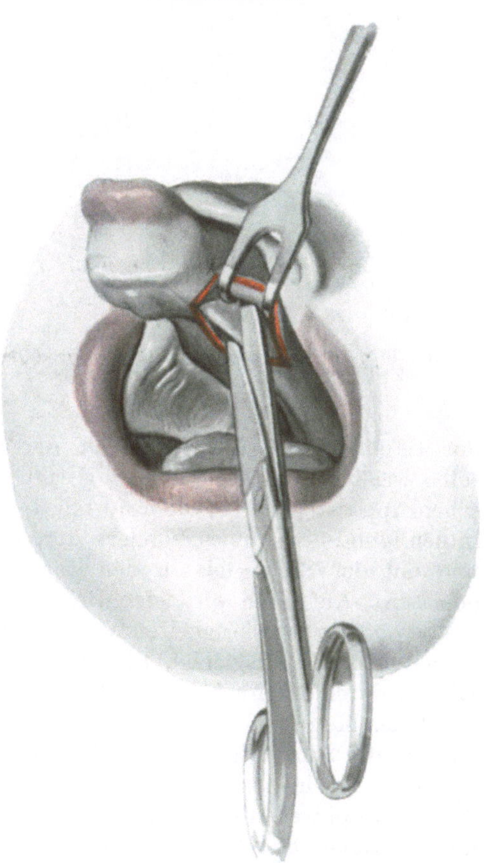

Abb. 286. Rückwärts-Verlagerung des prominenten Zwischenkiefers nach v. BARDELEBEN. I.

sehr dick, so ist die Excision eines mit der Basis im Bereiche der unteren (freien) Kante liegenden Keiles mehr zu empfehlen, als eine einfache lineäre Durchtrennung.

Lassen sich bei breiten doppelseitigen Spalten die Oberlippenweichteile nur unter starker Spannung aneinander legen, so ist die Gefahr des Durchschneidens der Nähte sehr groß — besonders wenn die operierten Kinder viel schreien. In solchen Fällen legt man zweckmäßig zur Entlastung der Nahtlinie eine „Entspannungsnaht" an, die in Form einer Matratzennaht von beiden Wangen her hinter der Oberlippe hindurchgeführt, auf beiden Wangen durch zusammengerollte Gazestückchen unterpolstert und damit vor dem Durchschneiden bewahrt wird.

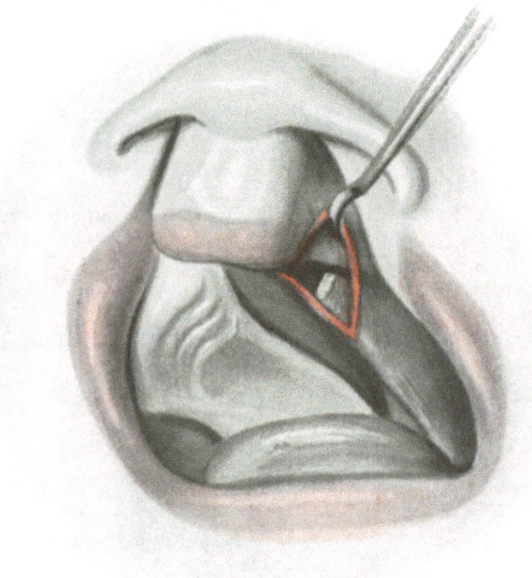

Abb. 287. Rückwärts-Verlagerung des prominenten Zwischenkiefers nach v. BARDELEBEN. II.

Das kosmetische Ergebnis der Operationen bei doppelseitiger Lippenspalte läßt recht häufig darum zu wünschen übrig, weil die Oberlippe zu schmal wird, mit starker Spannung über den Alveolarbogen des Oberkiefers hinwegzieht und diesen mit der Zeit abflacht. Dadurch kommt es zu einer Einsenkung der Profillinie im Bereich der Oberlippe, die im Verein mit der gleichzeitig immer vorhandenen Abplattung der Nasenspitze eine häßliche Entstellung hervorruft. Beide Mängel lassen sich später durch weitere plastische Operationen verbessern.

b) Gaumenspalten (Uranoplastik). Für die Operation der Gaumenspalte gilt bezüglich der zu verwendenden Narkosenform dasselbe, was bei den Hasenscharten gesagt wurde; nur wird das durch den BRAUNschen Apparat erzeugte Chloroformluftgemisch nicht durch ein Metallröhrchen in den Mund des Kindes, sondern durch einen im unteren Nasengang liegenden und mit der Spitze bis in den Rachen vorgeschobenen Gummikatheter eingeblasen. Auf diese wird eine Behinderung des Operateurs völlig vermieden.

Besondere Schwierigkeiten werden dadurch bedingt, daß einmal die nicht zu vermeidende ausgiebige Blutung innerhalb der Mundhöhle das Leben des Kindes durch Aspiration in Gefahr bringt, und daß ferner der enge Zugang durch den Mund hindurch das Operieren am Gaumen außerordentlich erschwert. Aber beider Schwierigkeiten wird man Herr, wenn man „am hängenden Kopf" operiert — d. h. das Kind so mit dem Rücken auf den Operationstisch lagert, daß der Kopf weit über die obere Querkante desselben hinausragt und herunterhängt. Dabei bildet das Dach des Nasenrachenraumes den tiefsten Punkt der Mundhöhle, so daß das Blut sich hier sammelt und nicht in den Kehlkopf hinein aspiriert werden kann. Noch mehr erleichtert wird die Situation, wenn der hier zusammenfließende Blutsee durch einen zweiten, in der anderen Nasenhälfte liegenden Gummikatheter, der mit einer Wasserstrahlpumpe verbunden ist, ständig abgesaugt wird (vgl. Abb. 288).

Einen relativ bequemen Zugang verschafft man sich durch Anlegen des WHITEHEADschen Mundsperrers, der die Kiefer in maximal weiter Öffnung festhält und gleichzeitig die Zunge zurückdrückt.

Der operative Verschluß der Gaumenspalte wird von den meisten Chirurgen nach dem Verfahren v. LANGENBECKS ausgeführt, das sich seit Jahrzehnten

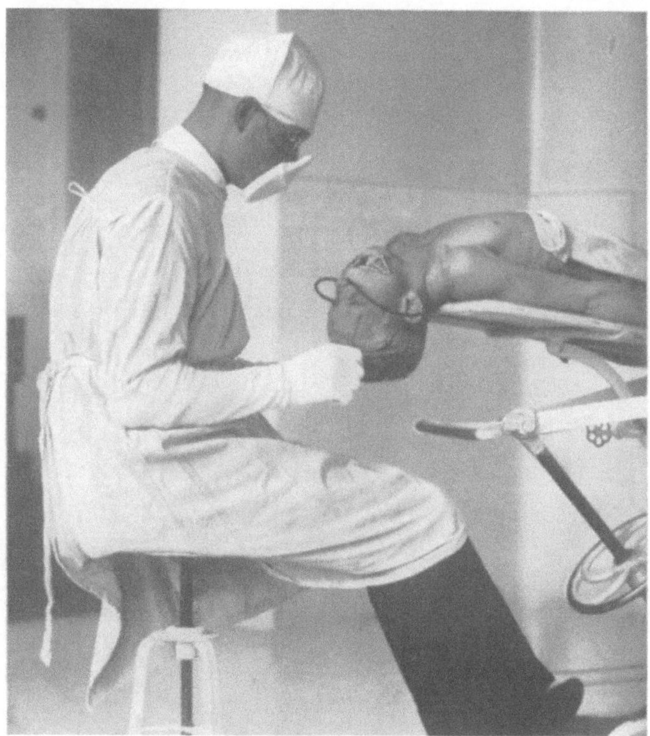

Abb. 288. Situation bei Operation einer Gaumenspalte am hängenden Kopf.

im Prinzip bewährt hat und in der Hand gewandter Operateure einen hohen Prozentsatz an Heilungen aufzuweisen hat.

Diese LANGENBECKsche Operation verläuft etwa folgendermaßen (vgl. Abb. 289 u. 290):

Beide Spaltränder werden in ganzer Länge, d. h. von der Uvula bis zum vorderen Ende der Spalte, möglichst breit angefrischt. Darauf folgt ein weiterer Längsschnitt, der von der Spitze des Flügelfortsatzes dicht am Alveolarfortsatz entlang in der Richtung etwa auf die Lücke zwischen mittlerem und seitlichem Schneidezahn, bis auf den Knochen des harten Gaumens in die Tiefe reichend, geführt wird. Hebelt man jetzt mit einem Elevatorium die zwischen diesen beiden Längsschnitten liegenden Gaumenweichteile samt dem Periost vom Knochen ab, so schafft man zu beiden Seiten des Defekts je einen über die ganze Gaumenlänge reichenden nach vorn und nach hinten gestielten Lappen, der nach der Mittellinie zu verlagert und dort mit dem Lappen der anderen Seite vernäht wird. Die dann lateral am Gaumen zurückbleibenden Weichteillücken überläßt man der Heilung durch Granulationsbildung.

Spalten ausschließlich des weichen Gaumens lassen sich oft nach Anfrischung der Ränder durch direkte Naht ohne weiteres verschließen. Sollte jedoch die dann entstehende Spannung zu groß sein, so fügt man seitliche „Entspannungsschnitte" hinzu und löst die Gaumenweichteile auf eine kurze Strecke vom harten Gaumen ab — ähnlich wie bei der LANGENBECKschen Operation.

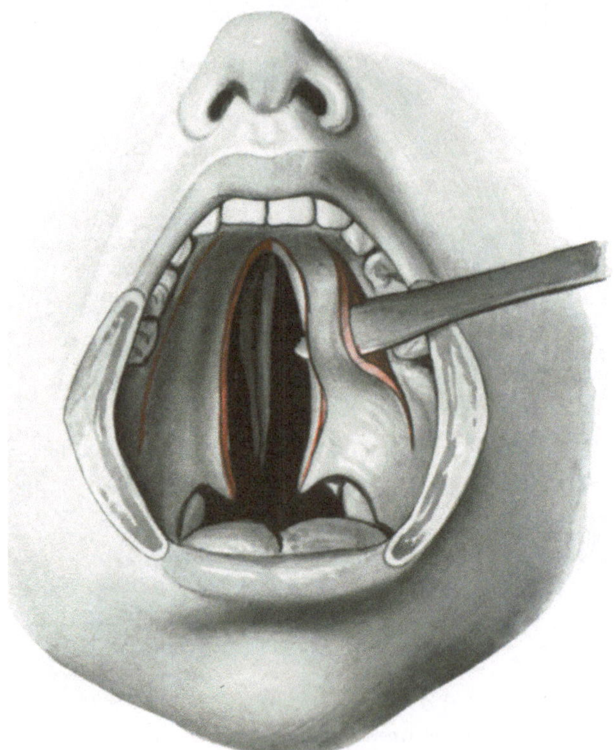

Abb. 289. Verschluß einer Gaumenspalte (Uranoplastik) nach v. LANGENBECK. I.

Gaumenspalten, die zu breit sind, als daß sie auf die beschriebene Weise plastisch gedeckt werden könnten, verschließt man am besten mit einer Prothese (Obturator) — wenn man nicht den Versuch machen will, durch Verschmälerung des knöchernen Alveolarbogens ein Aneinanderrücken der Spaltränder, und damit vielleicht die Operabilität der Gaumenspalte, zu erzielen. Eine solche Kieferverschmälerung kann, wenn Molaren vorhanden sind, durch allmähliche Schraubenwirkung (SCHRÖDER) oder auch durch operative Mobilisierung beider Oberkieferhälften herbeigeführt werden (BROPHY, HELBING u. a.).

Kleinere Defekte des Gaumens, wie sie nach luetischer oder traumatisch erzeugter Perforation zurückbleiben, werden in einer der LANGENBECKschen Operation analogen Weise verschlossen (vgl. Abb. 291 u. 292).

8. Die Unterbindung der Arteria lingualis und carotis externa.

Größere Operationen an der Zunge, dem Oberkiefer, der Parotis usw. pflegen recht blutig zu verlaufen. Deshalb ist es oft in erster Linie für den Patienten, dann aber auch für den Operateur, von Vorteil, vor Zungenoperationen die Arteria lingualis, vor Oberkieferresektion oder Totalexstirpation der Parotis die Carotis externa an typischer Stelle „prophylaktisch" ein- oder doppelseitig zu unterbinden. Das kann geschehen am besten unmittelbar vor der größeren Operation, oder auch schon am Tage vorher, und zwar in Lokalanästhesie.

a) Die Unterbindung der Lingualis (vgl. Abb. 293) erfolgt an der

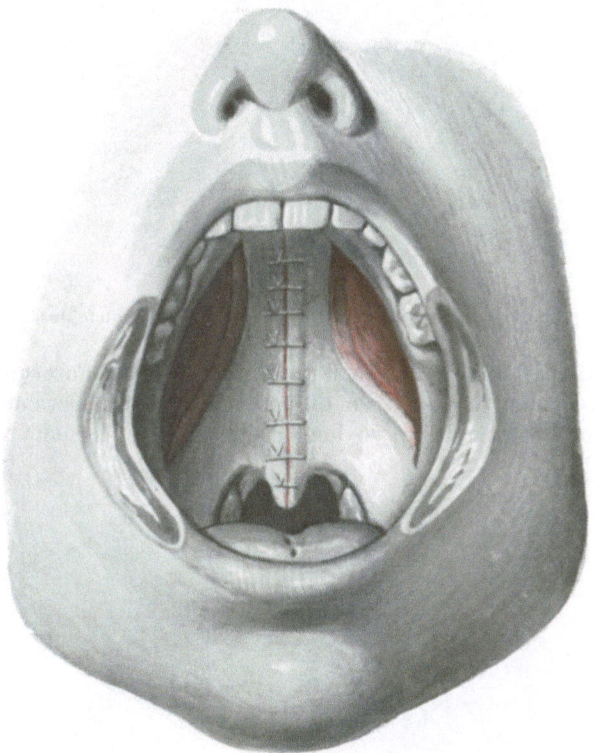

Abb. 290. Verschluß einer Gaumenspalte (Uranoplastik) nach v. LANGENBECK. II.

Stelle, an der sie in leicht nach vorn oben aufsteigender Richtung hinter dem sogenannten „tiefen Halsdreieck" vorbeizieht, welches nach innen von der Glandula submaxillaris gelegen ist. Dieses wird der Fläche nach begrenzt nach hinten unten vom M. stylohyoideus, nach oben vom N. hypoglossus und nach vorn vom hinteren Rand des M. mylohyoideus.

Der Patient wird mit nach hinten geneigtem und der anderen Seite gedrehtem Kopf halbsitzend gelagert. Der Hautschnitt liegt einen guten Querfinger breit unterhalb des Unterkieferrandes und parallel zu diesem. Nach Durchtrennung von Platysma und oberflächlicher Halsfascie wird die dann freiliegende Submaxillaris aus ihrem Bett teilweise herausgehoben und nach außen-oben verzogen, so daß ihr dann sichtbar werdender Ausführungsgang sich straff anspannt.

Hat man hierauf die oben näher bezeichneten, das tiefe Halsdreieck begrenzenden Organe aufgesucht und sorgfältig präpariert, so sieht man innerhalb

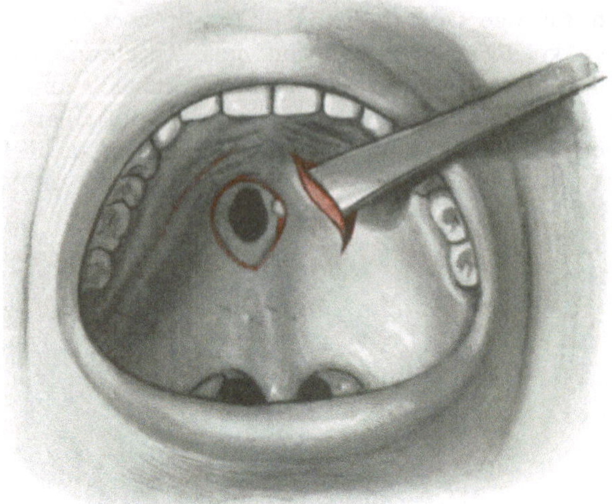

Abb. 291. Plastischer Verschluß eines Gaumendefektes. I.

dieses Dreiecks die annähernd senkrecht verlaufende Faserung des M. hyoglossus. Spaltet man dann dessen dünne Muskelplatte etwa in der Mitte des Dreiecks in der Faserrichtung, so liegt gleich die A. lingualis vor, die mittels

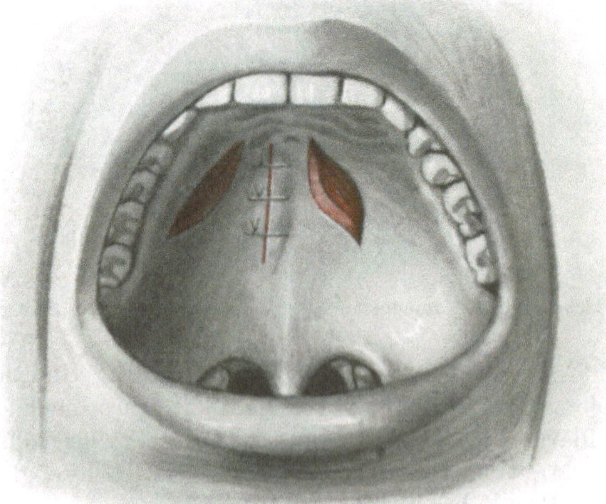

Abb. 292. Plastischer Verschluß eines Gaumendefektes. II.

eines mit DESCHAMPSscher Nadel herumgeführten Fadens unterbunden wird. Schluß der Wunde durch Hautnaht.

b) Die Unterbindung der Arteria carotis externa läßt sich am besten ausführen an ihrem Stamm kurz nach ihrer Abzweigung von der A. car. communis.

Lagerung des Patienten wie bei der Lingualisunterbindung. Schnitt durch Haut und Platysma am vorderen Rande des M. sternocleidomastoideus, und zwar beginnend etwa in Zungenbeinhöhe und herabführend bis etwa zum Ringknorpel. Freilegung der Muskulatur des vorderen Sternocleidorandes und stumpfes Vordringen in die Tiefe, immer dicht am Sternocleido entlang bis auf die gemeinsame Scheide der großen Halsgefäße. Dann Durchtrennung der Gefäßscheide in der Längsrichtung und Freilegung des Stammes der Carotis communis, den man nach aufwärts bis zur Teilung in Carotis externa (nach vorn verlaufend) und Carotis interna (nach hinten verschwindend) verfolgt. Unterbindung der Arterie nach Umschlingung mit einem Faden kurz distal

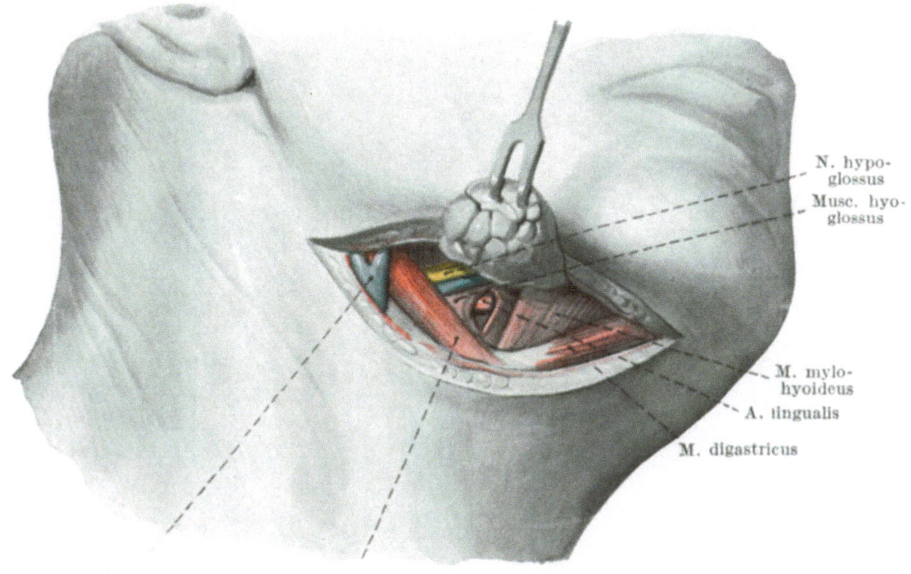

Abb. 293. Unterbindung der Arteria lingualis.

der Teilungsstelle, oder jenseits vom Abgange des ersten Seitenastes (A. thyreoidea superior). Schluß der Wunde durch Hautnähte (vgl. Abb. 294).

9. Der Luftröhrenschnitt (Tracheotomie).

Die Notwendigkeit zur Ausführung des Luftröhrenschnittes ergibt sich vor allem bei akut auftretenden Verengerungen der Kehlkopfpassage, wie sie bei der Diphtherie, bei Halsphlegmonen usw. vorzukommen pflegen. Fast immer ist die zur Tracheotomie führende Situation außerordentlich ernst und erfordert rascheste Hilfe, um das durch Erstickung äußerst bedrohte Leben zu erhalten. Im Notfalle muß auf die Sterilisierung der Instrumente usw. verzichtet, und unter Umständen die Operation mit einem Taschenmesser durchgeführt werden.

Zur Narkose benützt man am besten den Braunschen Apparat (Chloroform-Luftgemisch), kann aber in ganz schweren Fällen gelegentlich auf jede Narkose verzichten, wenn nämlich infolge der Kohlensäureüberladung des Blutes Bewußtlosigkeit bereits eingetreten ist.

Zur Vornahme der Operation wird der Patient mit leicht nach hinten abgebeugtem Kopf gelagert. Sodann orientiert man sich durch Abtasten sorgfältig über die Lage des Zungenbeins, der Incisura thyreoidea und der Schildknorpel, des Ringknorpels und des Jugulum.

Der Hautschnitt wird genau in der Mittellinie des Halses angelegt, und zwar etwa von der Mitte des Kehlkopfes bis $1^1/_2$ Finger breit unterhalb des Ringknorpels. Durch stumpfes Schaben mit dem Messerstielende oder Wischen mit dem Tupfer legt man sich die Halsfascie sauber (!) frei und durchtrennt

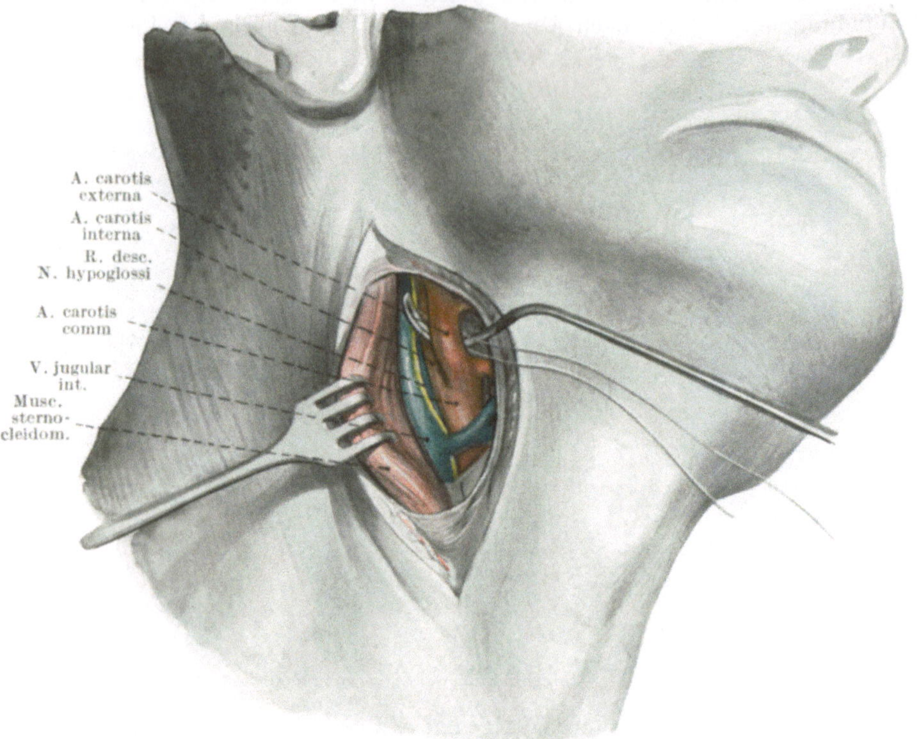

Abb. 294. Unterbindung der Arteria carotis externa.

dieselbe zwischen zwei Pincetten ebenfalls genau in der Medianlinie. Ist das geschehen, so kommen in der Regel zu jeder Seite der Mittellinie strotzend mit Blut gefüllte Venen zum Vorschein, die nach Möglichkeit nicht verletzt werden sollten. Geschieht das trotzdem, so muß die dann eintretende profuse Blutung sorgfältig gestillt werden, bevor man weiter operiert. Beim weiteren Vordringen in die Tiefe hält man sich immer ganz genau an die Mittellinie und durchtrennt die dünnen Aponeurosenblätter, welche die dicht neben der Schnittlinie herabziehenden Musculi sternohyoidei und sternothyreoidei miteinander verbinden, bis man auf den Ringknorpel stößt. Da der Einschnitt in die Luftröhre aber bei Erhaltung des Ringknorpels (!) durch die obersten Trachealringe hindurchgeführt werden soll, so muß der über diese quer hinwegziehende Isthmus der Schilddrüse nach scharfer Loslösung von der Tracheavorderfläche mittels eines stumpfen Hakens nach unten verzogen werden. Liegen die 2—3 obersten Trachealringe dann frei, so setzt man zu beiden Seiten der Mitte je ein kleines scharfes einzinkiges Häkchen in die Wand der Luftröhre ein, zieht sie etwas vor und incidiert sie in der Längsrichtung zwischen den Häkchen auf eine Strecke von etwa 2 cm. Vorher muß aber die Blutung

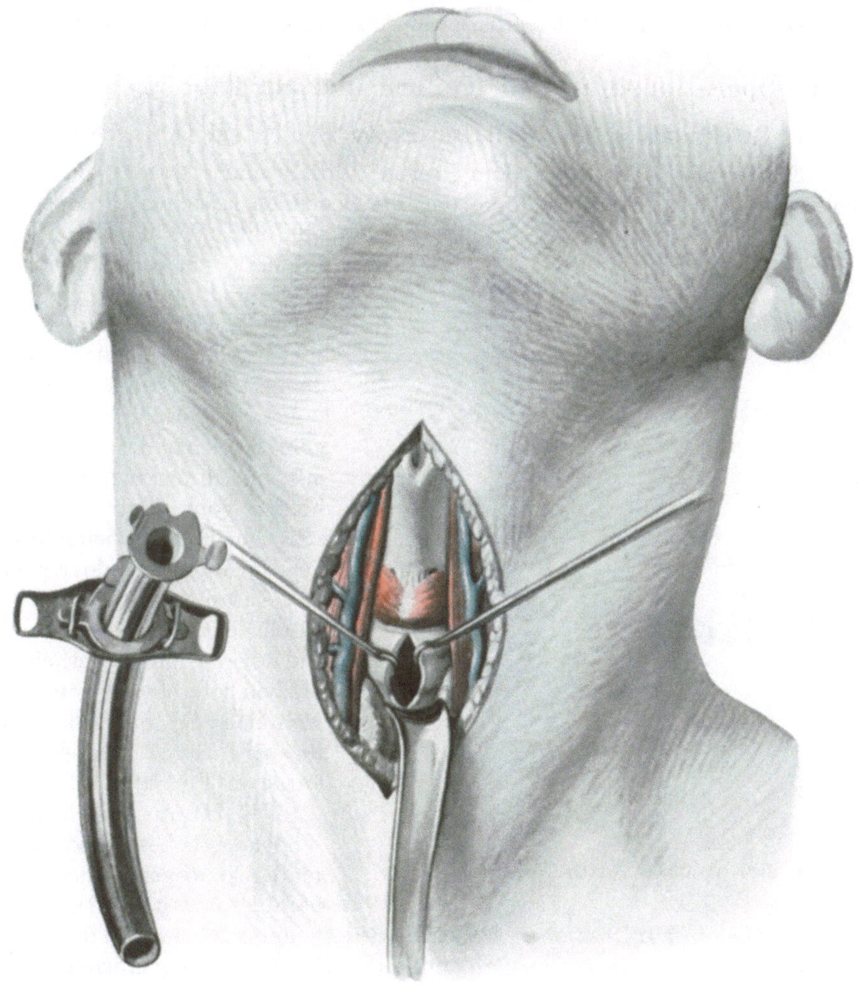

Abb. 295. Tracheotomie.

auf das Sorgfältigste gestillt sein, um das Hineinlaufen von Blut in die Luftröhre zu verhüten — was zu Erstickung oder zur Entstehung einer Aspirationspneumonie Anlaß geben könnte (vgl. Abb. 295).

Durch Anziehen der Häkchen in seitlicher Richtung werden die Ränder der Trachealwunde auseinandergezogen, so daß die Doppelkanüle eingelegt werden kann, die in ihrer Lage durch ein um den ganzen Hals gelegtes Leinenbändchen fixiert wird.

Ein Verschluß der Halswunde bis eng an die Kanüle heran darf nicht erfolgen, weil sonst bei Hustenstößen Trachealluft in das lockere Subcutangewebe zunächst des Halses, später des ganzen Rumpfes und Gesichts hineingetrieben und den Patienten wie einen Gummiballon aufblasen würde („Hautemphysem").

Die beschriebene Operation pflegt man als „Tracheotomia superior" zu bezeichnen, weil dabei die Luftröhre oberhalb des Isthmus eröffnet wird — im Gegensatz zu der unterhalb desselben auszuführenden „Tracheotomia inferior".

C. Operationen an den Kiefern und am Kiefergelenk.

1. Resektion des Alveolarfortsatzes bei Epulis (vgl. Abb. 296).

Die Epulis geht hervor aus dem Periost des Alveolarfortsatzes, oder einer Alveole, und steht deshalb mit dem darunterliegenden Knochen in enger Verbindung. Wenn auch ein Einwuchern von Geschwulstmasse in die dicht unter dem Periost liegende Corticalis erst sehr spät erfolgt, so genügt es trotzdem für die radikale Entfernung einer Epulis erfahrungsgemäß nicht, die Geschwulst mitsamt ihrem Periost-Mutterboden vom Knochen abzuschaben. Es muß vielmehr stets der darunterliegende Knochen im Zusammenhang mit der Epulis entfernt werden, wenn ein Rezidiv mit Sicherheit ausbleiben soll. Dabei kommt gewöhnlich ein etwa halbkreisförmiges Stück der Alveolarkante in Fortfall.

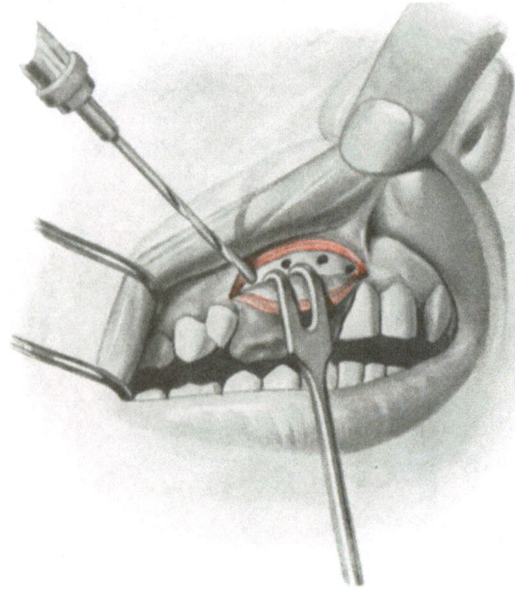

Abb. 296. Radikale Exstirpation einer Epulis.

Das Herausmeißeln dieses Knochenstückes wird zweckmäßig so vorgenommen — um nämlich unbeabsichtigte Frakturen oder auch nur Infraktionen zu vermeiden — daß zunächst um den ganzen Mutterboden der Epulis herum Schleimhaut und Periost bogenförmig bis auf den Knochen umschnitten und mit dem Raspatorium ein wenig zurückgeschabt werden. Darauf setzt man mittels eines Knochenbohrers senkrecht zur Oberfläche eine Reihe von Bohrlöchern $^3/_4$ bis 1 cm voneinander entfernt bogenförmig um die Epulis herum und verbindet dann Bohrloch mit Bohrloch durch Meißelschläge miteinander, bis das die Geschwulst tragende Knochenstück herausfällt. Die dabei entstandene Wunde überläßt man der Spontanheilung.

2. Die Operation einer Zahncyste (vgl. Abb. 297).

Die Wand der Follikel- und Wurzelcysten besteht aus einer bindegewebigen Hülle, die an der Innenfläche mit ein- oder mehrschichtigem Plattenepithel austapeziert ist. Das Ganze nennt man den „Cystenbalg", der mit fortschreitendem Wachstum ein immer größeres Loch in den Kieferknochen hineindrückt.

Will man eine solche Zahncyste radikal operieren, so kann man nach Umschneidung und Zurückschlagen der sie mundhöhlenwärts bedeckenden Schleimhaut den ganzen Cystenbalg aus seiner knöchernen Behausung loslösen und extrahieren.

Es hat sich aber gezeigt (PARTSCH), daß die Beseitigung der Cyste auf viel einfachere Weise erreicht werden kann, wenn nämlich nach bogenförmiger Umschneidung und nach Zurückschlagen der Schleimhaut ein größeres calottenförmiges Stück aus der Cystenwand herausgeschnitten, darauf der Schleimhaut-

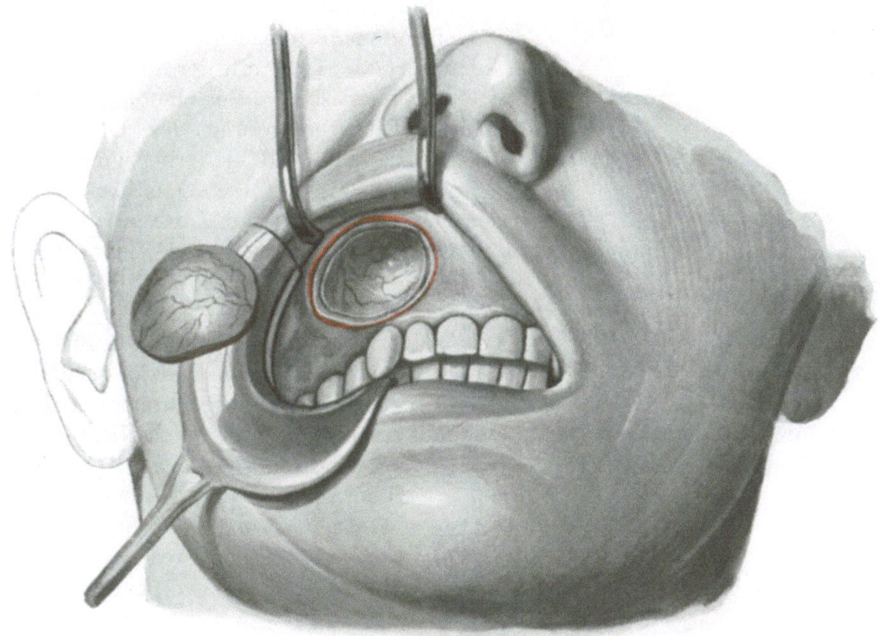

Abb. 297. Operation einer Zahncyste.

lappen in den Cystenhohlraum eingeschlagen und dort für einige Tage durch eingelegten Gazetampon gegen dessen Wand leicht angedrückt wird. Der Schleimhautlappen heilt angeblich dort an, und im Laufe einer Reihe von Monaten verkleinert sich dann der Cystenraum spontan mehr und mehr, bis schließlich nur noch eine flache Mulde von ihm übrig bleibt.

Dasselbe tritt aber nach meiner und anderer Erfahrung auch ein, wenn man auf das Umschneiden und Zurückschieben des Schleimhautlappens verzichtet und auf sehr einfache Weise den prominierenden Teil der Cystenwand + Schleimhautdecke mittels einer gebogenen Schere excidiert. Darauf vereinigt sich nämlich in kurzer Zeit das Schleimhautepithel der Außenwand mit dem Epithelbelag der Innenwandung um den Rand des Wanddefektes herum, und die Cyste wird zu einer mit Epithel ausgekleideten, rasch an Umfang zunehmenden Nebenhöhle des Mundes.

Bei Follikelcysten ist es manchmal möglich, daß nach Excision des Wandstückes der in der Wandung steckende Zahn zusammen mit seiner knöchernen Umgebung langsam aus der Tiefe heraus gegen die Oberfläche herausgeschoben wird und in die Zahnlücke — wenn vorhanden — einrückt. Man überlege sich infolgedessen in jedem Fall, ob der Zahn zu extrahieren ist oder nicht.

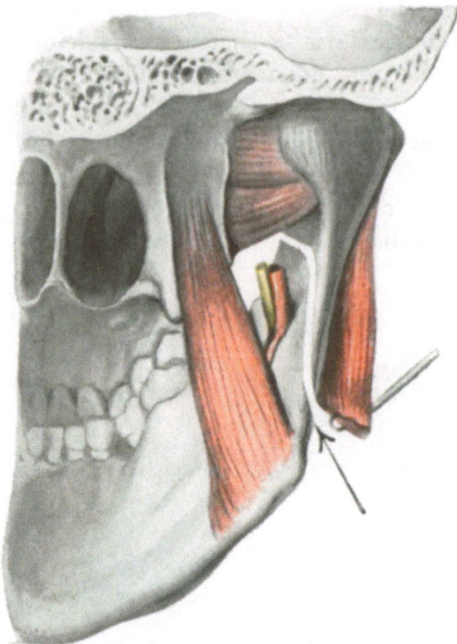

Abb. 298. Schräge Osteotomie des aufsteigenden Unterkieferastes nach PERTHES-SCHLOESSMANN. (Ansicht von hinten.)

3. Die Osteotomie des aufsteigenden Unterkieferastes (vgl. Abb. 298 u. 299).

Bei Frakturen im Bereiche des aufsteigenden Unterkieferastes bzw. des Gelenkfortsatzes, die mit der für diese Brüche charakteristischen Verschiebung (offener Biß, Rückverlagerung des Unterkiefers usw.) verheilt sind — ferner zur Behandlung der Progenie bzw. Opisthogenie wird es manchmal notwendig, den aufsteigenden Unterkieferast zu durchtrennen, um die Dislokation bzw. die Deformität korrigieren zu können.

Man muß bei den genannten Bruchformen gewissermaßen die Fraktur wieder herstellen, um die vorher versäumte oder ungenügend durchgeführte Reposition nachholen zu können und um den Kiefer in normale Artikulation zum Oberkiefer zu bringen; während die beiden genannten Deformitäten des Unterkiefers die Osteotomie im Bereiche des aufsteigenden Kieferastes erfordern, um den Kieferkörper nach hinten zurückdrücken bzw. weiter nach vorn ziehen zu können.

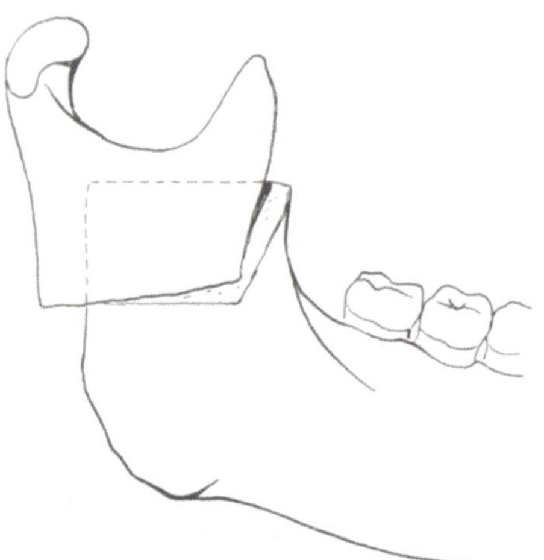

Abb. 299. Lage der Knochenteile nach Ausführung der schrägen Osteotomie und Vorziehen des Kieferkörpers.

Die Durchmeißelung des Knochens genau an der Stelle vorzunehmen, an welcher der frühere Bruch seinen Sitz hatte, ist nicht zu empfehlen; denn erfahrungsgemäß bleibt dabei die Konsolidierung oft aus, weil das feste und gefäßarme Gewebe der Knochennarbe nur wenig Regenerationskraft aufzubringen imstande ist. Deshalb verlegt man die Osteotomie besser an eine solche Stelle, die normalen Knochen aufzuweisen hat.

PERTHES-SCHLOESSMANN führen die Osteotomie des aufsteigenden Kieferastes in folgender Weise aus: Von einem am unteren Kieferrande angelegten Schnitt aus wird die Gegend des Angulus mitsamt dem Ansatz des Masseter an der

Außenfläche des Unterkiefers freigelegt. Der Masseter wird von vorn und unten her eine Strecke weit vom Kiefer abgelöst und nun ein sehr flacher breiter Meißel so angesetzt, daß beim Vortreiben desselben der aufsteigende Unterkieferast in der Richtung von außen unten nach innen oben durchschlagen wird. Der Meißel muß an der Innenwand des Kieferastes oberhalb der Lingula wieder zum Vorschein kommen, um Nervus und Arteria alveolaris inferior zu schonen.

Auf diese Weise werden erstens sehr breite Frakturflächen geschaffen, welche eine rasche Konsolidierung mit Sicherheit garantieren; und zweitens kann das obere, sonst sehr zu Dislokation nach innen neigende Bruchstück dem unerwünschten Zuge des an ihm ansetzenden Pterygoideus externus nicht folgen.

Ist die Durchmeißelung, je nach Bedarf ein- oder doppelseitig erfolgt, so kann die erforderliche Stellungskorrektur entweder sofort vorgenommen oder aber durch Gummizüge im Verlaufe einiger Tage herbeigeführt werden.

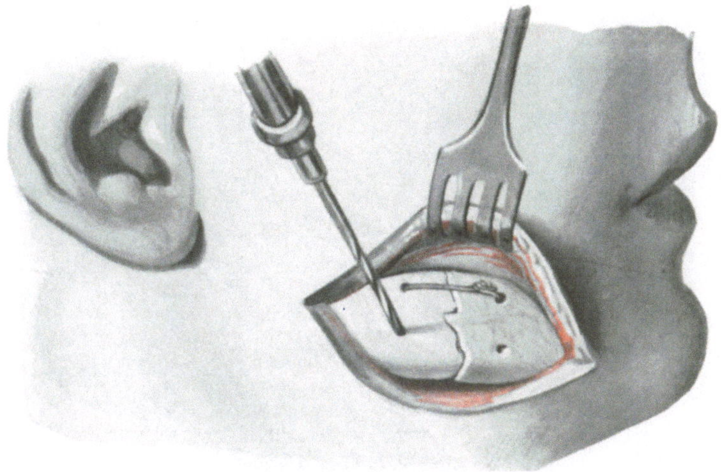

Abb. 300. Knochennaht bei Unterkieferbruch.

4. Knochennaht bei Unterkieferfraktur (vgl. Abb. 300).

Die Vereinigung der Bruchenden durch Knochennaht darf im Allgemeinen nur dann vorgenommen werden, wenn die Fragmente geeignete Zähne zur Anlegung von Dentalschienen nicht besitzen, und trotz des Zahnmangels eine exakte Adaptierung erwünscht erscheint. Denn erfahrungsgemäß hat die Einlagerung von Fremdkörpermaterial an Frakturstellen eine Verzögerung der Konsolidierung im Gefolge und führt öfters zur Abstoßung von Sequestern, wenn, wie bei Kieferfrakturen meistens, der Bruchspalt infiziert ist. Die Knochennaht darf also nur einen Notbehelf darstellen.

Um sie auszuführen, wird zunächst von einem dicht unterhalb des Unterkieferrandes bis auf die Kieferkante geführten Hautschnitt aus die Außenfläche des Unterkiefers im Bereiche der Bruchstelle freigelegt.

Die Bruchenden sind innen und außen auf die Länge von einigen Zentimetern freizupräparieren, doch ohne das bedeckende Periost zu schädigen oder zurückzuschieben. Eventuell vorhandene Knochensplitter werden entfernt, falls sie nicht genügend ernährt erscheinen. Die Eröffnung der Mundhöhle durch

Verletzung der Schleimhaut muß vermieden werden, falls sie noch nicht eingerissen sein sollte.

Sodann treibt man an jedem Bruchstück, etwa $1^1/_2$ cm vom freien Ende entfernt, mit dem senkrecht auf die Außenfläche aufzusetzenden Knochenbohrer zwei Löcher an korrespondierenden Stellen durch den Knochen hindurch, zieht einen nicht zu dünnen Aluminium-Bronzedraht durch je zwei der so entstandenen, zu beiden Seiten des Bruchspaltes sich gegenüberliegenden Bohrkanäle und legt die Bruchenden unter Anziehen des Drahtes fest aneinander. Beim Knüpfen der Drahtenden (durch Umdrehen) achte man darauf, daß die Drahtschlinge nicht allzu straff angezogen werde, um Nekrose des Knochens mit nachfolgender Sequestrierung durch Druckschädigung zu vermeiden. Darauf Verschluß der Weichteilwunde durch Hautnähte.

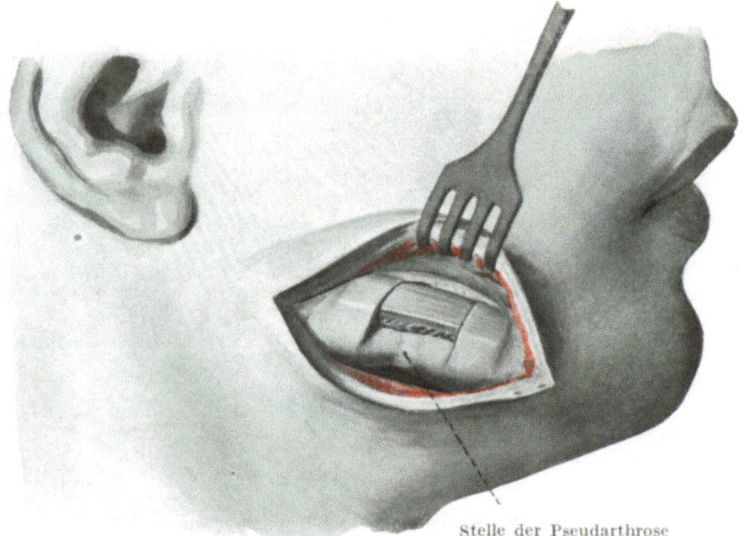

Abb. 301. Überbrückung einer Unterkiefer-Pseudarthrose durch Periost-Knochenspan nach LEXER-KLAPP.

War und bleibt die Wunde aseptisch, so heilt der Draht reaktionslos ein, ohne Störungen zu verursachen. Vereitert die Wunde aber, so wird spätere Extraktion des Drahtes notwendig, die man in diesem Fall nicht allzu lange hinausschieben und zweckmäßig schon dann vornehmen sollte, sowie eine gewisse Festigkeit der Bruchstelle durch Narbenbildung eingetreten ist.

5. Operation einer Unterkieferpseudarthrose durch Überbrückung (vgl. Abb. 301).

Es ist ein nicht allzu seltenes Vorkommnis, daß am Unterkiefer zwischen den beiden Bruchenden einer Fraktur die knöcherne Konsolidierung ausbleibt und an Stelle der erforderlichen Callusbrücke gewöhnliches, aus nachgiebigem Bindegewebe bestehendes Narbengewebe die Bruchenden miteinander vereinigt. Am häufigsten ist das der Fall, wenn größere Teile des Kiefers infolge der die Fraktur erzeugenden Gewalteinwirkung zerschmettert wurden und zu Verlust gingen; nach Schußverletzungen z. B. ist das öfters zu beobachten.

Man sieht in solchen Fällen gelegentlich auf der Röntgenplatte, wie die Bruchenden wohl nahe beieinander stehen, aber zu dünn geworden sind, als daß sie noch die Kraft zur Bildung einer leistungsfähigen Knochenbrücke hätten aufbringen können.

Bei anderen Patienten hatte vielleicht die Fixierung der Bruchstücke gegeneinander durch den behandelnden Arzt zu wünschen übriggelassen, so daß infolge der fortgesetzten Beunruhigung der Frakturstelle durch Bewegung die Konsolidierung ausblieb; oder die Eiterung hatte die Callusbildung beeinträchtigt.

In allen Fällen von so, oder auf ähnliche Weise, zustandegekommenen Unterkieferpseudarthrosen bleibt die Kaufähigkeit dadurch erheblich geschädigt, daß bei kräftigerem Zubeißen Schmerzen an der früheren Bruchstelle sich oft sehr unangenehm bemerkbar machen.

Um hier eine Konsolidierung nachträglich herbeizuführen, müßte man die Bruchenden operativ freilegen und in möglichst ausgiebige direkte Berührung miteinander bringen — was aber in vielen Fällen auf Schwierigkeiten stoßen würde. Deshalb kann für solche Fälle, in denen kein größerer Knochendefekt die Ursache der Pseudarthrose bildet, zur Erzielung einer knöchernen Verbindung der Bruchenden das folgende einfache Verfahren (Lexer-Klapp) empfohlen werden: Von einem am Unterkieferrande anzulegenden Hautschnitt aus befreie man die Außenseite des Unterkiefers im Bereich der Pseudarthrose von den bedeckenden äußeren Weichteilen, ohne aber die Bruchenden aus ihrer Umgebung zu isolieren bzw. ihre Lage zueinander zu ändern.

Dann lege man zu beiden Seiten der Pseudarthrose je einen quer über die Unterkieferaußenfläche verlaufenden Schnitt durch das Periost bis auf den Knochen und bilde sich durch Abheben des Periostes von der Unterlage mit dem Elevatorium 2 Periosttaschen, deren Eingang nach der Wundmitte zu gelegen ist. Hierauf meißele man von der vorderen Schienbeinfläche einen entsprechend langen, sehr dünnen, etwa $1-1^1/_2$ cm breiten, mit Periost bedeckten Knochenspan ab und lege ihn als Brücke mit dem Periost nach außen so über die Pseudarthrose hinweg, daß seine Enden in den Periosttaschen zu liegen kommen. Darauf Schluß der Wunde durch Hautnähte und völlige Ruhigstellung des Unterkiefers durch Fixierung gegen den Oberkiefer für einige Monate.

Der eingepflanzte Periostknochenspan heilt ein, geht an seinen innerhalb der Periosttasche liegenden Enden eine knöcherne Verbindung mit dem Kiefer ein und nimmt an Dicke langsam zu, so daß mit der Zeit eine die Pseudarthrose überbrückende Knochenspange entsteht, welche die vorhanden gewesene abnorme Beweglichkeit und damit die Beschwerden beim Kauen beseitigt.

Die Eröffnung der Mundhöhle von der Wunde aus durch Verletzung der Schleimhaut muß auf das Peinlichste vermieden werden. Geschieht sie doch, so ist die Operation abzubrechen und die Implantation des Spanes auf eine spätere Sitzung zu verschieben.

6. Die Resektion des Unterkiefers (vgl. Abb. 302).

Die Kontinuitätsresektion des Unterkiefers, d. h. das Herausschneiden eines mehr oder minder langen Stückes aus dem Kieferbogen, wird am häufigsten infolge einer bösartigen Geschwulst (Carcinom, Sarkom, multilokuläres Cystom) ins Auge gefaßt werden müssen — hat aber nur Zweck, wenn die zu beiden Seiten des zu erzeugenden Defektes stehenbleibenden Unterkieferteile noch einen Zahnbesatz aufzuweisen haben. Denn um diese Kieferabschnitte nach erfolgter Resektion in ihrer normalen Stellung zu erhalten, muß vor der Operation eine Schiene angefertigt werden, die nur an den Zähnen angreifen kann.

So z. B. ist es nicht zu empfehlen, den aufsteigenden Unterkieferast zu erhalten, nachdem man den Kieferkörper reseziert hat; denn es gelingt auf andere Weise, als durch eine Zahnschiene, nur schwer und unvollkommen, die so störende Verziehung des zahnlosen aufsteigenden Kieferastes nach vorn, innen

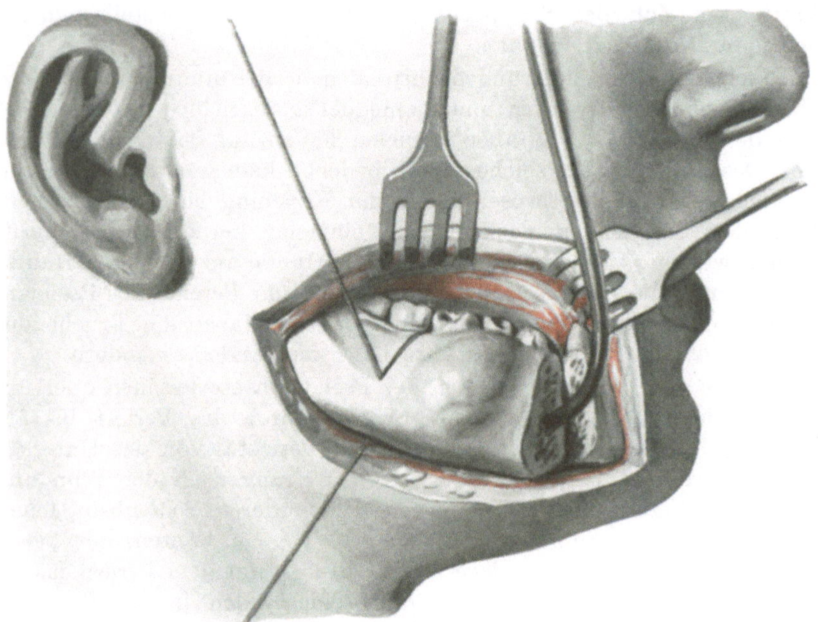

Abb. 302. Kontinuitätsresektion des Unterkiefers.

und oben infolge Muskelzuges (Pterygoidei, Temporalis) zu verhüten. Nur wenn am aufsteigenden Kieferast noch der hintere Teil des horizontalen Kieferkörpers daranbleibt und dieser zum mindesten noch einen festsitzenden Molaren trägt, kommt eine Kontinuitätsresektion in Betracht.

Der dann vorzunehmende Eingriff wird bei Leitungsunterbrechung des dritten Trigeminusastes am Foramen ovale und subcutaner Umspritzung des Operationsfeldes nach dem Hals zu in der folgenden Weise ausgeführt:

Lagerung in halbsitzender Stellung. Schnitt am Rande des Unterkiefers und Freilegung des zu resezierenden Kieferabschnittes durch Abpräparieren der Wangenweichteile von der Außenfläche, wobei die Schleimhaut der Wangentasche durchschnitten werden muß. Sodann Loslösung der Mundbodenweichteile von der Innenfläche mit Eröffnung der Mundhöhle durch Abtrennen der Schleimhaut an der Zahnfleischgrenze.

Nachdem so der fortfallende Knochenabschnitt außen und innen von Weichteilen entblößt wurde, trennt man ihn mittels querer Kieferdurchsägung (GIGLI-Drahtsäge) zunächst an seinem vorderen Ende ab und setzt in die hintere der so entstandenen beiden Sägeflächen einen einzinkigen Knochenhaken ein, an dem der zu resezierende Kieferabschnitt kräftig nach außen gezogen wird. Sodann wiederum Anlegen der Drahtsäge auf der anderen Seite des zu resezierenden Tumors, um auch hier den Kieferknochen quer zu durchtrennen und damit das fortfallende Knochenstück völlig aus sämtlichen Verbindungen loszulösen.

Die Drahtsäge setze man, wenn möglich, zwischen zwei Zähnen so ein, daß die Extraktion eines Zahnes sich erübrigt.

Die Wunde wird dann zunächst gegen die Mundhöhle zu abgeschlossen

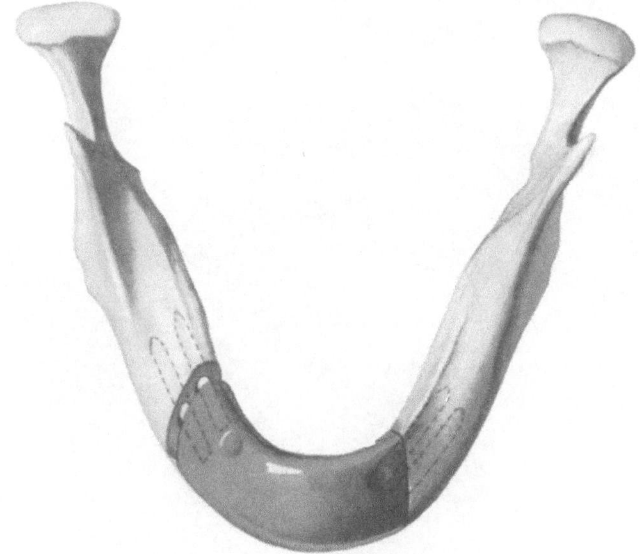

Abb. 303. Unterkiefer-De'ekt, durch provisorische Prothese nach SCHRÖDER ausgefüllt.

durch Nahtvereinigung (Catgut) der Schleimhautränder, worauf die Operation durch Ausführung der äußeren Hautnaht zum Abschluß gebracht wird.

Ist die Wunde versorgt, so wird im unmittelbaren Anschluß an den Eingriff die vorher nach Gipsabdruck angefertigte und bereitgehaltene Dentalschiene von einem Zahnarzt angelegt und solange liegen gelassen, bis die Ausfüllung des durch die Resektion entstandenen Knochendefektes durch Transplantation eines geeigneten, vom selben Patienten entnommenen Knochenstückes ausgeführt werden kann, und bis dasselbe zur Bildung einer festen knöchernen Brücke zwischen beiden Knochenenden geführt hat.

Am zahnlosen Kiefer, wo also die Anlegung einer Dentalschiene zur vorläufigen Verbindung der beiden Defektränder nicht möglich ist, kann man die entstandene Knochenlücke einstweilen ausfüllen durch eine dem resezierten Knochenstück an Form genau entsprechende Kautschuk- oder Metallprothese, die an beiden Enden spitze zapfenartige Fortsätze trägt. Am meisten empfiehlt sich für solche Fälle das Bereithalten einer den ganzen Unterkiefer darstellenden

Kautschukprothese, wie sie von SCHRÖDER angegeben wurde und sich inzwischen vielfach bewährt hat. Von dieser Prothese schneidet man sich während der Operation den nach Form und Lage dem resezierten Knochenstück entsprechenden Teil heraus. Die Fixierung dieses Prothesenstückes zwischen den beiden Enden des Kieferdefektes erfolgt entweder durch die eben beschriebenen zapfenartigen Fortsätze und deren Einrammen in die Knochensubstanz, oder durch Anlegung einiger Drahtnähte (vgl. Abb. 303 u. 305).

Diese provisorische Prothese wird nach einigen Wochen entfernt und der

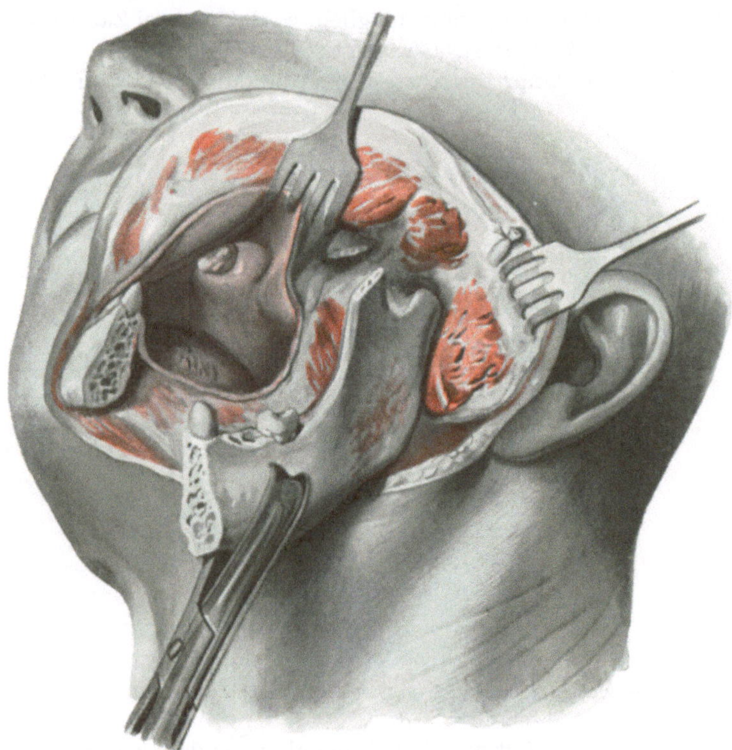

Abb. 304. Exartikulation des Unterkiefers.

Defekt nach vollständiger Abheilung der Wunde später ausgefüllt durch ein zu implantierendes Knochenstück.

7. Exartikulation einer Unterkieferhälfte (vgl. Abb. 304).

Erscheint die Kontinuitätsresektion aus den oben dargelegten Gründen unzweckmäßig, oder erfordert es die Ausdehnung der zu beseitigenden Kiefergeschwulst, so wird die „Exartikulation“ ausgeführt, d. h. eine ganze Unterkieferhälfte vom Kiefergelenk bis zum Kinn beseitigt.

Vorher hat man sich aber zu überlegen, was mit der übrigbleibenden gesunden Unterkieferhälfte geschehen soll, und da kommt es zunächst darauf an, sie in ihrer normalen Stellung und ihrer Artikulation zum Oberkiefer zu erhalten. Das geschieht am besten durch einen Gleithülsenapparat, wie wir ihn bei den Unterkieferfrakturen (s. d.) kennen gelernt haben. Dieser Apparat wird an den Zahnreihen beider Kiefer fixiert, verhindert jede Dislokation der ihrer Stütze nach der anderen Seite zu beraubten Kieferhälfte, gestattet aber das Öffnen des Mundes.

Schwieriger zu lösen ist diese Frage, wenn die Mangelhaftigkeit des Zahnbesatzes die Anbringung einer solchen Gleitschiene unmöglich macht, wie das bei alten Leuten häufig der Fall ist. Hier hilft man sich, indem man die fortgefallene Kieferhälfte durch eine Kautschukprothese ersetzt, die der Form eines Unterkiefers nachgebildet ist und in dem von SCHRÖDER empfohlenen Modell (vgl. Abb. 305) stets vorrätig gehalten wird.

Von dieser einen ganzen Unterkiefer darstellenden Prothese schneidet man ein entsprechend großes Stück ab, fügt es von der Mundhöhle aus mit seinem oberen Ende in die Gelenkpfanne des Kiefergelenks ein und verbindet es an seinem anderen Ende mit der erhalten gebliebenen Kieferhälfte durch Drahtnähte oder einen zapfenartigen Metallfortsatz, der in den Kieferkörper der anderen Seite eingerammt wird (vgl. Abb. 306).

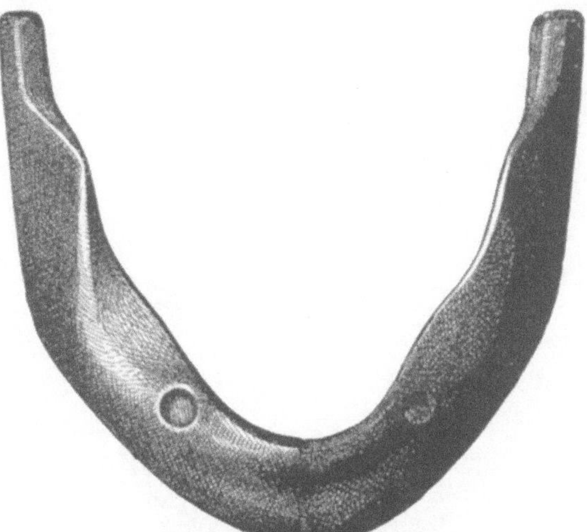

Abb. 305. Hartgummi-Immediat-Prothese für den Unterkiefer nach SCHRÖDER.

Leider pflegen sowohl Knochennähte, als auch Metallzapfen, nach kurzer Zeit auszubrechen, womit die Prothese ihren Halt am Kinnknochen verliert. Deshalb ist, wenn nur noch zwei festsitzende Zähne im vorderen Abschnitt der gesunden Kieferhälfte vorhanden sind, die Verbindung zwischen dieser und der Prothese durch ein brückenartiges Verbindungsstück herzustellen, das einerseits an diesen Zähnen angreift und andererseits an der Prothese leicht zu befestigen ist.

Diese provisorische Prothese wird nach 5—6 Wochen ersetzt durch die definitive, die aus Kautschuk oder Metall gearbeitet sein kann, am Kinnende einen dentalen Schienenansatz trägt und durch diesen ohne weiteres mit den Zähnen der erhaltenen Kieferhälfte durch einfaches Aufsetzen zu verbinden ist. Die definitive Prothese kann vom Patienten selbst zu Reinigungszwecken herausgenommen und wieder eingesetzt werden.

So sehr auch in einzelnen Fällen eine solche Prothese selbst auf die Dauer befriedigen kann, so bleibt sie doch nur ein Notbehelf, an dessen Stelle möglichst der Ersatz der verloren gegangenen Unterkieferhälfte durch Implantation eines vom Beckenkamm zu entnehmenden Knochenstückes treten sollte (s. u.).

Auch die halbseitige Exartikulation des Unterkiefers ist in Lokalanästhesie (doppelseitige Unterbrechung des dritten Trigeminusastes am Foramen ovale und subcutane Umspritzung nach dem Hals zu) durchzuführen und wird infolgedessen selbst von gebrechlichen alten Leuten meist gut überstanden. Die Operation selbst verläuft in folgender Weise:

Lagerung in halbsitzender Stellung mit leicht nach hinten geneigtem und der anderen Seite gedrehtem Kopf. Bogenförmiger Hautschnitt von der Mitte der Kinnvorderfläche (ohne Durchtrennung der Unterlippe!) fingerbreit unterhalb des Kieferrandes entlang, in Daumenbreite hinter dem Angulus nach oben umbiegend in der Richtung auf den Warzenfortsatz, bis nicht ganz zum vorderen Rand des Sternocleido. Nach Durchtrennung des Platysma wird der so bogenförmig umschnittene Weichteillappen vertieft und bis zum Freiliegen des Kieferrandes nach oben zurückgeschlagen. Sodann Unterbindung und Durchtrennung der am vorderen Rande des Masseter vorbeiziehenden A. maxillaris ext.

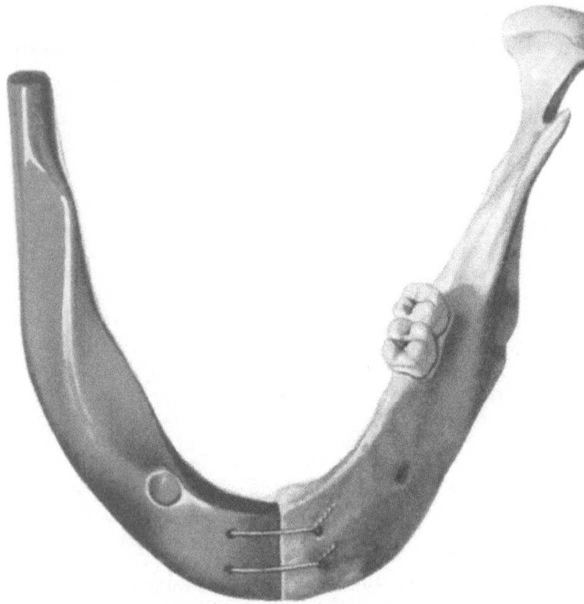

Abb. 306. Halbseitiger Defekt des Unterkiefers, durch provisorische Prothese nach SCHRÖDER ersetzt.

Ist das geschehen, so befreit man die ganze Außenfläche des Unterkiefers vom Gelenkfortsatz bis zum Kinn von den bedeckenden Weichteilen, indem man diese im Zusammenhange mit dem Hautlappen vom Knochen abpräpariert und mit Haken nach oben zurückhalten läßt. Dabei wurde der Masseteransatz abgetrennt, die Parotis nicht verletzt und die Wangentasche vorerst noch geschlossen gelassen. Das Periost bleibt am Kiefer haften und fällt mit fort — es sei denn, daß die Art der Knochenerkrankung die Erhaltung des Periostes und damit die Ausführung der sog. „subperiostalen" Exartikulation ausnahmsweise gestattet.

Liegt die zu exartikulierende Kieferhälfte außen frei, so extrahiert man den gleichseitigen mittleren Schneidezahn, führt an der Rückfläche des Kinns eine GIGLI-Drahtsäge durch die Mundbodenweichteile hindurch und zum vorderen Wundwinkel heraus — wobei die nicht durchtrennte Unterlippe mit den Haken scharf nach oben verzogen werden muß — und sägt den Kinnknochen in querer Richtung durch.

Nun wird ein einzinkiger scharfer Knochenhaken in die laterale Sägefläche eingesetzt und der fortfallende Kieferteil nach außen verzogen, bis die noch an ihm ansetzenden Weichteile sich straff anspannen. Das ist zunächst die Wangentaschenschleimhaut, die dem Alveolarfortsatz entlang durchschnitten wird; dann kommen die an der Innenfläche inserierenden Mundbodenweichteile daran, die zunächst stumpf mit dem Raspatorium abgeschoben und schließlich bis zum Kronenfortsatz hinauf scharf abgetrennt werden. Den

Processus coronoideus selbst durchtrennt man mit der Knochenschere, um ihn von der Sehne des M. temporalis zu befreien. Und nun faßt man den nur noch in seiner Gelenkverbindung hängenden Unterkiefer mit einer Knochenfaßzange und dreht ihn vollends heraus, um auf diese Weise die bei Messerverwendung eventuell drohende Verletzung der dicht an der Innenseite des Kiefergelenks vorbeiziehenden A. maxillaris int. zu vermeiden.

Die Operation wird beendet durch Vernähung zunächst des Wangentaschenschleimhautrandes mit der Mundbodenschleimhaut und Anlegung einer äußeren Hautnaht bis auf eine schmale Lücke, durch die ein dünnes Gummidrain in die Wunde eingelegt wird.

Doch nun folgt noch bei vorhandenem Zahnbesatz die Anbringung der vorbereiteten Gleitschiene in der eingangs beschriebenen Weise vom Munde her, während bei zahnlosem Kiefer die dann notwendig werdende Stützprothese schon bei noch offener Wunde den ihr zugedachten Platz einnehmen muß, damit die Drahtnahtvereinigung mit dem erhalten gebliebenen Kieferknochen ausgeführt werden kann. Die Schleimhautnaht verlegt man dann nach außen von der Prothese.

8. Plastischer Ersatz eines Unterkieferdefektes.

Unterkieferdefekte werden, wie das oben schon hervorgehoben wurde, am besten wieder ausgefüllt durch lebendes Knochenmaterial, das vom Patienten selbst zu entnehmen ist und die besten Aussichten bietet für die Wiederherstellung eines leistungsfähigen Kiefers.

Voraussetzung für das Gelingen einer freien Knochentransplantation ist aber in erster Linie das Vorhandensein völlig aseptischer Verhältnisse, und so kann eine solche nach Kontinuitätsresektion oder Exartikulation des Unterkiefers erst dann vorgenommen werden, wenn die durch den vorausgegangenen operativen Eingriff gesetzten Wunden einer restlosen Ausheilung zugeführt worden sind. Man wartet deshalb mit der Transplantation mindestens drei Monate.

Eine weitere wichtige Bedingung für die Einheilung des Transplantates bildet eine geeignete Beschaffenheit des Weichteilbettes, das den zu überpflanzenden Knochen umgeben soll. Da sehr viel von dem raschen Einwachsen möglichst vieler Blutgefäße abhängt, so muß nach Möglichkeit gefäßarmes Narbengewebe excidiert werden, um das Transplantat mit schmiegsamen, sich breit anlegenden, gut vascularisierten Weichteilen zu umgeben. Eventuell müssen plastische Weichteiloperationen der Knochenüberpflanzung vorausgeschickt werden, um bei Mangel eines geeigneten Weichteilbettes ein solches erst zu schaffen.

Zu beachten ist auch, daß Knochen stets mitsamt seinem Periost verpflanzt werden muß, weil diesem bei den Einheilungsvorgängen eine wichtige Rolle zukommt.

a) Die einen Kontinuitätsdefekt beiderseits begrenzenden Knochenenden werden verbunden durch Knochenspangen, die die Form des resezierten Kieferstückes wenigstens annähernd besitzen sollten — wenn sie auch an Dickenumfang hinter ihm zurückstehen dürfen und es möglichst sogar sollten. Defekte im Bereich der mittleren Abschnitte des horizontalen Kieferastes sind am leichtesten, und zwar durch gerade Periostknochenspangen, die von der Schienbeinvorderfläche durch Abmeißeln entnommen wurden, zu überbrücken;

wohingegen der Ersatz von Kinndefekten größere Schwierigkeiten zu verursachen pflegt wegen der Notwendigkeit, ein die Kinnkrümmung besitzendes Transplantat zu gewinnen bzw. herzustellen. Das kann geschehen z. B. durch Einpflanzung eines durch Resektion entnommenen gekrümmten Rippenstückes oder dadurch, daß man die Knochenenden des Defektes durch ein biegsames, aus Periost und dünner Corticalis bestehendes Transplantat miteinander verbindet.

Die Operation eines Kontinuitätsdefektes am horizontalen Kieferast spielt sich etwa folgendermaßen ab:

Lagerung des Patienten in halbsitzender Stellung mit leicht nach hinten geneigtem Kopf. Lokalanästhesie.

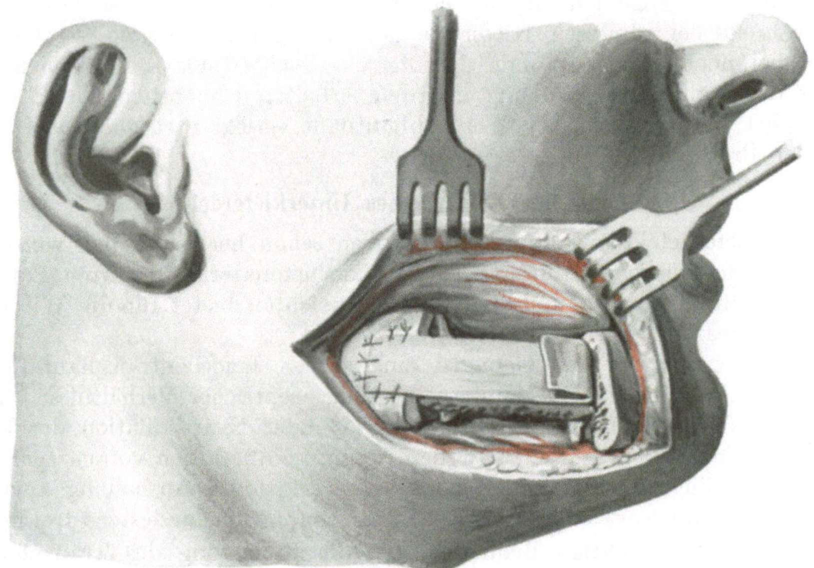

Abb. 307. Plastischer Ersatz eines Unterkieferdefektes durch Periostknochenspan aus dem Schienbein.

Nachdem die Knochenlücke von einem geeigneten, meist am Unterkieferrande anzulegenden Hautschnitt aus in ganzer Länge freigelegt wurde, sind die den Defekt begrenzenden Knochenenden sauber freizupräparieren, ohne das Periost zu beschädigen und ohne die Mundhöhle zu eröffnen! Die gewöhnlich die Lücke ausfüllenden Narbenmassen müssen excidiert und die Knochenenden selbst durch Abkneifen mittels Luerscher Hohlmeißelzange soweit angefrischt werden, bis gesunde, gut blutende Knochensubstanz erscheint.

Nunmehr legt man, ebenfalls in Lokalanästhesie mit 1%iger Novocainlösung, die Vorderfläche eines Schienbeins am Unterschenkel soweit frei, daß ein die Länge des Kieferdefektes um einige Zentimeter überragendes Stück der Corticalis durch Ausmeißeln entnommen werden kann — nachdem vorher das Periost so umschnitten wurde, daß es an beiden schmalen Enden 1—2 cm weit im Überschuß am Transplantat haften bleibt. Das so gewonnene Knochenstück wird sofort in den Kieferdefekt eingesetzt, während ein Assistent die Unterschenkelwunde verschließt.

Beim Einfügen in die Knochenlücke kommt es darauf an, möglichst sofort eine feste und breite Verbindung mit dem Kiefer herbeizuführen, was durch Einrammen der Enden des Transplantates in die Marksubstanz des Kiefers zu erreichen ist, während das überstehende Periost sorgfältig mit dem Kieferperiost durch Nähte vereinigt wird (vgl. Abb. 307). Durch breites inniges Anlegen des zurückgeschlagenen Weichteillappens, eventuell unter Zuhilfenahme versenkter Catgutnähte, wird die Operation beendet.

Ruhigstellung sowohl der durch das Transplantat miteinander verbundenen Kieferabschnitte gegeneinander (durch Zahnschiene — s. oben), als auch des ganzen Unterkiefers gegen den Oberkiefer (z. B. durch Drahtverbindung beider Zahnreihen) für 3—6—8 Monate, bis zur knöchernen Vereinigung von Transplantat mit Kieferknochen, ist unbedingt notwendig, wenn eine Pseudarthrose ausbleiben soll.

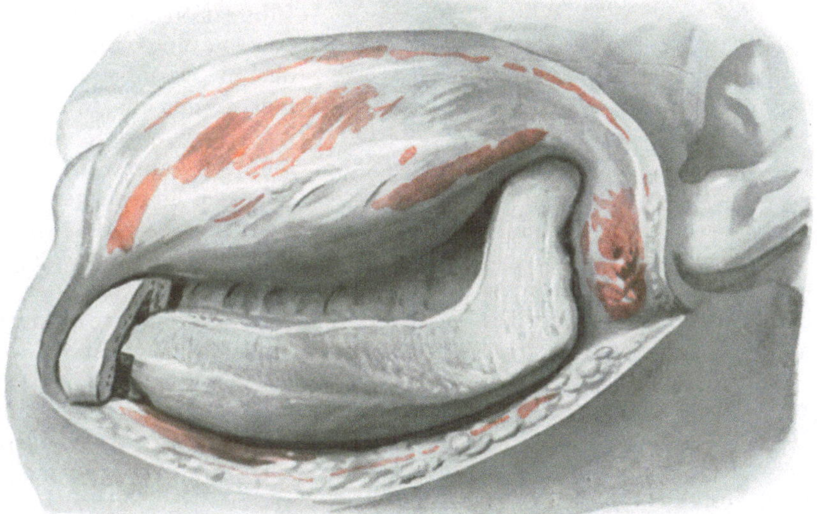

Abb. 308. Plastischer Ersatz einer exartikulierten Unterkieferhälfte aus dem Darmbeinkamm mit der Spina iliaca ant. sup. als Angulus.

b) Der nach halbseitiger Exartikulation zurückbleibende Defekt wird am besten ersetzt durch ein vom vorderen oberen Darmbeinkamm zu entnehmendes Knochenstück, das in der Form weitgehende Ähnlichkeit mit einer Unterkieferhälfte aufweist und aus aufsteigendem Kieferast, Kieferwinkel (Spina iliaca ant. sup.) und Kieferkörper mit Kinnkrümmung besteht.

Der hierzu auszuführende operative Eingriff verläuft folgendermaßen: Lokalanästhesie durch Infiltration der Wangenweichteile mit $^1/_2$—$1^0/_0$iger Novocainlösung. Schnitt wie zur halbseitigen Exartikulation des Unterkiefers durch Haut und Platysma und Zurückklappen des so umschnittenen Weichteillappens, der auch den unteren Zipfel der Parotis umschließt, nach oben. Der den Defekt nach vorn begrenzende Knochenrand der anderen Kinnseite wird freipräpariert und angefrischt, wobei die Mundhöhlenschleimhaut intakt bleiben muß!

Vom hinteren Wundwinkel aus dringt man dann vorsichtig, ohne Parotis und Facialis zu verletzen, mit einer geschlossenen Kornzange stumpf in der Richtung nach der Pfanne des früheren Kiefergelenks zu vor, erweitert den so entstandenen Gang durch kräftiges Spreizen der Kornzangenarme solange, bis er genügend weit ist, um das Transplantat aufzunehmen.

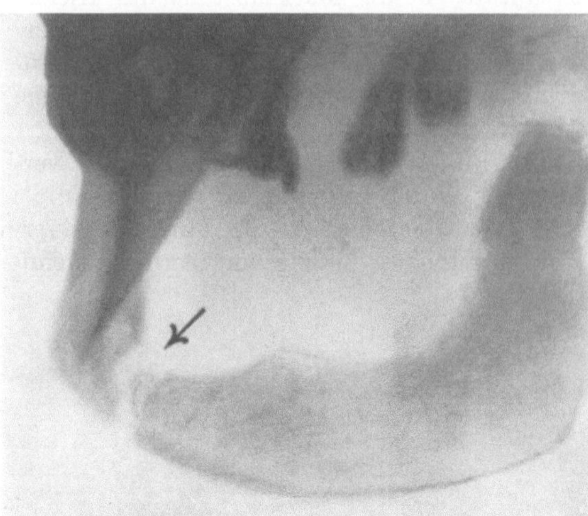

Abb. 309. Kieferersatz aus dem Beckenkamm (Röntgenbild) kurz nach der Einpflanzung. Der Pfeil zeigt nach der Vereinigungsstelle von Transplantat und Kinn. (Tüb. Chir. Klinik.)

Nunmehr lagert man den Patienten vorübergehend auf die Seite, legt sich in lokaler Infiltration mit $^{1}/_{2}{}^{0}/_{0}$iger Novocainlösung den vorderen oberen Darmbeinkamm frei und trennt die in dem Bereich des zu resezierenden Abschnittes ansetzenden Aponeurosen und platten Bauchmuskeln von ihm ab. Die Grenzen des Transplantates markiert man sodann durch eine Reihe von Bohrlöchern und verbindet diese untereinander durch vorsichtiges Meißeln, bis das gewünschte Knochenstück aus seiner Verbindung mit dem Darmbein vollständig gelöst ist.

Während nun ein Assistent die Beckenwunde verschließt, wird das Transplantat in die Wangenwunde eingesetzt, und zwar zunächst durch Einfügen des aufsteigenden Astes in das bereitete Bett. Ist das geschehen, so muß die Verbindung des vorderen Transplantatendes mit dem Kinnteil der anderen Kieferseite hergestellt werden, und zwar in besonders sorgfältiger Weise — was am besten durch Einrammen der entsprechend modellierten Knochenenden ineinander zu bewerkstelligen ist (vgl. Abb. 308).

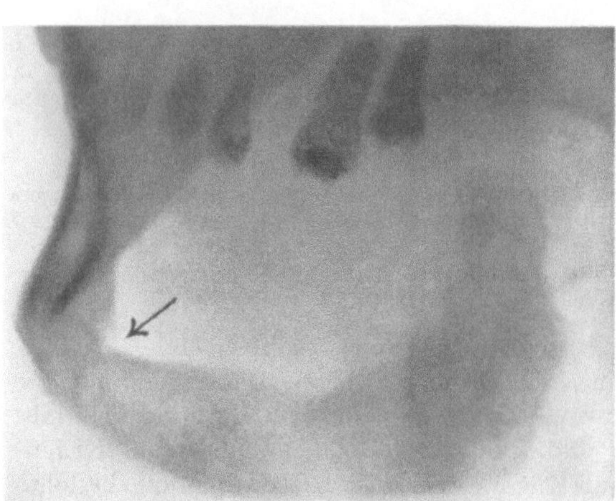

Abb. 310. Kieferersatz aus dem Beckenkamm (Röntgenbild) 7 Monate nach der Finpflanzung. An der Vereinigungsstelle (Pfeil) hat sich bereits eine feste Knochenbrücke gebildet. (Tüb. Chir. Klinik.)

Nach Bedecken mit dem äußeren Weichteillappen und Ausführung der Hautnaht ist die Operation beendet.

Fixierung des Unterkiefers gegen den Oberkiefer für die Dauer von 4—6—8 Monaten durch Verschraubung der schon vor der Operation angelegten Gleitschiene, oder auf irgend eine andere Weise ist erforderlich, bis sich eine feste

Knochenbrücke vom Transplantat nach dem anliegenden Kieferteil ausgebildet hat.

Auf von Zeit zu Zeit anzufertigenden Röntgenbildern ist das Fortschreiten der Einheilung in Form von intensiverer Schattengebung und Dickenzunahme des Transplantates, sowie in allmählicher Ausfüllung der zwischen Transplantat und Kiefer zunächst immer noch sichtbaren Lücke durch Knochensubstanz deutlich zu verfolgen (vgl. Abb. 309 u. 310).

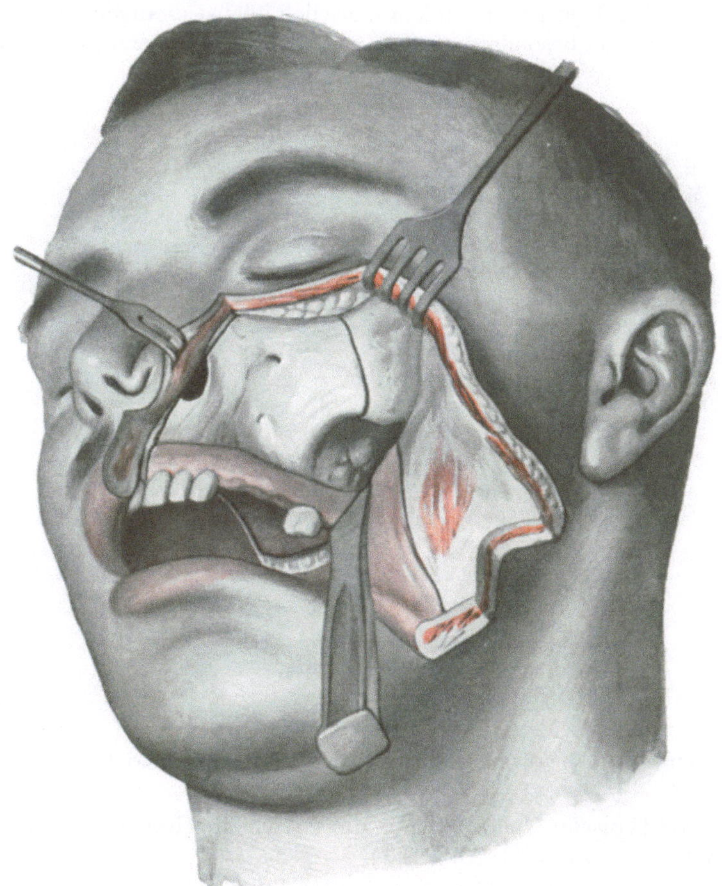

Abb. 311. Resektion des Oberkiefers.

9. Halbseitige Resektion des Oberkiefers.

In der Regel sind es bösartige Geschwülste, die eine Oberkieferresektion notwendig machen: Carcinome des Alveolarfortsatzes oder der Highmorshöhle, sowie Oberkiefersarkome. Da nun die Erfahrung gelehrt hat, daß die Rezidivfreiheit um so eher zu erwarten ist, je radikaler die Knochengeschwulst exstirpiert wird, so ist im allgemeinen die Resektion der ganzen, den malignen Tumor umschließenden Oberkieferhälfte einer partiellen Resektion von Oberkieferteilen vorzuziehen. Nur mit großer Sicherheit als gesund zu betrachtende Abschnitte können gelegentlich zurückgelassen werden, und zwar handelt es sich dann meist darum, entweder den harten Gaumen oder die untere Wand der Augenhöhle zu erhalten; denn jede dieser beiden Knochenplatten hat wichtige Funktionen auszuüben, deren Fortfall von ernsten Störungen gefolgt ist. Wird nämlich der Augapfel seiner knöchernen Stütze nach unten beraubt, so senkt er sich und veranlaßt dadurch das Auftreten von Doppelbildern beim Sehen (vgl. Abb. 314). Muß die Gaumenplatte mitsamt ihrem Schleimhautüberzug mitreseziert werden, so wird dadurch eine breite Verbindung geschaffen zwischen Mund und Nase, die sich beim Sprechen, Essen und Trinken natürlich höchst unangenehm bemerkbar macht und später einer besonderen Prothesenbehandlung unterzogen werden muß.

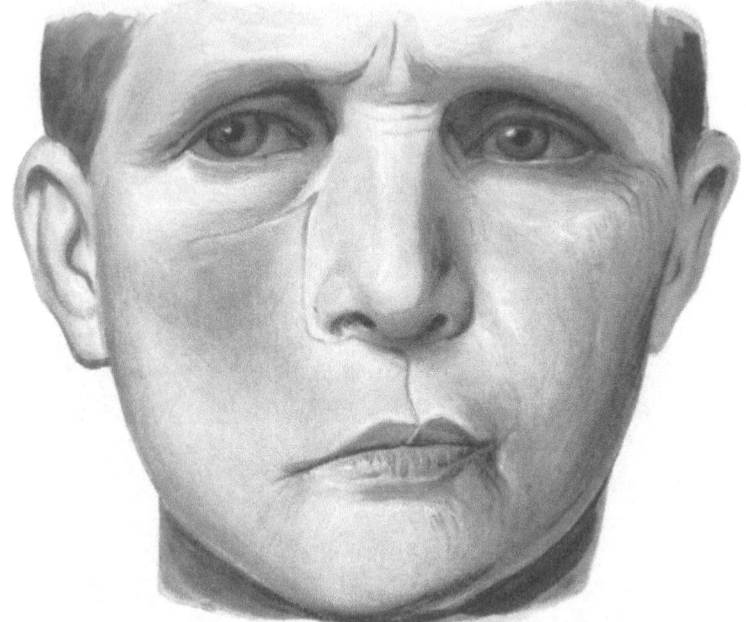

Abb. 312. Narbe und Eindellung der rechten Wange nach halbseitiger Oberkieferresektion.

Hier sei als typische Operation nur die **totale halbseitige Oberkieferresektion** beschrieben (vgl. Abb. 311).

Anästhesie: doppelseitige Unterbrechung des 2. Trigeminusastes am Foramen rotundum und Umspritzung der zu resezierenden Oberkieferhälfte mit $^1/_2$ $^0/_0$iger Novocain-Suprareninlösung, um die Blutung zu verringern. Prophylaktische Unterbindung der A. carotis ext. wird zwar angenehm empfunden, ist aber nicht unbedingt notwendig.

Lagerung des Patienten in halbsitzender Stellung. Schnitt durch die Haut von der Mitte der Jochbeinvorderfläche leicht bogenförmig dem unteren Augenhöhlenrand entlang bis fingerbreit unterhalb des inneren Augenwinkels. Von hier rechtwinklig umbiegend an der Nase herunter, dicht um den Nasenflügel herum bis zum Nasenseptum, von wo aus, wiederum rechtwinklig umbiegend, die Oberlippe in der Mittellinie durchtrennt wird (Schnittführung nach DIEFFENBACH-WEBER).

Der so umschnittene, lateral breitgestielte Weichteillappen wird von der Vorder- und Seitenfläche des Oberkieferknochens bis zur Jochbeinvorderfläche abpräpariert und seitlich umgeklappt — wobei das Periost am Knochen haften bleibt. Er enthält die gesamte mimische Gesichtsmuskulatur des oberen Gesichtsabschnittes mitsamt den unversehrt bleibenden Facialisästen. Der im seitlichen Wundwinkel in die Erscheinung tretende M. masseter wird eine Strecke weit von seiner Ursprungsstelle am unteren Rande des Jochbeinfortsatzes losgelöst, und der knorpelige Nasenteil von dem unteren und seitlichen Rande der Apertura piriformis abgetrennt, so daß unter Verziehung der Nase nach der gesunden Seite ein breiter Zugang in die Nasenhöhle hinein zur Verfügung steht.

Der die untere Orbitalwand im Innern der Augenhöhle bedeckende Periostüberzug soll als letzte Stütze des Bulbus nach Möglichkeit erhalten bleiben und von einem am unteren Knochenrande der Augenhöhle durch das Periost geführten Schnitt aus mit dem Raspatorium in ganzer Breite abgehoben werden.

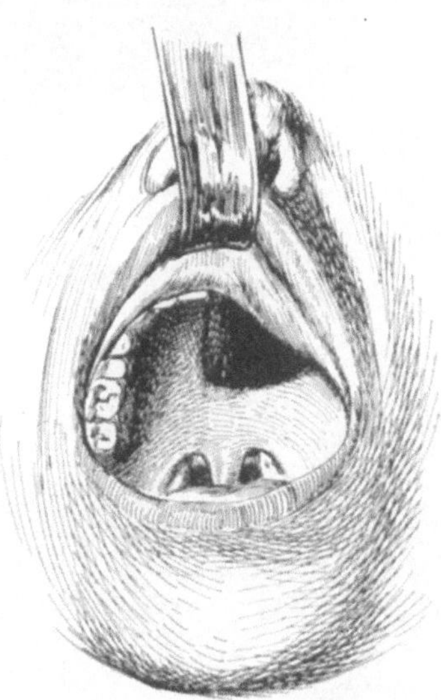

Abb. 313. Gaumendefekt nach halbseitiger Oberkieferresektion.

Der schwierigste Teil der Operation steht aber noch bevor, indem es nun nötig wird, die festen und breiten Knochenbrücken zu durchtrennen, durch die der Oberkiefer mit der Nachbarschaft in Verbindung steht. Das ist erstens das Jochbein, zweitens der Stirnfortsatz, drittens der harte Gaumen und viertens die Vorderwand des Flügelfortsatzes.

Man beginnt mit dem Jochbein und führt von der Orbita her durch die Fissura orbitalis inferior eine GIGLI-Drahtsäge so herum, daß der außerordentlich harte und feste Knochen von innen nach außen durchsägt werden kann. Ähnlich macht man es mit dem Stirnfortsatz, nachdem die Säge von der Orbita her unter Durchbrechung der dünnen seitlichen Nasenwand ein- und zur Apertura piriformis wieder herausgeführt wurde.

Bevor aber der harte Gaumen in der Mittellinie gespalten wird, muß man vorher mit einem Rechtwinkelschnitt seinen hinteren Rand vom erhalten bleibenden weichen Gaumen abschneiden und auch die die knöcherne Gaumenplatte mundhöhlenwärts bedeckenden Weichteile in der Richtung von hinten nach vorn bis zum Zahnfleisch in der Medianlinie durchtrennen. Dann wird ein breiter Meißel vorn in der Mitte des Alveolarbogens senkrecht aufgesetzt, und Zahnfortsatz mit Gaumenplatte durchschlagen. Übrigens kann man auch die beiden erstgenannten Knochenbrücken anstatt mit der Drahtsäge rascher und ebensogut mit dem Meißel durchtrennen.

Als letztes Hindernis für die Loslösung des Oberkiefers hat nun noch die Verbindung der Oberkieferrückfläche mit dem Flügelfortsatz zu fallen, was bei maximal geöffnetem Munde mittels eines kurz hinter dem letzten Molaren in der Richtung steil nach oben innen aufgesetzten Meißels zu geschehen hat; und nun hebelt man mittels eines in die Knochenspalten eingesetzten Elevatoriums den Oberkiefer gewaltsam aus seinem Bett heraus, wobei immer noch einige unwesentlichere rückwärtige Weichteil-Verbindungen durchrissen werden müssen. Dabei blutet es aus den Ästen der A. maxillaris interna recht heftig und auch wohl in kräftigem Strahl, so daß Fassen und Unterbinden der stärksten Gefäße nicht zu umgehen ist. Im übrigen tamponiert man die große Wundhöhle fest aus und bringt dadurch die übrige Blutung zum Stehen.

Damit ist der Eingriff im wesentlichen beendet — bis auf das Zurückklappen des Weichteillappens und dessen Fixierung in seiner früheren Lage durch Hautnähte.

Der die riesige Wundhöhle ausfüllende Tampon bleibt einige Tage liegen, wird dann aber durch den Gaumendefekt hindurch zur Mundhöhle herausgezogen und dauernd entfernt. Die Höhle verkleinert sich durch Granulationsbildung, doch muß der Gaumendefekt später durch eine Prothese verschlossen werden, die eventuell einen zum Bulbus hinaufführenden und diesem als Stütze dienenden Fortsatz trägt (vgl. Abb. 313).

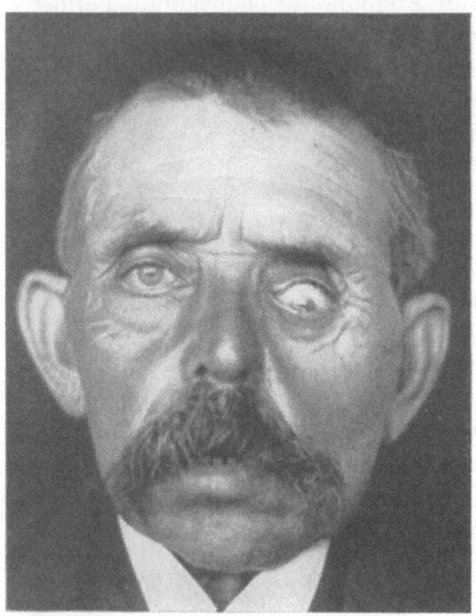

Abb. 314. Senkung des rechten Auges nach radikaler halbseitiger Oberkieferresektion.

Die Folgen einer solchen halbseitigen Oberkieferresektion für die äußere Form des Gesichtes pflegen verhältnismäßig gering zu sein und nur wenig zu entstellen. Gewöhnlich wird nur eine leichte Einsenkung der betreffenden Gesichtsseite bemerkt, ohne daß die Mimik erheblich gestört wäre — während die sehr günstig liegende lineäre Hautnarbe schon nach einigen Monaten kaum mehr auffällt (vgl. Abb. 312).

10. Die Freilegung des Kiefergelenks (vgl. Abb. 315).

Die operative Freilegung der Außenseite des Kiefergelenks wird notwendig z. B. zum Zweck der Vornahme einer Resektion des Köpfchens, der Exstirpation oder Festheftung des Meniscus articularis, der Einrichtung einer veralteten Kiefergelenksluxation und ähnlicher Eingriffe.

Technisch sind die Kiefergelenkoperationen gar nicht sehr einfach zu erledigen, weil sie eine gewisse spezielle Erfahrung voraussetzen — trotzdem die oberflächliche Lage des Gelenks auch weniger Geübten Mut machen könnte. Aber die Nähe von Parotis und Facialis, die im Wege liegenden Temporalisgefäße und die von der dicht an der Innenseite des Gelenks vorbeiziehenden A. maxillaris int. drohenden Gefahren sind zu beachten.

Die Anästhesie ist durch Infiltrierung und Umspritzung des Operationsgebietes mit 1%iger Novocain-Suprarenin-Lösung leicht auszuführen.

Als Schnittführung sei die von König angegebene empfohlen, nach der sich die Operation in der folgenden Weise durchführen läßt: Nach Abtasten des Jochbogens wird ein 3—4 cm langer Schnitt von der Ohrgrenze am unteren Jochbogenrand entlang nach vorn durch die Haut bis auf den Knochen angelegt. Auf die Mitte dieses Schnittes setze man einen senkrecht nach unten führenden von 2—3 cm Länge darauf, der aber zunächst nur die Haut durchtrennt. Der Schnitt erhält auf diese Weise ⊤-Form.

Darnach orientiere man sich erst über die Lage der sehr oberflächlich liegenden Temporalgefäße, deren Pulsation leicht zu fühlen ist, vermeide eine Verletzung derselben und verlagere sie mitsamt den sie umgebenden Weichteilen nach dem Ohr zu mittels Hakenzug. Sodann schiebe man stumpf mit einem Raspatorium unter gelegentlicher vorsichtiger Unterstützung durch das

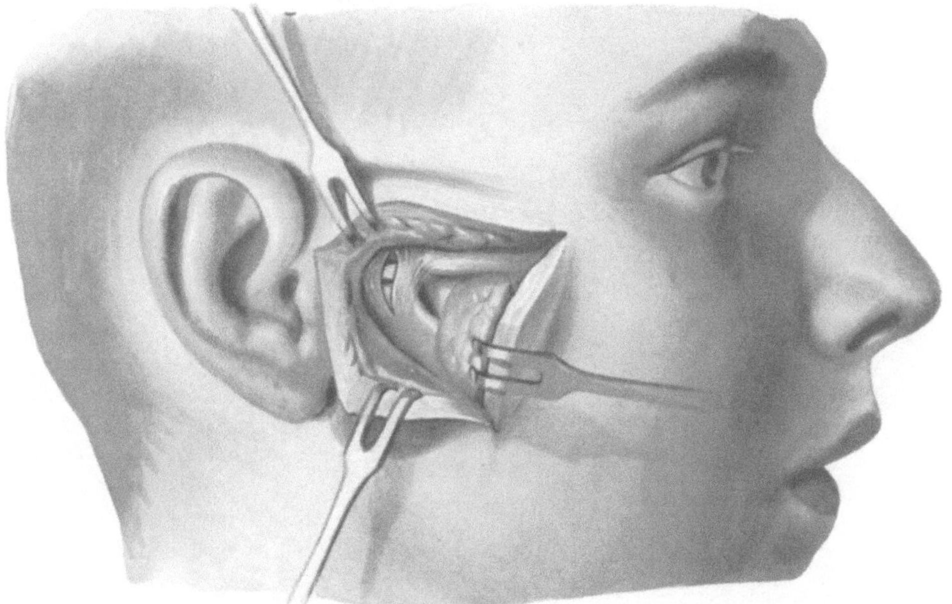

Abb. 315. Freilegung des Kiefergelenks mittels Schnittführung nach König.

Messer die Weichteile vom unteren Jochbogenrande und der Außenfläche des Gelenks nach unten und vorn zu ab, wobei die Parotis zum Vorschein kommt. Die Nervenzüge des Facialis können auf diese Weise nicht verletzt werden.

Der Gelenkspalt wird häufig zu weit nach unten gesucht, weil man sich bei der Orientierung zu sehr von dem nach vorn vom Kieferköpfchen gelegenen Tuberculum articulare leiten läßt. Durch Bewegungen des Unterkiefers läßt sich aber feststellen, daß das eigentliche Gelenk im äußersten hinteren und oberen Wundwinkel hart an der Mündung des äußeren Gehörganges gelegen und etwas unbequem zugänglich ist. Der Gelenkfortsatz des Unterkiefers dagegen liegt in ganzer Ausdehnung vor.

Jetzt folgt die beabsichtigte Operation am Gelenk selbst, welche die Veranlassung abgab zu seiner Freilegung. Nach deren Beendigung verschließt man die äußere Wunde durch Hautnähte.

11. Die Mobilisierung des ankylosierten Kiefergelenks (vgl. Abb. 316).

Wenn die infolge Verletzung oder Entzündung knöchern miteinander verbundenen Flächen eines Gelenkes operativ voneinander getrennt werden, so bleibt die auf diese Weise erzielte Beweglichkeit nur kurze Zeit bestehen; denn die mit ihren frischen Wundflächen dicht aneinanderliegenden Gelenkteile gehen gewöhnlich rasch wieder eine feste Verbindung miteinander ein.

Will man auf einen dauernden Erfolg einer solchen „Mobilisierung" rechnen, so sind Verhältnisse herzustellen, wie sie vorgefunden werden bei Knochenbrüchen, bei denen die knöcherne Vereinigung der Bruchenden ausblieb infolge Zwischenlagerung von Weichteilen (Muskelgewebe, Sehnen usw.). Bei so entstandenen Pseudarthrosen („falschen Gelenken") pflegt Callusbildung an den

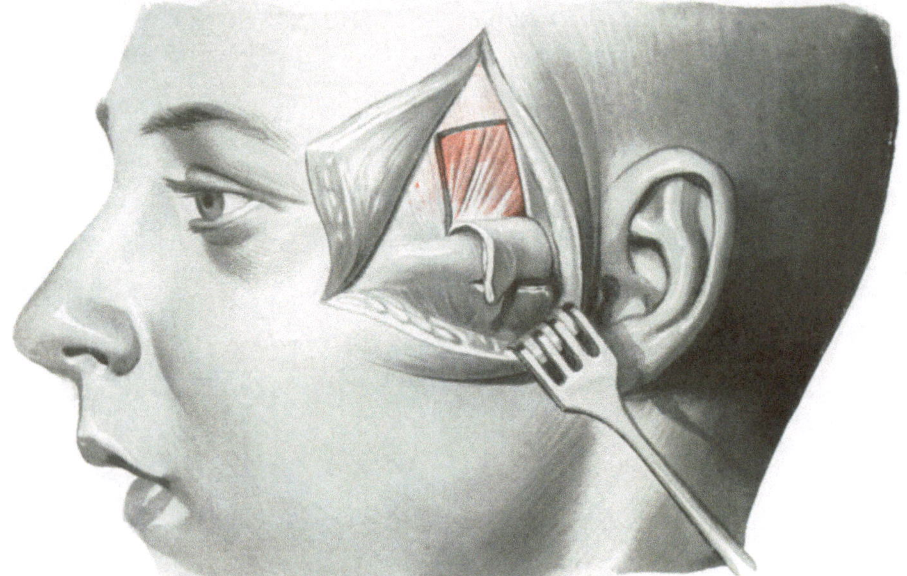

Abb. 316. Mobilisierung des Kiefergelenks nach Murphy.

Bruchenden überhaupt nicht einzutreten, oder sich innerhalb enger Grenzen zu halten; keinesfalls ist das produzierte Knochennarbengewebe imstande, die zwischen die Bruchenden eingeklemmten Weichteilmassen zu durchwachsen und die Frakturstelle zu überbrücken.

Diese Verhältnisse wurden für die Beweglichmachung versteifter Gelenke ausgenutzt zum erstenmal von Helfferich, und zwar gerade für das Kiefergelenk, indem er einen aus dem M. temporalis gebildeten gestielten Muskellappen so in den durch Resektion gewonnenen neuen Gelenkspalt einfügte, daß die abermalige Bildung einer Knochenbrücke dadurch unmöglich gemacht wurde.

Von Anderen wurde ein aus der Nachbarschaft des Kiefergelenks entnommenes Stück Fettgewebe an Stelle des gestielten Muskellappens frei in die Knochenlücke hineinverpflanzt. Recht empfehlenswert erscheint besonders das Verfahren von Murphy, der statt des von Helfferich verwendeten Muskelstreifens einen Fett-Fascienlappen von der Temporalisoberfläche mit gutem Erfolg interponierte. Der Eingriff ist in lokaler Infiltrationsanästhesie auszuführen und wickelt sich etwa in der folgenden Weise ab:

Hautschnitt in vertikaler Richtung etwa 1 cm vor dem vorderen Ohransatz von der Mitte des M. temporalis bis zum oberen Jochbogenrande. Hier biegt er auf eine Strecke von etwa 3 cm rechtwinklig nach vorn um und wird bis auf den Knochen des Jochbogens vertieft. Nach Freilegung der den M. temporalis bedeckenden Fascie, wobei das an ihr haftende subcutane Fett möglichst im Zusammenhang mit der Fascie belassen wird, wird der untere Wundrand kräftig nach abwärts gezogen und die Außenwand des Kiefergelenks von den bedeckenden Weichteilen entblößt.

Nunmehr schafft man durch Resektion des Kieferköpfchens oder eventuell auch eines entsprechenden anderen Abschnittes aus dem Gelenkfortsatz einen nicht zu schmalen Gelenkspalt, so daß der Unterkiefer wieder mobil wird und der Mund sich weit öffnen läßt.

Ist das erreicht, so wird oberhalb des Kiefergelenks aus der mit Fett bedeckten Fascie des Temporalis ein am oberen Jochbogenrand gestielt bleibender 1—2 cm breiter Lappen so umschnitten und vom Muskel abgelöst, daß dessen freies Ende sich über den Jochbogen herab in die am Gelenkfortsatz durch Resektion gewonnene Knochenlücke einschlagen läßt (vergl. Abb. **316**).

Hierauf hält man das Lappenende in seiner Lage fest durch einige Catgutnähte und beendet die Operation mit der Hautnaht.

Aber der so erzielte Erfolg kann erst als gesichert gelten, wenn es durch monatelang fortgesetzte aktive und passive Bewegungsübungen gelungen ist, den Grad der anfangs vorhandenen Beweglichkeit des Unterkiefers nicht nur aufrecht zu erhalten, sondern womöglich noch zu erweitern. Um das zu erreichen, ist energische Anwendung eines mit Schraubenwindungen versehenen Holzkreisels, eines Holzkeiles, eines Kieferdilatators oder ähnlicher Instrumente nicht zu entbehren.

D. Operationen an den Weichteilen der Mund- und Rachenhöhle.

1. Die operative Beseitigung einer Ranula.

Da die unter dem Namen „Ranula“ (Fröschleingeschwulst) bekannte Retentionscyste mit wenigen, praktisch bedeutungslosen Ausnahmen von der Glandula sublingualis ausgeht, so besteht die radikalste und naturgemäß unbedingt wirksame Therapie in der Exstirpation dieser Drüse mitsamt der Cyste. Der dazu erforderliche Eingriff ist mit technischen Schwierigkeiten und nicht unbedeutendem Blutverlust verbunden.

Auch die völlige Ausschälung der Cyste allein unter Zurücklassung der Drüse kann dauernd erfolgreich sein, schützt aber nicht sicher vor Rezidiven.

Bei weitem am besten bewährt hat sich das gleichzeitig auch einfach und leicht auszuführende Verfahren, dem flüssigen Cysteninhalt einen neuen Abflußweg nach der Mundhöhle zu schaffen, der sich nicht wieder verschließen kann. Dabei geht man in der folgenden Weise vor:

Durch Infiltrierung des Mundbodens mit $1^0/_0$iger Novocain-Suprareninlösung wird die unter der Zungenspitze sich vorwölbende Cystenwandung anästhetisch gemacht. Darauf faßt man die Kuppe der Ranula an der Stelle der stärksten Transparenz mit einer chirurgischen Pinzette und schneidet aus der ganzen Wanddicke mit der gebogenen Schere ein calottenförmiges Stück von der Größe eines Pfennigstückes heraus, so daß der Cystenhohlraum breit eröffnet wird. Die Cyste fällt nach Entleerung ihres Inhaltes sofort zusammen, und man kann nun am Rande des entstandenen kreisförmigen Defektes die Schleimhaut des Mundbodens von der eigentlichen Wandung der Cyste, die sich schichtförmig von ihr absetzt, deutlich unterscheiden.

Beide Randschichten werden jetzt durch eine rings um die Öffnung herum angeordnete Reihe von feinen Catgut-Knopfnähten dicht aneinandergelegt und miteinander vereinigt (vergl. Abb. 317).

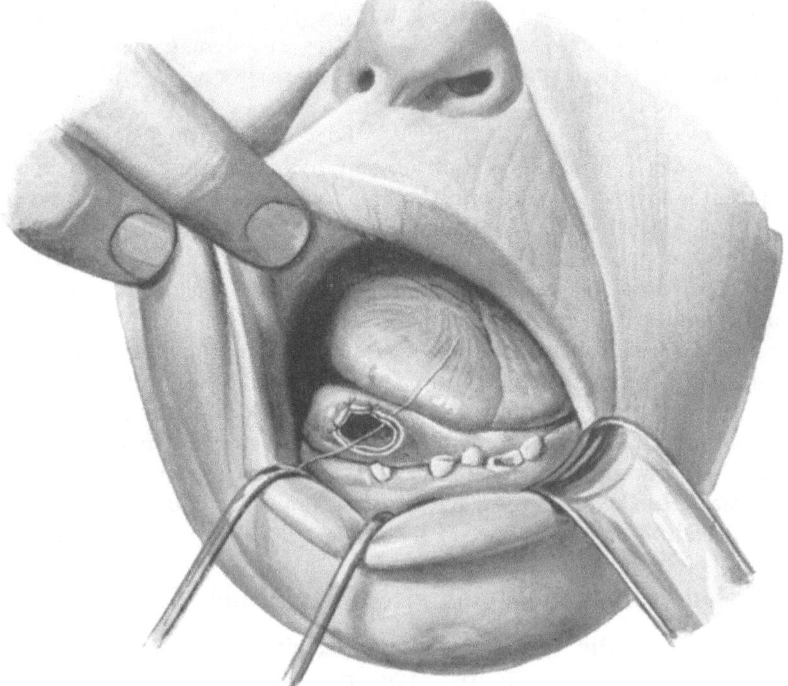

Abb. 317. Operation einer Ranula.

Dadurch wird eine rasche Verwachsung des Mundbodenepithels mit der epithelialen Auskleidung der Cysteninnenwandung um den freien Rand des Defektes herum in die Wege geleitet, die schon nach kurzer Zeit beendet ist und verhindert, daß ein Zuwachsen der einmal geschaffenen Öffnung zustandekommt. Mit der Zeit wird aus dem Wanddefekt ein feiner Fistelgang, der aber genügt, um einen dauernden Sekretabfluß zu garantieren.

Der Cystensack verkleinert sich nun rasch; eine Sekretstauung kann nicht mehr eintreten, und damit ist die Geschwulst gewöhnlich beseitigt.

2. Die Operationen bei Zungencarcinom.

Das Zungencarcinom ist — wie jede andere bösartige Geschwulst, welche operativ angegriffen werden soll — „im Gesunden“ zu exstirpieren. Das ist nicht schwer bei kleinen Carcinomen am Rande der vorderen Zungenhälfte, führt aber zu oft sehr erheblichen technischen Schwierigkeiten, wenn der Tumor weiter hinten sitzt und womöglich schon auf den Mundboden übergegriffen hat.

Abgesehen von der manchmal nicht leicht zu beherrschenden Blutung, ist es im Wesentlichen die Notwendigkeit, einen genügend breiten Zugang zum Operationsgebiet zu schaffen, wodurch die Operation kompliziert wird.

Durch den Mund hindurch — zumal wenn er durch Kiefersperrer maximal geöffnet wird — lassen sich im allgemeinen Geschwülste noch exstirpieren, die im Bereich der vorderen zwei Drittel der Zunge lokalisiert sind. Reicht die Mundöffnung nicht aus, so vergrößert man sie durch Aufschlitzen einer oder beider Wangen, indem man vom Mundwinkel aus in der Richtung zum unteren Ohransatz — also parallel den Facialisästen — die Wangenweichteile in ganzer Dicke bis zum vorderen Masseterrande spaltet. Dabei werden die Arteriae orbicularis oris und maxillaris externa durchtrennt und unterbunden, während der Ausführungsgang der Parotis oberhalb der Schnittlinie erhalten bleibt. Nach Beendigung der Zungenoperation werden die Ränder der Wangenwunde mittels tief durchgreifender Nähte exakt wieder miteinander vereinigt, um die entstehende Narbe möglichst schmal werden zu lassen.

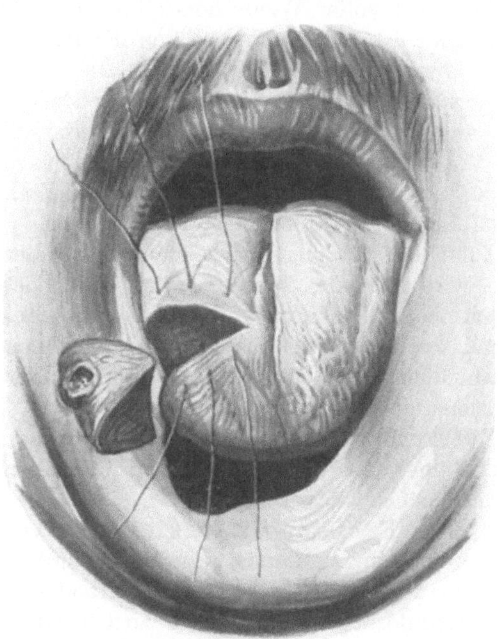

Abb. 318 Keilförmige Excision eines Zungencarcinoms.

Bei Carcinomen, die weit hinten sitzen und die Mundbodenweichteile schon in Mitleidenschaft gezogen haben, kommt man mit dieser einfachen Hilfsoperation manchmal nicht aus, weil der starre Knochenbogen des Unterkiefers den Zugang zum Mundboden behindert. Hier wird es notwendig — falls man sich überhaupt zur Operation entschließt und nicht eine Behandlung mit Radiumbestrahlung vorzieht — den im Wege stehenden Unterkiefer „temporär“ zu durchtrennen, seine Enden auseinanderzuziehen und sich so das ganze Operationsgebiet ausgiebig freizulegen.

Diese Durchtrennung des Kieferbogens kann vorgenommen werden entweder dicht neben der Kinnmittellinie bei gleichzeitiger Spaltung der Unterlippe und der Kinnhaut bis zum Zungenbein herab (Kocher), oder aber im Bereiche des horizontalen Kieferastes, wie das schon von v. Langenbeck geübt wurde. Diese letztgenannte Methode gibt zwar den breitesten Zugang und ist aus diesem Grunde am meisten zu empfehlen, schafft aber auch Schwierigkeiten, die vor der Operation sorgfältig erwogen und bedacht werden wollen von jedem, der sich ihrer bedient.

Wird der horizontale Unterkieferast durchmeißelt oder durchsägt, so unterliegen hinterher die beiden der Durchtrennungsstelle benachbarten Kieferenden ähnlichen Bedingungen, wie sie bei Frakturen an derselben Stelle vorgefunden werden: die Bruchenden neigen in hohem Maße zur Verschiebung, die durch den Zug der an ihnen inserierenden Muskeln bedingt ist. So wird das hintere Ende infolge Masseter-, Temporalis- und Pterygoideiwirkung nach oben und innen verlagert, während der nach vorn gelegene Kieferteil durch den Zug der Mundbodenmuskeln und der Pterygoidei nach unten und auch seitwärts verzogen wird. Es ist deshalb dafür Sorge zu tragen, daß nach beendigter Zungenoperation die knöcherne Verheilung des Kieferknochens in normaler Stellung mit voller Wiederherstellung der Funktion erfolgen kann.

Hierfür ist, wie auch bei den Frakturen des Unterkiefers, zweifellos das beste Mittel eine dentale Schiene, die vor der Operation nach Gipsabdruck angefertigt und im unmittelbaren Anschluß an die Operation durch einen Zahnarzt angelegt wird. Da die Verwendung einer solchen Zahnschiene aber an das Vorhandensein von Zähnen zu beiden Seiten des Bruchspaltes gebunden ist, so muß bei zahnlosem Kiefer die Fixierung der Fragmente aneinander durch Knochennaht herbeigeführt werden.

Zur Unterstützung einer solchen sich leider meist rasch lockernden Knochennaht wird aber die Durchtrennung des Kieferknochens in der Richtung von hinten-oben nach vorn-unten vorgenommen und zugleich möglichst in einer Ebene, die von oben-außen nach unten-innen geneigt ist. Hierdurch wird den Bruchenden schon eine Stütze gegeneinander gegeben, die der drohenden Dislokationsrichtung entgegenwirkt.

Zweckmäßig markiert man die Durchtrennungslinie am Knochen durch eine Reihe von Bohrlöchern, um unbeabsichtigte Sprünge in dem spröden Kieferknochen zu vermeiden.

a) Die Excision eines kleinen Carcinoms am vorderen Zungenrande wird in Lokalanästhesie vorgenommen, und zwar am besten bei lokaler Umspritzung des Zungen- und Mundbodengewebes mit $^1/_2$—1$^0/_0$iger Novocain-Suprareninlösung. Der Patient wird in sitzender Stellung auf den Operationstisch gelagert, die Zunge entweder mit einer Zungenzange, oder besser mittels eines hinter dem Carcinom durch den Zungenrand gelegten Fadenzügels, vorgezogen und nun die Excision der Geschwulst mit Schere oder Messer vorgenommen.

Dabei werden die Schnittlinien 1—1$^1/_2$ cm vom Geschwulstrande entfernt angelegt, in einer Weise, daß das den Tumor tragende Gewebsstück in Form eines Keils aus der Zunge herausgeschnitten wird, dessen Basis am Zungenrande liegt und dessen Spitze nach der Mittellinie zu gerichtet ist.

Nachdem die spritzenden Gefäße gefaßt und unterbunden wurden, vereinigt man die beiden Schnittflächen durch direkte tief durchgreifende Naht miteinander — wie das aus Abbildung 318 zu ersehen ist.

Die Heilung erfolgt gewöhnlich innerhalb 6—7 Tagen, ohne auf die Dauer eine nennenswerte Beeinträchtigung der Zungenfunktion beim Sprechen und Kauen zurückzulassen.

Die Ausräumung der regionären submentalen und submaxillären Lymphdrüsen sollte höchstens bei ganz kleinen beginnenden Zungencarcinomen unterlassen werden. Der dazu notwendige Eingriff wird am besten der Excision des Zungentumors unmittelbar vorausgeschickt und verläuft etwa folgendermaßen:

Nach Infiltrierung der Regio submentalis und submaxillaris mit $^1/_2{}^0/_0$ Novocain-Adrenalin-Lösung wird von einem etwa 1 cm unterhalb des Unterkieferrandes und parallel zu ihm angelegten Hautschnitt aus das Platysma nebst der unter ihm liegenden oberflächlichen Fascie durchtrennt und die Glandula

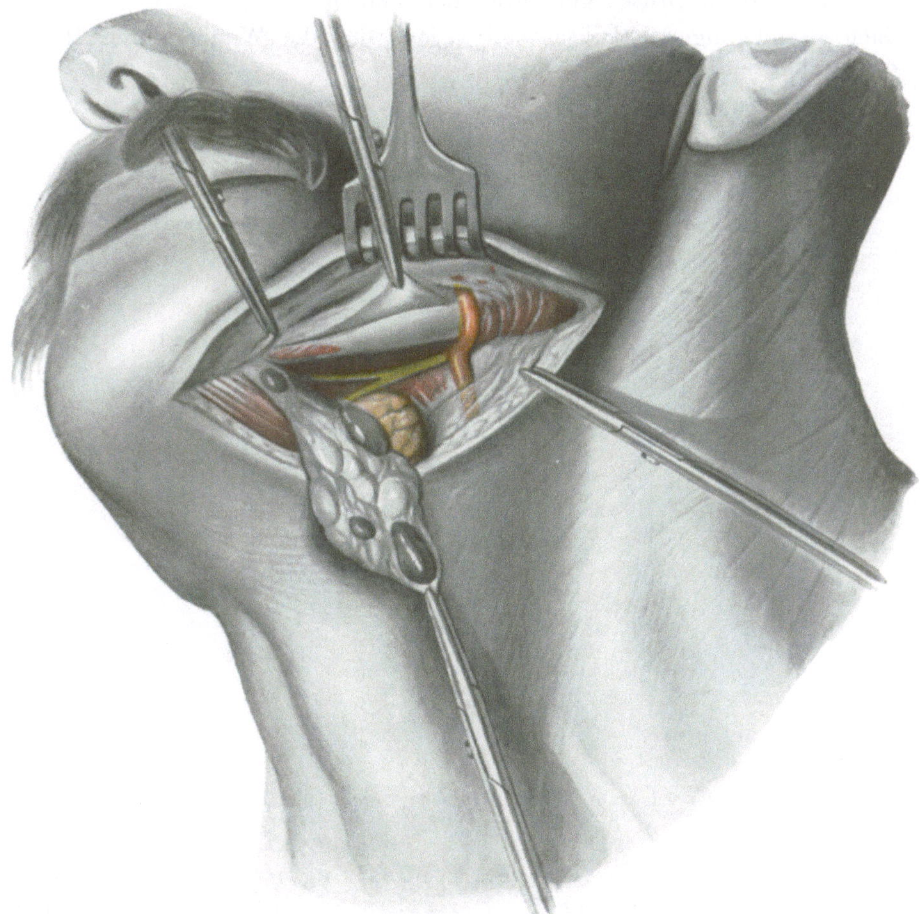

Abb. 319. Ausräumung der submaxillären Lymphdrüsen.

submaxillaris freigelegt. Dabei treten am vorderen Rande des Masseter die A. maxillaris externa, oben-einwärts von der Drüse der Nervus mylohyoideus mit der ihn begleitenden Arteria mylohyoidea, und im vorderen Wundwinkel der M. digastricus in die Erscheinung (vergl. Abb. 319).

Die Submaxillaris ist auf allen Seiten, besonders aber nach vorn, von einem Fettpolster umgeben, in welchem die meist als derbe Knoten fühlbaren carcinomatösen Lymphdrüsen zu suchen sind, und welches deshalb nach Möglichkeit im Zusammenhange vom vorderen Masseterrand angefangen bis unter den Digastricusbauch hinunter sauber ausgeräumt werden muß. Die Submaxillaris kann erhalten bleiben, ist aber mitzuentfernen, wenn verdächtige Lymphknoten mit ihr verwachsen erscheinen.

Auf der gegenüberliegenden Unterkieferseite geht man in derselben Weise vor, oder benützt von vornherein einen am Unterkieferrande angelegten und der Kieferform entsprechenden bogenförmigen Schnitt, der gleichzeitig beide Kieferseiten freilegt und noch den Vorteil bietet, daß auch die median gelegenen submentalen Drüsen gut zugänglich werden.

Nach Beendigung der Drüsenexstirpation wird die Wunde durch Hautnähte verschlossen.

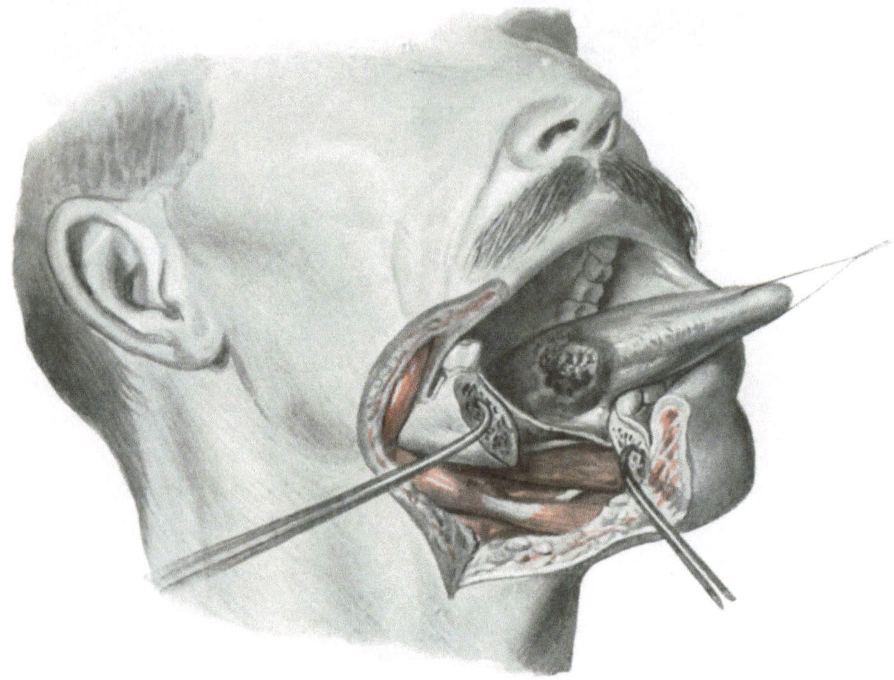

Abb. 320. Freilegung der Zungenbasis durch seitliche Durchtrennung des Unterkiefers zwecks Operation eines Zungencarcinoms.

b) Die Freilegung des Zungengrundes wegen Carcinom mittels temporärer Durchtrennung des horizontalen Unterkieferastes läßt sich ebenfalls in Lokalanästhesie ausführen: Unterbrechung des dritten Trigeminusastes am Foramen ovale, Infiltrierung des Mundbodens und des Zungengrundes von der Submentalgegend aus, sowie Infiltrierung der seitlichen oberen Halsweichteile.

Der Patient wird in fast sitzender Stellung auf den Operationstisch gelagert.

Die sehr große Operation beginnt mit einer Spaltung der Wange vom Mundwinkel bis zum vorderen Masseterrand in der Richtung auf den Ansatz des Ohrläppchens. Am Masseterrand biegt er nach unten um und wird quer über den Unterkiefer hinweg zum vorderen Rande des Sternocleido und noch einige Querfinger breit an ihm entlang nach abwärts geführt. Von diesem Schnitt aus sollen sowohl das Zungencarcinom, als auch die eventuell Metastasen enthaltenden regionären Lymphdrüsen am Unterkieferrand und an den großen Halsgefäßen exstirpiert werden.

Platysma und oberflächliche Halsfascie werden durchschnitten, die Glandula submaxillaris freigelegt und entfernt, sowie die hinten dicht neben ihr verlaufende A. maxillaris externa durchtrennt und unterbunden.

Nach Ausräumung des gesamten, die regionären Lymphknoten umfassenden submaxillären Fettgewebes liegt dann das tiefe Halsdreieck vor, von dem aus nach Durchdringung des M. hyoglossus die A. lingualis aufgesucht und ebenfalls unterbunden wird (s. oben). Die entlang den großen Gefäßen gelegenen Lymphdrüsen werden am besten ebenfalls jetzt gleich herausgenommen.

Hat man dann die schräge Durchtrennung des Kiefers in der oben geschilderten Weise ausgeführt, die beiden Knochenenden kräftig auseinandergezogen und die sich dabei anspannende Mundbodenschleimhaut, sowie den M. mylohyoideus, durchschnitten bzw. abgetrennt, so liegt die Zungenbasis breit zugängig vor (vergl. Abb. 320).

Nunmehr folgt die Excision des Carcinoms im Gesunden, und die dann der Blutstillung wegen rasch anzuschließende Vernähung der Schleimhautränder an der Zungenwunde miteinander.

Ist hiermit der Zweck der Operation erreicht, so geht es an den Verschluß der äußeren Wunde: Zunächst Vernähung der Mundbodenschleimhaut bis auf eine Lücke, durch welche die sich ansammelnde Wundflüssigkeit nach unten abfließen kann. Dann Vereinigung der beiden Kieferbruchenden durch Drahtnaht bzw. Zahnschiene, und schließlich sorgfältige Hautnaht — bis auf eine Öffnung für das stets einzulegende und bis zum Mundboden durchzuleitende Gummidrain.

3. Die plastische Deckung eines Schleimhautdefektes der Wange (vergl. Abb. 321).

Wenn infolge von Verletzungen, entzündlichen Prozessen oder operativer Eingriffe ein größerer Abschnitt der die Wange auf der Innenfläche auskleidenden Schleimhaut defekt geworden ist, so wird ein plastischer Ersatz notwendig, um die Entstehung einer Narbencontractur zu verhüten.

Da zur Ausführung dieser Plastik ein gestielter Schleimhautlappen in der Regel nicht zur Verfügung steht, so kann man mit ähnlichem Erfolge auch äußere Haut mit der Epidermis nach innen in den Schleimhautdefekt zur Einheilung bringen; denn ob Schleimhaut, oder Haut — die Hauptsache ist, daß der verpflanzte Lappen einen epithelialen Überzug trägt, der die Bildung von Granulationsgewebe und die Bildung einer aus diesem hervorgehenden schrumpfenden Narbe verhindert.

Die Schwierigkeit besteht nun darin, einen gestielten Hautlappen so in die Mundhöhle hinein zu verlagern, daß er mit seinem Ende in den Defekt eingenäht werden kann; denn die freie Transplantation eines excidierten Hautstückes in dem infizierten Gebiet innerhalb der Mundhöhle kann ja nicht in Betracht kommen. Würde man den Weg durch den Mund hindurch einschlagen, so würde infolge der dann notwendig werdenden Länge des Lappens die Ernährung seiner Spitze gefährdet. Es bedeutete daher einen großen Fortschritt, als PERTHES den Weg vom Halse her durch den Mundboden wählte, für den schon ein erheblich kürzerer Lappen ausreicht. Der dazu benötigte Hautlappen wird an der Halsseite so umschnitten, daß sein nicht zu schmaler Stiel nach oben zu liegen kommt. Die Länge richtet sich nach der Entfernung von der Lappenbasis bis zum Wangendefekt — welche zweckmäßig vorher mit einem Papierstreifen annähernd ausgemessen wird und besser etwas zu lang, als zu kurz zu bemessen ist.

Die Operation selbst wird am besten in zwei Sitzungen ausgeführt, in deren erster der mit $^1/_2{}^0/_0$iger Novocainlösung subcutan umspritzte Hautlappen umschnitten und von der Unterlage abpräpariert, dann aber vorerst auf einige Tage in sein altes Bett wieder zurückverlagert und dort mittels einer Reihe von Situationsnähten wieder befestigt wird.

Dieses Vorgehen der „Lappenvorbereitung in situ" wurde ebenfalls von PERTHES erprobt und empfohlen, weil es manchen Fehlschlag der mühsam

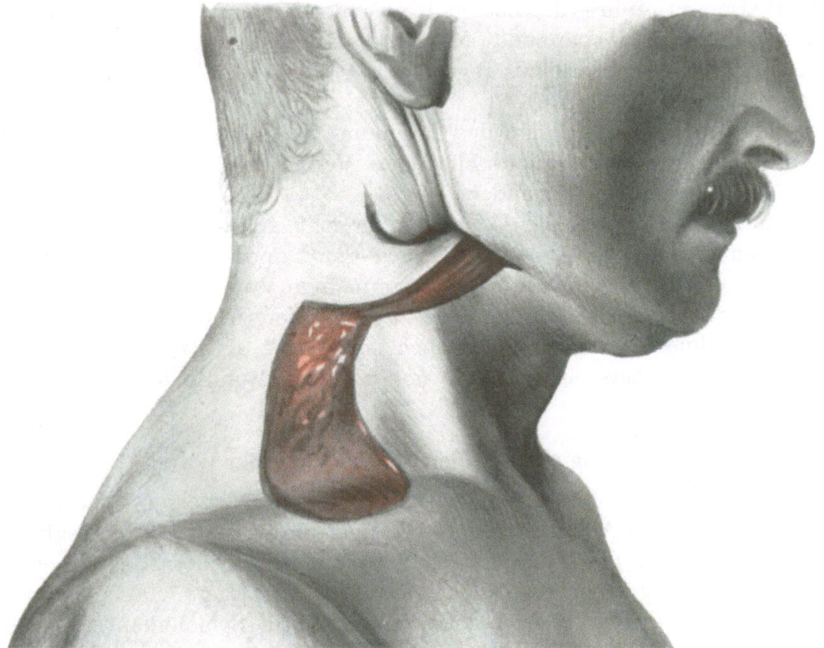

Abb. 321. Ersatz eines Schleimhautdefektes der Wangenschleimhaut durch einen Halshautlappen nach PERTHES.

zustande gebrachten Deckung des Defektes durch Nekrose des in die Schleimhautlücke eingenähten Lappenendes verhindert; denn nach diesem Verfahren wird das Einschlagen durch den Mundboden in die Mundhöhle hinein erst dann vorgenommen, wenn eine Nekrose der Lappenspitze nicht mehr zu befürchten ist, oder eine bereits eingetretene Nekrose sich abgestoßen hat.

In der zweiten Sitzung wird zunächst der Schleimhautdefekt auf der Wangeninnenfläche durch Anfrischen der Ränder, Excision von Narbengewebe usw. für die Aufnahme des Hautlappens vorbereitet. Dann wird am Unterkieferrande die Haut incidiert und von hier aus stumpf ein genügend breiter Gang durch die Mundbodenweichteile hindurch nach der Wangentasche zu geschaffen. Ist das geschehen, so zieht man mittels einer von der Mundhöhle her durchgeführten Kornzange das Lappenende in die Mundhöhle herein und vernäht es sauber mit den Rändern des Schleimhautdefektes.

Nach 14 Tagen ist der Lappenstiel abzutrennen und in sein altes Bett zurückzuschlagen — womit der Zweck der Operation erreicht wurde.

Auch die Eingriffe dieser zweiten Sitzung lassen sich in Lokalanästhesie (Infiltrierung des Mundbodens sowie Umspritzung des Wangendefektes und des Lappenbettes am Halse mit $^1/_2$%iger Novocain-Suprareninlösung) ausführen.

4. Die Operationen an den hyperplastischen Gaumenmandeln.

a) Die einfache Abschneidung („Tonsillotomie") der vergrößerten und infolgedessen oft weit in den Rachen hinein prominierenden Gaumenmandeln

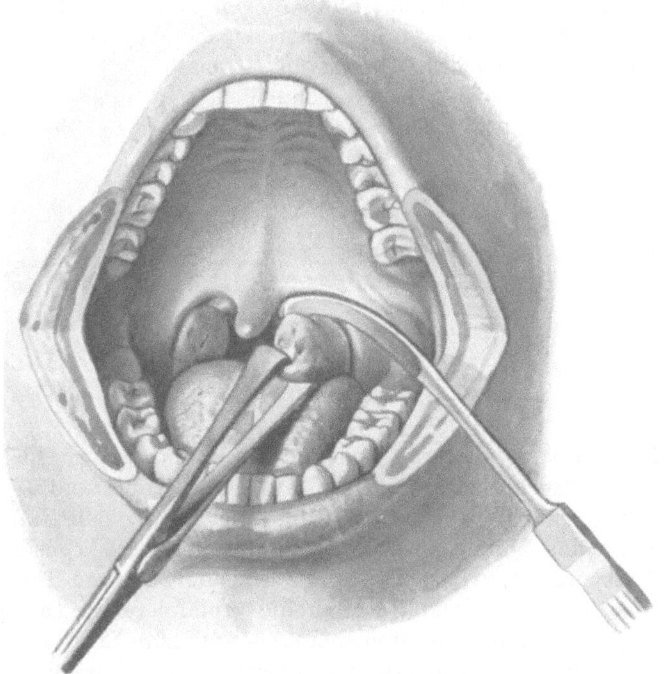

Abb. 322. Abschneidung der Gaumenmandel (Tonsillotomie).

ist angezeigt in erster Linie, wenn durch sie entweder ein mechanisch störendes Hindernis für den Schluckakt, für die Sprache und für die Atmung bedingt wird, oder auch, wenn sie häufig Anlaß geben zur Entstehung von Anginen. Im letzten Falle ist aber die totale Ausschälung der Mandeln vorzuziehen; denn die Tonsillotomie läßt ja stets einen mehr oder weniger großen Rest lymphatischen Gewebes zwischen den Gaumenbögen zurück, das mit den noch in ihm enthaltenen Krypten auch weiterhin die Entstehung entzündlicher Prozesse begünstigen kann.

Da in der Regel beide Mandeln hyperplastisch verändert sind, so werden auch beide kurz hintereinander in einer Sitzung angegriffen. Als Anästhesierung genügt Bepinseln der Tonsillen und ihrer Umgebung mit 10-20%iger Cocainlösung.

Das Abschneiden einer Tonsille kann am einfachsten mit einem geraden, oder besser einem leicht gekrümmten Knopfmesser vorgenommen werden, nachdem die Mandel mit irgend einer Faßzange an der Kuppe gepackt und etwas aus ihrem Lager zwischen den beiden Gaumenbögen herausgezogen wurde. Das Durchschneiden erfolgt entweder in der Richtung von oben nach unten oder vielleicht zweckmäßiger noch von unten nach oben, weil dann das Messer während des Schneidens nicht so von Blut bespült wird und sichtbar bleibt. Zieht man die Tonsille zu stark aus ihrem Lager heraus und schneidet sie zu weit an der Basis durch, so riskiert man eine Verletzung der die Mandel nach außen zu begrenzenden fibrösen Kapsel und damit der in diese einmündenden A. tonsillaris — was eine schwer stillbare arterielle Blutung zur Folge haben kann.

Deshalb beschränke man sich und entferne die Tonsille nur soweit sie bei normaler Lage über den vorderen Gaumenbogen hinausragt (vergl. Abb. 322).

Großer Beliebtheit erfreut sich das demselben Zwecke, wie das Knopfmesser, dienende „Tonsillotom" nach Fahnenstock — ein im Wesentlichen aus zwei durch Fingerdruck gegeneinander verschieblichen Ringmessern bestehendes Instrument (vergl. Abb. 323). Dieses wird in geschlossenem Zustande mit sich

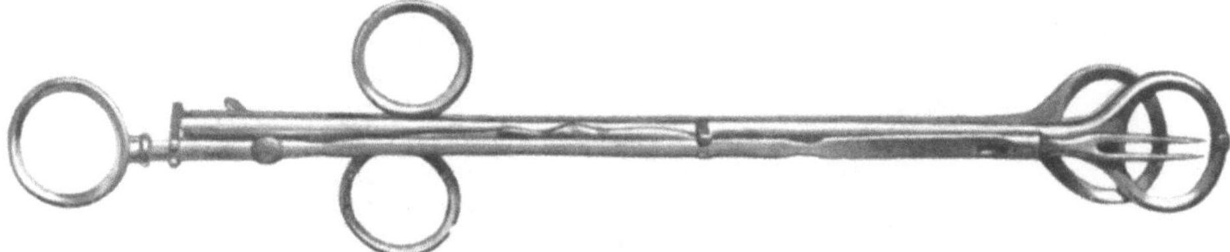

Abb. 323. Tonsillotom nach Fahnenstock.

deckenden Ringmessern über die Tonsille gelegt; darauf verschiebt man mit einem kurzen kräftigen Ruck zwischen Daumen einerseits und 2. bis 3. Finger andererseits die Messer gegeneinander, wobei gleichzeitig selbsttätig eine Gabel von vornher in das Mandelgewebe hineinfährt und die Tonsille etwas aus ihrem Lager hervorzieht. Hierbei wird die Tonsille zwischen den Ringmessern durchtrennt, so daß der in die Rachenhöhle prominierende Teil fortfällt.

Die Blutung pflegt einige Minuten später spontan zum Stillstand zu kommen, besonders, wenn einige Male mit dünner Wasserstoffsuperoxydlösung gegurgelt wird.

Zu beachten ist, daß sich schon wenige Stunden nach der Operation die Wundfläche der Tonsillenstümpfe mit harmlosen weißen Belägen zu bedecken pflegt, die aus Fibrin bestehen und nicht mit diphtherischen Membranen zu verwechseln sind.

b) Die vollständige Exstirpation der Gaumenmandeln („Tonsillektomie") wird mehr und mehr der früher ausschließlich geübten Amputation (Tonsillotomie) vorgezogen, weil die Ergebnisse dieser letztgenannten Operation auf die Dauer recht häufig zu wünschen übrig lassen. Man muß sich allerdings darüber klar sein, daß die Ausführung der Tonsillektomie manchmal auf unangenehme technische Schwierigkeiten stoßen kann — z. B. dann, wenn durch voraufgegangene peritonsilläre Abscesse zwischen Gaumenbögen und Tonsille feste Verwachsungen oder gar dicke narbige Schwielen erzeugt worden sind. In anderen Fällen dagegen, besonders bei Kindern, läßt sich die Mandel in toto spielend leicht und größtenteils stumpf aus ihrem Bett herausschälen und exstirpieren.

Mir selbst hat sich folgendes Verfahren gut bewährt, das allerdings nur unter bestimmten Voraussetzungen ausführbar ist: nämlich nur bei Kindern, bei Fehlen von Verwachsungen und bei derberer, jedenfalls nicht zu weicher Konsistenz des Tonsillargewebes. Da diese Voraussetzungen aber bei der über-

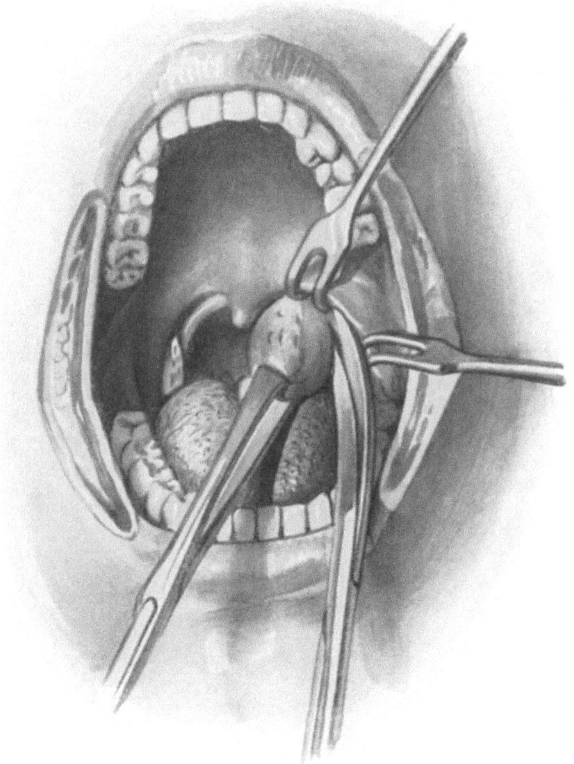

Abb. 324. Totalexstirpation der Gaumenmandel („Tonsillektomie").

wiegenden Mehrzahl der Kinder erfüllt sind, so kann man in der Regel folgendermaßen vorgehen:

Der Patient wird in aufrecht sitzender Stellung auf den Operationstisch gelagert. Chloräthylrausch. Maximale Öffnung des Mundes durch Kiefersperrer.

Mit einem am Ende leicht winklig umgebogenen Elevatorium wird der vordere Gaumenbogen rasch von der Tonsille abgestreift. An Stelle des Instrumentes dringt dann der Zeigefinger energisch zwischen Gaumenbogen und Tonsille ein (vergl. Abb. 325), schiebt sich hinter die Tonsille und hebt mittels wühlender und streifender Bewegungen das ganze Organ aus seinem Bett heraus, bis es nur noch an einem derben Strang hängt, der nach dem Zungengrunde zu herabzieht. Darauf packt man die Tonsille zwischen Daumen und Zeigefinger und reißt diesen Strang ab, bzw. schneidet ihn mit einer Schere durch, falls er zu derb sein sollte.

Der ganze Eingriff läßt sich sehr rasch ausführen und muß auch in sehr kurzer Zeit erledigt werden, weil die Anästhesie des Chloräthylrausches nicht lange anhält.

Ist eine Mandel heraus, so läßt man den Patienten aufwachen, den Mund ausspülen, um gleich anschließend die andere Seite in derselben Weise vorzunehmen.

Trotz der meist starken Blutung ist eine Aspiration von Blut nicht zu be-

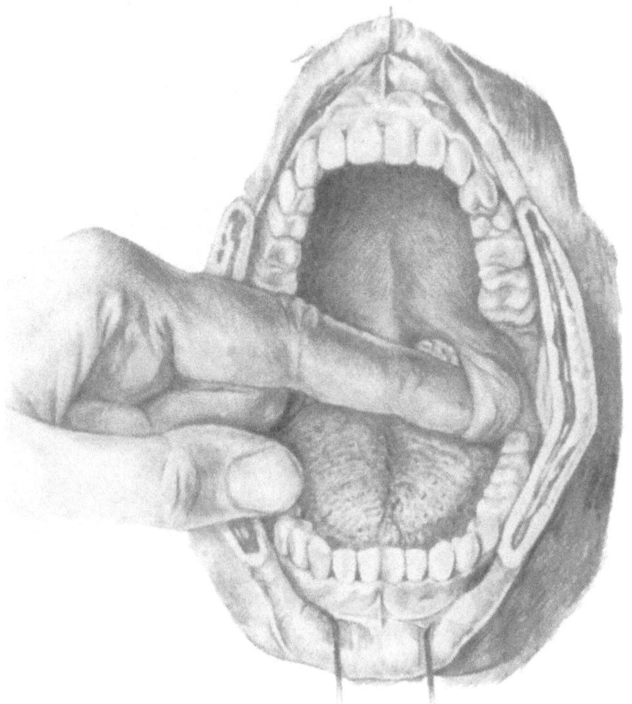

Abb. 325. Enukleation der kindlichen Gaumenmandel mit dem Finger.

fürchten, da ja der Husten- und Würgreflex im Chloräthylrausch während der Operation erhalten bleibt.

Bei Erwachsenen kommt man mit dieser Methode meistens nicht zum Ziel und geht deshalb besser von vornherein in der folgenden Weise vor: Lokalanästhesie durch ausgiebige Infiltrierung der Tonsillenumgebung mit $^1/_2$ bis $1\,^0/_0$iger Novocain-Suprareninlösung. Lagerung in aufrecht sitzender Stellung. Maximale Öffnung des Mundes durch eingelegten Mundsperrer.

Zunächst wird der vordere Gaumenbogen von der Tonsille abgehoben — wenn es nicht stumpf geht, mit einem der Fläche nach rechtwinklig umgebogenen Messer. Der abgehobene Gaumenbogen wird durch einen Assistenten mittels eingesetzter Haken seitlich zurückgehalten. Sodann fasse man die Tonsille mit einer Zange, ziehe sie aus ihrem Lager vor und präpariere sie teils scharf, teils stumpf aus ihrer Kapsel heraus — was am besten und einfachsten mittels gebogener COOPERscher Schere und unter Verwendung kurzer Scherenschläge geschehen kann. Zum Schluß bleibt auch hier der nach dem Zungengrunde zu ziehende Strang übrig, der durchschnitten werden muß.

5. Die Exstirpation der Rachenmandel.

Da hyperplastische Rachenmandeln bei Abschluß des Körperwachstums der spontanen Rückbildung („Involution") zu unterliegen pflegen, so sind es in

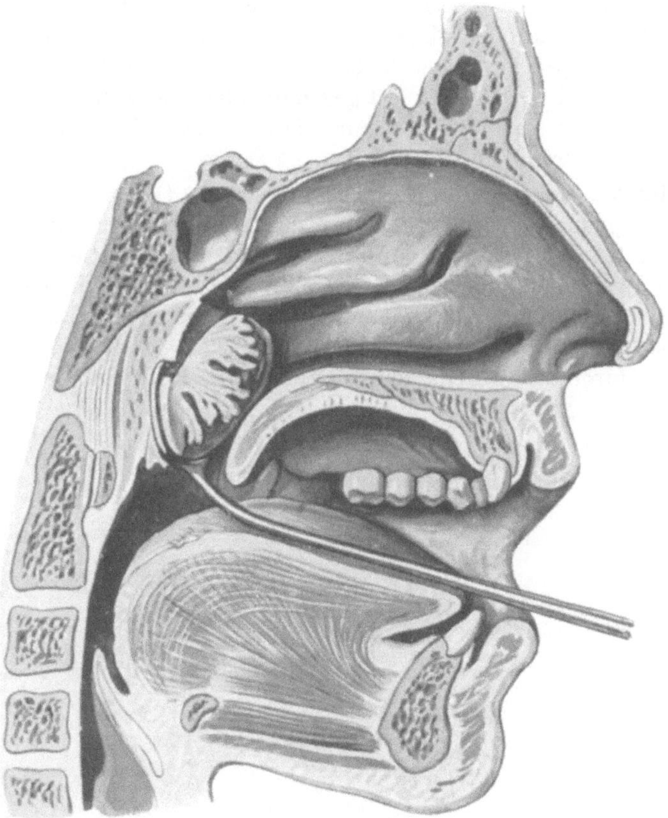

Abb. 326. Exstirpation der Rachenmandel mit dem Ringmesser.

der Hauptsache Kinder, bei denen Störungen durch sie hervorgerufen werden. In der Regel ist es nur die mechanische Verstopfung des Nasenrachenraumes bzw. der Choanen, welche zur Behinderung der Nasenatmung und damit zur Entstehung des Symptomenkomplexes der „adenoiden Vegetationen" (s. o.) Anlaß gibt.

Da eine totale Exstirpation auch des letzten Restes von Mandelgewebe bei der Rachentonsille wegen der dem Auge versteckten Lage kaum in Betracht kommen kann, so wird in solchen Fällen die einfache Tonsillotomie vorgenommen, die aber in der Hand geübter Operateure zu einer der radikalen Ausrottung nahekommenden Weise ausgeführt werden kann.

Das dabei nicht zu entbehrende Instrument ist ein Ringmesser, das an einem langen Handgriff winklig abgebogen befestigt ist und vom Munde her um den hinteren Rand des weichen Gaumens herum in den Nasenrachenraum eingeführt wird.

Man gehe etwa folgendermaßen vor (vergl. Abb. 326): Lagerung des Patienten in sitzender Stellung. Der Operateur steht rechts vor dem Patienten. Chloräthylrausch. Maximale Öffnung des Mundes durch Mundsperrer.

Sodann wird das in der rechten Hand des Operateurs gehaltene Ringmesser unter Leitung des Auges um den weichen Gaumen herumgeführt und unter Leitung des Gefühls an der oberen hinteren Rachenwand so eingesetzt, daß das Gewebe der hyperplastischen Tonsille durch das Fenster des Ringmessers hindurchgepreßt wird. Das Messer fest gegen die obere bezw. hintere Rachenwand drückend, wird dann in möglichst nur einem Zuge die durch die Tonsille bedingt gewesene Prominenz beseitigt.

Dabei blutet es erheblich, aber nicht gefährlich. Die nach der Amputation im Schlund liegenden Gewebsstücke werden mit dem gerinnenden Blut zusammen durch Stieltupfer herausgewischt, oder aber vom Patienten verschluckt. Hängt nach Beendigung der Operation und nach Ausspülen des Mundes ein Tonsillarfetzen an einer Schleimhautbrücke an der hinteren Rachenwand herab — was zu Würgbewegungen Anlaß gibt — so packe man ihn mit einer Pinzette und durchtrenne den Schleimhautstiel mit der Schere.

Sachverzeichnis.

Topographische Anatomie dringlicher Operationen. Von **J. Tandler**, o. ö. Professor der Anatomie an der Universität Wien. Zweite, verbesserte Auflage. Mit 56 zum großen Teil farbigen Abbildungen im Text. (122 S.) 1923. Gebunden 10 Goldmark

Chirurgische Anatomie und Operationstechnik des Zentralnervensystems. Von Dr. **J. Tandler**, o. ö. Professor der Anatomie an der Universität Wien, und Dr. **E. Ranzi**, a. o. Professor der Chirurgie an der Universität Wien. Mit 94 zum großen Teil farbigen Figuren. (165 S.) 1920. Gebunden 12 Goldmark

Die Chirurgie des Anfängers. Vorlesungen über chirurgische Propädeutik. Von Dr. **Georg Axhausen**, a. o. Professor für Chirurgie an der Universität Berlin. Mit 253 Abbildungen. (447 S.) 1923. Gebunden 14 Goldmark

Grundriß der gesamten Chirurgie. Ein Taschenbuch für Studierende und Ärzte. **Allgemeine Chirurgie. Spezielle Chirurgie. Frakturen und Luxationen. Operationskurs. Verbandlehre.** Von Professor Dr. **Erich Sonntag**, Vorstand des Chirurgisch-Poliklinischen Instituts der Universität Leipzig. Zweite, vermehrte und verbesserte Auflage. (957 S.) 1923. Gebunden 14 Goldmark

Der Verband. Lehrbuch der chirurgischen und orthopädischen Verbandbehandlung. Von Professor Dr. med. **Fritz Härtel**, Oberarzt der Chirurgischen Universitätsklinik zu Halle a. S., und Privatdozent Dr. med. **Friedrich Loeffler**, leitender Arzt der Orthopädischen Abteilung der Chirurgischen Universitätsklinik Halle a. S. Mit 300 Textabbildungen. (292 S.) 1922. 9.50 Goldmark; gebunden 11.50 Goldmark

Grundriß der Wundversorgung und Wundbehandlung sowie der Behandlung geschlossener Infektionsherde. Von Privatdozent Dr. **W. v. Gaza**, Assistent an der Chirurgischen Universitätsklinik in Göttingen. Mit 32 Abbildungen. (290 S.) 1921. 10 Goldmark; gebunden 13 Goldmark

Treves-Keith, Chirurgische Anatomie. Nach der sechsten englischen Ausgabe übersetzt von Dr. **A. Mülberger**-London. Mit einem Vorwort von Geh. Med. Rat Prof. Dr. E. Payr, Direktor der Chirurgischen Universitätsklinik zu Leipzig und mit 152 Textabbildungen von Dr. O. Kleinschmidt und Dr. O. Hörhammer, Assistenten an der Chirurgischen Universitäts-Klinik zu Leipzig. (486 S.) 1914. Gebunden 12.60 Goldmark

Anatomie des Menschen. Ein Lehrbuch für Studierende und Ärzte. In drei Bänden. Von **Hermann Braus**, o. ö. Professor an der Universität, Direktor der Anatomie Würzburg.

Erster Band: **Bewegungsapparat.** Mit 400 zum großen Teil farbigen Abbildungen. (846 S.) 1921. Gebunden 16 Goldmark

Zweiter Band: **Eingeweide.** (Einschließlich periphere Leitungsbahnen. I. Teil.) Mit 329 zum großen Teil farbigen Abbildungen. (704 S.) 1924. Gebunden 18 Goldmark

Dritter (Schluß-) Band: **Periphere Leitungsbahnen.** (II. Spezieller Teil.) **Zentral- und Sinnesorgane. Generalregister.** Erscheint 1927